高职高专医药院校创新教材

供高等职业教育药学类、药品制造类、食品药品管理类等相关专业使用

中药药剂技术

（第三版）

主　编　黄家利　李忠文
副主编　亓　霞　谢　燕
编　者　（按姓氏汉语拼音排序）

崔娟娟　山东医学高等专科学校
黄家利　中国药科大学
李　香　黔南民族医学高等专科学校
李忠文　山东医学高等专科学校
闵红燕　江西卫生职业学院
亓　霞　沈阳药科大学
石丽莉　江苏省徐州医药高等职业学校
谢　燕　常州卫生高等职业技术学校
恽　菲　常州卫生高等职业技术学校
郑　姗　贵阳护理职业学院
周莉江　乐山职业技术学院

科　学　出　版　社

北　京

内 容 简 介

《中药药剂技术》共有十五章，主要介绍了包括中药制剂生产重要支持系统，中药药剂学的基础生产技术，重点介绍了液体制剂、浸出制剂、散剂与颗粒剂、片剂、胶囊剂、注射剂、丸剂、外用膏剂等制剂技术，还介绍了其他制剂生产技术、中药制剂稳定性、中药制剂新技术、中药制剂新剂型等内容。全书层次分明，内容深入浅出，以提高学生综合职业素养为目标，各工艺内容的编写与当今中药制剂生产水平同步，紧扣生产实际，突出应用性、先进性、适用性、直观性与创造性，符合"工学结合、项目为导向"的职业教育要求，削减了部分理论知识，突出职业技能培养的相关内容。

本书可供高等职业教育药学类、药品制造类、食品药品管理类等相关专业教学使用，也可用于执业中药师培训或企业员工岗位培训。

图书在版编目（CIP）数据

中药药剂技术 / 黄家利，李忠文主编. —3 版. —北京：科学出版社，2021.7

高职高专医药院校创新教材

ISBN 978-7-03-066731-1

Ⅰ. 中⋯　Ⅱ. ①黄⋯　②李⋯　Ⅲ. 中药制剂学-高等职业教育-教材
Ⅳ. R283

中国版本图书馆 CIP 数据核字（2020）第 216224 号

责任编辑：丁海燕 / 责任校对：杨　赛
责任印制：李　彤 / 封面设计：涿州锦晖

科 学 出 版 社 出版
北京东黄城根北街 16 号
邮政编码：100717
http://www.sciencep.com

北京华宇信诺印刷有限公司印刷
科学出版社发行　各地新华书店经销
*

2004 年 8 月第 一 版　开本：850×1168　1/16
2021 年 7 月第 三 版　印张：16 1/2
2024 年 1 月第八次印刷　字数：499 000

定价：69.80 元
（如有印装质量问题，我社负责调换）

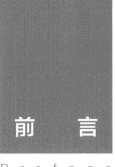

前　言

Preface

党的二十大报告指出："人民健康是民族昌盛和国家强盛的重要标志。把保障人民健康放在优先发展的战略位置，完善人民健康促进政策。"贯彻落实党的二十大决策部署，积极推动健康事业发展，离不开人才队伍建设。党的二十大报告指出："培养造就大批德才兼备的高素质人才，是国家和民族长远发展大计。"教材是教学内容的重要载体，是教学的重要依据、培养人才的重要保障。本次教材修订旨在贯彻党的二十大报告精神和党的教育方针，落实立德树人根本任务，坚持为党育人、为国育才。

高等职业教育以满足社会需求为目标，培养具有综合职业能力，能在生产、管理、服务第一线工作的高级技术应用型人才。高等职业教育的教材建设应突出基础理论知识的应用和实践能力的培养，要完成立德树人这一根本任务，充分体现职业教育的特点。本教材以《高等职业学校专业教学标准》等文件为依据，紧密联系生产实际，教材内容与岗位工作内容关联紧密，使受教育者知道为何而学，学之如何用。

新技术、新工艺、智能化与信息化技术在中药制剂领域的不断应用，对中药制剂从业人员的综合职业能力提出了新的要求。中药药剂学是高等职业教育药学类中药专业的专业核心课之一，依据专业培养目标及对应岗位所需的综合职业能力要求，对接职业岗位，把握核心工作内容和任务领域，基于工作过程统筹规划教材内容，注重教学的对象、方式、内容、方法、组织等方面与实际工作岗位的对应度和关联度。本版教材以基本知识够用为原则，突出综合职业能力培养，重点论述中药制剂生产一线岗位所必需的基本理论和职业技术，注重学生可持续发展能力的培养。本版编写以《中华人民共和国药典》（2020年版）、《药品生产质量管理规范》（2010年修订）、《中华人民共和国药品管理法》（2019年修订）为依据，适应执业中药师考试大纲新变化，以药品生产第一线常用剂型为主体，力求在内容上体现时代性和实用性。

《中药药剂技术》在编排体系上将中药制剂各剂型生产中共有的基本操作单独编写，便于学生学习和掌握，并将其与药品生产实际工作紧密联系。

本版教材在编写过程中，得到了各参编人员院校的大力支持，在此一并感谢。

中药药剂学涉及的知识面广，实践性强，加之编者水平所限，书中若存在不足之处，敬请使用本教材的师生提出批评和改正意见，以便今后进一步修订提高。

编　者

2023年6月

配 套 资 源

欢迎登录"中科云教育"平台，**免费** 数字化课程等你来！

本系列教材配有图片、视频、音频、动画、题库、PPT 课件等数字化资源，持续更新，欢迎选用！

"中科云教育"平台数字化课程登录路径

电脑端

▶ 第一步：打开网址 http://www.coursegate.cn/short/66RBX.action

▶ 第二步：注册、登录

▶ 第三步：点击上方导航栏"课程"，在右侧搜索栏搜索对应课程，开始学习

手机端

▶ 第一步：打开微信"扫一扫"，扫描下方二维码

▶ 第二步：注册、登录

▶ 第三步：用微信扫描上方二维码，进入课程，开始学习

PPT 课件，请在数字化课程各章节里下载！

目　录

Contents

第1章

中药药剂学基础知识

第1节 概　　述

一、中药药剂学含义与性质

中药药剂学是以中医药理论为指导,运用现代科学技术研究中药药剂的制备理论、处方设计原理、生产工艺、质量控制与合理应用等内容的一门综合性应用技术科学。中药药剂学研究的内容主要包括中药制剂学和中药调剂学。中药制剂学是研究中药药剂制备的基础理论、处方设计、生产工艺、质量控制的科学;中药调剂学是研究方剂调配技术、理论和应用的科学。

中药应用于临床之前,应当依据中药药剂学的理论指导,通过制剂技术加工制成适合于治疗或预防疾病需要的安全、有效、稳定、质量可控的中药制剂。中药药剂学不但具有工艺学的性质,而且密切联系临床医疗实践,即中药药剂学在研究中药制剂的生产工艺、设备及质量控制等内容的同时,还要研究制备的制剂用于临床的有效性、安全性与稳定性,将经过临床实践所得到的信息反馈于生产实践中,不断改进和提高中药制剂的质量。

二、中药药剂学常用术语

1. **药品**　指用于预防、治疗、诊断人的疾病,有目的地调节人的生理功能,并规定有适应证或者功能主治、用法和用量的物质,包括中药、化学药和生物制品等。

2. **剂型**　指将原料药加工制成适合医疗或预防疾病需要的应用形式,即药物剂型,简称剂型。剂型一般是指药物制剂的类别,如片剂、丸剂、颗粒剂、胶囊剂、注射剂等。目前常用的中药剂型有四十余种。

3. **制剂**　指根据药品标准或制剂规范将原料药物加工制成具有一定规格、可直接用于临床的适宜剂型,称为药物制剂,简称制剂,如连花清瘟颗粒、六味地黄丸、双黄连口服液等。

4. **原料药物**　指用于制剂制备的活性物质,包括用于中药、化学药、生物制品制备的原料。

5. **辅料**　指生产药品和调配处方时所用的赋形剂和附加剂。

6. **中药材**　指药用植物、动物或矿物的药用部分采收后经产地初加工后形成的原料药材。

7. **中药饮片**　指中药材经炮制处理后可直接用于中医临床或供制剂生产使用的中药。

8. **调剂**　指中药师根据医师处方专门为某一患者配制、注明用法用量的药剂调配操作过程,一般在药房中进行。

第2节　药 物 剂 型

一、药物剂型的重要性

剂型是药物应用于临床的最终形式,对药效的发挥起着极为重要的作用,主要体现在以下几个方面。

1. **剂型可改变药物作用性质**　例如,硫酸镁溶液剂口服可作泻下药,硫酸镁注射液静脉滴注能抑制中枢神经系统,有镇静、解痉的作用。又如,依沙吖啶溶液局部涂敷有杀菌的作用,但 1%依沙吖啶注射液用于中期引产。

2. 剂型可影响药物的治疗效果　例如,硝酸甘油若口服给药因其首过效应明显,生物利用度极低,不能发挥应有的药效,若制成舌下片、吸入气雾剂、注射剂或贴剂等剂型可有效防治心绞痛。

3. 剂型能调节药物的作用速度　不同剂型的药物作用速度亦不同。例如,注射剂、吸入气雾剂等起效快,属速效制剂,常用于急救。普通片剂、胶囊剂、丸剂从口服到吸收需要经过崩解、溶解或溶散等过程,显效较慢。缓控释制剂、植入剂等显效更为缓慢,属长效制剂。医师根据临床治疗需要选用不同作用速度的剂型。

4. 剂型可降低药物不良反应　氨茶碱是治疗哮喘的常用药物,口服片剂在平喘同时可引起心率加快,若采用氨茶碱栓剂经直肠给药则可减轻或消除这种副作用。缓控释制剂,能控制药物释放速率并保持稳定的血药浓度,降低副作用。

5. 某些剂型使药物具有靶向作用　含有微粒分散体系的制剂,如脂质体、微乳、微球、纳米粒等制成的注射剂,在体内能被网状内皮系统的巨噬细胞所吞噬,使药物在肝、脾、肾、肺等器官分布较多,发挥药物的靶向治疗作用。

6. 剂型可以提高药物的稳定性　固体剂型中药物的稳定性通常高于液体剂型;包衣片中药物的稳定性通常比素片高;冻干粉针剂的稳定性明显高于常规注射剂。

7. 剂型可改善患者的依从性　将某些抗生素由注射剂改为水果口味的颗粒剂可提高儿童的依从性;将抗高血压药改为缓控释片后,在克服血药浓度的峰谷现象、减轻患者的不良反应的同时又可减少服药次数,提高患者依从性。

二、药物剂型的分类

(一)按剂型形态分类

1. 液体剂型　包括露剂、糖浆剂、合剂、搽剂、注射剂等。

2. 固体剂型　包括散剂、丸剂、颗粒剂、片剂、胶囊剂、粉针剂等。

3. 半固体剂型　包括软膏剂、乳膏剂、凝胶剂、糊剂等。

4. 气体剂型　包括气雾剂、喷雾剂、吸入粉雾剂等。

按剂型形态分类的方法比较简单,属于同一形态的剂型在制备工艺、包装和储存、运输要求上有很多相似之处,如液体剂型制备时多采用溶解、分散等方法,固体剂型制备时多需要粉碎、过筛、混合及成型工艺。按剂型形态分类对生产、储运有一定指导意义,属于同一种形态的剂型可以有不同的质量要求和不同的给药途径。

(二)按分散系统分类

1. 真溶液型　指药物以分子或离子形态(直径小于 1nm)分散在分散介质中所形成的均相分散体系,如露剂、口服溶液剂、糖浆剂、甘油剂、醋剂等。

2. 胶体溶液型　指一定大小的固体药物微粒或高分子药物分散在分散介质中所形成的不均匀(溶胶)或均匀(高分子溶液)分散体系,分散相质点的直径一般为 1~100nm,如胶浆剂、涂膜剂、溶胶剂等。

3. 乳剂型　由两种互不相溶的液体组成,其中一种液体作为分散相(质点直径为 0.1~50μm)分散于另一种液体中形成的非均匀分散体系,如鱼肝油乳剂、静脉注射乳剂。

4. 混悬型　指固体药物以微粒状态(质点的直径为 0.1~100μm,)分散在液体分散介质中形成的非均匀分散体系,如炉甘石洗剂。

5. 气体分散型　指液体或固体药物以微粒状态分散在气体分散介质中所形成的不均匀分散体系,如麝香祛痛气雾剂、复方丹参喷雾剂等。

6. 固体分散型　指药物以固体形式分散在其他固体介质(辅料)中形成的分散体系,如散剂、片剂、丸剂、颗粒剂等。

7. 微粒分散型　借助一定的分散与包埋技术将药物与适宜载体制成具有一定粒径（微米级或纳米级）的微粒，这些微粒组成的固态、液态或气态药物制剂为微粒分散型，如微球剂、微囊剂、脂质体、纳米球等。

按分散系统分类，便于对同属一个分散系统的剂型应用物理、化学的原理阐明其特点和稳定性问题，但不能反映给药途径与用药方法对剂型的要求。

（三）按给药途径分类

1. 经胃肠道给药的剂型　包括经口给药剂型和经直肠给药剂型。经口给药时药物经口进入胃肠道，有的在胃肠道发挥局部作用，有的经胃肠道吸收发挥全身作用，常用剂型如片剂、胶囊剂、颗粒剂、口服液、合剂等。经直肠给药的药物剂型如灌肠剂、栓剂等。

2. 不经胃肠道给药的剂型

（1）注射给药剂型：如注射剂，包括供静脉注射、肌内注射、皮下注射、皮内注射和穴位注射的注射剂。

（2）呼吸道给药剂型：如气雾剂、粉雾剂、喷雾剂等。

（3）皮肤给药剂型：如软膏剂、膏药、橡胶膏剂、凝胶剂、糊剂、搽剂、洗剂、贴剂、离子透入剂等。

（4）黏膜和腔道给药剂型：如滴眼剂、眼膏剂、滴鼻剂、滴耳剂、含漱剂、舌下片、栓剂、灌肠剂等。

按给药途径分类的剂型与临床应用紧密结合，可以反映给药途径与应用方法对剂型制备的特殊要求，如注射剂均要求无菌。但此分类法不能反映剂型的内在特性和制备工艺的要求，如同样为注射给药剂型，有溶液型、乳浊液型，还有固体粉末型，它们的制备工艺又各不相同。

（四）按制备方法分类

按制备方法分类将主要工序采用同样方法制备的剂型列为一类。例如，浸出药剂是将用浸出方法制备的汤剂、合剂、酒剂、酊剂、流浸膏剂与浸膏剂等归纳为一类。无菌制剂是将用灭菌方法或无菌操作法制备的注射剂、滴眼液等列为一类。按剂型制备方法分类有利于研究制备的共同规律，但归纳不全，不能涵盖全部剂型。

以上剂型的分类方法各有其特点，均不够全面和完善，因此本教材根据医疗、生产实践、教学活动等方面长期沿用的习惯，采用综合分类的方法。

三、中药剂型的选择原则

药物剂型可影响药物的作用性质、显效快慢、作用部位、持续时间和不良反应等方面。不同剂型其储藏、运输、使用的便利程度也不相同。因此，剂型的选择是中药药剂学研究的一项重要内容，中药剂型选择的基本原则如下。

（一）根据防治疾病的需要选择剂型

由于病有缓急，证有表里，应当因病施治，对症下药。一般对于急症应选择显效迅速的剂型，如注射剂、气雾剂、舌下片、口服液等；慢性病通常选择作用缓和、药效持久的剂型，如丸剂、缓控释片剂、煎膏剂等；皮肤疾病一般选用软膏剂、乳膏剂、洗剂、涂膜剂等；某些部位的黏膜用药可选择栓剂、甘油剂、凝胶剂等。

（二）根据药物的性质选择剂型

有些药物只有加工成适宜的剂型，才能更好地发挥药效。例如，妇科通经丸处方中因含有巴豆、雄黄等毒性药物选择制成蜡丸；三七三醇皂苷、青藤碱均会引起恶心等胃肠道刺激症状，它们的口服制剂可制成片剂或胶囊剂，如三七通舒肠溶胶囊和正清风痛宁肠溶片，旨在减轻药物的不良反应。再如，胰酶遇胃酸易失去活性，制成肠溶制剂，可使其药效得以充分发挥。

（三）根据方便性的要求选择剂型

中药剂型的选择应首先满足防治疾病需要和药物性质的要求，还应考虑生产、运输、储藏、携带和应用方便等（"五方便"）要求。儿童用药物尽量做到色美、味香、剂量适宜和剂型多样。

总之，在选择药物剂型时，应统筹考虑，综合判断，力求使药物符合"三小"（剂量小、毒性小、副作用小）、"三效"（高效、速效、长效）、"五方便"和成本低廉等要求。

考点： 药物剂型的重要性、药物剂型分类、中药剂型的选择原则

第3节　中药药剂学的发展与任务

一、中药药剂学沿革

中药药剂学是人类在与疾病长期做斗争的实践中发展起来的，最初大多是直接使用新鲜动植物药；经过长期的医疗实践，人们逐渐认识到为了更好地发挥药效或方便应用，需要将药物加以修治、加工。随着生产力的发展和长期的医药实践，人们进一步将药物制成剂型，剂型和制剂品种逐渐增加，药剂的制备技术不断提高，药剂的内容也越来越丰富。

远在夏禹时代，人们已掌握酿酒法并发现酒的作用，开始利用多种药物浸制成的药酒治病。在酿酒的同时发现了曲和曲剂健脾胃、助消化和消积导滞的功效。

商汤时期，伊尹首创汤剂并总结写出《汤液经法》。汤剂是最早使用的剂型之一，晋代皇甫谧《针灸甲乙经》序中载有"伊尹以亚圣之才撰用《神农本草》，以为汤液"。

成书于战国时期的《黄帝内经》是我国现存最早的系统的医药典籍，提出了"君、臣、佐、使"组方原则，记载了汤（饮）、丸、散、丹、膏、药酒等剂型及其制法。

成书于东汉的《神农本草经》是我国现存最早的本草专著，论述了制药理论和制备法则。文中指出"药性有宜丸者，宜散者，宜水煮者，宜酒浸者，宜膏煎者，亦有一物兼宜者，亦有不可入汤酒者，并随药性，不得违越"，奠定了根据药性选择剂型的理论基础。东汉张仲景所著《伤寒杂病论》和《金匮要略》中记载有汤剂、丸剂、散剂、膏剂、酒剂、栓剂、糖浆剂等十余种剂型及其制备方法，并首次记载用动物胶汁、炼蜜、枣肉和淀粉糊为赋形剂的丸剂。

晋代葛洪所著《肘后备急方》记有铅硬膏、干浸膏、蜡丸、浓缩丸、锭剂、条剂、灸剂、尿道栓、饼剂等剂型，并将成药、防疫药剂及兽用药剂列专章论述。

梁代陶弘景编著的《本草经集注》指出："疾有宜服丸者，宜服散者，宜服汤者，宜服酒者，宜服膏煎者"，总结提出了依据疾病确定药物剂型和给药途径的理论。书中考证了古今度量衡，并规定了汤、丸、散、膏、药酒的常规制作技术，为近代制剂工艺规程的雏形。

唐代颁布的《新修本草》是我国第一部，也是世界上最早的国家药典，全书54卷，收载药物844种。唐代孙思邈所著《备急千金要方》《千金翼方》，在收载各科应用方剂的同时，对制药理论、工艺和质量问题都有论述。

宋代成方制剂已有规模生产，并出现了官办药厂。《太平惠民和剂局方》是我国最早的一部中药制剂规范，记载成方制剂788种，并详述其制备方法。

明代李时珍编著的《本草纲目》是国内外公认的药学巨著，其收载药物1890余种，附方13 000余首，剂型40余种，除现代剂型中的片剂、注射剂等新剂型外，几乎都有记载，是对我国16世纪之前本草学的全面总结，充分体现了中华民族在中药药剂学发展史中做出的重要贡献。

19世纪初至20世纪中叶，片剂、注射剂、胶囊剂等现代药物剂型由西方引入我国，当时的社会性质束缚了国内制药工业的发展，故此阶段中药药剂学发展速度缓慢。

中华人民共和国成立以后，国家十分重视中医药的发掘和研究工作，制定了一系列旨在促进中医药事业发展的方针政策，成立了中医研究院，设立中药剂型研究室，并相继设置了中药专业，多地成立了中药研究机构，全国各地创办中医学院。国家建立了各级药品监督管理及检验机构，并陆续制定了中成药制剂规范和中药制剂质量标准。政府先后颁布了多版含有中药材、中药饮片、单方和成方制

剂的《中华人民共和国药典》，以及《中华人民共和国药品管理法》《中药材生产质量管理规范》《药品生产质量管理规范（2016年修订）》《药品经营质量管理规范》等药事法律法规，对中药的研制、生产、经营和使用进行了法律规范，加上引入现代科学技术，在很大程度上保证了中药质量，促进了中药药剂学的发展，中药药剂学逐渐形成一门独立学科。20世纪80年代开始，高等中医药院校中药药剂学试用教材、规划教材等教学用书陆续出版，对中药药剂学的发展和专业人才培养起到了积极的推动作用。

二、现代中药药剂学进展

（一）新技术的研究

1. **粉碎技术** 超细粉碎技术可促进有效成分的溶出、低温粉碎技术有利于常温下难以粉碎的物料粉碎。

2. **提取分离纯化技术** 超临界流体萃取法、超声波提取法、大孔树脂吸附法、膜分离法与超滤法等中药提取、分离、纯化新技术的应用，使中药制剂前处理的过程更加高效合理。

3. **浓缩干燥技术** 减压蒸发、薄膜蒸发、多效蒸发、减压干燥、沸腾干燥、喷雾干燥及冷冻干燥是目前中药制剂生产常用的浓缩干燥技术，有助于节能、环保和保护热敏成分、提高生产效率。

4. **中药制粒技术** 挤压制粒、高速搅拌制粒、沸腾制粒、喷雾干燥制粒等制粒技术为中药颗粒剂、胶囊剂和片剂的成型与成品质量提供保障。

5. **中药包衣技术** 采用不同包衣材料和包衣技术不仅可以掩盖药物不良嗅味、提高稳定性，还可以达到速释、缓释、控释、靶向的目的。

6. **固体分散技术** 采用不同性质的固体材料作为载体制成的固体分散体可以达到速释、缓释和控释的目的。

7. **其他** 包合技术、微囊（球）技术、脂质体技术、纳米制剂技术等在掩盖药物不良嗅味、增加药物稳定性、使液体药物固体化、增加药物溶解度、改善药物吸收和靶向性给药等方面具有广阔的应用前景。

（二）新剂型的研究

中药剂型大致经历了以下五代。

1. **第一代剂型** 将药物经简单加工制成的传统药物剂型，如汤剂、丸剂、散剂、膏剂、栓剂等。

2. **第二代剂型** 以机械化和自动化生产为标志，对药物释放未加以控制的近代药物剂型，如片剂、注射剂、胶囊剂等。

3. **第三代剂型** 以减慢药物释放、延长药效、减少给药次数为目的的缓控释给药系统。

4. **第四代剂型** 使药物浓集于靶器官、靶组织、靶细胞，提高疗效并降低全身不良反应的靶向给药系统。

5. **第五代剂型** 采用时辰生物学技术，使药物根据体内生理节律性变化和信息反馈脉冲式释放药物的智能化给药系统。

随着科学技术的进步，剂型的发展已远超出其原有的内涵，需要用药物传递系统（drug delivery system，DDS）来完善和丰富剂型对药物的载体功能。DDS的概念出现于20世纪70年代初，指能将药物传递进入机体，并通过控制药物在体内的释放速度、释放时间及释放部位来提高药物效能和安全性的载体，第三至五代剂型均属于DDS。DDS旨在提高药物的生物利用度和治疗指数，降低药物不良反应及提高患者的依从性。目前中药新剂型的研究，侧重于口服缓控释制剂、经皮给药制剂与靶向制剂。

（三）新辅料的研究

中药制剂是由具有药效的原料药物和辅料所组成，辅料不仅是中药各种剂型研制的物质基础，而且与药物制剂的安全性、有效性、稳定性和患者的依从性密切相关。为了适应现代化药物剂型和

DDS 的发展，需要不断地研究开发新的药用辅料。目前，天然高分子物质、纤维素衍生物、淀粉衍生物、半合成和合成油脂、合成表面活性剂、乙烯聚合物、丙烯酸聚合物、可生物降解聚合物等辅料的应用，为中药各类新剂型的研究创造了良好的条件，为缓控释制剂、靶向制剂的研究提供了必备的物质基础。

（四）质量控制的研究

随着科学技术的进步和药品质量的提升，国内外医药市场对中药制剂质量的要求不断地提高，中药制剂质量标准的研究越来越受到重视，各种色谱、光谱技术及其联用技术的快速发展为中药制剂的质量控制提供了技术支持。高效液相色谱法、扫描薄层色谱法、气相色谱法等色谱分析方法兼具分离与分析双重功能，成为中药制剂质量控制的主流方法。原子吸收光谱、超临界流体色谱、高效毛细管电泳、离子色谱、磁共振波谱、气-质联用、液-质联用、DNA 分子鉴定、薄层-生物自显影等新技术已成为今后中药制剂质量控制的发展趋势。中药指纹图谱的建立使中药制剂的质量控制又上了一个新台阶。

三、中药药剂学的基本任务

中药药剂学的基本任务是将中药原料制成适宜的剂型，为临床提供安全、有效、稳定、质量可控的中药制剂，满足医疗、预防和卫生保健的需要；充分运用现代科学技术，不断优化制剂工艺，创新剂型，从整体上提高中药制药水平。具体任务概括如下。

1. 学习、发掘整理我国历代医药典籍中传统剂型和品种、制备理论、技术和经验等内容，使其系统化、科学化，为发展中药制剂奠定基础。

2. 加强中药药剂学基础理论研究。中药药剂学理论包括中药制剂组方理论、药效物质提取、分离与纯化理论、制剂成型理论、化学动力学理论等，它是中药药剂从传统经验开发向现代科学技术开发过渡的重要研究内容。丰富、发展和完善中药药剂学的理论体系，使中药药剂学成为一门既有中医药特色，又具有先进理论和技术的学科，对促进中药新剂型与新制剂开发、提高中药制剂生产水平、优化中药制剂质量均有重要意义。

3. 充分吸收和应用现代药剂学的最新研究成果，加速中药药剂学现代化进程。在中医药理论指导下，积极应用和推广新技术、新设备和新工艺，不断提高传统中药制剂水平，将传统的汤剂、丸剂、煎膏剂等改制成口服液、片剂、颗粒剂、胶囊剂和注射剂等现代剂型。积极开发中药制剂新技术，研发中药新剂型，设计、开发适用于现代化中药制剂的生产设备，广泛应用现代分析技术和检测手段控制中药制剂质量均是中药药剂学的重要任务。

4. 研究和开发药用新辅料。新剂型、新技术的研究离不开新辅料的有力支撑，无论是速释、缓释、控释制剂，还是靶向制剂，首先必须选择优良的辅料。药用辅料对新剂型的开发和常规制剂质量的提高具有重要意义。很多新辅料是人工合成或将天然高分子材料经人工修饰和加工制成，目前，我国正在积极进行药用新辅料的研究与开发，如片剂、胶囊剂、丸剂的新辅料，注射剂新附加剂，软膏剂、栓剂、滴丸剂新基质。

考点：中药剂型发展的五代

第 4 节　药　品　标　准

药品标准是国家对药品质量、规格及检验方法所作出的技术规定。《中华人民共和国药品管理法》（2019 年修订）规定：药品应当符合国家药品标准。经国务院药品监督管理部门核准的药品质量标准高于国家药品标准的，按照经核准的药品质量标准执行；没有国家药品标准的，应当符合经核准的药品质量标准。国务院药品监督管理部门颁布的《中华人民共和国药典》和药品标准为国家药品标准。国务院药品监督管理部门会同国务院卫生健康主管部门组织药典委员会，负责国家药品标准的制定和修订。

一、药　典

药典是一个国家记载药品标准、规格的法典。一般由国家药典委员会组织编纂，并由政府颁布执行，具有法律约束力。药典中收载的是疗效确切、副作用小、质量较稳定的常用药物及其制剂，并规定其质量标准、制备要求、鉴别、杂质检查与含量测定等内容。药典是药品研制、生产、供应、使用、检验和监督管理部门共同遵循的法定依据。

随着医药科技的进步与发展，对药物及其制剂的质量要求愈加严格，新的药物、制剂和检验方法也会不断涌现和更新，故药典出版后需要不断修订以补充、完善、更新其收载内容。在新版药典出版前，药典委员会编辑出版现行版药典的增补本，其与药典具有同等法律效力。

药典是一个国家药品标准体系的核心，对保证药品质量、确保人民用药安全有效、促进药品的研究和生产具有重要意义。药典在一定程度上还可反映这个国家药品生产、医疗保健和科技发展水平。

（一）《中华人民共和国药典》

《中华人民共和国药典》简称《中国药典》，英文缩写 ChP。现行《中国药典》（2020 年版）是第十一版药典。2020 年 4 月 9 日，第十一届药典委员会执行委员会审议通过了《中国药典》（2020 年版）草案。经国家药品监督管理局会同国家卫生健康委员会审核批准颁布后实施。《中国药典》（2020 年版）由一部、二部、三部、四部组成，总共收载品种 5911 种。一部中药收载 2711 种。二部化学药收载 2712 种。三部生物制品收载 153 种。四部收载通用技术要求 361 个，其中制剂通则 38 个、检测方法及其他通则 281 个、指导原则 42 个；药用辅料收载 335 种。

《中国药典》（2020 年版）各部都包含凡例、正文和索引，第四部还包含通用技术要求。《中国药典》（2020 年版）完善了以凡例为基本要求、通则为总体规定、指导原则为技术引导、品种正文为具体要求的架构，健全了以《中国药典》为核心的国家药品标准体系。

1. **凡例**　是为正确使用《中国药典》进行药品质量检定的基本原则，是对《中国药典》正文、通则与药品质量检定有关共性问题的统一规定。

2. **正文**　是根据药物自身理化性质与生物学特性，按照批准的处方来源、生产工艺、储存运输条件等所制定的、用以检测药品质量是否达到用药要求，并衡量其质量是否稳定均一的技术规定。由于收载的品种和剂型的不同，正文包括的检查项目也不完全相同。例如，一部成方制剂的正文按顺序分别列有品名、处方、制法、性状、鉴别、检查、含量测定、功能与主治、用法与用量、规格、储藏。

3. **目录与索引**　是快速查阅《中国药典》有关品种和内容的路径。目录以中文笔画为序将收载内容排列，索引包括中文索引、汉语拼音索引和外文索引（第一部为拉丁名索引，第二、三、四部为英文索引），便于使用时查找。

4. **通用技术要求**　四部收载的通用技术要求包括制剂通则、通用检测方法和其他通则。制剂通则是按照药物剂型分类，针对剂型特点所规定的基本技术要求；通用检测方法是为各品种进行相同项目检验时应采用的统一规定的设备、程序、方法和限度等；指导原则是为规范药典执行、指导药品标准制定和修订，提高药品质量控制水平所规定的非强制性、推荐性技术要求；生物制品通则是对生物制品生产和质量控制的基本要求，总论是对某一类生物制品生产和质量控制的相关技术要求。

中华人民共和国成立后，党和政府高度重视医药卫生事业，1950 年成立了第一届药典委员会，并于 1953 年颁布了第一版《中国药典》，此后陆续颁布了 1963 年版、1977 年版、1985 年版、1990 年版、1995 年版、2000 年版、2005 年版、2010 年版、2015 年版和 2020 年版，共计 11 个版本。历版《中国药典》客观反映了我国不同历史时期医药产业和临床用药的水平，对于提升我国药品质量控制水平发挥着不可替代的重要作用。

考点：药典的性质、《中国药典》的发展历程、现行版《中国药典》的结构组成

（二）其他国家药典

了解其他国家药典，对于我们学习国外先进的药品生产、检验技术，洞悉药品管理发展趋势，缩短我国与发达国家在医疗保健水平之间的距离等方面有着积极的促进作用。据不完全统计，世界上有近40个国家编制了国家药典，另外还有区域性药典和世界卫生组织编制的《国际药典》，比较有影响的其他国家药典主要有以下几部。

1. **《美国药典/国家处方集》**（英文简称 USP-NF）　由美国政府所属的美国药典委员会编辑出版。USP-NF 是唯一由美国食品药品监督管理局（FDA）强制执行的法定标准。USP-NF 的修订包括年度修订和每年两次的增补。最新版本为 USP 43-NF 38，在 2020 年生效。

2. **《英国药典》**（英文简称 BP）　是英国药品委员会的正式出版物，是英国制药标准的重要来源，BP2020 为现行实施版本。

3. **《欧洲药典》**（英文简称 EP）　2007 年经欧洲 36 个国家和欧盟批准的共同制定的欧洲药典协定，是欧洲法定药品质量控制标准。EP 的修订规律是通过非累积增补本更新，每年出 3 个增补本。最新版本为 EP10，生效时间为 2021 年 1 月。

4. **《日本药典》**（别称《日本药局方》，英文简称 JP）　由日本药局方编集委员会编纂，由厚生省颁布执行。现行版本 JP 17，2016 年 4 月 1 日起开始实施。现有 2 个增补本。

二、其他药品标准

药典不能涵盖已上市的全部药品品种，在药典以外还有其他药品标准作为补充。国家药品监督管理部门颁布的《中国药典》和药品标准为国家药品标准。经国家市场监督管理总局公布的《药品注册管理办法》，为药品注册标准，药品注册标准应当符合《中国药典》通用技术要求，不得低于《中国药典》的规定。

在中药饮片的质量管理规定中，充分考虑到中药饮片加工历史性、地域性、时段性等因素，《中华人民共和国药品管理法》对中药饮片的要求："中药饮片应当按照国家药品标准炮制；国家药品标准没有规定的，应当按照省、自治区、直辖市人民政府药品监督管理部门制定的炮制规范炮制。"对于国家药品标准未收载的地方性习用药材应符合各省、自治区、直辖市人民政府药品监督管理部门制定的地方中药材标准。

第 5 节　药 事 法 规

一、《中华人民共和国药品管理法》

《中华人民共和国药品管理法》（简称《药品管理法》）自 1985 年 7 月 1 日起公布施行，先后进行了 2001 年 2 月第一次修订、2013 年 12 月第一次修正、2015 年 4 月第二次修正、2019 年 8 月第二次修订。新修订的《药品管理法》自 2019 年 12 月 1 日起施行。

《药品管理法》对"在中华人民共和国境内从事药品研制、生产、经营、使用和监督管理活动"均进行了有关规定，而且必须经过申请和审批后才能开展上述的活动，违反者必须依法承担相应的法律责任。《药品管理法》对于"加强药品管理，保证药品质量，保障公众用药安全和合法权益，保护和促进公众健康"发挥着重要作用。

二、《药品生产质量管理规范》

《药品生产质量管理规范》（Good Manufacture Practice, GMP）是药品生产和质量管理的基本准则，是在药品生产全过程实施的质量管理，是保证药品质量和用药安全的一整套科学、系统和行之有效的管理制度。《药品管理法》第四十三条规定：从事药品生产活动，应当遵守药品生产质量管理规范，建立健全药品生产质量管理体系，保证药品生产全过程持续符合法定要求。

我国自 1988 年第一次颁布药品 GMP 至今有 32 年，其间经历了 1992 年和 1998 年两次修订，新版药品 GMP 是 2011 年 3 月 1 日起施行的《药品生产质量管理规范（2010 年修订）》，内容包括总则、质量管理、机构与人员、厂房与设施、设备、物料与产品、确认与验证、文件管理、生产管理、质量控制与质量保证、委托生产与委托检验、产品发运与召回、自检与附则，共计 14 章 313 条，还包括无菌药品、原料药、生物制品、血液制品及中药制剂等附录。

三、《中药材生产质量管理规范》

《中药材生产质量管理规范》（Good Agricultural Practice，GAP）是中药材生产和质量管理的基本要求，适用于中药材生产的监督管理。我国《中药材生产质量管理规范（试行）》自 2002 年 6 月 1 日起施行，对规范中药材生产，保证中药材质量，促进中药材生产标准化和规范化具有重要意义。

考点： 新修订的《药品管理法》施行时间、GMP、GAP 的中文全称

自 测 题

一、选择题

【A 型题】

1. 按分散系统分类，中药口服液属于（　　）
   A. 洗剂　　　　　　B. 溶液型　　　C. 乳剂型
   D. 混悬液　　　　　E. 含漱剂
2. 属于药物剂型的是（　　）
   A. 双黄连注射液　　　　　B. 栓剂
   C. 复方丹参片　　　　　　D. 红霉素
   E. 连花清瘟颗粒
3. 煎膏剂属于（　　）
   A. 原料药物　　　　B. 辅料　　　C. 中药饮片
   D. 医疗机构制剂　　E. 剂型

【B 型题】

（4~7 题共用选项）
   A. 剂型　　　　　　B. 制剂　　　C. 原料药物
   D. 中药饮片　　　　E. 辅料

4. 将原料药加工制成适合医疗或预防疾病需要的应用的形式是（　　）
5. 生产药品和调配处方时所用的赋形剂和附加剂是（　　）
6. 根据药品标准或制剂规范将原料药物加工制成具有一定规格，可直接用于临床的适宜剂型是（　　）
7. 用于制剂制备的活性物质，包括中药、化学药、生物制品原料药物的是（　　）

【X 型题】

8. 同一药物选择不同药物剂型，可能会影响（　　）
   A. 药物的不良反应　　　　B. 起效时间
   C. 药物的半衰期　　　　　D. 药物的稳定性
   E. 患者的依从性

二、简答题

1. 为什么原料药物需要制成不同剂型？
2. 简述剂型的分类并举例说明。

（李忠文）

第2章

中药制剂生产重要支持系统

第1节　制药用水的制备技术

水是药品生产中使用较多的一种辅料，贯穿于药品生产的各个环节。制药用水的质量直接影响药品的质量，它与药品生产中所用原料一样，必须符合我国药品 GMP 中所规定的质量指标。

一、制药用水概述

（一）制药用水的分类

《中国药典》（2020 年版）所收载的制药用水，因其使用范围不同而分为饮用水、纯化水、注射用水和灭菌注射用水。饮用水为天然水经净化处理所得的水，其质量必须符合我国现行《生活饮用水卫生标准》（GB5749—2006）；纯化水为饮用水经蒸馏法、离子交换法、反渗透法或其他适宜的方法制备的制药用水，不含任何附加剂，其质量应符合纯化水项下的规定；注射用水为纯化水经蒸馏所得的水，应符合细菌内毒素试验要求；灭菌注射用水为注射用水按照注射剂生产工艺制备所得，不含任何添加剂。

（二）制药用水的选用

药品生产过程中一般应根据各生产工序或使用目的与要求选用适宜的制药用水，制药用水的种类及应用范围应符合药品质量标准及药品 GMP 要求。

二、纯化水制备技术

纯化水以饮用水为原水经蒸馏法、离子交换法、反渗透法或其他适宜的方法而制备，纯化水制备多以预处理、多介质过滤、反渗透、紫外线（ultraviolet ray，UVR）消毒、电去离子（electrodeionization，EDI）法为基础。

（一）原水预处理

制备纯化水的原水为饮用水，由于饮用水中残留一定量的悬浮颗粒、有机物、电解质（如残余氯、钙、镁离子）、微生物和溶解在水中的气体等杂质，为了把这些杂质除去，需要对原水进行预处理。

1. **絮凝**　当原水中含较多悬浮杂质、胶体物质时可采用絮凝技术处理，即向原水中投入明矾等絮凝剂，利用絮凝剂和原水中的悬浮杂质、胶体物质、小颗粒和大分子有机物絮凝结合后形成大颗粒的絮凝沉降，通过多介质过滤器截留，以除去原水中的悬浮杂质、泥沙、胶体等大颗粒不溶性物质。

2. **机械过滤**　过滤的主要设备为砂滤器，滤料多为石英砂、无烟煤和锰砂等。原水通过机械阻挠和吸附等作用，截留水中悬浮颗粒、胶体、有机物，降低原水浊度对反渗透（reverse osmosis，RO）膜系统的影响。

3. **活性炭过滤**　过滤介质为活性炭，利用活性炭的吸附作用除掉水中的有机物和余氯。活性炭过滤器因吸附了水中大量的有机物，导致微生物大量繁殖，从而影响预处理水质，因此需定期对活性炭过滤器采取巴氏消毒、蒸汽消毒等措施消毒。

4. **软化**　为降低原水中电解质含量，原水预处理时将原水通过离子交换树脂，利用离子交换树脂吸附作用脱除原水中钙、镁等阳离子，降低这类阳离子对水处理系统下游设备（如反渗透膜、离子交换树脂柱及蒸馏水机）运行性能的影响。

5. 精滤　精滤在水系统中又称为保安过滤，是原水进入反渗透膜前最后的一道处理工艺，其作用是防止上一道过滤工序可能存在的泄漏，避免影响反渗透、电渗析等后续设备正常运行，滤芯孔径通常为5μm。

（二）反渗透法制备纯化水

1. 反渗透概念　反渗透又称逆渗透，利用只允许溶剂透过、不允许溶质透过的半透膜，以压力差为推动力，从溶液中分离出溶剂的膜分离操作。采用反渗透处理饮用水，在膜的低压侧得到淡水，在高压侧得到含无机离子、细菌、病毒、有机物及胶体等杂质多的浓水。

2. 反渗透膜　反渗透膜分为非对称膜和均相膜两类，当前用于纯化水制备的膜材料主要为醋酸纤维素和芳香聚酰胺类，其组件有中空纤维式、卷式、板框式和管式。

3. 反渗透系统　根据原水质量和出水质量要求，工业生产中可采用多种反渗透工艺制备纯化水。

（1）一级反渗透系统：工业生产中一级反渗透常采用两个或两个以上的膜组件并联在一起，进水、产水和浓水均由总管管路系统分别相连（图2-1）。为了提高回收率，可以在每一个压力容器内串联更多的膜元件。当回收率高，串联的膜元件多时，因为每支膜元件在水流过时透过部分水，导致膜表面水流量越来越小，杂质含量越来越高，可能在末段产生严重的膜污染现象。

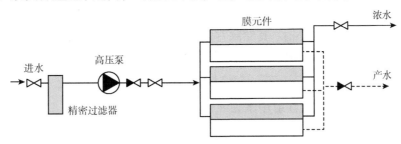

图2-1　一级反渗透系统示例图

（2）二级反渗透系统：二级反渗透装置是以串联方式，如图2-2所示，即一级反渗透的产水作为二级反渗透的进水，二级浓水的质量远远高于一级反渗透的进水，因此将其与一级反渗透的进水混合作为一级的进水，以提高水的利用率和出水水质。

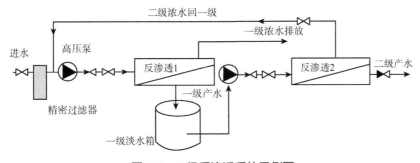

图2-2　二级反渗透系统示例图

（3）一级反渗透系统+离子交换系统：通常对系统出水的质量要求不是太高时，可用一级反渗透系统+串联复合床离子交换系统或一级反渗透系统+混合床离子交换系统除去杂质；当要求系统的出水质量较高时，就必须采用一级反渗透系统+串联复合床离子交换系统+混合床离子交换系统除去杂质。

（4）一级反渗透系统+电去离子法：电去离子法是一种将离子交换技术、离子交换膜技术和离子电迁移技术相结合的纯水制造技术，它巧妙地将电渗析和离子交换技术相结合，利用高压直流电场使水中离子定向移动，通过离子交换树脂及选择性离子交换膜加速离子移动去除，从而达到纯化水的目的。在电去离子法除去杂质的过程中，离子在电场作用下通过离子交换膜被清除。同时，水分子在电场作用下产生氢离子和氢氧根离子，这些离子可使离子交换树脂进行连续再生（图2-3）。

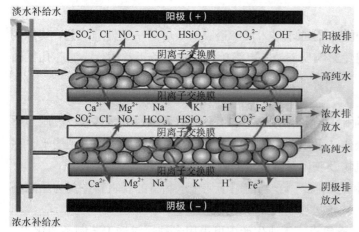

图 2-3　电去离子法工作原理图

4. 反渗透装置对进水的要求　为了确保反渗透装置正常运行，选择并确定恰当的运行及监控参数是十分必要的，这些技术参数主要包括进水温度、pH、运行压力、水质等。进水温度对反渗透装置的产水量有较大的影响，进水温度每增加 1℃，膜的透水能力大约增加 2.7%。若能够恒定膜的进水温度，则可以保证装置的产水量和稳定出水的电导率，并且保护反渗透膜组件，延长膜的寿命。

（三）紫外线杀菌器

在反渗透处理单元进出口的供水管道末端均应设置大功率的紫外线杀菌器，以保护反渗透处理单元免受水系统可能产生的微生物污染，杜绝或延缓管道系统内微生物细胞的滋生。紫外线杀菌器的杀菌效果与流经紫外线杀菌器的水层厚度及水流速度有关。

（四）纯化水储存

纯化水储存周期不宜大于 24 小时，其储罐宜采用不锈钢材料或经验证无毒、耐腐蚀、不渗出污染离子的其他材料制作。储罐通气口应安装不脱落纤维的疏水性除菌滤器。

三、注射用水的制备

《中国药典》（2020 年版）规定注射用水为纯化水蒸馏制得。

（一）蒸馏设备

目前广泛使用的蒸馏设备为多效蒸馏水机。

1. 多效蒸馏水机的结构　多效蒸馏水机由蒸发器（蒸馏塔）、预热器和冷凝器与原料水管、蒸汽管、凝结水管及冷却水管道组成。

（1）蒸发器（蒸馏塔）：蒸馏塔内部结构包括加热室、蒸发室、分离器，均安装在一个蒸馏塔内，加热、蒸发、除沫、分离热原几个工艺过程在一个腔体内完成。

（2）预热器：上一效的纯蒸汽在下一效的预热器中与纯化水发生热交换，纯化水被加热，纯蒸汽被冷凝为注射用水。

（3）冷凝器：冷凝器在主机中起三相（纯蒸汽、进料水和冷却水）交换作用，即预热进料水，冷凝纯蒸汽成注射用水，调节注射用水出水温度。

2. 多效蒸馏水机蒸发原理　多效蒸馏水机从蒸发原理上可分为降膜蒸发与沸腾蒸发。进料水布液后进入列管的方向，从顶部进入蒸发室呈膜状沿管壁流下，即降膜蒸发；进料水经加热沸腾后，产生二次蒸汽，进行分离，即沸腾蒸发，也称升膜式。降膜蒸发是料液以液膜的形式流经加热表面进行的一种表面蒸发。和普通的蒸发不同，降膜蒸发过程中，没有料液的剧烈沸腾，蒸发一般只在液膜表面发生，是管内气液两相的强制对流传热。多效蒸馏水机工作流程见图 2-4。

（二）注射用水的质量要求与储藏

注射用水质量要求在《中国药典》（2020 年版）中有严格规定，pH 值应为 5.0～7.0；氨、硝酸盐与亚硝酸盐、电导率、总有机碳、不挥发物与重金属照纯化水项下的方法检查，应符合规定；每 1ml 中含细菌内毒素检查应小于 0.25EU。注射用水应于制备后 12 小时内使用。注射用水的储水设备应有保温、加热装置，宜采用保温夹套，保持水温在 80℃以上（或 65℃以上保温循环)，注射用水也可在 4℃以下储存，抑制微生物的生长。

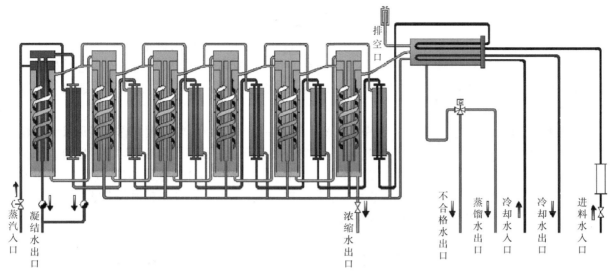

图 2-4 多效蒸馏水机工作流程示意图

考点：制药用水的种类与应用、纯化水的制备工艺、注射用水的制备工艺

第 2 节 空气净化系统

空气净化系统主要通过对药品生产环境的空气温度、湿度、悬浮粒子、微生物、风速、风量等的控制和监测，确保药品生产环境参数符合药品质量的要求，避免空气污染和交叉污染的发生，同时为操作人员提供舒适的环境，最大限度地减少影响药品质量的风险，确保患者的安全用药。

空气净化系统一般由处理空气处理单元——净化型空调器（组合式净化型空调机组）、输送空气的管路系统（空气过滤器）和用来进行生产的洁净环境即洁净室三大部分组成。

一、空气处理单元——净化型空调器（组合式净化型空调机组）

组合式净化型空调机组对空气（包括新风和回风）进行过滤、加热或降温、降湿或升湿、灭菌等处理，获得生物洁净室所需洁净要求的洁净空气。组合式净化型空调机组通常从以下功能段根据用户需求进行选取、组合。

1. 新回风混合段 主要功能为新风、回风混合，设计有新风口和回风口，可根据需求调节新风、回风比例。

2. 初效段 采用无纺布板式初效过滤器，多用于对新风及大颗粒尘埃的过滤控制，主要对象是大于 10μm 的尘粒。初效段主要作用是保护并延长中效过滤器的使用寿命，确保机组内部的环境不被新风污染。

3. 中效段 采用无纺布袋式过滤器，主要控制对象是粒径为 1～10μm 的尘粒。中效段一般置于净化型空调机组后端，对末端高效过滤器起保护作用。

4. 表冷段 用于对净化型空调机组的新风、回风进行降温冷却处理。

5. 加热段 用于对净化型空调机组的新风、回风进行升温加热处理。

6. 加湿段 对空气进行加湿处理，加湿方式有干蒸汽加湿和电加湿两种。

7. 降湿段 内置除湿转轮、再生用加热器等，降低空气中湿度。

8. 灭菌段 内置臭氧发生器，采用定期向洁净区内输送臭氧的方式对洁净区进行消毒灭菌。

9. 消声段 对噪声要求较严的洁净室，净化机组内应设置消声段。

10. 风机段 内置一定功率的风机，供输送空气用。

11. 中间段 主要功能是便于维护和检修。

二、空气过滤器

为使空气含尘量及微生物符合要求，多采用空气过滤器进行空气净化滤过。

药品生产环境的空气净化处理中一般采用粗效、中效、亚高效和高效等四类空气过滤器。空气过滤器一般以单元形式制作，把滤材装进金属框架内组成一个单元过滤器，使用时在通风管或通风柜内组合。

1. 粗效过滤器　粗效过滤器是空调净化系统中的第一级空气过滤器，主要用作对新风及大颗粒尘埃的控制，滤过对象以 10μm 以上的尘粒为主，可防止中、高效过滤器被大粒子堵塞，以延长中、高效过滤器的寿命。粗效过滤器的滤材一般由涤纶无纺布（毡）、粗孔或中孔泡沫塑料等制作。其单元过滤器种类很多，主要有平板式过滤器或袋式过滤器（图 2-5，图 2-6）。这两种过滤器结构简单、易于拆卸、外框可以重复利用、滤材可以定期清洗。

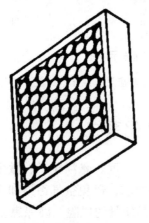

图 2-5　平板式过滤器

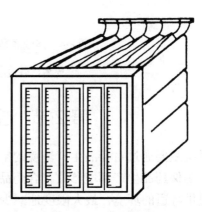

图 2-6　袋式过滤器

2. 中效过滤器　主要用于滤过 1～10μm 的尘粒，一般置于高效过滤器之前，又称前置式过滤器，主要用作对末级过滤器的预过滤和防护，以延长高效过滤器的寿命。中效过滤器的滤材一般由中孔或细孔泡沫塑料、涤纶无纺布（毡）及细玻璃纤维等制作。其单元过滤器的外形结构大体与初效过滤器相似。

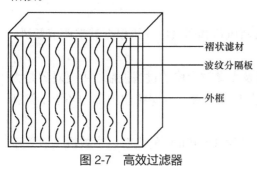

褶状滤材
波纹分隔板
外框

图 2-7　高效过滤器

3. 高效过滤器和亚高效过滤器　高效过滤器（high efficiency particle air filter，简称 HEPA），是净化系统的最后一级过滤器。一般装在通风系统的末端（必须在中效过滤器的保护下使用），主要用于滤除 0.3～1.0μm 的尘粒。高效过滤器的滤材一般以超细玻璃纤维滤纸和超细过氯乙烯滤布等制作。其单元过滤器以折叠式过滤器为主，其结构由外框、褶状滤材、波纹分隔板等部分组成（图 2-7）。外框可用多层板、镀锌铁皮、不锈钢板等多种材料制成；波纹分隔板可用纸质、铝箔、塑料等材料压制。

亚高效过滤器的构造与外形均类似于高效过滤器，但滤材的选择不同，亚高效过滤器主要采用玻璃纤维滤纸或棉短绒纤维滤纸。

三、洁 净 室

洁净室是指空气洁净度、温度、湿度、压力、噪声等参数根据需要都可进行控制的密闭性较好的空间，其功能是控制尘粒和微生物的污染，是集建筑装饰、空调净化、纯水纯气、电气控制于一体的综合体。

（一）洁净室气流组织

为了达到特定目的而在室内造成一定的空气流动状态与分布，通常称气流组织。洁净室气流组织的基本原则：①要最大限度地减少涡流；②使气流经过最短流程尽快覆盖工作区；③希望气流方向能与尘粒的重力沉降方向一致，并使回流能有效地将室内灰尘排出室外。对于空气净化系统，由末端过滤器送入洁净室内的洁净空气的气体流向直接影响室内洁净度。空气净化系统根据洁净室的要求不同，气流组织形式也有所不同。对全室空气净化的气体流向有乱流式、层流式及矢流式三种。

1. 乱流式 是气流具有不规则的运动轨迹，习惯上也称紊流式。乱流式主要利用洁净空气对尘粒的稀释作用，降低了室内的粉尘浓度，使室内尘源产生的灰尘均匀扩散而被"冲淡"，达到空气净化的目的。

2. 层流式 指流线平行、流向单一、具有一定的均匀断面速度的气流组织方式。其特点是流线有一定流速、单一方向、相互平行，各流线间的尘粒不易从一个流线扩散到另一个流线。层流方式分为垂直层流和水平层流两种。

（1）垂直层流：顶板满布高效过滤器，地板为回风可通过格栅地板，形成送风口处均匀分布的垂直向下的洁净空气流（图2-8）。实现垂直层流的条件是必须提供足够的流速，以克服空气对流。垂直层流的自净能力强，尘埃移动少，可简化人、物的净化设施。

（2）水平层流：高效过滤器送风口布满洁净室一侧墙面，对应墙面为回风口，洁净气流为水平方向（图2-9）。

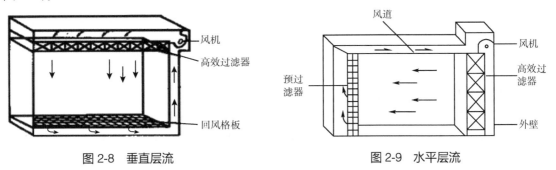

图2-8　垂直层流　　　　　　　　　　　图2-9　水平层流

3. 矢流式 是一种新型的气流组织方式，通过流线不交叉的气流的推动作用，将室内污染物排出室外。

（二）洁净室分类

1. 按用途分类 洁净室根据用途不同分为两类：一类称工业洁净室，指对空气中尘粒、温度、湿度、静压和噪声进行控制的密闭空间，以控制微粒为主要对象，如光纤生产、精密仪器装配等。另一类称生物洁净室，指不仅对空间中尘粒、温湿度等进行控制，还须除去细菌以创造洁净空气的密闭空间，以微生物为主要控制对象。生物洁净室又分为一般生物洁净室（如制药工业生产所需的无菌室）和生物学安全洁净室。

2. 按气流组织形式分类 洁净室按气流组织形式（即气流流型）可分为如下几类。

（1）单向流（层流）洁净室：洁净室内洁净空气流向单一、速度均匀、没有涡流，单向流又分垂直单向流、水平单向流。

（2）非单向流（乱流）洁净室：洁净室内洁净空气气流方向多变、速度不均、伴有涡流。

（3）混合流洁净室：在整个洁净室内洁净空气气流既有乱流又有单向流。

（4）辐流洁净室：辐流就是风口流出为辐射状不交叉的气流流动。

（三）药品生产环境的空气洁净度等级

我国药品GMP（2010年修订）将药品生产洁净室（区）的空气洁净度定为A、B、C、D四个级别，因制剂生产厂房属于生物洁净室，标准中均对空气悬浮粒子、活微生物浓度作了明确规定，如表2-1、表2-2所示，表中洁净度级别是指每立方米空气中含$\phi \geqslant 0.5\mu m$的粒子数最多不超过的个数，菌落数是指将直径为 90mm 的双碟露置半小时后的菌落数。

表 2-1　各级别空气悬浮粒子的标准

| 洁净度级别 | 悬浮粒子最大允许数/m³ | | | |
| | 静态 | | 动态 | |
	≥0.5μm	≥5μm	≥0.5μm	≥5μm
A 级	3520	20	3520	20
B 级	3520	29	352 000	2900
C 级	352 000	2900	3 520 000	29 000
D 级	3 520 000	29 000	不作规定	不作规定

表 2-2　洁净区微生物监测的动态标准

| 洁净度级别 | 浮游菌 cfu/m³ | 沉降菌（φ90mm）cfu /4 小时 | 表面微生物 | |
			接触碟（φ55mm）cfu/碟	5 指手套 cfu /手套
A 级	<1	<1	<1	<1
B 级	10	5	5	5
C 级	100	50	25	—
D 级	200	100	50	—

注：（1）表中各数值均为平均值。

（2）单个沉降碟的暴露时间可以少于 4 小时，同一位置可使用多个沉降碟连续进行监测并累积计数。

（四）不同洁净度要求的环境参数

1. 温度和湿度控制　洁净室的温度和相对湿度应与药品生产要求相适应，应保证药品的生产环境和操作人员的舒适感。当药品生产无特殊要求时，洁净室的温度范围可控制在 18～26℃，相对湿度控制在 45%～65%。考虑到无菌操作核心区对微生物污染的严格控制，对该区域的操作人员的服装穿着有特殊要求，故洁净区的温度和相对湿度可按如下数值设计。

A 级和 B 级洁净区：温度 20～24℃，相对湿度 45%～60%。C 级和 D 级洁净区：温度 18～26℃，相对湿度 45%～65%。

当工艺和产品有特殊要求时，应按这些要求确定温度和相对湿度。

2. 静压差　为了防止"脏"空气污染"干净"空气，重要的方法是使高级别区域的空气流向低级别区域，形成不同区域的级别梯度。洁净区与非洁净区之间、不同洁净区之间的压差应不低于 10Pa。必要时，相同洁净区内不同功能房间之间应保持适当的压差梯度。

3. 风速与风量　对于 A 级洁净区域，药品 GMP（2010 年修订）气流的风速的指导值为 0.36～0.54m/s。

4. 自净时间　我国药品 GMP（2010 年修订）规定，生产操作全部结束、操作人员撤出生产现场并经 15～20 分钟（指导值）自净后，洁净区的悬浮粒子应当达到表 2-1 中的"静态"标准。

5. 照度（lx）　主要工作室一般照明的照度值不宜低于 300lx；辅助工作室、走廊、气闸室、人员净化和物料净化用室（区）不宜低于 150lx。

6. 噪声　非单向流的医药洁净室（区）噪声级（空态）应不大于 60dB（A），单向流和混合流的医药洁净室（区）噪声级（空态）应不大于 65dB（A）。

7. 新风量控制　洁净室内必须保证供给一定的新风量，其数值应取下列风量中的最大值：①乱流洁净室总送风量的 10%，层流洁净室总送风量的 20%；②补偿室内排风和保持室内正压值所需的新风量；③保证室内操作人员每人每小时的新风量不小于 40m³。

考点：组合式净化型空调机组和空气过滤器的使用方法，洁净室的空气洁净等级与环境参数要求

自测题

一、选择题

【A 型题】

1. 口服固体药品暴露工序至少为（　　）

　　A. A 级　　　　　　B. B 级　　　　　　C. C 级

　　D. D 级　　　　　　E. 30 万级

2. 不属于层流洁净空气的特点为（　　）

　　A. 空气流线平行

　　B. 具有均匀断面速度

　　C. 气流方向呈错乱状态

　　D. 空气流速高，粒子不会聚结，也不会积蓄和降沉

　　E. 具有不均匀断面速度

3. 高污染风险的产品的灌封或灌装所处区域洁净级别是（　　）

　　A. A 级区　　　　　B. B 级区　　　　　C. C 级区

　　D. D 级区　　　　　E. 一般控制生产区

4. 我国药品 GMP 要求洁净区与非洁净区之间的压差应当不低于（　　）

　　A. 1Pa　　　　　　B. 5Pa　　　　　　C. 8Pa

　　D. 10Pa　　　　　　E. 15Pa

5. 药品 GMP（2010 年修订）中 A 级洁净室工作区截面风速（m/s）指导值是（　　）

　　A. 0.36～0.54m/s　　　　　B. 0.46～0.54m/s

　　C. 0.26～0.54m/s　　　　　D. 0.25m/s

　　E. ≥54m/s

6. 药品 GMP 要求关键区域生产操作全部结束，操作人员撤离生产现场并经（　　）分钟（指导值）自净后，洁净区应达到"静态"标准

　　A. 15～20　　　　　B. 15～25　　　　　C. 10～15

　　D. 20～30　　　　　E. 30～60

【B 型题】

（7～10 题共用选项）

　　A. 活性炭过滤器　　　　　　B. 石英砂过滤器

　　C. 锰砂过滤器　　　　　　　D. 软化器

7. 在制水系统中主要用于除去氯离子的是（　　）

8. 在制水系统中主要用于除去有机物的是（　　）

9. 在制水系统中主要用于除去阳离子的是（　　）

10. 在制水系统中主要用于除去二价铁离子的是（　　）

【X 型题】

11. 洁净车间组织气流的基本原则包括（　　）

　　A. 最大限度地减少涡流

　　B. 射入气流经最短流程尽快覆盖工作区

　　C. 气流方向能与尘埃的重力沉降方向一致

　　D. 回流气流有效地将室内灰尘排出室外

　　E. 射入气流经最长流程尽快覆盖工作区

12. 纯化水制备系统中设计活性炭过滤器过滤的目的是（　　）

　　A. 吸附杂质　　　　　　B. 吸附微生物

　　C. 除去有机物　　　　　D. 除去氯

　　E. 除无机盐

13. 反渗透法制备纯化水时反渗透分离对象有（　　）

　　A. 无机盐离子

　　B. 分子量为 200 以上的有机物

　　C. 细菌

　　D. 热原

　　E. 分子量为 100 以下的有机物

14. 纯化水的生产方法有（　　）

　　A. 离子交换法　　　　　B. 电渗析法

　　C. 反渗透法　　　　　　D. 过滤法

　　E. 蒸馏法

二、简答题

1. 我国药品 GMP（2010 年修订）对压差的基本要求是什么？

2. 《中国药典》（2020 年版）收载的纯化水制备工艺有哪几种？

（黄家利）

第3章

中药药剂学的基础生产技术

第1节 灭 菌 技 术

灭菌是制剂生产制备中的基本单元操作，即指应用物理方法或化学方法将物质中所有的微生物及其芽孢（包括致病的或非致病的微生物）全部杀死或除去，即获得无菌状态的总过程，所应用的灭菌方法称为灭菌法。在药品生产过程中所选用的灭菌方法与微生物指示剂不尽相同，不但要达到灭菌的目的，而且要保证药物的稳定性、治疗作用及用药安全。

灭菌效果首先取决于灭菌方法的选择，同时灭菌设备的性能、污染菌的特性、污染的形式和污染的程度及产品制造的客观条件也影响灭菌效果。

一、热力灭菌工艺的有关可靠性参数

灭菌后产品中微量的微生物用现行的无菌检查方法很难检出，因此对灭菌工艺的可靠性需进行验证，通过对灭菌工艺的有关参数进行定量控制来保证灭菌效果。

（一）灭菌工艺验证的微生物指示剂

灭菌工艺验证的常规手段，首先是选择具有抵抗灭菌工艺的微生物指示剂，其次是建立指示剂在灭菌过程中被破坏的定量测定方法。每一种灭菌方法使用一种特定的细菌，这种细菌应不易被所采用的灭菌方法所除去或破坏。

表 3-1 灭菌方法和相应微生物指示剂

灭菌方法	微生物指示剂
蒸汽	嗜热脂肪芽孢杆菌
干热	枯草杆菌黑色变种
环氧乙烷	枯草杆菌格罗别杰变种
辐射	短小芽孢杆菌
过滤法	细小假单孢杆菌

湿热灭菌（蒸汽）、干热灭菌、环氧乙烷和辐射灭菌都用革兰氏阳性菌的孢子来验证，过滤灭菌用革兰氏阴性小棒状杆菌来鉴别。各种灭菌方法和它们相应的指示剂如表 3-1 所示。

（二）热力灭菌工艺的有关参数

1. D 值　D 值是微生物耐热参数，系指在一定灭菌温度下将被灭菌物品中微生物数杀灭 90% 或使之下降一个对数单位所需的时间，单位为分钟。D 值是一定灭菌温度的杀死速率，其大小直观地反映了微生物的热耐受性，D 值越大，该温度下的微生物的耐热性就越强，在灭菌中就越难杀灭。D 值的定义也适用于化学灭菌法和辐射灭菌法，对于某一微生物而言，在其他条件保持不变的情况下，D 值随灭菌温度的变化而变化。

2. Z 值　Z 值系指使某一种微生物的 D 值变化一个对数单位，灭菌温度应升高或下降的度数。Z 值通常被用于定量地描述微生物孢子对灭菌温度变化的敏感程度，Z 值越大，微生物孢子对温度变化的敏感性越弱。

3. F_0 值与 F_H 值　正确评价灭菌效果，需计算微生物的残存数或残存概率。

（1）F 值：在一系列温度 T 下给定 Z 值所产生的灭菌效力与在参比温度 T_0 下给定 Z 值所产生的灭菌效力相同时，温度 T_0 下所相当的灭菌时间，以分钟为单位，即 F 值可把变温条件下的灭菌时间转化成在温度 T_0 时灭菌的等效时间值。

（2）F_0 值：在热压灭菌时，参比温度定为 121℃，以嗜热脂肪芽孢杆菌作为微生物指示剂，该菌在 121℃时，Z 值为 10℃。不管温度如何变化，t 分钟内的灭菌效果相当于在 121℃下灭菌 F_0 分钟的效

果，即把在所有温度下灭菌效果都转化成在 121℃ 下灭菌的等效值。F_0 应用目前仅限于热压灭菌，药品热压灭菌一般要求 $F_0 \geqslant 8$，即可达到微生物检出概率为 10^{-6}。

链接　*F_0 值设计*

　　为保证灭菌效果，在灭菌工艺设计时应适当考虑增强安全因素，F_0 一般增加 50%，如规定 F_0 为 8 分钟，则实际操作 F_0 应控制在 12 分钟为好。

　　（3）F_H 值：在干热灭菌时，参比温度定为 170℃，以枯草芽孢杆菌作为微生物指示剂，该菌在 170℃ 时，Z 值为 20℃（如以大肠埃希菌内毒素为指示剂，则为 54℃），不管温度如何变化，t 分钟内的灭菌效果相当于温度在 170℃ 下灭菌 F_H 分钟的效果，即把所有温度下灭菌效果都转化成 170℃ 下灭菌的等效值。由于干热灭菌对微生物杀灭效果远低于湿热灭菌，评价干热灭菌的相对能力时，必须保证 F_H 值大于或等于 60 分钟，微生物检出概率要求为 10^{-12}。

二、物理灭菌技术

　　物理灭菌指利用物理因素（温度、声波、电磁波、辐射等）对微生物的化学成分和新陈代谢的影响，达到灭菌目的的方法。常用物理灭菌法包括干热灭菌、湿热灭菌、射线灭菌、过滤除菌。

（一）湿热灭菌技术

　　1. 含义　指将物品置于灭菌柜内利用高压饱和水蒸气、过热水喷淋等手段使微生物菌体中的蛋白质、核酸发生变性而杀灭微生物的技术。湿热灭菌技术包括热压灭菌技术、流通蒸汽灭菌技术、煮沸灭菌技术、低温间歇灭菌技术。

　　2. 特点　水蒸气比热大，穿透力强，容易使蛋白质变性或凝固，在相同温度条件下，湿热灭菌的效果要比干热灭菌的效果好。在药品生产中湿热灭菌技术应用最广泛、灭菌效果好、操作简便、易于控制。

　　3. 影响湿热灭菌的因素

　　（1）微生物种类和数量：各种细菌对热的抵抗力相差很大，处于不同发育阶段的微生物对热的抵抗力也不同。繁殖时期的微生物比衰老时期的微生物对热的抵抗力小得多，芽孢对热的抵抗力最大。被灭菌物中初始菌数越少，达到灭菌效果的时间越短；初始菌数越多，耐热个体出现的概率越大，需提高灭菌温度。因此制剂生产中应尽可能避免微生物污染，注射剂灌封后应立即灭菌。

　　（2）介质的性质：溶液中含有的糖类、氨基酸等营养物质对微生物有保护作用，能增强抗热性。pH 不同，微生物耐热性不同，中性溶液中微生物耐热性最强，碱性次之，酸性不利于微生物的生存。

　　（3）药物的性质：温度增加，药物分解速度增加，时间越长起反应的物质越多。在达到灭菌效果的前提下，可适当降低温度或缩短灭菌时间。

　　4. 热压灭菌法及设备　热压灭菌法是在密闭高压灭菌器内，利用大于常压的饱和水蒸气杀灭微生物的方法。本法是最可靠的湿热灭菌法。

　　热压灭菌所用的设备较多，其原理基本相似。热源以直接通入的饱和高压蒸汽为主，也有灭菌设备本身可以加水，再以煤气、电热等加热使水成为水蒸气。使用热压灭菌设备灭菌时先排尽器内冷空气，如果冷空气没有排尽，则灭菌设备压力表上所示压力是水蒸气与残留空气的总和，而不是单纯的水蒸气压力，导致灭菌不完全。此外，由于水蒸气被空气稀释，可妨碍水蒸气与被灭菌物品接触，而降低了热压灭菌效果。

　　（1）卧式热压灭菌柜：构造如图 3-1 所示，现多为双扉型结构，双门互锁可保证清洁区与无菌区的隔离、防止在生产过程中出现漏灭和重复灭现象。卧式热压灭菌柜内空气不易完全排净，因此传热慢，使柜体内温度分布不均匀，尤其是柜体的上下死角部分温度相对较低，极易造成灭菌不彻底；降温靠自然冷却，被灭菌物受热时间长，容易发生降解；开启柜门冷却时，内外温差大容易引起爆瓶和其他事故的发生。

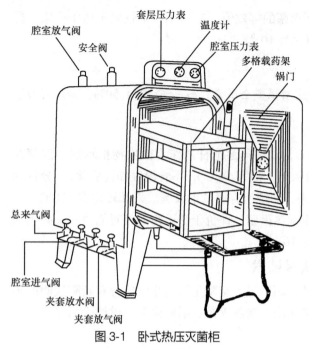

图 3-1　卧式热压灭菌柜

（2）水浴式灭菌柜：是一种新型灭菌设备，用于对玻璃瓶等硬包装及非聚氯乙烯（PVC）的软袋和聚丙烯（PP）或聚乙烯（PE）塑料瓶等软包装输液剂的灭菌，设备以过热水为灭菌介质，以循环喷淋的方式对灌装好的药品加热升温和灭菌，消除了水蒸气灭菌时因冷空气存在而造成的温度死角，并避免在灭菌后的冷却过程中由于冷却水造成的输液剂再污染现象。同时，药品灭菌后靠循环水均匀降温，确保无爆瓶、爆袋现象，实现较低温度的均匀灭菌。水浴式灭菌柜由矩形柜体、热水循环泵、换热器及微机控制装置组成，见图 3-2。

（3）旋转水浴式灭菌柜：适用于混悬液、乳浊液及其他容易沉淀的或具有热敏化学特性的药液、口服液等剂型灭菌，如脂肪乳（维生素营养乳、治疗用药乳、血浆代用品、造影剂乳）。旋转水浴式灭菌柜具备水浴式灭菌柜的特点，结构见图 3-3，由旋转内筒、减速机构、热水压缩泵、热交换器、计算机控制系统等装置组成。该机的主要特点：①柜体内设有旋转内筒，其转速可实现无级调速（4～10r/min），玻璃瓶紧固在小车上，小车与内筒压紧为一体，内筒旋转设有准停装置；②玻璃瓶随内筒转动，使瓶内药液不停地翻滚混合，药液传热快，温度均匀且不易产生沉淀，满足了乳浊型和其他混悬型输液剂的灭菌工艺要求。设备以过热水为灭菌介质，以水喷淋方式对灌装药品加热升温和灭菌，药液在灭菌全程中处于旋转状态，再加喷淋水的强制对流，形成了强力扰动的均匀趋化温度场，实现了灭菌温度均匀，提高了灭菌质量，缩短了灭菌时间，并避免了在灭菌后的冷却过程中由于冷却水造成的输液剂再污染现象。

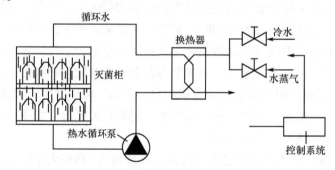

图 3-2　水浴式灭菌柜流程

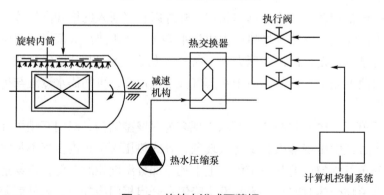

图 3-3　旋转水浴式灭菌柜

（4）热压灭菌设备的使用注意事项：使用热压灭菌设备时必须将灭菌设备内的空气排尽，如出现表压与温度计指示不一致时，有可能是灭菌设备内空气未除尽，或是仪表失灵。采用热压灭菌设备时灭菌时间必须是从全部内容物均已达到规定温度时开始计算，故测定预热时间和尽量缩短升温时间具有重要意义。为避免压力骤然下降，灭菌完毕后，停止加热，使灭菌设备内的温度和压力逐渐下降。

5. 流通蒸汽灭菌法和煮沸灭菌法　流通蒸汽灭菌法是在不密闭的容器内用 100℃蒸汽灭菌的方法。煮沸灭菌法是把安瓿或其他物品放入水中煮沸的灭菌方法。流通蒸汽灭菌法或煮沸灭菌法，一般在 100℃下灭菌 30 分钟或 60 分钟。此法不能保证杀死所有的芽孢，故制备过程中要尽可能避免污染微生物。

6. 低温间歇灭菌法　此法是将待灭菌的制剂或药品，在 60～80℃下灭菌 1 小时，杀死细菌的繁殖体，然后在室温或 37℃下放置 24 小时，使其中的芽孢发育成繁殖体，第二次在 60～80℃下杀菌 1 小时，杀死细菌的繁殖体，如此加热和放置连续操作三次或以上，至杀死全部芽孢为止。此法适用于必须用加热灭菌法但又不耐 100℃高温的制剂或药品。缺点是灭菌时间长，杀灭芽孢的效果不确切。应用本法灭菌的制剂，除本身具有抑菌作用外，须加适量的抑菌剂以确保灭菌效果。

（二）干热灭菌法及设备

干热灭菌法是指利用干燥热空气对待灭菌物质加热，达到杀死细菌目的的方法。用于干热灭菌法灭菌的物品必须是已经清洗干净而且不沾染有机物质，待灭菌物品放入干热灭菌箱内时，排列不可过于紧密。

1. 干热灭菌法机制　与湿热灭菌法相比，干热灭菌法需要较高的温度（160～170℃）和较长的时间周期。干热灭菌法同时利用对流、传导和辐射这三种热的传递方式，通过高温使细胞成分产生非特异性氧化而被破坏。由于热空气的比热容小，热传导率低，穿透力弱，且不太均匀，所以容易影响药物的理化性质，一般多用于耐高温的玻璃制品、金属制品及不允许湿气穿透的油脂类和耐高温的粉末化学药品等的灭菌。

2. 干热灭菌的设备　干热灭菌常用的设备按加热方式可分为以辐射加热为主的热辐射式干热灭菌机和以对流加热为主的热层流加热式干热灭菌机，也可按使用方式把干热灭菌设备分为连续式和间歇式干热灭菌设备。

（1）间歇式干热灭菌设备：干热灭菌器是最常用的间歇式干热灭菌设备，箱体内有多层试器搁架，带有恒温控制（进行限温自动控制）及强制空气循环装置，使箱内温度均匀。该类设备可选取室温至 250℃范围内任何工作温度，灭菌结束后，应缓缓降温至 40℃左右，方可取出被灭菌物品。

（2）连续式干热灭菌设备：连续式干热灭菌设备是利用传送带在设备灭菌段中经过的时间来灭菌和去除热原物质的，它适宜在大规模生产的情况下采用。干热空气灭菌干燥机是常采用的连续层流加热干热灭菌设备，其工作原理是将高温热空气流经高效空气过滤器过滤，获得洁净度为 A 级的平流空气，然后直接对物品进行加热灭菌。这种灭菌方法具有传热速度快、加热均匀、灭菌充分、温度分布均匀、无尘埃污染源等优点。隧道式干热空气灭菌干燥机为整体隧道式结构，分为预热区、高温灭菌区、冷却区三部分，由高效过滤器、红外加热管、排风机、不锈钢传送带等部件组成（图 3-4）。物品进入干燥机隧道，由网状不锈钢传送带同步输送，经预热后进入 300℃以上的高温灭菌区灭菌干燥，然后在冷却区进行风冷，物品经冷却后在出口处温度不高于室温 15℃。

（3）连续辐射式干热灭菌设备：连续辐射式干热灭菌设备的特点是利用辐射的热传递原理对被灭菌物进行灭菌。灭菌过程使用的加热元件是远红外加热器。这种设备的预处理部分通常都安装有排风机，以排除湿的灭菌物在预热阶段产生的大量水蒸气。在灭菌过程结束后设有 A 级洁净度的空气冷却功能段，以使灭菌物迅速冷却。

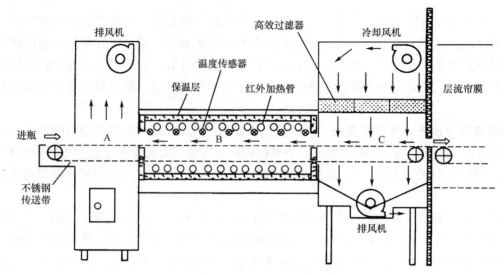

图 3-4   隧道式干热空气灭菌干燥机工作原理示意图

（三）紫外线灭菌法

用于灭菌的紫外线波长是 200～300nm，灭菌力最强的紫外线波长为 254nm。紫外线灭菌的原理是紫外线作用于核酸蛋白促使其变性；同时空气被紫外线照射后产生微量臭氧，从而起到共同杀菌的作用。紫外线进行直线传播，其强度随距离的增加而减弱，其穿透作用微弱，但易穿透洁净空气及纯净的水，可被不同物品表面反射，故广泛用于空气灭菌和物品表面灭菌。一般在 6～15m³ 的空间可装置 1 只 30W 紫外灯，灯距地面 1.8～2.0m 为宜。

使用紫外线灭菌时，要考虑以下因素对灭菌效果的影响。①辐射强度与辐射时间：随着辐射强度的增加，对微生物产生致死作用所需要的辐射时间会缩短。②微生物对紫外线的敏感性：微生物种类不同，对紫外线的耐受性不同，紫外线对酵母菌、霉菌的杀菌力较强。③温度和湿度：空气的湿度过大，紫外线穿透力降低，因而灭菌效果降低。紫外线灭菌以空气的相对湿度为 45%～60% 较为适宜，温度宜在 10～55℃。

应用紫外线灭菌时需注意：人体照射紫外线时间过久易产生结膜炎、红斑及皮肤烧灼等现象，因此必须在操作前开启紫外灯 30～60 分钟，然后关闭，再进入操作间进行操作；如在操作时仍需继续照射，应有劳动保护措施；各种规格的紫外灯都有规定的有效使用时限（一般在 2000 小时），故每次使用应登记开启时间，并定期进行灭菌效果检查；紫外灯管必须保持无尘、无油垢，否则辐射强度将大为降低；普通玻璃可吸收紫外线，故装在玻璃容器中的药物不能用紫外线进行灭菌；紫外线能促使易氧化的药物或油脂等氧化变质，故生产此类药物时不宜与紫外线接触。

（四）微波灭菌法

频率在 300MHz 至 300GHz 范围的电磁波称为微波。物质在外加电场中产生分子极化现象，随着外加高频电场的方向变化，极化分子也随着不停地转动，结果使电场能量转化为分子热运动的能量。水为极性分子，强烈吸收微波，分子运动加剧，摩擦生热，物质温度升高。由于热量是在被加热的物质内部产生的，加热均匀，升温迅速。又因为微波能穿透介质的深部，可使药物溶液内外一致均匀加热，故微波可用于药物水性注射液的灭菌。

（五）辐射灭菌法

应用 γ 射线杀菌的方法称为辐射灭菌法。γ 射线是由钴-60（^{60}Co）或铯-137（^{137}Cs）发出的电磁波，不带电荷，即光子。γ 射线穿透力很强，射线可使有机化合物的分子直接发生电离，破坏正常代谢的自由基，导致大分子化合物分解而起杀菌作用。此法特点是灭菌过程中不升高灭菌产品温度，故特别适用于一些不耐热药物的灭菌，亦适用于较厚的样品灭菌，可用于固体或液体药物的灭菌。对已包装好的药物也可进行灭菌，因而大大减少了污染的机会。辐射灭菌法已为 BP、JP 所收载，我国部分药物亦采用此法灭菌。辐射灭菌的设备造价高，另外某些药物经辐射灭菌后，有可能效力降低，产生毒性物质或发热性物质，须继续深入研究。

（六）过滤除菌法

使药物溶液通过无菌的特定滤器，除去活的或死的微生物而得到不含微生物的滤液的方法，称过滤除菌法。此法适用于不耐热药物溶液的灭菌，但须在无菌生产环境下过滤操作。供过滤除菌用滤器，要求能有效地从溶液中除净微生物，溶液易于通过滤器，且无任何物质脱落，才能确保制品完全无菌。过滤灭菌所用的滤器必须经 121℃热压灭菌或经环氧乙烷气体灭菌。

三、化学灭菌技术

化学灭菌是将化学药品直接作用于微生物而将其杀死的方法，常用的方法有气体灭菌法与液体杀菌法。

（一）气体灭菌法

气体灭菌法指用化学消毒剂形成的气体杀灭微生物的方法。该法特别适用于环境消毒及不耐热的医用器具、设备和设施等消毒，也适用于粉末注射剂灭菌，不适合对产品质量有损害的场合。同时应注意杀菌剂的残留和药物可能发生的相互作用。

1. **环氧乙烷灭菌**　环氧乙烷室温下为无色气体，在水中溶解度很大，具较强的穿透能力，易穿透塑料、纸板及固体粉末等物质，并易从这些物品上移去，对细菌芽孢、真菌和病毒等均有杀灭作用，也可破坏内毒素。环氧乙烷具可燃性，与空气混合时，当空气含量达 3.0%（V/V）即有爆炸危险，所以应用时需用惰性气体二氧化碳或氟利昂稀释；环氧乙烷对中枢神经有麻醉作用，人与大剂量环氧乙烷接触，可发生急性中毒，并损害皮肤及眼黏膜，产生水疱或结膜炎。

环氧乙烷灭菌时温度升高，可增强环氧乙烷的杀菌作用；相对湿度对环氧乙烷气体熏蒸消毒的效果影响很大，湿度过高或过低都不利于灭菌效果。

（1）环氧乙烷灭菌方法：通常是将待灭菌物品暴露在充有环氧乙烷气体的环境中，气体靠吸附或吸收与被灭菌物品作用，达到灭菌的目的。采用环氧乙烷灭菌的操作程序如下：将待灭菌物品置于灭菌室内（图 3-5），用真空泵抽出灭菌室内的空气，预热，待容器内温度达一定标准、真空度达到要求时，输入环氧乙烷混合气体，保持一定浓度、湿度、温度及时间，灭菌结束后，送入无菌空气将环氧乙烷完全驱除。抽真空排出的残余环氧乙烷通入水中，生成乙二醇（可回收利用或排放掉）。

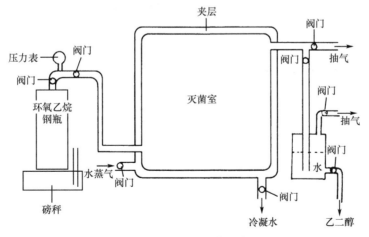

图 3-5　环氧乙烷灭菌示意图

（2）环氧乙烷灭菌应注意的问题：环氧乙烷灭菌过程中，应经常检查环氧乙烷消毒器有无泄漏，消毒室或消毒场所应保持良好的通风，以便减少空气中的环氧乙烷。

（3）应用范围：环氧乙烷气体主要用以灭菌塑料容器、对热敏感的固体药物、纸或塑料包装的药物、橡胶制品、注射器、注射针头、衣服、敷料及器械等。

2. 甲醛蒸汽熏蒸灭菌法　甲醛是杀菌力很强的广谱杀菌剂。应用甲醛溶液加热熏蒸法灭菌时，一般采用气体发生装置。按每立方米空间用 40%甲醛溶液 30ml 的比例，将甲醛溶液放入瓶内，逐渐被吸入蒸汽夹层加热锅中加热。甲醛蒸汽经蒸汽出口送入总进风道，由鼓风机吹入无菌操作室，连续 3 小时后，一般即可关闭鼓风机。室温应保持在 25℃以上，以免室温过低甲醛蒸汽聚合而附着于冷表面。湿度应保持在 60%以上。密闭熏蒸 12~24 小时以后，再将 25%氨水加热（每立方米用 8~10ml），从总风道送入氨气约 15 分钟，以吸收甲醛蒸汽。然后开启总出风口排风，并通入经处理过的无菌空气，直到室内无臭气为止。

甲醛对黏膜有刺激性，应用时必须注意。此外亦可将丙二醇（1ml/m^3）、乳酸（2ml/m^3）置蒸发器中加热产生蒸汽，用于室内空气灭菌。

（二）液体灭菌法

液体灭菌法指使用液体杀菌剂采用喷雾、涂抹或浸泡进行灭菌的技术。常用的有 0.1%~0.2%苯扎溴铵溶液、2%左右的酚或煤酚皂溶液、75%乙醇溶液等。该法常作为其他灭菌法的补充措施，即皮肤、无菌设备和其他器具的消毒等。

考点： 热压灭菌、紫外线灭菌、干热灭菌等灭菌工艺及相关灭菌设备的基本要求，灭菌工艺验证的相关参数及操作，化学灭菌工艺

第2节　过　滤　技　术

一、概　　述

在药品生产中会遇到各种流体中混合物的分离操作，如空气除菌除尘、液体除杂质、结晶或微粒与溶剂分离、中药材提取液与药渣分离等，用以回收固体物或净制分散介质。常用的分离技术有过滤技术等。

（一）定义与类型

过滤技术是利用液体或气体能通过多孔性材料，而颗粒被截留在多孔性材料上的分离技术。一般把多孔性材料称过滤介质或滤材，待过滤的悬浮液称滤浆，通过滤材后得到的液体称滤液，被滤材截留的物质称滤饼或滤渣，洗涤滤饼后所得的液体称洗涤液。

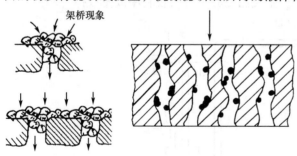

架桥现象

表面过滤　　深层过滤
图 3-6　过滤机制示意图

过滤技术按过滤压力可分为常压过滤、减压过滤和加压过滤。常压过滤系指利用滤浆本身的液位差产生的推动力进行的过滤；减压过滤系指在过滤介质的一方抽真空以加大两侧的压力差从而增加推动力进行的过滤；加压过滤系指以输送滤浆的泵或压缩空气等形成的压力为推动力进行的过滤。

过滤的机制主要有表面过滤和深层过滤，如图 3-6 所示。

（二）影响过滤的因素

过滤操作中影响过滤速度的主要因素有如下几点。

1. 滤过面积　面积越大，孔径越多，滤速越快。

2. 过滤介质两侧的压力差　过滤介质两侧的压力差越大，过滤速度也越快，因此常采用加压或减压过滤法，增大过滤介质两侧的压力差，强化过滤，但可压缩滤饼在压差下可因变形而阻塞孔径，降低过滤速度。

3. 过滤介质的阻力　过滤介质的毛细管越长、管径越小或数目越少，则滤材的阻力越大，过滤速度越慢。

4. 滤饼的比阻　滤饼比阻大，使过滤的阻力增加，过滤速度减慢。滤饼的比阻与滤饼的厚度、结构和压缩性等有关。一般来说，滤饼（滤渣层）越厚，过滤速度越慢。

5. 药液的黏度　药液的黏度越大，过滤速度越慢。由于液体的黏度常随温度升高而降低，可采用趁热过滤或保温过滤的方法。

因此，为了提高过滤速度，可以增大滤过面积；加压或减压以提高压力差（可压缩滤饼除外）；升高药液温度以降低药液的黏度；预先进行预滤，以减少滤饼的厚度；设法使颗粒变粗以减少滤饼的比阻；使用助滤剂等办法来达到加速过滤的目的。

二、过 滤 介 质

（一）过滤介质的质量要求

过滤介质又称滤材，用于支撑滤饼、阻留颗粒。对滤材的基本要求有：①属于惰性物质；②能最大限度滤过液体和阻留颗粒；③有一定的机械强度，能耐受过滤时的压力；④不吸附或很少吸附溶液。

（二）常用的过滤介质

1. 织物介质　主要指棉麻、丝、毛、合成纤维、金属丝等织成的滤布（也包括未经纺织的精制棉和石棉、玻璃纤维等）。在制剂生产中织物介质多采用帆布，用于抽滤、压滤、离心过滤等具有较大压力差的过滤方法。

2. 颗粒状介质　如石英砂、活性炭、白陶土等，这类介质一般用于含滤渣较少的悬浮液的初滤。

3. 多孔介质　指由各种材料组成的具有较多微孔的滤材，如滤纸、滤棒、钛滤棒、垂熔玻璃滤芯，及各种微孔滤膜、超滤膜等。

（1）钛滤棒：是采用粉末冶金工艺将钛粉末加工制成的滤过元件，主要靠深层过滤截留微粒。其抗热震性能好、强度大、重量轻、过滤阻力小、滤速大，是一种较好的滤材，目前在医药生产中钛滤棒已代替砂滤棒。

（2）微孔滤膜：微孔滤膜是一种高分子薄膜过滤材料，在薄膜上分布有很多的微孔，主要靠筛分作用截留颗粒，以单一的滤膜或制成褶筒式（折叠式）、板式、中空纤维式及卷式的滤芯组件使用。折叠式微孔滤膜（图 3-7）中微孔薄膜的孔径为 0.025～14.000μm，分成多种规格，膜孔面积占薄膜总面积的 80%，孔径大小均匀。微孔滤膜具有孔径小、截留能力强；空隙率大、流速快；无过滤介质

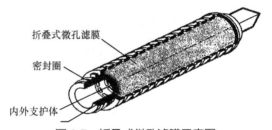

折叠式微孔滤膜
密封圈
内外支护体

图 3-7　折叠式微孔滤膜示意图

的迁移；不影响药液的 pH；滤膜具有吸附性小、不滞留药液等优点。因其对大于孔径的微粒能 100% 截留，故常用于注射剂终端滤过。微孔滤膜一般在药液预滤后使用，可避免堵塞现象，有些滤膜化学性质不太稳定。

生产中常采用的微孔滤膜的种类有如下几种。

1）醋酸纤维素与硝酸纤维素混合酯滤膜（CN-CA 膜）：又称混合纤维膜，亲水性好，在 pH 3～10 使用，不耐有机溶液和强酸、强碱溶液，因而磺胺嘧啶钠不宜选用。

2）聚酰胺滤膜（尼龙滤膜，PA 膜，Nylon 膜）：耐适当浓度的酸碱，适用于含有酸碱性的水溶液，亦适用于有机溶剂。

3）聚四氟乙烯微孔滤膜（PTFE 膜）：膜热稳定性高（可在 180～250℃使用），化学稳定性高，适用性广，可用于蒸汽、各种有机溶剂、强酸、强碱、腐蚀性液体的滤过。聚四氟乙烯微孔滤膜分为两种：①疏水膜，用于气体过滤时，能达到 100%过滤 0.02μm 以上各种噬菌体、细菌及微粒；②改良亲水性膜，用于液体无菌过滤，化学适用性广。

4）聚醚砜滤膜（PES 膜）：是一种亲水性材料，只能过滤液体，对蛋白质和生物制剂的吸附性小，在医药生产中广泛用于水针剂、大容量注射剂、血清、生物制品、蛋白质溶液、抗生素等除菌过滤。

5）超滤膜：系指由高分子材料制成的具有不对称结构的微孔膜，其微孔包括指状孔结构和海绵状孔结构。孔径为 1～20nm，厚度约 0.1μm，超滤的分离机制是筛分和吸附作用，由于超滤膜的孔径比微孔滤膜的孔径小得多，因此超滤膜的操作压力（一般为 0.3～1.0MPa）要比微孔滤膜的操作压力大得多（一般为 0.1～0.3MPa）。超滤膜根据制备材料，可分为醋酸纤维酯膜、聚砜膜、聚醚砜膜、聚酰胺膜等，其形状根据超滤装置有板状、管状、中空纤维状等。

三、常用过滤器

（一）垂熔玻璃过滤器

垂熔玻璃过滤器通常有漏斗形、球形、棒形三种，工业生产中常采用球形和棒形，可以采取减压或加压过滤法。

（二）金属钛过滤器

金属钛过滤器以不锈钢为材料制成外壳，滤芯为钛滤棒，按孔径分成不同的规格，可由数根滤芯并联组成，过滤面积大，适用于注射剂大生产，一般用于药液脱炭、预滤及气体过滤，可以采取减压或加压过滤法。

（三）板框式压滤机

板框式压滤机是一种在加压条件下间歇操作的过滤设备，适用于过滤黏性大、颗粒较小及滤饼可压缩的各类难过滤物料，及温度较高（100℃或以上）的液体或接近饱和的溶液。一般用于过滤含有少量固体的上述悬浮液。

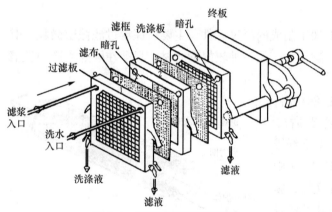

图 3-8　板框式压滤机示意图

板框式压滤机由多个滤板（过滤板、洗涤板）与滤框交替排列组成。滤框的作用是承挂滤布、积集滤渣；滤板的作用为支撑滤布和排出滤液，表面做成各种凹凸纹路，凸出部分供支撑滤布，凹下部分则形成排液沟。凸出部分可呈方形、条形及放射形。板框式压滤机的外形和板框的构造情况如图 3-8 所示。

（四）微孔滤膜过滤器

1. **圆盘形微孔滤膜过滤器**　圆盘形微孔滤膜过滤器可以采取减压或加压过滤法，其结构如图 3-9 所示，由浅弧形的金属或塑料的盖、底构成，盖连有进液管、放气阀连接管，底中部有一出液口，盖、底之间有支撑滤材的网架，滤材为微孔滤膜。微孔滤膜安装前，应放在 70℃注射用水中浸渍 12 小时以上，安装时注意正面（光滑面）朝下，反面朝上。

2. **筒式加压过滤器**　筒式加压过滤器（图 3-10），外壳以不锈钢为材料，滤芯有以钛滤棒或微孔滤膜做成的折叠式（褶筒式）滤芯，可由数根滤芯并联组成，折叠的滤芯以并联的方式使过滤面积增大，适用于注射剂大生产。

四、助滤剂

助滤剂是一种特殊形式的滤过介质，具有多孔性、不可压缩性，它的加入可改变滤饼结构，提高刚性、增加空隙、减少流动阻力，从而起助滤的作用。理想的助滤剂的要求：①具有适当的粒度，表面粗糙，形状复杂；②分散性好，不漂浮于液面；③在滤浆中应形成不可压缩的沉淀，以形成多孔性滤渣；④不溶于溶液，化学性质稳定。常用的助滤剂有纸浆、硅藻土、滑石粉、活性炭等。

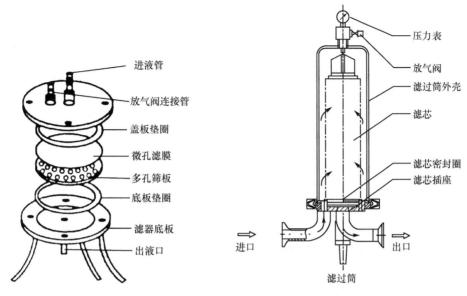

图 3-9 圆盘形微孔滤膜过滤器示意图　　图 3-10 筒式加压过滤器示意图

助滤剂的加入方法：①预涂法，单独将助滤剂配成悬浮液，在正式过滤前先过滤悬浮液，在过滤介质上形成一层由助滤剂组成的滤饼，厚度通常为 1～5mm，然后开始正式过滤；②将助滤剂混入待滤液中，搅拌均匀，使部分胶体物质破坏，从而滤过时形成一层较疏松的滤饼，使滤液易于通过并滤清。一般助滤剂的用量为滤浆的 0.1%～5.0%。

五、中药制剂生产中常用过滤系统

（一）高位静压过滤系统

一般将药液储罐置于楼上，药液在楼上配制，通过管道滤过，到楼下灌封的过滤系统称高位静压过滤系统。此系统主要依靠药液本身的液位差来进行滤过，推动力的大小由药液的高度决定。适用于在缺乏加压或减压设备的情况下使用。本法设备简单，压力稳定，但滤速慢，生产能力低，在大生产中较少采用。

（二）减压过滤系统

减压过滤系统在滤液端接真空泵，药液经滤棒和垂熔玻璃滤球预滤，再经膜滤器精滤。采用此装置时，药液处于密闭状况，不易污染。但压力不够稳定，如操作不当，易使滤层松动，影响滤液质量，而且进入过滤系统的空气亦必须经过洗涤等处理，是医院制剂室较普遍采用的一种过滤装置。

（三）加压过滤系统

加压过滤系统采用离心泵送药液，先经砂滤棒、垂熔玻璃滤球预滤，再经微孔滤膜精滤。这种装置适合于配液、滤过及灌封等工段在同一个平面的情况下使用，具有压力稳定、滤速快、药液澄明度好、产品质量高等特点，而且全部装置保持正压，不受空气中的杂质、微生物等影响，一旦中途停顿，对滤层影响也较小，适用于药厂大量生产。

考点：过滤技术定义，过滤分类及影响过滤因素，生产中常用的过滤介质和助滤剂；常用过滤器和常用过滤系统

第 3 节　粉碎、筛析与混合技术

一、粉 碎 技 术

（一）粉碎的定义与目的

粉碎是借助机械力将固体物质碎成适用细度的操作过程。粉碎的目的：①便于中药中有效成分浸出；②便于各种剂型的制备；③便于调剂和使用；④增加药物的表面积，有利于药物的溶解与吸收，

提高疗效。

（二）粉碎的原理及作用力

1. 粉碎原理　物体的形成依赖于分子间的内聚力，物体因内聚力的不同显示出不同的硬度和性质。因此，粉碎过程就是借助于外力部分地破坏物质分子间的内聚力，使药物表面积增大，即将机械能转变成表面能的过程。

2. 粉碎作用力　各种粉碎机械作用于被粉碎物质的外力有下列几种类型：截切、挤压、研磨、撞击、劈裂、撕裂和锉削等。根据药物性质选用不同类型作用力的粉碎机械，才能得到预期的粉碎效果。

（三）粉碎原则

1. 药物不宜过度粉碎，达到所需要的粉碎度即可，以节省能源和减少粉碎过程中的药物损失。

2. 在粉碎过程中，应尽量保存药物的组分和药理作用不变。药物的药用部分必须全部粉碎应用，对较难粉碎的部分，如叶脉或纤维等不应随意丢弃，以免损失有效成分或使药物的有效成分含量相对增高。

3. 植物类药物粉碎前应尽量干燥。

4. 挥发性药物应采用低温粉碎的方法。

5. 粉碎毒性药或刺激性较强的药物时，应注意劳动保护以免中毒，如川乌、草乌。粉碎易燃易爆药物时，要注意防火防爆。

（四）常用的粉碎技术

1. 单独粉碎与混合粉碎

（1）单独粉碎：系将处方中性质特殊的药物或按处方要求分别粉碎的操作。例如，氧化性药物（硝石等）与还原性药物（硫黄等）必须单独粉碎，否则可引起爆炸现象；贵重细料药物，如牛黄，以及刺激性药物，如蟾蜍等，为减少损耗和便于劳动保护亦应单独粉碎；含毒性成分的药物，如马钱子、雄黄、红粉、轻粉等应单独粉碎；某些粗料药物，如乳香、没药等含大量树脂，在湿热季节难以粉碎，一般在冬春季节单独粉碎成细粉；作包衣材料及特殊用途的药物如滑石、赭石，也应单独粉碎成细粉。

（2）混合粉碎：又称共研法，系将处方中性质及硬度相似的药物混合在一起粉碎的操作。含黏性或油性较大的药物需经特殊处理后方能粉碎。例如，含糖较多的黏性药料熟地黄、山茱萸、麦冬等吸湿性强，应先将处方中其他干燥药料研成粗粉，然后陆续掺入黏性药料，使成块状或细粒状，于60℃以下充分干燥后再粉碎，俗称串研法（串料法）。各油脂较多的药料，如杏仁、桃仁、苏子等须先捣成稠糊状，再把处方中已粉碎的其他药粉分次掺入研磨粉碎，使药粉及时将油吸收，以便于粉碎与过筛，俗称串油法。

蒸罐法系指经蒸煮后药料再与其他药物混合干燥，再进行粉碎的方法，适用于处方中含新鲜动物药，如乌鸡、鹿肉等。蒸煮目的是使药料由生变熟，增加温补功效，同时经蒸煮药料干燥后以便于粉碎。

2. 干法粉碎与湿法粉碎

（1）干法粉碎：系指将物料经适当干燥使水分降低到一定限度（一般应少于5%），使物料处于干燥状态下进行粉碎的操作。

（2）湿法粉碎：系指在药物中加入适量的水或其他液体一起研磨粉碎的方法，有些难溶于水的药物如朱砂、珍珠、炉甘石、滑石等要求粉碎成特别细的粉时，可将药料与水共置研钵或球磨机中研磨，使细的粉末混悬于水中，然后将此混悬液倾出，余下的粗粒再加水反复操作，直至全部药料研磨完毕。所得混悬液合并沉降，倾去上清液，将湿粉干燥，可得极细粉末，此法即为传统的水飞法。加液研磨法是指如麝香、冰片、樟脑、薄荷脑等药料加挥发性液体（乙醇）轻力研磨成细粉的方法。

3. 低温粉碎　系指在低温条件下粉碎物料的方法。其特点：①适用于常温下粉碎困难的物料，如热可塑性物料及富含糖分有一定黏性的药物（如树脂、树胶、干浸膏）；②低温使药物脆性增加，易于粉碎，可获得更细粉末；③能保留物料中的香气及挥发性成分。

4. 流能粉碎　流能粉碎是指利用高压气流使物料与物料之间、物料与器壁间相互碰撞而产生强烈的粉碎作用的操作。采用流能粉碎可得到粒度要求为 3～20μm 的微粉，由于气流在粉碎室中膨胀时的冷效应，故被粉碎物料的温度不升高，因此本法适用于热敏性物料和低熔点物料的粉碎。

（五）常用的粉碎器械

目前粉碎器械种类很多，其基本作用力主要有截切、挤压、研磨、撞击、劈裂、撕裂和锉削。

1. 研钵机　由机身、研钵、研棒、控制盒等组成。研钵由慢转速的减速电机驱动进行自转，研棒伸入研钵内，被快转速的减速电机驱动，做类似于锥形体锥面轨迹的转动。研钵机粉碎粒度非常均匀，粒度能达到微米级，有的能达到纳米级。

2. 球磨机　系在不锈钢或陶瓷制成的圆柱筒内装入一定数量不同大小的钢球或瓷球。使用时将药物装入圆筒内密盖后，开动电动机，当圆筒转动时，带动钢球或瓷球转动，并带到一定高度，在重力和惯性的作用下呈抛物线抛下而产生撞击和研磨的联合作用，球的反复上下运动使药物被粉碎。粉碎效果与圆筒的转速、球与物料的装量、球的大小与重量等有关。适当的转速粉碎效果才好。如果转速过慢，圆球不能达到一定高度即沿壁滚下，此时仅发生研磨作用，粉碎效果较差；如转速过快，圆球受离心力的作用沿筒壁旋转而不落下，失去物料与球体的相对运动，粉碎效果差。一般圆球和粉碎物料的总装量为罐体总容积的 50%～60%。该法为间歇粉碎，粉碎效率较低，粉碎时间较长，但由于密闭操作，适合于贵重物料的粉碎、无菌粉碎、干法粉碎。

3. 冲击式粉碎机　是利用围绕水平或垂直轴高速旋转的回转体（棒、锤、板等）对物料猛烈冲击，使其与固定体碰撞或使颗粒之间冲击碰撞，从而使物料粉碎的一种粉碎设备。其典型的粉碎结构有锤击式和冲击柱式，适用于多种结晶性和纤维性等脆性、韧性物料及各种不同细度要求的粉碎，因此具有"万能粉碎机"之称。但粉碎过程会发热，故不适用于粉碎含大量挥发性成分或黏性及遇热发黏的物料。

锤击式粉碎机如图 3-11 所示，有高速旋转的回转盘，回转盘上装有数个锤头，下部装有筛板。当物料从加料斗进入到粉碎室时，受到高速旋转的锤头的冲击和剪切作用以及撞击等作用而被粉碎，细料通过筛板出料，粗料继续被粉碎。粉碎粒度可由锤头的形状、大小、转速以及筛网的目数来调节。

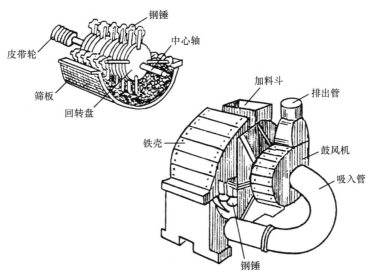

图 3-11　锤击式粉碎机示意图

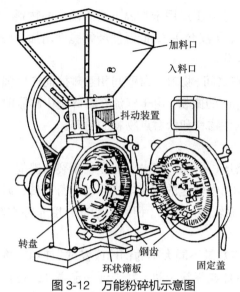

图 3-12　万能粉碎机示意图

万能粉碎机如图 3-12 所示，在高速旋转的转盘上固定有若干圈钢齿，与转盘相对应的固定盖上也固定有若干圈钢齿。物料由加料斗加入粉碎机中。由于离心力的作用，物料在从中心部位被抛向外壁的过程中受到钢齿的冲击，而且所受的冲击力越来越大（越往外甩线速度越大），粉碎得也越来越细，最后物料达到外壁，细粉由底部的环状筛板出料，粗粉在机内被重复粉碎。

4. 气流式粉碎机　气流式粉碎机的粉碎动力来源于高速气流，常用于物料的超微粉碎，因而具有"微粉机"之称。气流式粉碎机如图 3-13，常见的有闭路循环式（O形环）和扁平式（圆盘形）两种。由粉碎室周边喷入的高压气体（压缩空气、过热蒸汽或其他气体）与送进的固体物料颗粒混合成的高速气流，不断受到从不同角度喷入的气流的切向冲击，使混合气流中的固体颗粒相互撞击和摩

擦而细化，压缩空气夹带的细粉由出料口进入旋风分离器或袋滤器进行分离，较大颗粒由于离心力的作用沿器壁外侧重新带入粉碎室，重复粉碎过程。其特点是属于超微粉碎机械，给料粒度通常小于 150μm，排料粒度为 1～3μm，有时可达 0.25μm；粉碎机的磨损极小，可使产品免受污染；设备简单，易于对机器及压缩空气进行无菌处理，可用于无菌粉末的粉碎；由于粉碎过程中高压气流膨胀吸热，产生明显的冷却效应，可以抵消粉碎产生的热量，故适用于抗生素、酶、低熔点及不耐热物料的粉碎；当粉碎有毒、易燃或放射性物料时，为防止向外扩散常使用过热蒸汽，蒸汽冷凝时可使物料全部析出。

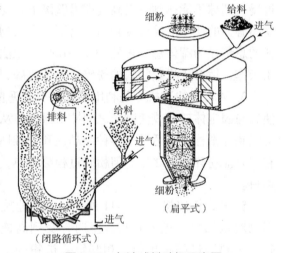

图 3-13　气流式粉碎机示意图

二、筛析技术

（一）筛析定义与目的

筛析系指粉碎后的药料粉末通过网孔性的工具使粗粉与细粉分离的操作。筛析的目的：①供制备各种剂型的需要；②起混合作用，从而保证组成的均一性；③避免过度粉碎，提高粉碎效率。

表 3-2　《中国药典》（2020 年版）筛号、筛孔内径和工业筛目号对照表

筛号	筛孔内径（平均值）	目号
一号筛	2000μm±70μm	10 目
二号筛	850μm±29μm	24 目
三号晒	355μm±13μm	50 目
四号筛	250μm±9.9μm	65 目
五号筛	180μm±7.6μm	80 目
六号筛	150μm±6.6μm	100 目
七号筛	125μm±5.8μm	120 目
八号筛	90μm±4.6μm	150 目
九号筛	75μm±4.1μm	200 目

（二）筛的种类与规格

1. 筛的种类　筛按应用分为标准筛和工业筛两种，标准筛又称药筛，系指按《中国药典》规定，全国统一用于制剂生产的筛。标准筛以筛孔的平均内径表示筛号，共 9 种筛号；工业筛用目数表示筛号，以每英寸（2.54cm）长度上的筛孔数目表示。按筛的制法分为冲制筛和编织筛。

2. 药筛的规格　《中国药典》（2020 年版）所用药筛，选用国家标准的 R40/3 系列，分等见表 3-2。

（三）粉末的分等

《中国药典》（2020 年版）规定把固体粉末分为六级，粉末分等见表 3-3。

表 3-3　《中国药典》（2020 年版）粉末等级标准

规格	定义
最粗粉	指能全部通过一号筛，但混有能通过三号筛不超过 20%的粉末
粗粉	指能全部通过二号筛，但混有能通过四号筛不超过 40%的粉末
中粉	指能全部通过四号筛，但混有能通过五号筛不超过 60%的粉末
细粉	指能全部通过五号筛，但混有能通过六号筛不少于 95%的粉末
最细粉	指能全部通过六号筛，但混有能通过七号筛不少于 95%的粉末
极细粉	指能全部通过八号筛，但混有能通过九号筛不少于 95%的粉末

（四）筛析原则

1. **过筛时需要不断振动**　药粉在静止状态下，由于表面自由能等因素的影响，易结成药粉块而不易通过筛孔。当不断振动时，各种力的平衡受到破坏，小于筛孔的药粉才能通过。振动速度应适中，太快或太慢均会降低过筛效率。

2. **药筛应合适**　根据所需药粉细度，正确选用适当筛号的药筛。

3. **粉末应干燥**　粉末含水量过高，药粉黏性增强，易阻塞筛孔，影响过筛的效率。

4. **粉层厚度应适中**　加到药筛中的药粉不宜太多，应让药粉在筛网上有足够多的余地在较大范围内移动，有利于过筛；也不宜太少，药粉层太薄也影响过筛的效率。

5. **粉碎与筛分机械**　应配置有气、粉分离装置，如旋风分离器、袋滤器等。

（五）常用的过筛设备

中药制剂生产中常用的过筛设备有往复振动筛、旋振筛、超声波振动筛、磁悬浮振动筛、气流筛粉机等。

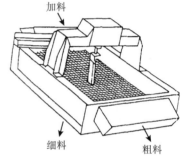

图 3-14　方形往复振动筛结构示意图

1. **往复振动筛**　由振动装置和药筛两部分组成，如图 3-14 所示。振动装置由摇杆、连杆和偏心轮构成，利用偏心轮及连杆使药筛发生往复运动来筛选药物粉末。

2. **旋振筛**　是一种高精度细粉筛分机械，由直立式电机作振动源。旋振筛的基本原理是利用电机轴上下安装的重锤（不平衡重锤），将电机的旋转运动转变为水平、垂直、倾斜的三次元运动，再把这个运动传递给筛面，故筛网的振动方向具有三维性，使物料在筛面上做外扩渐开线运动，故该系列振动筛又称为旋振筛、旋涡振荡筛、三次元高效振动筛等，常见的旋振筛见图 3-15。旋振筛具有物料运行的轨迹长、筛面利用率高等优点，调节上、下两端重锤的相位角，可改变物料在筛面上的运动轨迹。密封多层式三次元高效振动筛可分级筛选，可使用 1~5 层筛网（建议使用 3 层），能同时进行 2~6 个等级的分选或过滤；具有体积小、噪声低、效率高、换网快（快速换网需 3~5 分钟）等特点，广泛应用于颗粒、粉末、黏液的筛分过滤。

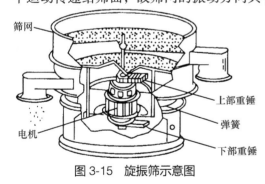

图 3-15　旋振筛示意图

（标注：筛网、电机、上部重锤、弹簧、下部重锤）

3. **超声波振动筛**　是将超声波发生器与振动筛结合在一起，在旋振筛的基础上，在筛网上面叠加一个高频率低振幅的超声振动波，使筛面产生肉眼看不到的超声速的振动，使超微细粉体接受巨大的超声加速度，筛面上的物料始终保持悬浮状态，从而抑制黏附、摩擦、平降、楔入等堵网因素，解决强吸附性、易团聚、高静电等筛分难题，进而达到高效筛分和清网的目的。

4. **磁悬浮振动筛**　磁悬浮振动筛是电磁加起振装置作为振动源。电机转动，主轴带动偏心轮使滑板做往复运动，带动托盘中的筛左右摇动，具有稳定性强、维修维护成本低廉、筛分效率高、体积小、洁净、操作方便、各功能在操作面板上都可以单独操作的特点。

5. **气流筛粉机**　气流筛粉机是在密闭状态下利用高速气流做载体，使充分扩散的粉料微粒以足够大的动能向筛网喷射，达到快速分级目的。气流筛粉机可对细度范围在80~500目内的粉状物料很好地连续筛分，筛网可任意更换，具有筛分效率高、产量大、适应细度范围广、细度精确、无超径混级现象、筛网立装不荷重、使用寿命长、全封闭结构、无粉尘溢散、噪声小、能耗低、可连续作业、维修方便的特点。

三、混 合 技 术

（一）混合技术概述

将两种或两种以上物质混成均匀的混合物的操作称为混合，混合是制剂工艺中的基本工序之一。混合均匀与否，对制剂的质量有直接影响。

（二）常用混合方法

1. 等量递加法　当混合组分比例相差悬殊时，则难以混合均匀，常采用等量递加法（又称配研法）混合，即量小药物为一份，加入与之等体积的其他药物细粉混匀，如此倍量增加混合至全部混匀，再过筛混合即成。

2. 套色法（打底套运法）　中药粉末混合时，由于药粉的吸附作用而导致混合后粉末色泽发生变化的现象称为"咬色"。如果混合的顺序不同，则同样的物料混合后由于"咬色"现象而导致混合色泽差异很大。因此当混合组分的颜色差异较大时宜在混合器内先加入深色组分，后加浅色组分进行混合，这种方法称为套色法。

当粉末各组分密度差异较大时，为了避免密度小者浮于上面，密度大者沉于底部导致混合不均匀，一般将密度小者先放入研钵内，再加密度大者等量研匀。

（三）混合设备

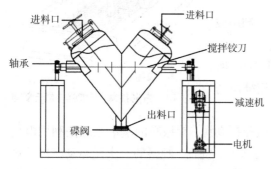

图 3-16　V 形混合机结构示意图

在制药工业生产中混合设备品种繁多，主要有一维、二维、三维运动混合机，以及 V 形、双重圆锥等混合机。应用于制药工业这一特殊领域的混合设备，既要能达到混合均匀度、一定生产规模及相应工艺要求，又要能达到有效控制粉尘、清洗和消毒（灭菌）目的，料斗式混合机集大多数混合设备的特点于一体，目前被国内外制药工业混合工序所推崇。

1. V 形混合机　如图 3-16 所示，适用于流动性较好的干性粉状、颗粒状物料混合。设备由两个筒体组成，体中间有搅拌铰刀，辅助分散物料，罐体采用特种不锈钢制造，内外抛光，无混合死角，放净率高，便于清洁冲洗。

2. 料斗混合机　如图 3-17 所示，利用存储物料的容器（料斗）直接进行旋转混合，料斗与回转轴线保持一定的角度，物料跟随料斗翻转，同时沿斗壁做切向运动，达到最佳的混合效果。因为料斗本身是物料容器，减掉了工序之间的周转，提高生产效率，同时达到封闭式物料输送、减少粉尘、保护生产人员的效果。

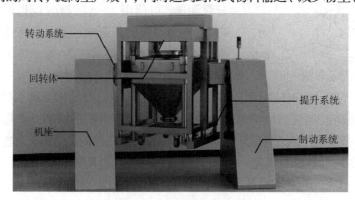

图 3-17　料斗混合机示意图

考点：粉碎的定义及分类；常用粉碎设备；目的定义，筛的种类及常用筛析设备；混合的定义、方法及常用设备

第4节　物料干燥技术

一、物料干燥概述

干燥是利用热能或其他适宜的方法将物料中湿分（水分或其他溶剂）气化除去，从而获得干燥固体产品的操作。干燥的目的是保证制剂的质量和提高稳定性，或使半成品具有一定的规格标准，便于进一步处理。

（一）干燥原理

湿物料进行干燥时有两个过程同时进行。①传热过程：热气体作为干燥介质将热量传递给湿物料，物料表面上的水分（或溶剂）受热气化，通过表面的气膜向气流主体扩散。②传质过程：由于湿物料表面水分（或溶剂）气化的结果，物料的内部与表面产生水分（或溶剂）浓度差，使湿分由物料内部向表面扩散。由此可见干燥过程伴随着传热和传质过程，两者方向相反。

干燥操作必须具备传热和传质的推动力。湿物料表面的湿分蒸汽压一定要大于干燥介质（带走气化湿分的气体）中湿分蒸汽的分压，压差越大，干燥越迅速。因此，干燥介质除应具有较高的温度、较低的含湿量以外，随着干燥的进行，水分（或溶剂）的蒸发，还需及时地将湿物料气化的水分（或溶剂）带走，以保持一定的气化推动力。

（二）物料中水分的性质

1. 平衡水分和自由水分　平衡水分是指等于或小于平衡含水量，无法用相应空气所干燥的那部分水分。自由水分是指湿物料中大于平衡含水量，有可能被空气干燥除去的那部分水分。

2. 结合水分和非结合水分　结合水分有物理机械结合水（如毛细管水）、物理化学结合水（如吸附结合水）和化学结合水（如结晶水）等，其蒸汽压小于同温度下纯水的饱和蒸汽压。非结合水是存在于物料表面或物料间隙，未与固体表面结合而处于自由状态下的水，其蒸汽压等于同温度下纯水的饱和蒸汽压。

两种分类方法的不同，自由水分是在干燥过程中可以除去的水分，而平衡水分是不能除去的。非结合水分是在干燥过程中容易除去的水分，而结合水分较难除去。

（三）影响干燥的因素

1. 物料的性质　物料的性质包括物料的形状、大小，料层的厚薄及物料中水分的结合方式。例如，颗粒状的物料要比粉末状的物料干燥得快，因为粉末之间空隙小，内部水分扩散慢，干燥速率小。结晶性物料和有组织细胞的药材比浸出液浓缩后的膏状物干燥快，因为膏状物的结构不像晶体物质能形成粒状并在颗粒之间有空隙，也不像有组织细胞的药材，具有许多毛细管。物料堆积越厚，暴露的面积越小，干燥也越慢。

2. 干燥介质的温度、湿度和流速　在适当范围内提高干燥介质的温度可加快干燥速度，但应根据物料的性质选择适宜的干燥温度，以防止某些热敏性成分被破坏。

干燥介质的相对湿度越小，越易干燥。随着物料中水分（或溶剂）的气化，为避免烘箱或烘房内干燥介质的相对湿度饱和而停止蒸发，应采用鼓风、排风装置增大空气流速、排除湿分蒸汽。更新气流以降低干燥介质的相对湿度。

3. 干燥速度与干燥方法　干燥应控制在一定速度下缓缓进行。在干燥过程中，首先表面水分很快蒸发除去，然后内部水分扩散至表面继续蒸发。若一开始干燥温度过高，干燥速度过快，则物体表面水分很快蒸发，使粉粒彼此紧密黏着，甚至熔化结壳，内部水分来不及迁移至表面，从而阻碍内部水分蒸发，使干燥不完全，造成"外干内湿"现象。

干燥的方法也与干燥速率有较大关系，静态干燥如烘房、烘箱等干燥方式中物料处于静态，暴露面小，水蒸气散失慢，干燥速率差。沸腾干燥、喷雾干燥属流化干燥，物料在动态情况下，粉粒彼此分开、不停地跳动，与干燥介质接触面大，干燥效率高。

二、干燥方法与设备

干燥方法的分类有多种，按操作方式分类可分为间歇式干燥和连续式干燥，按操作压力分类可分为常压干燥和真空干燥，按热量传递方式分类可分为热传导式干燥、对流干燥、辐射干燥、介电加热干燥。在药物制剂生产过程中，应根据物料的形状、含湿程度、热稳定性及对干燥物品的要求，选择适当的干燥方法与设备。

（一）热传导式干燥

热传导式干燥又称接触式干燥。热传导式干燥系指物料中湿分借与其接触的加热面以传导方式提供气化所需的热量，使物料中的湿分气化并由周围空气气流带走而进行干燥的技术。一般靠抽真空排除湿气，所以热传导式干燥器一般在真空下操作。由于真空干燥温度低，干燥速度高，适合于热敏性物料，也可干燥易氧化、易燃烧或要求回收有机溶剂的品种。

常见设备有厢式（盘式）真空干燥器、耙式真空干燥器、滚筒干燥器、冷冻干燥器等，下面详细介绍耙式真空干燥器和滚筒干燥器。

1. 耙式真空干燥器　结构见图3-18，器身系由金属制成的一个带有蒸汽夹套的圆筒，耙式搅拌叶片（耙齿）固定在方形转轴上，叶片向左向右各一半，叶片的外缘与筒体内壁间隙很小。电动机通过减速器带动搅拌器，并安装自动转向装置，使搅拌方向每隔数分钟改变一次。被干燥物料从壳体上方正中间加入，在不断正反转动的耙齿的搅拌下，物料与壳体内壁接触的表面不断更新，受到蒸汽的间接加热，气化的水分（或溶剂）经干式除尘器、湿式除尘器、冷凝器，由真空泵抽走，黏附在器壁上的干物料不断被耙齿刮下、粉碎棒粉碎，从而获得干燥产品。

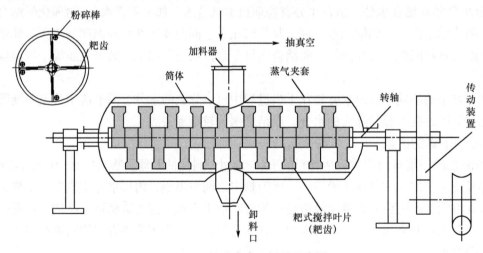

图3-18　耙式真空干燥器示意图

耙式真空干燥器适应性强，被干燥物料含水量可在15%～90%，可用于浆状、膏状或粒状物料的干燥，特别适用于不耐高温、易燃、易氧化、干燥时易板结的膏状物料的干燥。与厢式干燥器相比，操作者劳动强度低，操作条件好，但干燥时间较长、生产能力低、结构较复杂、搅拌叶片易损坏是其缺点。

2. 滚筒干燥器　是将已蒸发到一定稠度的药液涂于滚筒加热面上使其成薄层进行干燥。湿物料从滚筒外壁获得以导热方式传递的热量，随滚筒转动过程而干燥，在卸料点由刮刀卸下，得到粉状或片状成品。按压力分常压和减压两种形式，按结构可分为单筒、双筒干燥器，可连续操作，广泛用于液态物料或带状物料的干燥，对膏状和黏稠物料更适用。因蒸发面及受热面都显著增大，料膜薄，且传热传质方向一致，热效率高，干燥速率大，干燥时间短，特别适用于热敏性物料。

（二）对流干燥

对流干燥系由热空气将热量以对流方式传给与其接触的湿物料，并将其中的水分（或溶剂）气化并由气流带走而干燥的操作。此时热空气既是载热体，又是载湿体。常见设备有厢式干燥器、流化床干燥器、喷雾干燥器等，在药剂生产中应用非常广泛。

1. 厢式干燥器　是空气干燥的常用设备。①小型设备称为烘箱，多采用强制气流的方法，由鼓风机、搁板、隔板、加热器等组成。操作时将需要干燥的湿料放在隔板的架上，开启加热器和鼓风机，以蒸汽或电能为热源，产生热风。热风通过各层物料带走湿分以达到干燥的目的。最后自出口处将热湿空气排出箱外，排出的热湿空气如未饱和，可利用气流调节器，使一部分回流进入气道，与新鲜空气混合后重新利用。②大型设备称为烘房，将装有物料的烘盘置于具有多层搁架的烘车上推入烘房，空气由风机送入或抽出，空气经加热器加热后，均匀通过盘间物料表面进行干燥。为增加干燥速率和降低干燥温度，可在真空状态下进行操作。减压干燥适用于热敏性物料。

2. 流化床干燥器　流化床干燥又称沸腾干燥，是流化技术用于湿粒状物料如片剂、颗粒剂的干燥方法。

（1）沸腾干燥的原理：其干燥的原理是将待干燥的湿颗粒置于空气分布板上，干热空气以较快的速度流经空气分布板进入干燥室，由于风速较大，所以能使颗粒随气流向上浮动，当颗粒浮动至干燥室的上部时，由于该处风速降低，颗粒又下沉，到了下部又因气流较快而上浮，如此反复使颗粒处于沸腾状态，气流与颗粒间的接触面积很大，气固间的传热效果良好，使颗粒快速、均匀地被干燥。沸腾干燥示意图如图 3-19 所示。

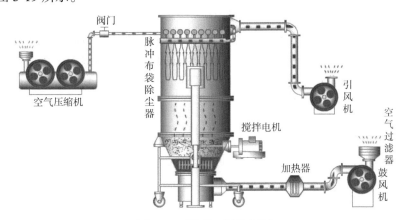

图 3-19　沸腾干燥示意图

（2）沸腾干燥的特点：沸腾干燥传热系数大，干燥速率较高；干燥产品较均匀；物料在干燥室内停留时间可在几分钟至数小时范围内调节，产品含水量低；可在同一干燥器内进行连续或间歇操作；物料处理量大，结构简单，占地面积小，投资费用低，操作维护方便。但沸腾干燥对被处理物料含水量、形状和粒径有一定限制，对易黏结成团及易粘壁的物料处理困难，干燥过程易发生摩擦，使物料产生过多细粉。

沸腾干燥适宜于处理粒度范围在 30μm 至 6mm，含水量 10%～15% 的湿颗粒，也用于处理含水量 2%～5% 的粉料。特别适用于处理湿性粒状而不易结块的物料，如片剂湿颗粒及颗粒剂的干燥。

（3）沸腾干燥设备：根据干燥室的结构不同，目前生产中常见的设备有如下几种。

1）单层圆筒形沸腾干燥器：空气由系统末端的风机抽入过滤器后进入加热器，经加热后进入沸腾干燥器下部，通过多孔分布板（一般孔径为 1.5～2.5mm），使被干燥的物料在干燥室内呈沸腾状翻动。通过干燥室的空气由器顶排出，进入旋风分离器和袋滤器，将夹带出去的细粉滤除后排出，干燥后的物料通过卸料器出料。

2）卧式多室沸腾干燥器：设备为一长方形箱式干燥室，底部为多孔筛板，筛板上方有上下可调的竖向挡板。竖向挡板下沿与多孔分布板之间仅留几十毫米间隙，将干燥室分为 4～8 个小室，每个室的筛板下部均有一进气支管，支管上有可调节气体流量的阀门。湿物料由第一室连续加入，逐渐向最后一室移动。干燥后的物料由最后一室卸下，废气由干燥器顶部排出。卧式多室干燥器的气流压降比多层低，对各种物料的适应性较大，操作也稳定，但热效率较低。

3. 喷雾干燥器　喷雾干燥是流化技术用于液体物料干燥的良好方法。

（1）喷雾干燥的原理：以热空气作为干燥介质，其干燥的原理是使液体物料以流体形式通过喷嘴喷成直径为 10～60μm 细小雾滴，使干燥总面积增大。当物料与热气流相遇时进行热交换，水分迅速蒸发，物料被干燥成为粉末状或颗粒状。

（2）喷雾干燥的特点：①喷雾干燥速度快，干燥时间短，因液体物料经雾化成液滴具有很大的表面积，与热空气接触时，使水分迅速蒸发而干燥，因此具有瞬间干燥的特点；②物料干燥温度低，避免物料受热变质，特别适用于热敏性物料的干燥；③由料液直接得到干燥产品，省去蒸发、结晶、分离及粉碎等单元操作，操作方便，易自动控制，减轻劳动强度；④产品质量良好，疏松性、分散性和速溶性均好。喷雾干燥除具上述优点外，也有不足之处，主要是体积传热系数小，单位产品的耗热量大，热效率低，设备体积庞大而复杂，干燥时物料易发生粘壁。

（3）喷雾干燥器：喷雾干燥器的结构见图 3-20，由干燥塔（喷雾干燥室）、喷嘴、旋风分离器、加热空气和输送热空气装置、细粉与废气分离装置等部分构成。喷嘴是喷雾干燥器的关键部位，它关系到干燥产品的质量和技术经济指标。常用的喷嘴有如下三种类型。①压力式喷嘴：也称机械式喷嘴。料液被高压泵送入喷嘴中被雾化成细小液滴，与热空气接触而被干燥。这类喷嘴动力消耗较低，可用于浓溶液的干燥，但不适用于处理高黏度及含固体颗粒料液。②离心式喷嘴：主要部位是高速旋转的转盘，料液注入转盘上，借助离心力的作用而被喷成雾滴，与热空气接触而被干燥。此类喷嘴适用性较强，具有处理高黏度、含颗粒料液的能力，可用于混悬液、黏稠料液的干燥。此类喷嘴较为常用。③气流式喷嘴：是利用压缩空气经喷嘴把料液喷成雾滴，热空气与物料并流接触而被干燥，此类喷嘴适用于黏度较大与含少量固体微粒的料液。

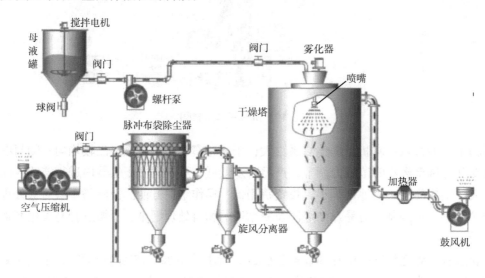

图 3-20　喷雾干燥器结构示意图

喷雾干燥器由于结构形式不同，热空气与料液接触的工艺过程有三种：①并流型，液滴与热风同向流动，这种类型可采用较高温度的热空气，适用于热敏性的物料。②逆流型，液滴与热风作相反方向流动，物料在器内悬浮时间稍长，适用于含水量较高的物料。③混合型，液滴与热风在干燥器内混合交错流动，喷嘴安装于塔的中间，向上喷雾，与顶部喷下的热风逆流相遇后再并流而下，这种类型兼有并流、逆流的优点，适用于不易干燥的物料。

（4）喷雾干燥器的操作：首先打开鼓风机，然后开启空气预热器，设定进气温度，空气经滤过除尘和预热后，自干燥器上部进入干燥塔，待塔内达到规定温度数分钟后，开启输送阀门将料液送到喷嘴，进料量调节必须由小逐渐加大，使料液雾化成液滴与热空气流接触而被干燥成细粉落入收集器。喷雾正常后 5～10 分钟，可以从收集器内取出干燥物料进行含水量测定，如发现成品含水率高，可适当减小进料量或增加进风温度，反之，则增加进料量或降低进风温度。料液喷完后，关闭加热器，打开干燥室门，清扫干燥室壁及喷嘴附近的积粉，最后关闭风机。

喷雾干燥器操作时，应注意控制进出口风温和进料速度，使干燥过程能平稳进行。使用中最常见的问题是干燥粘壁，即干燥的物料黏附于干燥室内壁，主要原因如下所示。①半湿物料粘壁：在干燥恒速阶段尚未结束，液滴处于半干状态时，如与干燥室内壁相接触，就有可能发生半湿物料粘壁。由于喷雾干燥采用的喷嘴、干燥室的几何形状及尺寸大小不同，半湿物料粘壁的发生部位也有所不同。防止的措施是避免物料在基本干燥前与干燥室内壁接触。②低熔点物料的热熔性粘壁：当干燥室热风分配不均匀，在局部温度过高时，可引起低熔点物料熔融粘壁。防止的措施是从根本上控制好干燥室各部位的温度，避免局部过热；此外可采用内壁冷却的方法防止物料粘壁。③干粉的表面黏附：是干燥室内壁粗糙，以及产品与干燥室之间产生静电吸附作用而造成，这种现象往往是不可避免的。干燥室内壁经抛光处理可大大减少表面黏附；在操作时用空气吹扫或轻微振动，干粉即可脱落。

（三）辐射干燥

辐射干燥系利用辐射的电磁波被物料吸收，直接转变为热能的干燥技术。红外线是介于可见光与微波之间的电磁波，波长 0.75～5.60μm 的红外线为近红外线，波长 5.6～1000.0μm 的为远红外线。由辐射器所发出的红外线被物料以分子共振的形式吸收，分子运动加快，产生热量，因此红外线可被用于蒸发干燥。由于物料对红外线的吸收光谱大部分分布在远红外区域，许多物料，特别是有机化合物、高分子物料及水分等在远红外区域有很宽的吸收带，因此常利用远红外线干燥。

远红外辐射元件常用远红外石英管、镀金石英管等，远红外干燥设备可分为箱式和隧道式等。远红外线干燥升温时间短，加热速度快；干燥产品质量好、干燥均匀；绿色环保，无尘、无污染，不产生废气；设备简单，成本低，操作方便灵活，易于维护，可连续干燥，易于实现自动化。但电耗较大，仅限于薄层物料及物体表面的干燥。适用于热敏性物料、多孔性薄层物料的干燥。在药物制剂生产中可用于湿颗粒、中药水丸的干燥，还被广泛用于玻璃容器的干燥灭菌。

（四）介电加热干燥

介电加热干燥系指湿物料置于高频电场内，由于高频电场的交变作用使物料加热，湿分气化而进行的干燥技术，最常用的是微波干燥。高频微波是频率为 300MHz 至 300GHz 的电磁波。微波干燥的原理是将湿物料置于高频电场内，湿物料中的极性分子（水分子）在微波电场的作用下反复极化、变动与转动，产生剧烈的碰撞与摩擦，将微波电场中所吸收的能量变成热能，物料本身被加热而干燥。

微波干燥器一般由直流电源、微波发生器、波导、微波干燥室及冷却系统组成。直流电源供给微波发生器高压直流电，微波发生器将电能转换为微波能。波导是用来传输微波的金属导管，冷却系统则对微波发生器具有冷却作用。

微波干燥器具有加热迅速、干燥速度快、干燥时间短、穿透能力强、干燥均匀、产品质量好、能选择性加热、热效率高、控制灵敏、操作方便等优点。缺点是设备费用高、耗电量大、产量小、质量欠稳定及有可能因微波泄漏而对人体造成伤害。

三、冷 冻 干 燥

（一）冷冻干燥的原理与特点

冷冻干燥又称升华干燥，是将含水物料置于冷冻干燥室内预冻至该溶液的最低共熔点以下，使制品冻结完全，然后抽真空，在低温、低压条件下，利用冰的升华性能，使物料中的水分由固体冰升华而被除去的干燥技术。从水的相图上看，水的三相点的压力为 610.5Pa，温度为 0.0098℃。三相点以下的水只有固态和气态，相变只在这两相间发生。固态的水可通过吸收外部提供的热能，无须经过液态直接升华为水蒸气从物料中逸出，实现脱水。

由于物料中固体冰升华所需热量是由空气或其他加热介质通过传导的方式供给的，所以冷冻干燥属于传导加热。冷冻干燥在冷冻、真空条件下进行，可避免产品因高热而分解变质，挥发性成分的损失极少；并且在缺氧状态下干燥，避免药物被氧化，因此干燥所得的产品性质稳定；冻干制品呈多孔疏松结构，加水后迅速溶解恢复药液原有特性；同时产品重量轻、体积小、含水量低，可长期保存而不变质。但冷冻干燥设备投资和操作费用均很大，产品成本高，价格贵。冷冻干燥器适用于热敏性物料如酶、抗生素、维生素等制剂的干燥，也可用于中成药粉针剂的干燥。

（二）溶液的冷冻干燥过程

冷冻干燥是一项多元操作，包括预冻、升华干燥、再干燥。

1. 预冻　是将溶液中的自由水固化，使干燥后产品与干燥前有相同的形态，防止真空干燥时产生起泡、萎缩或溶质移动等不可逆变化，减少因温度下降引起的物质可溶性的降低。制品在干燥前必须进行预冻，如不预冻而直接抽真空，当压力降低到一定程度时，溶于溶液中的气体迅速逸出引起类似"沸腾"现象，部分药液可能冒出瓶外。新产品在预冻前，应先测出其低共熔点。低共熔点系指水溶液冷却过程中，冰和溶质同时析出混合物（低共熔混合物）时的温度。制品的预冻应将温度降到低于产品共熔点10～20℃。

预冻有速冻法和慢冻法两种。速冻法每分钟降温10～15℃。产品进箱前，先把冻干箱温度降到−45℃以下，再将制品放入箱内，这样急速冷冻，形成细小冰晶，制得产品疏松易溶，且不易引起蛋白质变性，故适用于生物制品如酶类或活菌、活病毒的干燥。慢冻法每分钟降温1℃，形成的结晶较粗，有利于提高冻干效率，预冻时间一般为2～3小时，有些制品需要更长时间。

2. 升华干燥　也称第一阶段干燥，将冻结的产品置于密闭的真空容器中加热，其冰晶就会升华成水蒸气逸出而使产品脱水干燥。干燥是从外表面开始逐步向内推移的，冰晶升华后残留下的空隙变成升华水蒸气的逸出通道。已干燥层和冻结部分的分界面称为升华界面。

升华干燥法分为一次升华干燥法和反复冷冻升华干燥法。一次升华干燥法适用于最低共熔点在−20～−10℃的制品，而且溶液的浓度、黏度都不大，装量厚度在10～15mm的情况。反复升华干燥法适用于某些最低共熔点较低、组分比较复杂、黏度较大的液体如蜂蜜等。这些产品在升华过程中，往往冻结软化，产生气泡，并在制品表面形成黏稠的网状结构，从而影响升华干燥和产品外观。为了保证产品干燥顺利进行，可用反复冷冻升华干燥法，使制品晶体结构改变，制品表面由致密变为疏松，有利于水分升华。

3. 再干燥　也称为第二阶段干燥。在升华干燥结束后，在干燥物质的毛细管壁和极性基团上还吸附有一部分水分，这些水分是未冻结的。当它们达到一定含量，就为微生物的生长繁殖和某些化学反应提供了条件。为进一步除去制品中残留的水分，保证制剂的稳定性，延长其保存期，需再干燥。再干燥的温度，可根据制品性质确定，常控制在30℃左右。直到制品温度与搁板温度重合，即达到干燥终点。

（三）冷冻干燥器

冷冻干燥器结构见图3-21，由干燥室、冷凝器、制冷机组、真空泵组、加热系统组成：①干燥室：内设若干层搁板，搁板内置有冷冻管和加热管分别对制品进行冷冻或加热，可调节温度在−40～60℃范围。室门四周镶嵌密封胶圈，临用前涂以真空脂，以保证室体的密封。②冷凝器：由数组螺旋冷凝蛇管组成，设有除霜装置，一般被制冷至−80～−40℃，将来自冻干箱的大量水蒸气冷凝。③制冷机组：通常设置两组，一组对干燥室的搁板降温；另一组用来对冷凝器中的冷冻盘管降温。常用的制冷剂有液氨、氟利昂及烃类，大型冷冻干燥器以盐水（氯化钙和氯化钠的水溶液）做载冷剂吸收被冷却物体的热量，再与制冷剂进行热交换。④真空泵组：用以保证干燥室内真空度，小型冷冻干燥器常采用罗茨泵与旋片式真空泵串联，大型机组可采用多级蒸汽喷射泵。⑤加热系统：用来加热冷冻干燥室内的搁板，促使产品升华，常采用电加热或循环油间接加热。

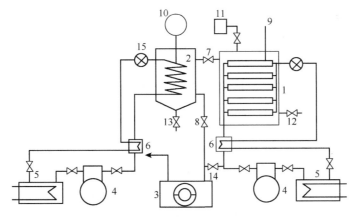

图 3-21　冷冻干燥器结构示意图

1. 干燥室；2. 冷凝器；3. 真空泵；4. 制冷压缩机；5. 水冷却器；6. 热交换器；7. 冻冷箱冷凝器阀门；8. 冷凝器真空泵阀门；9. 板温指示；
10. 冷凝温度指示；11. 真空计；12. 冻干箱放气阀门；13. 冷凝器放出口；14. 真空泵放气口；15. 膨胀阀

操作时，先将药液冷冻至 -40℃，然后用真空泵将压力抽至 0.1mmHg，同时将干燥室及冷凝室中温度降至 -40℃，利用电力适当缓缓加热使药液的温度逐渐升高至 -20℃，使药液中的水分升华完全，最后再逐渐升温至 30℃左右，即得干燥疏松的药物。一般干燥时间约为 24 小时。

进行冷冻干燥时，药液应先冷却至 0℃左右，然后再放入干燥室速冻至升华干燥前必须达到的温度。药液不宜过厚，以保持较大的蒸发面。如药液较多，可结冰时转动药瓶，使冰面呈凹形。在干燥过程中，必须保持药液冰冻状态。

> **链接**　制冷剂与载冷剂
>
> 制冷机组中完成制冷循环的工作介质，称为制冷剂，也称制冷介质。液态的制冷剂能大量吸收被冷却物体的热量而蒸发成蒸汽，蒸汽循环至压缩机被压缩成高压过热蒸汽，后者将热量传递给冷却剂（通常是水或空气）而液化。制冷机组借助制冷剂的状态变化，达到制冷的目的。常用的制冷剂有液氨、氟利昂及烃类。大型冷冻干燥器不是直接使用制冷剂吸收被冷却物体的热量，而是采用一种盐类的水溶液作为载冷剂。载冷剂被制冷机组冷却后送到干燥室，大量吸收被冷却物体的热量，再返回制冷机组，将热量传递给制冷剂，载冷剂被重新冷却，如此循环不止，以达到延续制冷的目的。最常用的载冷剂是氯化钙和氯化钠的水溶液。

考点：干燥方法的分类，影响干燥的因素，常用的干燥设备有厢式（盘式）真空干燥器、耙式真空干燥器、滚筒干燥器、冷冻干燥器

第 5 节　中药浸出技术

中药材浸出系指用适当的浸出溶剂和浸出方法，从药材中浸出有效成分后形成浸出液的过程。制备浸出制剂时，应充分浸出有效成分与辅助成分，尽量除去无效成分，以达到减少服用量、提高药效的目的。

一、浸 出 溶 剂

（一）浸出溶剂的基本要求

浸出溶剂系指用于浸出药材中可溶性成分的液体，浸出后所得到的液体称为浸出液，浸出后的残留物称为药渣。药材中各种成分在溶剂中的溶解度不同，浸出溶剂影响到药材中有效成分的浸出和药剂的稳定性、安全性、有效性及经济效益等。生产中对浸出溶剂的要求：①能最大限度地溶解和浸出有效成分，最低限度浸出无效成分或有毒物质；②本身无显著的药理作用；③不与有效成分发生不应有的化学反应，不影响方剂的药效；④经济、安全、易得、性质稳定。

（二）常用的浸出溶剂

1. 水　为最常用的极性浸出溶剂，具有经济、易得、易透入植物细胞内、无药理作用及溶解范围广的特点。生物碱盐、苷类、水溶性有机酸、氨基酸、黏液质及部分的糖类、蛋白质、鞣质、树胶、色素、酶等都能被水浸出。挥发油微溶于水，可被水小部分浸出。水也存在无防腐性能、选择性差、沸点高、挥发性差，浓缩时易使不耐热的有效成分被破坏，能引起某些有效成分产生水解或其他化学变化等缺点。

2. 乙醇　是一种半极性溶剂，化学性质较稳定，毒性较小。对脂溶性成分及水溶性成分均具有一定的溶解性，可以溶解生物碱及其盐类、苷类、糖类、有机酸、鞣质、色素等成分及树脂、油脂、挥发油、内酯、芳香烃等。可以根据被浸出物质的性质，采用不同浓度的乙醇进行浸取。乙醇含量达40%时，能延缓酯类、盐类等成分的水解，乙醇含量在20%以上时有防腐作用。但乙醇有易燃烧、易挥发、有一定的药理作用、成本较高等缺点。

3. 氯仿　是一种非极性溶剂，在水中微溶，与乙醇、乙醚可任意混溶，能溶解生物碱、苷类、挥发油、树脂等，不溶解蛋白质、鞣质等，具有防腐作用。氯仿不易燃烧，但有强烈的药理作用，故在浸出液中应尽量除去，通常用于提纯有效成分。

4. 乙醚　是一种非极性溶剂，在水中微溶，与乙醇及其他有机溶剂能任意比混溶，其溶解选择性较强，大部分溶解于水的有效成分在乙醚中均不溶解，但其有强烈的药理作用，又极易燃烧，目前仅用于有效成分的提纯与精制，最终需从浸出液中除去。

5. 石油醚　是一类非极性有机溶剂，能溶解脂肪、蜡质和少数的生物碱，但对药材其他成分几乎不溶解。在中成药生产中主要作为脱脂剂。石油醚具有强烈的挥发性、燃烧性。

6. 丙酮　是一种良好的脱脂溶剂，能与水任意比混溶，常用于新鲜的动物药材的脱水或脱脂。丙酮具有防腐作用，但易挥发与燃烧，且有一定毒性，不宜作为溶剂保留在制剂中。

（三）浸出辅助剂

浸出辅助剂系指能够提高溶剂的浸出效能、增加有效成分的溶解度及制品的稳定性、除去或减少某些杂质的附加物质。常用的浸出辅助剂有如下几种。

1. 酸　可与生物碱生成可溶性生物碱盐类，以利于浸出。适当的酸度还可以对一些生物碱产生稳定作用或沉淀某些杂质。常用的酸有盐酸、硫酸、乙酸、柠檬酸、酒石酸等。如浸出液需要浓缩，以加入盐酸等挥发性酸为宜。

2. 碱　有利于酸性成分的浸出和除去杂质，常用的碱有氨水、碳酸钙、氢氧化钙、碳酸钠等。氨水是一种挥发性弱碱，对有效成分的破坏作用小，用量易控制，在制备甘草流浸膏工艺中加氨水可增加甘草酸在水中溶解度，有利于有效成分浸出完全；碳酸钙为一种不溶性碱化剂，能除去树脂、鞣质、有机酸、色素等许多杂质；氢氧化钠因碱性过强一般不使用。

3. 表面活性剂　能增加药材的浸润性，提高溶剂的浸出效果。应根据被浸出药材中有效成分种类及浸出方法进行选择。例如，阳离子型表面活性剂的盐酸盐有助于生物碱的浸出；阴离子型表面活性剂对生物碱有沉淀作用；非离子型表面活性剂毒性较小，与有效成分不起化学反应。由于阳离子型表面活性剂与阴离子型表面活性剂有一定毒性，制备内服制剂最好选用非离子型表面活性。

二、浸　出　原　理

（一）浸出过程

浸出过程系指溶剂进入药材细胞组织，溶解或分散有效成分，使之成为浸出液的全部过程。由浸润、溶解和解吸附、扩散、置换等几个相互联系而又交错进行的过程组成。矿物药无细胞结构，其有效成分可直接溶解或分散悬浮于溶剂之中；植物性药材有效成分的分子量一般比无效成分分子量小，浸出时要求有效成分透过细胞膜渗出，而无效成分保留在组织细胞中以便除去；动物药材的有效成分大多数是蛋白质或多肽类，分子量较大，较难透过细胞膜，因而其浸出方法又有所不同。

1. **浸润阶段** 药材与浸出溶剂混合时，溶剂首先附着于药材表面使之润湿，然后通过毛细管和细胞间隙渗入细胞内。这种润湿作用对浸出有较大的影响，如药材不能被浸出溶剂润湿，则浸出溶剂无法渗入细胞浸出有效成分。一般药材的组成物质大部分带有极性基团，如纤维素、淀粉、蛋白质、糖类等，故易被极性溶剂所润湿。但含油脂或蜡质多的药材如麦角、杏仁等，则不易被极性溶剂所润湿，须先行脱脂或脱蜡后，方可用水或乙醇浸出。反之，非极性溶剂不易使潮湿的药材润湿，故须将药材先行干燥，非极性溶剂才能使之润湿而渗入细胞内。

2. **溶解和解吸附阶段** 由于细胞中各种成分间有一定的亲和力，故溶解前必须克服这种亲和力，才能使各种成分转入溶剂中，称为解吸附。溶剂渗入细胞后即逐渐溶解可溶性成分，溶剂种类不同，溶解的成分也不同。水能溶解晶质，胶体物质因胶溶作用亦可溶于溶剂中，形成胶体溶液。而乙醇浸出液含胶质少，非极性溶剂浸出液则不含胶质。

3. **扩散阶段** 溶剂在细胞中溶解、胶溶可溶性成分后，细胞内形成高浓度溶液而具有较高的渗透压。因此细胞外的溶剂不断渗入细胞内，而细胞内溶质则不断透过细胞膜向外扩散，在药材表面形成一层很厚的浓液膜，称为扩散边界层，浓溶液中的溶质继续通过边界层向四周的稀溶液中扩散，直至整个浸出体系中浓度相等，达到动态平衡，扩散终止。在此过程中，组织细胞内外的浓度差是渗透和扩散的推动力。在静止条件下，完全由于溶质分子浓度不同而扩散的称为分子扩散；伴有湍流流体运动而加速扩散的称为涡流扩散。浸出过程中两种类型的扩散方式均有，而后者更具实践意义。浸出成分的扩散速度可用菲克第一定律来说明：

$$dM = -DF\frac{dc}{dx}dt$$

式中，dM 为扩散物质量，dt 为扩散时间，F 为扩散面积（代表药材的粗细及表面状态），dc/dx 为浓度梯度，D 为扩散系数，负号表示扩散趋向平衡时浓度的递减。

由上式可知，dM 值与药材的粗细、扩散过程中的浓度梯度、扩散时间与扩散系数成正比关系。当 D、F 及 t 值一定时，dc/dx 值如能在浸出时保持最大，则扩散速度快，浸出效果好。

4. **置换阶段** 浸出的关键在于造成最大的浓度梯度，否则 D、F 及 t 值均失去作用，浸出过程终止。因此，在整个浸出过程中，用浸出溶剂或稀浸出液随时置换药材周围的浓浸出液，使浓度梯度保持最大，这是保证浸出顺利进行并达到完全的关键。

（二）影响浸出的因素

1. **浸出溶剂的 pH** 浸出溶剂的 pH 与浸出效果有密切关系，因为药材内所含成分的性质各不相同，在不同的 pH 条件下溶解性能不一致，故调节浸出溶剂的 pH，有利于某些有效成分的浸出。

2. **粉末的粗细** 药材粉碎越细，与浸出溶剂的接触面积越大，扩散越快，浸出速度越快。但粉碎过细，大量细胞破裂，可使浸出杂质增多，黏度增大，造成滤过困难或制品在储存中产生浑浊及沉淀。一般以水为溶剂时，质地疏松的药材可处理成小块或厚片，质地坚硬的药材可处理成粗段或薄片；如以乙醇为溶剂，因其对药材的膨胀作用小，故可处理成薄片或粗粉。

3. **浸出温度** 应根据药材性质适当控制温度，温度升高能使药材组织软化，促进膨胀，增加可溶性成分的溶解和扩散速度，加速浸出的进行。同时可使细胞内蛋白质凝固、酶被破坏，有利于制剂的稳定性。但温度过高，能使药材中某些不耐热的成分或挥发性成分分解、变质或挥发。例如，在浸出鞣质时，若温度超过 100℃，则部分鞣质分解，浸出量下降。

4. **时间** 一般来说浸出时间与浸出量成正比。在一定条件下时间越长，浸出物质越多，但当扩散达到平衡后，时间即不起作用。另外，时间过长会增加无效物质的浸出，一些有效成分如苷类等易被浸出的酶分解。

5. **浓度差** 扩散是影响浸出效果的主要因素。从菲克第一定律可知，使溶液保持最大的浓度差，有利于扩散的进行。一般常用更新或添加新溶剂来增大溶液的浓度差。在选择浸出工艺与浸出设备时，应以创造最大的浓度差为基础。

6. 药材与溶剂相对运动速度   在流动的介质中进行浸出时,提高药材与溶剂的相对运动速度能使扩散边界层变薄或边界层更新加快。但相对速度过快会增加溶剂的耗用量。

7. 压力   药材组织坚实,浸出溶剂较难浸润,提高浸出压力,有利于增加浸润过程的速度,使药材组织内更快地充满溶剂和形成浓溶液,促使溶质扩散过程较早发生,同时加压可将药材组织内某些细胞壁破坏,也有利于扩散。当药材组织内充满溶剂后,加大压力对扩散速度影响不大。压力对组织松软、容易湿润的药材的浸出影响也不很显著。

三、中药浸提工艺

浸提工艺不同可使浸出效果和药效有所差异,大量的新工艺、新技术、新设备越来越多地应用于中药的浸出过程,常用中药提取工艺流程框图及生产区域划分,见图3-22。

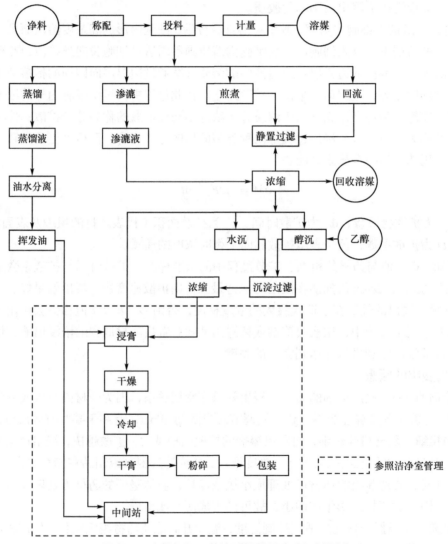

图 3-22　中药提取工艺流程框图及生产区域划分

(一)常用浸出方法

1. 煎煮法   煎煮法系将药材加水煎煮取汁,是最早和最常用的一种简易浸出方法。浸出溶媒通常用水,故也称"水煮法"或"水提法"。其一般制法:取规定的药材,按要求加工粉碎,置适宜的煎器中,加水浸没药材,浸泡适宜时间后,加热至沸,保持微沸浸出一定时间,分离煎出液,药渣依法煎煮数次,至煎液味淡薄为止,收集各次煎出液,低温浓缩至规定浓度,再制成规定的制剂。

煎煮法适用于有效成分能溶于水,且对湿、热均稳定的药材。用水煎煮时,浸出的成分比较复杂,除有效成分外,部分脂溶性物质及其他杂质往往也浸出较多,这对后续精制不利,此外含淀粉、黏液质、糖类等成分较多的原料，加水煎煮后，其浸出液比较黏稠，过滤常较困难。

煎煮设备常用的有中药密封水提罐、中药提取锅、多能式中药提取罐。

2. 浸渍法　浸渍法是将原药材粗粉置于有盖的容器中，加入适量的溶媒，在常温或加热下通过浸泡一定时间进行提取的方法。浸渍法是根据菲克第一定律，即扩散量与扩散时间成正比的关系，使用足够的溶媒经过足够的时间浸渍药粉原料，使有效成分最大量的扩散而被提取出来。

操作方法：将已粉碎的药材置于有盖的容器中，加入规定量的溶媒，在常温下盖严进行浸渍。浸渍中可经常振摇或搅拌。放置 24 小时或更长的时间后过滤，药渣再加至新溶媒中，如此反复 2～4 次，最后用压榨器压榨药渣，将压榨液与浸渍液合并、粗滤即可。

本法用定量的浸出溶剂浸出，所以，浸出液的浓度代表着药材质量，制备的关键在于掌握浸出溶剂的定量，对浸出液不应进行稀释或浓缩。浸渍法的特点是药材用较多浸出溶剂浸取，这一特点有利于黏性药物的浸出，但浸出效率差。

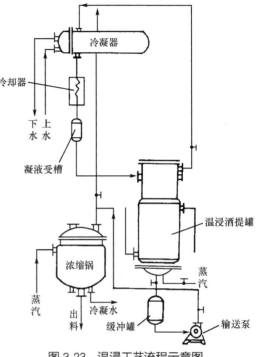

图 3-23　温浸工艺流程示意图

现代工业对浸渍设备与浸渍工艺进行了改进，如温浸工艺流程、循环浸渍工艺流程等。温浸工艺流程如图 3-23 所示。

3. 渗漉法　渗漉法是根据菲克第一定律中提取量与细胞内外浓度差成正比的关系，将原料湿润后放入渗漉筒内，由筒上部不断加入新溶媒，在筒的底部不断放出渗漉液。将溶媒连续加入，使细胞周围浓度较高的提取液，不断被新溶媒或低浓度提取液所代替，保持着细胞内外一定的浓度差，而且，溶媒由上部向底部均匀地运动，渗透与扩散同时进行，每一层原料与溶媒或提取液都保持一定的浓度差，因此能大大提高提取速度与效果。

除普通渗漉法，还可根据实际条件、需要及药物的性质等，在普通渗漉法的基础上采用重渗漉法、回流连续渗漉法、加压渗漉法和逆流渗漉法等。

（1）普通渗漉法：渗漉需要的设备为一个呈圆柱形或圆锥形的渗漉筒，常用搪瓷、陶瓷、玻璃、不锈钢等材料制成。这些材料性质稳定，不与有效成分起化学反应。可根据不同的原料膨胀性选择不同形状的渗漉筒。例如，易膨胀的药粉，选用圆锥形较合适；不易膨胀的药粉，选用圆柱形较合适。渗漉法操作方法如下所示。

1）粉碎药粉：将中药原料干燥后粉碎，不宜粉碎太细。太细则易在渗漉中结成块，影响溶媒流动，也影响渗漉效果。

2）湿润药粉：药粉在装填渗漉筒之前，应该用渗漉溶媒将药粉完全湿润。湿润药粉的目的是使其充分膨胀，以防止药粉在渗漉筒中因加入溶媒而膨胀，造成阻塞。湿润时间因原料质地而定，一般需30 分钟至 4 小时。

3）装填药粉：装填药粉前，在渗漉筒底部铺一层棉花或多孔隔板，药粉投放到渗漉筒的 2/3～3/4处即可，各点药粉松紧度要一致，否则溶媒消耗量大。

4）浸泡药粉：浸泡药粉的目的是使溶媒充分地渗透到原料细胞内。操作时自渗漉筒的上部缓缓地加入溶媒，并同时打开筒底部的活塞，使筒内空气及时排出。待溶媒自下口流出时关闭活塞。流出的溶媒收集后再倒回渗漉筒内，并高出药面，加盖，浸泡 24～48 小时即可。

5）收集渗漉液：浸泡完毕后，打开渗漉筒下口，使渗漉液缓缓流出。渗漉液流出的速度，可根据原料量来决定，一般每 1000g 药粉控制在每分钟流出 1～3ml 或 3～5ml。若渗漉量很大，则可调整溶媒流速，每小时收集渗漉筒使用容积 1/48～1/24 的渗漉液。在渗漉过程中，要边收集渗漉液，边添加新溶媒，保持溶媒浸过药面。一般情况下应收集总体积为药粉量 4～8 倍的渗漉液。

（2）重渗漉法：重渗漉法是将中药原料粗粉，分别装填于几个渗漉筒，每一个均按一般渗漉方法操作，收取浓渗漉液，而稀渗漉液可作为溶媒用于下一个筒的渗漉。此法优点是一次溶媒可以多次利用，能得到浓度较高的渗漉液。同时大部分的浓渗漉液不必加热蒸发浓缩，适合于有效成分遇热不稳定的中药。此法的缺点是制备流程长，操作麻烦。

（3）回流连续渗漉法：本法的原理是将提取液加热蒸馏，蒸馏出的溶媒再重新投入提取器内，进行再提取，如此反复，直到提取完全为止。回流连续渗漉装置的结构原理与索氏提取器相同。本法适合于以挥发性溶媒为提取溶媒的工艺。其优点是循环提取，操作简单，适合大量生产。缺点是提取液在蒸发器中受热浓缩时间长，不适合受热易破坏的有效成分。

（4）加压渗漉法：其原理与特点和渗漉法相同，只是溶媒借机械压力流入渗漉筒内，连续渗漉，直到最后收集浓度较高的渗漉液。本法无须加热，适合于较长时间制备同一种原料的生产。

（5）逆流渗漉法：原理、操作与加压渗漉法相似，只是将储液筒置于高处，利用药柱自压，使溶媒自渗漉筒底部向上流动，由上口流出渗漉液。由于溶媒是克服重力借助毛细管力和药柱自压，由下向上逆流而动，因而浸湿药粉较彻底，渗漉效果也较好。

（二）中药浸出新技术

1. 超临界流体提取法　超临界流体提取技术是 20 世纪 70 年代末在工业上发展应用的一种新型提取分离技术。超临界流体（supercritical fluid，SF）是指某种气体（或液体）或气体（或液体）混合物在操作压力和温度均高于临界点时，其密度接近液体，而其扩散系数和黏度均接近气体，其性质介于气体和液体之间的流体。超临界流体提取技术就是利用超临界流体作为溶剂，从固体或液体中萃取出某些有效组分，并进行分离的技术。在萃取阶段，超临界流体将所需组分从原料中萃取出来，在分离阶段，通过改变压力参数或其他方法，使萃取组分从超临界流体中分离出来，并压缩回收超临界流体，使其循环使用。

（1）常用超临界流体：可作超临界流体的气体很多，如二氧化碳、乙烯、氨、氧化亚氮、一氯三氟甲烷、二氯二氟甲烷等。二氧化碳为惰性气体，无毒性，不易爆，临界压力不高（7.374MPa），临界温度接近室温（31.05℃），价廉易得，因而通常使用二氧化碳作为超临界萃取剂。

（2）影响超临界流体提取的主要因素：①提取温度一定时，压力增加，流体的密度增大，溶质的溶解度增加。对于不同物质，其提取压力有很大的不同。例如，对于碳氢化合物和酯等弱极性物质，提取可在较低压力下进行，一般压力为 7M～10MPa；对于含有—OH、—COOH 等强极性基团物质，提取压力要求高一些；而对于强极性的苷元及氨基酸类物质，一般在 50MPa 以上的提取压力下才能提取出来。②温度对超临界流体溶解能力的影响比较复杂，在一定压力下，升高温度，被提取物的挥发性增加，这样就增加了被提取物在超临界流体气相中的浓度，从而使提取数量增大；但温度升高，超临界流体密度降低，其溶解能力相应下降，会导致提取数量的减少。因此，温度的影响要综合这两个因素加以考虑。③将物料粉碎到适宜粒度，增加物料与超临界流体的接触面积，可使提取速度显著提高。但粒度也不宜太小，过细的粉粒不仅会严重堵塞筛孔，造成摩擦发热，会使生物活性物质损失，而且容易造成提取器出口过滤网的堵塞。④二氧化碳的流量应适量。当流量增加时，可以增大提取过程的传质推动力，相应地拉大了传质系数，使传质速度加快，提高了超临界二氧化碳流体的提取能力，但是流量加大，亦会导致提取器内二氧化碳流速增加，使二氧化碳与被提取物接触时间减少，不利于提取能力的提高。

（3）超临界流体提取的特点：与传统的提取分离技术相比，超临界流体提取有许多独特的优点。超临界流体提取充分利用超临界流体兼合气、液两重性的特点，在临界点附近，超临界流体对组分的溶解能力随体系的压力和温度发生连续的变化，从而可以在较宽广的范围内，方便地调节组分的溶解度和溶剂的选择性。超临界流体提取集提取与分离的双重作用，没有物料的相变过程，不消耗相变热，节能效果明显，工艺流程简单，提取效率高，无有机溶剂残留，产品质量好，无环境污染。应用超临界二氧化碳流体作溶剂，具有临界温度与临界压力低，化学惰性等特点，适合于提取分离挥发性物质及含热敏性组分的物质。但是，超临界流体提取技术也有其局限性，超临界二氧化碳流体提取较适合亲脂性、分子量较小的物质萃取，超临界流体提取设备属高压设备，设备一次性投资较大。

（4）超临界流体提取过程：基本上是由提取和分离两部分组成，其工艺流程有三种：①变压法（等温法）：这是应用最方便的方法，即将二氧化碳经压缩机加压制成超临界二氧化碳流体，该流体在提取器内与药材接触溶出所需成分，借膨胀阀导入分离器，由于压力下降溶解度降低而析出提取物，从而使提取物与超临界流体分离并从分离槽下部取出。二氧化碳经压缩机压缩后可以循环使用。②变温法（等压法）：该法先用冷却降温所得的超临界流体提取药材后，再加热升温使提取物和气体分离，并从分离槽底部排出。气体经冷却压缩后送回提取器循环使用。③吸附法：该法在分离槽只放置吸附提取物的吸附剂，不被吸附的气体压缩后供循环使用。变压法和变温法适用于提取相中的溶质为需要的有效成分的场合，而吸附法则适用于提取相中的溶质为需除去的杂质，提取槽中留下的提取物为需要的有效成分的场合。

（5）超临界流体提取设备（图 3-24）：二氧化碳以气态形式输入到冷凝器，经高压泵压缩升压和换热器定温，成为操作条件下的超临界流体，通入提取器内，原料的可溶性组分溶解在超临界流体中，并且随同其经过减压阀降压后进入收集器，在收集器内，溶质（通常液体或固体）从气体中分离并取出。解溶后的二氧化碳气体可再循环使用。

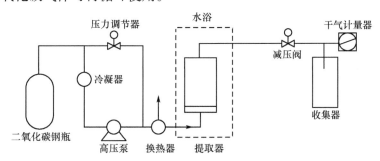

图 3-24　超临界流体提取工艺装备示意图

2. 超声波提取工艺　超声波提取是利用超声波具有的机械效应、空化效应及热效应，通过增大介质分子的运动速度、增大介质的穿透力，以提取中药有效成分的方法。相对于传统提取技术，超声波提取具有以下特点。①提取过程中不需加热，避免了因加热而造成的对有效成分的破坏；②提取效率高；③节约溶剂；④不影响有效组分的活性；⑤提取液中有效成分含量高，有利于下一步的精制与浓缩；⑥节约能源。采用超声波提取工艺时应考虑溶剂、超声波频率、超声波提取时间、温度、药材组织结构等因素对提取效率的影响。

（三）浸出工艺与设备

合适的提取工艺与设备，是保证浸出制剂质量、提高浸出效率、降低成本的关键。在进行浸出工艺与提取设备的选择时，除要考虑工艺与设备的合理与可行性外，还要考虑其经济成本等问题。一般提取工艺流程有下列几种。

1. 单级浸出工艺　单级提取是指将药材和溶剂一次加入提取装置中，经一定时间的浸提后，放出浸出液，排出药渣的整个过程。此流程适合于煎煮法、浸渍法或渗滤法等，药渣中的乙醇或其他有机溶剂需先经回收，然后再将药渣排出。单级提取的提取速度是不断变化的，从大到小，速度逐渐降低，最后达到平衡。单级提取工艺为间歇生产工艺，常用间歇提取装置进行。多功能提取装置为目前国内常用的单级间歇式提取工艺装置。单级浸出工艺比较简单，浸出液的浓度较低，浓缩时消耗热量大。

（1）多能式中药提取罐：属于压力容器，整个操作过程是在密闭的可循环系统内完成，可进行常压或加压提取。为提高效率，在提取的过程中可以用泵对药液进行强制性循环（但对黏性大的药液不适用），将药液从罐底部排出，经管道重新流回罐体。

　　多能式中药提取罐有直锥形、斜锥形等形式，如图3-25所示，可作多种用途，如水提、醇提、热回流提取、循环提取、水蒸气蒸馏提取挥发油、回收药渣中有机溶剂等。多能式中药提取罐出渣门可以借助液压或压缩空气启闭，药渣可借机械力或压力自动排出，设备带夹层可以通蒸气加热或通水冷却，罐内工作压力设计为小于0.09Pa，温度120℃，夹层内压力设计为0.1Pa，工作流程如图3-26所示。

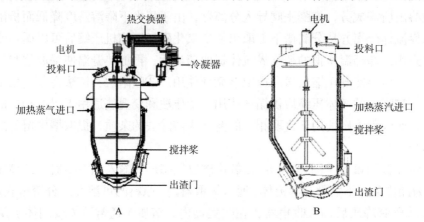

图 3-25　多能式中药提取罐结构图

A. 直锥形多能式中药提取罐；B. 斜锥形多能式中药提取罐

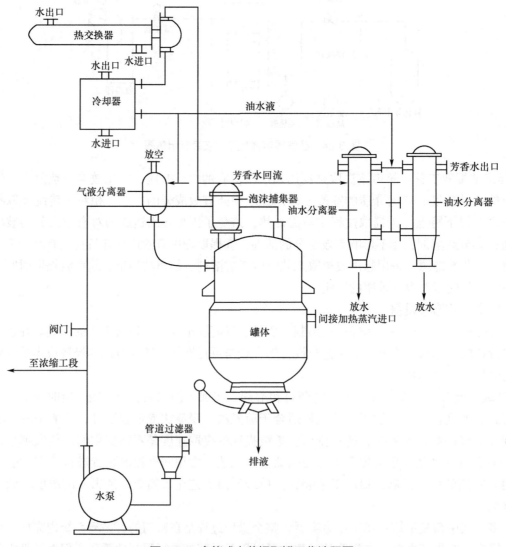

图 3-26　多能式中药提取罐工作流程图

直筒蘑菇式多能提取罐采用上大下小的形式。上大保证沸腾缓冲空间大，不易跑料；下小保证药液受热传热时间短。设备罐体装有底部加热层和中心加热鼓，中心加热鼓在药液中心加热，有效地利用了能源，提高加热速度，又起到支桥作用，便于出液，不易堵网。

（2）密闭自控渗漉器：由溶媒储存器、渗漉筒、药液收集器、自控阀四部分组成。外溶媒储存器通过自控阀与内溶媒储存器连接，渗漉筒为可拆卸式装置，中间由 PVC 板隔开，由小孔连接。渗漉筒与药液储存器连接。浮力球为 PVC 中空球体，经杠杆与自控阀连接，见图 3-27。

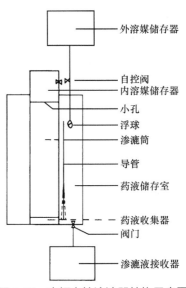

密闭自控渗漉器使用方法为取出渗漉筒，将浸润好的药材粗粉装好后，把溶媒储存器与渗漉筒接好。溶媒由外溶媒储存器→自控阀→内溶媒储存器→小孔→渗漉筒，渗漉后滤液→药液收集室→导管→药液储存器，当液面达到高度时，浮力球阀推动自控阀关闭，溶媒停止进入。浸渍一定时间后，由阀门放出渗漉液。当药液放出时，随着药液储存器的液面下降，浮力球带动自控阀开启，溶媒进入渗漉器，进入渗漉器的溶媒量由放出的药液控制。可单个操作，也可联合使用。

图 3-27　密闭自控渗漉器结构示意图

2. 多级浸出工艺　多级浸出亦称多次浸出或重浸出，是将药材置于浸出罐中，将一定量的溶媒分次加入浸出，亦可将药材分别装于一组浸出罐，新溶媒先进入第一个浸出罐与药材接触浸出，浸出液放入第二个浸出罐与药材接触浸出，这样依次通过全部浸出罐，成品或浓浸出液由最后一个浸出罐流入接收器中，直至各罐浸出完毕。多级浸出工艺的特点在于有效地利用固液两相的浓度差，亦尽可能地减少药渣吸收浸出液所引起的成分损失，从而提高了浸渍的效果。

3. 连续逆流浸出工艺　此工艺亦称为罐组逆流浸出工艺，在提取过程中药材和药渣、溶剂与提取液都是连续不断进或出的，罐组的数量系根据药材性质确定。例如，药材有效成分经重复浸取五次可以提尽的，则选六个浸出罐，操作中用五个罐，第六个作装卸药材循环之用。逆流多级提取工艺保持了循环提取法的优点，同时母液多级套用，克服了浸出溶剂用量大的缺点。罐组式逆流提取法工艺流程如图 3-28 所示，经粉碎或切片或压片的药材，加入酒提罐 $A_1 \sim A_4$ 中；乙醇由 I_1 计量罐计量后，经阀 1 加入酒提罐 A_1 中，然后开启阀 2 进行循环提取 2 小时左右。提取液经循环泵 C_1 和阀 3 打入计量

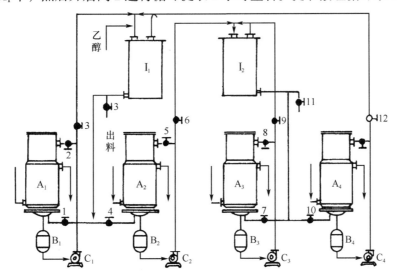

图 3-28　罐组式逆流提取法工艺流程示意图

$A_1 \sim A_4$. 酒提罐；$B_1 \sim B_4$. 缓冲罐；$C_1 \sim C_4$. 循环泵；I_1、I_2. 计量罐；1～12. 阀

罐 I_1 中，再由 I_1 将 A_1 的提取液经阀 4 加入酒提罐 A_2 中，进行循环提取 2 小时左右（即母液第一次套用）。A_2 中的提取液经阀 C_2，阀 6，罐 I_2，阀 7 加入酒提罐 A_3 中进行循环提取（即母液第二次套用）。如此类推，使提取液与各酒提罐中的药材相对逆流而行，每次新鲜乙醇经 4 次提取后即可排出系统；同样每罐药材需经 3 次不同浓度的提取液和最后一次经新鲜乙醇提取后排出系统。在一定范围内，罐组式的酒提罐越多，相应提取率越高，提取液浓度越大，乙醇用量越少。但响应投资增大周期加长，电耗增加，且从操作上看，奇数罐组不及偶数罐组更有规律。因此，在进行工艺流程设计时，以采用 4 只或 6 只为好。

自 测 题

一、选择题

【A 型题】

1. 为确保灭菌效果，在生产实际中一般要求 F_0 值为（　　）
   A. 8　　　　　B. 8～12　　　　C. 8～15
   D. 12　　　　E. 8

2. 对热压灭菌法叙述正确的是（　　）
   A. 用过热蒸汽杀灭微生物
   B. 大多数药剂宜采用热压灭菌
   C. 灭菌效力最可靠的湿热灭菌法
   D. 不适用于手术器械及用具的灭菌
   E. 通常温度控制在 160～170℃

3. 下列叙述滤过除菌不正确的是（　　）
   A. 滤材孔径须在 0.22μm 以下
   B. 本法不适于生化制剂
   C. 本法属物理灭菌法，可机械滤除细菌
   D. 本法同时除去一些微粒杂质
   E. 加压和减压滤过均可采用，但加压滤过较安全

4. 最好用哪个波长的紫外线进行灭菌（　　）
   A. 365nm　　　B. 245nm　　　C. 254nm
   D. 250nm　　　E. 286nm

5. 下列不宜采用热压灭菌法灭菌的物品是（　　）
   A. 输液剂　　　B. 手术器械　　C. 垂熔玻璃滤器
   D. 口服液　　　E. 软膏剂

6. 有关过滤速度叙述错误的是（　　）
   A. 增大过滤面积可加大过滤速度
   B. 加压或减压均可增大过滤速度
   C. 过滤速度与滤液黏度成反比
   D. 颗粒大小也会影响过滤速度
   E. 过滤速度与滤饼厚度成反比

7. 关于微孔滤膜的叙述，错误的是（　　）
   A. 截留微粒能力强　　　B. 不影响药液的 pH
   C. 吸附性小，不滞留药液　　D. 孔径小，滤速慢
   E. 孔径小，易堵塞

8. 常用于混悬剂与乳剂等分散系的粉碎的机械为（　　）
   A. 球磨机　　　　　　B. 胶体磨
   C. 气流粉碎机　　　　D. 冲击柱式粉碎机
   E. 锤击式粉碎机

9. 球磨机粉碎的理想转速为（　　）
   A. 临界转速　　　　　B. 临界转速的 75%
   C. 临界转速的 90%　　D. 最高转速的 75%
   E. 最低转速 3.2 倍

10. 筛分时，应根据（　　）来选用药筛
    A. 药材黏度　　　　　B. 粉末细度
    C. 药材的粉碎　　　　D. 是否含有杂质
    E. 药材的洁净度

11. 下列不是混合技术的是（　　）
    A. 对流混合　　B. 研磨混合　　　C. 搅拌混合
    D. 过筛混合　　E. 熔融混合

12. 利用高速流体粉碎的是（　　）
    A. 球磨机　　　　　　B. 柴田粉碎机
    C. 万能粉碎机　　　　D. 锤击式粉碎机
    E. 流能磨

13. 可在无菌条件下进行粉碎的是（　　）
    A. 球磨机　　　　　　B. 柴田粉碎机
    C. 锤式粉碎机　　　　D. 羚羊角粉碎机
    E. 石磨

14. 下述中哪相不是影响粉体流动性的因素（　　）
    A. 粒子的大小及分布　　B. 含湿量
    C. 加入其他成分　　　　D. 润湿剂
    E. 粒子形状

15. 下列适合用于液体干燥的设备有（　　）
    A. 沸腾干燥机　　　　B. 喷雾干燥机
    C. 流化床干燥机　　　D. 气流干燥机
    E. 上述设备都不适合

16. 属于静态干燥的是（　　）
    A. 烘箱干燥　　　B. 沸腾干燥　　C. 喷雾干燥
    D. 气流干燥　　　E. 上述都不是

17. 干燥是利用（　　）使湿物料中的湿分（水或其他溶剂）气化，并利用气流或真空带走气化的湿分，从而获得干燥固体产品的操作
    A. 热能　　　　B. 空气　　　　C. 电能
    D. 机械能　　　E. 电波

18. 喷雾干燥与沸腾干燥的最大区别是（　　）
    A. 喷雾干燥是流化技术

B. 喷雾干燥适应于液态物料干燥

C. 喷雾干燥的产物可为颗粒状

D. 喷雾干燥适于连续化批量生产

19. （　　）是通过升华从冻结的生物产品中去掉水分或其他溶剂的方法

A. 喷雾干燥法　　　　　B. 冷冻干燥法

C. 沸腾干燥法　　　　　D. 减压干燥法

E. 常压干燥法

20. 有关影响浸提因素的叙述正确的是（　　）

A. 药材粉碎度越大越利于浸提

B. 温度越高浸提效果越好

C. 时间越长浸提效果越好

D. 溶媒 pH 越高越利于浸提

E. 浓度梯度越大浸提效果越好

21. 乙醇作为浸出溶媒其特点叙述错误的是（　　）

A. 溶解性介于极性和半极性之间

B. 溶解范围广，能与水任意比例混溶

C. 可以延缓酯类、苷类药物的水解

D. 80%以上乙醇可用于药材脱脂

E. 具有防腐作用

22. 浸提过程中加入酸、碱的作用是（　　）

A. 增加浸润与渗透作用

B. 增加有效成分的溶解作用

C. 增大细胞间隙

D. 增加有效成分的扩散作用

E. 防腐

【X 型题】

23. 可做助滤剂的有（　　）

A. 硅藻土　　　B. 滑石粉　　　C. 滤纸纤维

D. 活性炭　　　E. 棉花

24. 生产中常采用的微孔滤膜的种类有（　　）

A. 醋酸纤维素膜　　　　　B. 聚酰胺滤膜

C. 尼龙滤膜　　　　　　　D. 聚四氟乙烯微孔滤膜

E. 硝酸纤维素膜

25. 板框压滤机特点是（　　）

A. 体积小、过滤面积大

B. 可调节过滤面积

C. 可以在较高压力下过滤,适用于过滤各种难滤液体

D. 构造简单，价格便宜

E. 连续操作，降低劳动强度

26. 药物过筛效率与哪些因素有关（　　）

A. 药物的运动方式与速度　　B. 药物的干燥程度

C. 药粉厚度　　　　　　　　D. 药物的性质

E. 药物的形状

27. 下列所述混合操作应掌握的原则，哪些是对的（　　）

A. 组分比例相似者直接混合

B. 组分比例差异较大者应采用等量递加法混合

C. 密度差异大的，混合时先加密度小的，再加密度大的

D. 色泽差异较大者，应采用套色法

E. 密度差异大的，混合时先加密度大的，再加密度小的

28. 下列有关影响干燥速率因素的表述中错误的是（　　）

A. 温度越高，干燥速度越快

B. 湿度越大，干燥速度越快

C. 面积越大，干燥速度越快

D. 压力越大，干燥速度越快

E. 表面压力越小，干燥速度越快

29. 冷冻干燥设备的结构包括（　　）

A. 冷冻干燥室　　　B. 真空系统　　　C. 制冷系统

D. 喷雾系统　　　　E. 加热系统

30. 片剂颗粒常用干燥设备有（　　）等设备

A. 厢式干燥器　　　　　　B. 沸腾干燥机

C. 箱式远红外干燥设备　　D. 微波干燥器

E. 喷雾干燥机

31. 常用的浸提方法有（　　）

A. 煎煮法　　　　　B. 浸渍法　　　　　C. 渗漉法

D. 回流法　　　　　E. 水蒸气蒸馏法

32. 下列有关渗漉法叙述正确的是（　　）

A. 药粉越细，浸出越完全

B. 装筒前药粉用溶媒湿润

C. 装筒时药粉应较松，使溶剂容易扩散

D. 药粉装完后，添加溶媒，并排出空气

E. 控制适当的渗漉速度

二、简答题

1. 简述影响物料干燥的因素。

2. 影响中药浸提的因素有哪些?

（周莉江　石丽莉）

第4章

液体制剂技术

第1节　液体制剂基础知识

一、液体制剂的含义与特点

（一）含义

液体制剂是指药物分散在适宜的分散介质中制成的液体形态的制剂，可供内服或外用。广义的液体制剂是指所有以液态形式存在并使用的药物制剂；狭义的液体制剂是指除了无菌制剂和中药浸出制剂以外的其他液体形态的制剂。本章中所阐述的液体制剂为狭义的液体制剂。

（二）特点

液体制剂的品种多，临床应用广泛，与固体制剂相比，具有以下优点：①药物分散度大，吸收快，作用迅速；②给药途径多，既可内服，亦可外用于皮肤、黏膜和人体腔道；③便于分剂量，易于服用，尤其适用于婴幼儿和老年患者；④可避免局部药物浓度过高，以减少某些药物对胃肠道的刺激性；⑤液体制剂还可掩盖药物的不良气味，如混悬剂和 O/W 型乳剂；⑥某些难溶性药物制成混悬剂可增加药物的稳定性或具有缓释作用。

液体制剂也存在如下缺点：①稳定性差，某些药物化学稳定性差，易被水解降低药效，甚至失效；非均相液体制剂的药物分散度大，分散粒子表面积大，易产生物理稳定性问题。②口服液体制剂大多以水为溶剂，易霉变，常需加入防腐剂；非水溶剂常有药理作用。③体积较大，携带、运输、储存不方便。

二、液体制剂的分类

（一）按分散系统分类

1. **均相液体制剂**　为单相分散体系，药物以分子或离子形式分散在分散介质中，外观澄明，属热力学稳定体系，包括以下两种。

（1）低分子溶液剂：由低分子药物以分子或离子形式分散在分散介质中形成的液体制剂，又称真溶液。

（2）高分子溶液剂：由高分子化合物分散在分散介质中形成的液体制剂，以水为溶剂时，又称亲水胶体溶液。

2. **非均相液体制剂**　为多相分散体系，药物以微粒状态分散在分散介质中，属热力学和动力学不稳定体系，包括以下三种。

（1）溶胶剂：由不溶性药物以胶粒形式分散于分散介质中形成的液体制剂，又称疏水胶体溶液。

（2）乳剂：由不溶性液体药物以液滴形式分散于分散介质中形成的液体制剂。

（3）混悬剂：由难溶性固体药物以微粒形式分散于分散介质中形成的液体制剂。

综上所述，按分散体系分类，分散微粒大小决定了分散体系的特征，见表4-1。

表 4-1 分散体系中微粒大小与特征

液体类别	微粒大小（nm）	特征
均相液体制剂	<1	以分子、离子状态分散，为澄明溶液，体系稳定，用溶解法制备
非均相液体制剂		
溶胶剂	1～100	以分子聚集体分散，形成多相体系，有聚结不稳定性，用胶溶法制备
乳剂	>100	以小液滴状态分散，形成多相体系，有聚结和重力不稳定性，用分散法制备
混悬剂	>500	以固体微粒状态分散，形成多相体系，有聚结和重力不稳定性，用分散法和凝聚法制备

（二）按给药途径分类

1. 内服液体制剂 如合剂、糖浆剂、混悬剂、乳剂、滴剂等。

2. 外用液体制剂

（1）皮肤用液体制剂：如洗剂、搽剂。

（2）五官科用液体制剂：如洗耳剂、滴耳剂、滴鼻剂、含漱剂等。

（3）直肠、阴道、尿道等腔道用液体制剂：如灌肠剂、灌洗剂等。

三、液体制剂的质量要求

均相液体制剂应澄明；非均相液体制剂的分散相粒子应分散均匀，浓度准确；口服液体制剂应外观良好，口感适宜；外用液体制剂应无刺激性；液体制剂应具有一定的防腐能力，储存与使用期间不应发生霉变；分散介质最好用水，其次是乙醇、甘油和植物油等；包装容器应符合有关规定，方便携带和应用。

考点：液体制剂的含义、特点、分类与质量要求

第 2 节 表面活性剂

一、表面活性剂的含义与特点

（一）含义

一定条件下的任何纯液体都具有表面张力，20℃时水的表面张力为 72.75mN/m，当水中溶入溶质时，溶液的表面张力因溶质的加入而发生变化，如一些无机盐可使水的表面张力略有增加，一些低级醇则使水的表面张力略有下降，肥皂和洗衣粉可使水的表面张力显著下降。表面活性剂是指具有很强的表面活性，能使液体的表面张力显著下降的物质。

链接 表面张力

如果没有外力的影响或影响不大时，液体趋向于成为球状。从简单的分子引力观点来看，液体表面的分子与液体内部分子情况不同。内部分子所受到相邻分子的作用力是对称的，相互抵消，但液体表面分子由于受内部分子的吸引力，远远大于液面上气体分子对它的吸引力，因此产生了一种力使表面分子有向内运动的趋势，使液体的表面积有缩到最小的趋势，这种力即表面张力。

（二）特点

1. 两亲性 表面活性剂分子一般由非极性烃链（疏水基）和极性基团（亲水基）组成。烃链长度一般在 8 个碳原子以上，极性基团可以是解离的离子，也可以是不解离的亲水基团，如—OH、—COOH、—NH₂、—SO₃H 等。例如，肥皂（R·COONa），其结构中的脂肪酸烃链（R—）为亲油基团，解离的脂肪酸根（—COO⁻）为亲水基团。

2. 正吸附 表面活性剂在水中少量溶解时，可在水-空气界面产生定向排列，即亲水基团朝向水，而亲油基团朝向空气，此时溶液表面的表面活性剂浓度远远大于溶液中的浓度，这种表面活性剂在溶液表面聚集的现象称为正吸附，如图 4-1 所示。

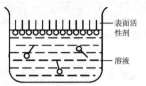

图 4-1 表面活性剂在溶液表面的正吸附

二、表面活性剂的分类

表面活性剂按其分子能否解离成离子，分为离子型表面活性剂和非离子型表面活性剂。

（一）离子型表面活性剂

离子型表面活性剂根据其解离后所带电荷的性质，分为阴离子型表面活性剂、阳离子型表面活性剂和两性离子型表面活性剂。

1. 阴离子型表面活性剂 表面活性剂起表面活性作用的部分是阴离子，带有负电荷。

（1）肥皂类：通式为（$RCOO^-$）$_nM_n^+$，脂肪酸烃链 R 一般为 C11～C17，M 为碱金属、碱土金属或有机胺。根据 M 的不同，可分为碱金属皂（一价金属皂，如钾皂、钠皂）、碱土金属皂（二价或多价金属皂，如钙皂、镁皂、锌皂、铝皂等）和有机胺皂（如三乙醇胺皂）。它们均具有良好的乳化能力，其中碱金属皂和有机胺皂亲水性较强，常用作 O/W 型乳化剂；碱土金属皂亲水性较弱，常用作 W/O 型乳化剂。

（2）硫酸化物：通式为 $ROSO_3^-M^+$，主要是硫酸化油和高级脂肪醇硫酸酯类，其中脂肪烃链 R 在 C12～C18 范围。例如，硫酸化蓖麻油（俗称土耳其红油）在硫酸化油类中应用广泛；高级脂肪醇硫酸酯类中常用的有十二烷基硫酸钠（SDS，又称月桂醇硫酸钠）、十六烷基硫酸钠（又称鲸蜡醇硫酸钠）、十八烷基硫酸钠（又称硬脂醇硫酸钠）等。它们具有较强的乳化性能，比肥皂类稳定，在低浓度时对黏膜有一定的刺激性，多为外用软膏的乳化剂。

（3）磺酸化物：通式为 $RSO_3^-M^+$，是脂肪酸或脂肪醇经磺酸化，用碱中和后所得的化合物，主要有脂肪族磺酸化物、烷基芳基磺酸化物和烷基萘磺酸化物。常用的品种有琥珀酸二辛酯磺酸钠（商品名为阿洛索-OT）、十二烷基苯磺酸钠等，后者为广泛应用的洗涤剂。

2. 阳离子型表面活性剂 起表面活性作用的部分是阳离子，带正电荷，又称阳性皂，其分子结构的主要部分是一个五价的氮原子，因此也称季铵化物，通式为 $[RNH_3^+]X^-$。其特点是水溶性大，表面活性良好、杀菌力强，但毒性大，常用作杀菌消毒剂。常用的有苯扎氯铵（洁尔灭）和苯扎溴铵（新洁尔灭）等。

3. 两性离子型表面活性剂 这类表面活性剂的分子结构中同时具有正、负电荷基团，在不同 pH 介质中可表现出阳离子型或阴离子型表面活性剂的性质。两性离子型表面活性剂在碱性水溶液中呈阴离子型表面活性剂的性质，具有很好的起泡、去污作用；在酸性溶液中则呈阳离子型表面活性剂的性质，具有很强的杀菌能力。

（1）卵磷脂：是天然的两性离子型表面活性剂，主要来源于大豆和蛋黄。其对油脂的乳化作用强，是制备注射用乳剂及脂质微粒制剂的主要辅料。

（2）氨基酸型和甜菜碱型：这两类表面活性剂为合成化合物，阴离子部分主要是羧酸盐；阳离子部分为季铵盐或胺盐，由胺盐构成者即为氨基酸型，由季铵盐构成者即为甜菜碱型。氨基酸型在等电点时亲水性减弱，并可能产生沉淀，而甜菜碱型则无论在酸性、中性及碱性溶液中均易溶，在等电点时也无沉淀。

（二）非离子型表面活性剂

这类表面活性剂在水中不解离，亲水基团一般为甘油、聚乙二醇和山梨醇等多元醇，亲油基团是长链脂肪酸或长链脂肪醇及烷基或芳基等。因其毒性及溶血作用较小，化学性质稳定，不易受溶液 pH 的影响，能与大多数药物配伍，故广泛用于口服、外用制剂和注射剂，某些品种还可用于静脉注射剂。常用的品种有以下几类。

1. 脂肪酸甘油酯 主要有脂肪酸单甘油酯和脂肪酸二甘油酯，如单硬脂酸甘油酯等。其表面活性较弱，亲水亲油平衡值（HLB）为 3～4，主要用作 W/O 型辅助乳化剂。

2. 蔗糖脂肪酸酯　简称蔗糖酯,是蔗糖与脂肪酸反应生成的一大类化合物,属多元醇型非离子表面活性剂。主要用作 O/W 型乳化剂和分散剂。

3. 脂肪酸山梨坦　是失水山梨醇脂肪酸酯,由山梨糖醇及其单酐和二酐与脂肪酸反应生成的酯类化合物的混合物,商品名为司盘(span)。根据脂肪酸的不同,可分为司盘 20、司盘 40、司盘 60、司盘 80 和司盘 85 等多个品种。其 HLB 为 1.8~3.8,是常用的 W/O 型乳化剂,常与吐温配合使用。

4. 聚山梨酯　是聚氧乙烯失水山梨醇脂肪酸酯,由失水山梨醇脂肪酸酯与环氧乙烷反应生成的亲水性化合物,商品名为吐温(tween)。根据脂肪酸的不同,有吐温 20、吐温 40、吐温 60、吐温 65、吐温 80 和吐温 85 等多种型号。其 HLB 在 8 以上,常用作增溶剂、分散剂、润湿剂和 O/W 型乳化剂。

5. 聚氧乙烯脂肪酸酯/醇醚　商品名分别为卖泽(myrij)/苄泽(brij)。两类均具有较强的亲水性,可作为 O/W 型乳化剂。

6. 聚氧乙烯-聚氧丙烯共聚物　又称泊洛沙姆,商品名为普朗尼克。其分子量在 1000~14 000,HLB 为 0.5~30.0。随分子量增加,本品从液体变为固体。随聚氧丙烯比例增加,亲油性增强;反之,随聚氧乙烯比例增加,亲水性增强。本品为高分子非离子型表面活性剂,具有乳化、润湿、分散、起泡和消泡等多种优良性能,但增溶能力较弱。

三、表面活性剂的性质

(一)临界胶束浓度

表面活性剂的正吸附达到饱和时,随着表面活性剂的浓度增加,其分子逐渐转入溶液中。由于表面活性剂的亲油基团与水的亲和力小,表面活性剂分子依赖范德瓦耳斯力相互聚集和定向排列,形成亲油基向内、亲水基向外的多分子聚合体,这种聚合体称为胶束。表面活性剂分子缔合形成胶束的最低浓度称为临界胶束浓度(critical micelle concentration, CMC)。表面活性剂的浓度在一定范围内,胶束结构呈球状,随着浓度增加及类型的不同,胶束结构也可呈棒状、束状、板状、层状等,如图 4-2 所示。

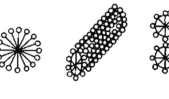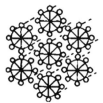

球状胶束　　棒状胶束　　束状胶束

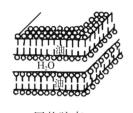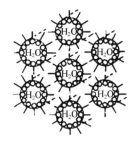

层状胶束

图 4-2　胶束的结构

(二)增溶作用

1. 胶束增溶　表面活性剂在水溶液中达到 CMC 后,一些水不溶性或微溶性物质在胶束溶液中的溶解度可显著增加,形成透明胶体溶液,这种作用称为增溶。例如,甲酚在水中的溶解度为 2%左右,但在肥皂溶液中能增加到 50%。具有增溶能力的表面活性剂称为增溶剂,被增溶的物质称为增溶质,每 1g 增溶剂能增溶药物的克数称为增溶量。对于以水为溶剂的药物,增溶剂的最适 HLB 为 15~18。

2. 温度对增溶的影响　温度对增溶有三方面的影响:①影响胶束的形成;②影响增溶质的溶解;③影响表面活性剂的溶解度。

(1)Krafft 点:对于离子型表面活性剂,温度上升溶解度增加,超过某一温度时溶解度急剧增大,此温度称为 Krafft 点。因此 Krafft 点是表面活性剂应用温度的下限,只有在温度高于 Krafft 点时,表面活性剂才能充分发挥作用。例如,十二烷基硫酸钠和十二烷基磺酸钠的 Krafft 点分别约为 8℃和 70℃,显然后者在室温的表面活性低。

(2)昙点:对于聚氧乙烯型非离子型表面活性剂,开始时其溶解度随温度升高而增大,但升高到一定程度时,可导致聚氧乙烯链与水之间的氢键断裂,溶解度急剧下降,溶液出现浑浊,这种现象称为起昙,此时的温度称为昙点或浊点。吐温类表面活性剂有起昙现象,但很多聚氧乙烯类表面活性剂在常压下观察不到昙点，如泊洛沙姆 108、泊洛沙姆 188 等。

（三）亲水亲油平衡值

1. 亲水亲油平衡值　表面活性剂分子中亲水基团和亲油基团对油或水的综合亲和力称为亲水亲油平衡值（hydrophile-lipophile balance value，HLB）。表面活性剂的 HLB 越大，其越亲水，反之，越亲油。

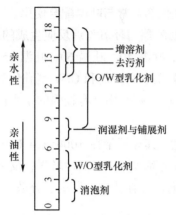

图 4-3　HLB 与表面活性剂应用的关系

根据经验，将表面活性剂的 HLB 范围限定在 0～40，其中非离子型表面活性剂的 HLB 范围为 0～20，即完全由疏水碳氢基团组成的石蜡分子的 HLB 为 0，完全由亲水性的氧乙烯基组成的聚氧乙烯的 HLB 为 20，既有碳氢链又有氧乙烯链的表面活性剂的 HLB 则介于两者之间。亲油性或亲水性很大的表面活性剂易溶于油或易溶于水，在溶液界面上很少存在，故其表面活性较弱。表面活性剂的 HLB 不同，其应用也不同，HLB 范围在 3～6 的表面活性剂适合用作 W/O 型乳化剂，HLB 为 8～18 的表面活性剂适合用作 O/W 型乳化剂，适合作润湿剂与铺展剂的表面活性剂 HLB 为 7～9，适合作增溶剂的表面活性剂 HLB 为 13～18 等，如图 4-3 所示。

2. HLB 的计算　在实际生产中，常遇到表面活性剂的选择与应用的问题，一般将两种或两种以上的表面活性剂合并使用，以提高制剂的稳定性和质量。非离子型表面活性剂的 HLB 具有加和性。简单的两组分非离子型表面活性剂体系的 HLB 值可按下式计算：

$$HLB_{AB} = \frac{HLB_A \times W_A + HLB_B \times W_B}{W_A + W_B}$$

案例 4-1　HLB 的计算

用司盘 80（HLB 为 4.3）和吐温 80（HLB 为 15）等量混合后的 HLB 为多少？

解：代入上述公式，

$$HLB_{AB} = \frac{4.3 \times 50\% + 15 \times 50\%}{50\% + 50\%} = 9.65$$

（四）生物学性质

1. 对药物吸收的影响　如果被增溶在胶束内的药物可以顺利从胶束内扩散，或胶束本身迅速与胃肠黏膜融合，则表面活性剂的存在一般会促进药物的吸收。例如，应用吐温 80 可明显促进螺内酯的口服吸收。

2. 毒性　一般而言，表面活性剂的毒性大小的顺序是阳离子型表面活性剂＞阴离子型表面活性剂＞非离子型表面活性剂。阴离子和阳离子型表面活性剂不仅毒性大，而且还有较强的溶血作用。故阳离子型表面活性剂常用于消毒杀菌，阴离子型表面活性剂常用于外用制剂，而非离子型表面活性剂可用于口服制剂，少数品种如泊洛沙姆 188 可用于静脉注射制剂。

3. 刺激性　长期应用含表面活性剂的外用制剂，可能对皮肤或黏膜产生一定的刺激性。表面活性剂的刺激性大小的顺序一般是阳离子型表面活性剂＞阴离子型表面活性剂＞非离子型表面活性剂。

4. 与蛋白质的相互作用　在碱性条件下，蛋白质分子结构中氨基酸的羧基发生解离而带有负电荷；在酸性条件下，其结构中的氨基发生解离而带有正电荷。因此在两种不同带电情况下，可分别与阳离子型表面活性剂或阴离子型表面活性剂发生电性结合。此外，表面活性剂还可能破坏蛋白质二维结构中的肽键、氢键和疏水键，从而使蛋白质各残基之间交联变弱，螺旋结构无序，最终使蛋白质变性。

四、表面活性剂在中药药剂中的应用

表面活性剂在中药药剂中应用广泛，是制剂中常用的附加剂。其中，阳离子型表面活性剂可直接用于消毒、杀菌和防腐，其他类型表面活性剂常用于难溶性药物的增溶、油的乳化、混悬微粒的润湿与助分散、增加药物的稳定性、促进药物的吸收等方面。

（一）增溶剂

具有增溶作用的表面活性剂称为增溶剂。增溶剂能增加难溶性药物的溶解度，改善液体制剂的澄明度，提高制剂的稳定性。增溶剂的增溶机制是其在溶液中形成胶束后增加了难溶性药物的溶解度。

（二）乳化剂

表面活性剂能降低油—水界面张力，使乳浊液易形成，同时表面活性剂分子可在分散相乳滴周围形成保护膜，防止乳滴相互碰撞时聚集，提高乳浊液的稳定性。

（三）润湿剂

促进液体在固体表面铺展或渗透的作用称为润湿作用。能起润湿作用的表面活性剂称为润湿剂。制备混悬液时，常出现药物粉末不易被润湿而漂浮于液体表面或下沉的现象，加入润湿剂后可降低固-液界面张力润湿固体。

（四）起泡剂与消泡剂

具有发生泡沫作用和稳定泡沫作用的物质称为起泡剂。起泡剂通常具有较强的亲水性和较高的HLB。表面活性剂作为起泡剂主要应用于腔道及皮肤用药。例如，外用避孕片加入起泡剂后，可增加泡腾剂产生的气泡的持久性与细度，使泡沫持久充满腔道，增加避孕效果。

与起泡剂相反，用来消除泡沫的物质称为消泡剂。一些含有表面活性剂或具有表面活性物质的溶液，如中药材的乙醇或水浸出液，含有皂苷、蛋白质、树胶及其他高分子化合物的溶液，在剧烈搅拌或蒸发浓缩时可产生稳定的泡沫，给操作带来困难。为了破坏泡沫，可加入一些HLB为1～3的亲油性较强的表面活性剂与泡沫液层的起泡剂争夺液膜面，并吸附于泡沫表面上，取代原来的起泡剂，而其本身并不能形成稳定的液膜，从而破坏泡沫。

（五）去污剂

去污剂又称洗涤剂，是指用于去除污垢的表面活性剂。HLB一般为13～16。常用的去污剂有油酸钠和其他脂肪酸的钠皂及钾皂、十二烷基硫酸钠等阴离子型表面活性剂。

（六）消毒剂和杀菌剂

大多数阳离子型表面活性剂和两性离子型表面活性剂都可用作消毒剂，少数阴离子型表面活性剂也有类似作用，常用的广谱杀菌剂如苯扎溴铵，可用于器械消毒和环境消毒等。

考点： 表面活性剂的含义、特点、性质与应用

第 3 节　液体制剂的溶剂与附加剂

一、液体制剂常用溶剂

液体制剂的溶剂，亦称分散介质，其种类对液体制剂的性质和质量影响很大。选择分散介质时应遵循以下原则：①对药物有良好的溶解性和分散性；②无毒性、刺激性，无臭味；③化学性质稳定，不与药物或附加剂发生反应；④不影响药物疗效的发挥和含量测定；⑤具有防腐性；⑥经济、安全、易得。

常用分散介质按介电常数大小可分为极性分散介质、半极性分散介质和非极性分散介质。

（一）极性分散介质

1. 水　是最常用的分散介质，本身无药理作用，能与乙醇、甘油、丙二醇等分散介质以任意比例混合，能溶解大多数的无机盐和极性大的有机药物，还能溶解药材中的生物碱盐、苷类、糖类、树胶、黏液质、鞣质、蛋白质、酸及色素等。但有些药物在水中不稳定，易霉变，不宜久储。配制水性液体制剂一般选用纯化水，不宜使用饮用水。

2. 甘油　即丙三醇，为无色黏稠性液体，味甜，毒性小，能与水、乙醇、丙二醇等以任意比例混合，对硼酸、苯酚和鞣质的溶解度比水大。甘油可供内服或外用，在外用液体制剂中应用较多，因其黏度大，可延长药物的局部停留时间，利于疗效的发挥，同时具有吸水性，对皮肤有保湿和滋润作用，

常作为外用液体制剂的保湿剂。液体制剂中甘油含量在30%以上具有防腐作用。

3. 二甲亚砜（DMSO）　为无色澄明液体，有大蒜臭味，吸湿性较强，能与水、乙醇、甘油、丙二醇等以任意比例混合。本品溶解范围广，有"万能溶剂"之称，能促进药物渗透皮肤和黏膜，但对皮肤有轻度刺激。

（二）半极性分散介质

1. 乙醇　为常用分散介质，可与水、甘油、丙二醇等以任意比例混合，能溶解大部分有机药物和药材中的有效成分，如生物碱及其盐、苷类、挥发油、树脂、鞣质、有机酸和色素等。液体制剂中乙醇含量在20%以上具有防腐作用，40%以上能抑制某些药物的水解。但本品有一定的药理作用，且有易挥发、易燃烧等缺点。

2. 丙二醇　药用一般为1，2-丙二醇，性质与甘油相似，但黏度较甘油小，毒性小，无刺激性。可与水、乙醇、甘油等以任意比例混合，能溶解多种有机药物，可作为内服及肌内注射用药的溶剂。一定比例的丙二醇与水的混合溶剂能延缓某些药物的水解，增加药物的稳定性。本品能促进药物在皮肤和黏膜上的渗透。

3. 聚乙二醇（PEG）　聚乙二醇分子量在1000以下者为液体，液体制剂中常用的PEG300～600为无色黏稠澄明液体，能与水、乙醇、丙二醇、甘油等任意混合。不同浓度的聚乙二醇水溶液能溶解许多水溶性无机盐和水不溶性的有机药物。本品对易水解的药物有一定的稳定作用，在外用液体制剂中能增加皮肤的柔韧性，具有一定的保湿作用。

（三）非极性分散介质

1. 脂肪油　常用的非极性分散介质，如麻油、豆油、花生油等植物油，能溶解油溶性药物，如激素、挥发油、游离生物碱和许多芳香族化合物。脂肪油易酸败，也易受碱性药物的影响发生皂化反应而影响制剂的质量。本品多为外用液体制剂的溶剂，如洗剂、搽剂、滴鼻剂等。

2. 液状石蜡　为无色无味澄明油状液体，是从石油产品中分离得到的液态烃的混合物，化学性质稳定，有轻质和重质两种，能溶解生物碱、挥发油等非极性药物。本品在肠道中不分解，也不吸收，有润肠通便的作用。

3. 乙酸乙酯　为无色微臭油状液体，具有挥发性和可燃性，在空气中易氧化，需加入抗氧剂。本品能溶解甾体药物、挥发油及其他油溶性药物，常作为搽剂的溶剂。

4. 肉豆蔻酸异丙酯　为无色透明油状液体，化学性质稳定，不易氧化和水解，不易酸败。不溶于水、甘油和丙二醇，但溶于乙醇、丙酮、乙酸乙酯和矿物油中，能溶解甾体药物和挥发油。本品无刺激性和过敏性，可透过皮肤促进药物吸收，常用作外用制剂的溶剂。

二、液体制剂常用附加剂

（一）增溶剂

应用增溶剂可增加难溶性药物的溶解度，改善液体制剂的澄明度，同时提高制剂的稳定性。吐温类和卖泽类常用作增溶剂。

（二）助溶剂

难溶性药物与加入的第三种物质在溶剂中形成可溶性络合物、复盐或缔合物等，可增加药物在溶剂（主要是水）中的溶解度，这第三种物质称为助溶剂。

常用的助溶剂可分为三类：①无机化合物，如碘化钾、氯化钠等；②某些有机酸及其钠盐，如苯甲酸钠、水杨酸钠、对氨基苯甲酸钠等；③酰胺类化合物，如乌拉坦、尿素、烟酰胺、乙酰胺等。

（三）潜溶剂

某些药物在单一溶剂中溶解性能差，但在各溶剂达到某一比例的混合溶剂中，药物的溶解度出现极大值，这种现象称潜溶，这种混合溶剂称为潜溶剂。与水形成潜溶剂的有乙醇、丙二醇、甘油、聚乙二醇等。

（四）防腐剂

防腐剂是指能抑制微生物生长繁殖的物质，亦称抑菌剂。中药材、中药饮片、中药制剂由于原料质量、生产工艺、设备条件、储藏环境等因素的影响，可能会出现霉变、染菌及虫蛀等影响药品质量的情况，因此应积极采取各种有效防腐措施以确保制剂的质量。防腐的有效措施主要是防止微生物的污染，在实际生产过程中常根据需要添加防腐剂。常用防腐剂如下所示。

1. 苯甲酸与苯甲酸钠　苯甲酸未解离的分子抑菌作用强，而离子几乎无抑菌作用，故在酸性溶液中抑菌效果较好，一般在 pH 4 以下作用好。

2. 对羟基苯甲酸酯类（尼泊金类）　对羟基苯甲酸酯类有甲、乙、丙、丁四种酯，是一类优良的防腐剂。本类防腐剂几种酯合用效果更好，通常是乙酯和丙酯（1:1）、乙酯和丁酯（1:1）合用。

3. 山梨酸　本品起防腐作用的是未解离的分子，在 pH4 的水溶液中抑菌效果较好。山梨酸与其他防腐剂合用能产生协同作用。山梨酸钾、山梨酸钙的作用与山梨酸相同，在水中溶解度较大，需在酸性溶液中使用。

4. 季铵盐类　常用的有苯扎氯铵和苯扎溴铵，有较强的杀菌、防腐作用，可用于外用液体制剂的防腐。

5. 其他　植物挥发油（如桉叶油、桂皮油、薄荷油等）、0.5%三氯叔丁醇、30%以上的甘油溶液均具有防腐作用。

（五）矫味剂

1. 甜味剂　能掩盖药物的咸、涩和苦味，包括天然甜味剂和合成甜味剂两类。天然甜味剂中广泛应用的是蔗糖、甜菊苷等，可做成单糖浆、芳香糖浆（如橙皮糖浆、樱桃糖浆、甘草糖浆、桂皮糖浆等）使用。合成的甜味剂，如糖精钠，常用量为 0.03%，其甜味是蔗糖的 200～700 倍。

2. 芳香剂　可掩盖药物的不良嗅味，包括天然芳香剂和合成芳香剂两大类。天然的有薄荷油、桂皮油、橙皮油等。合成芳香剂多为香精，如香蕉香精、菠萝香精、柠檬香精等。

3. 胶浆剂　具有黏稠、缓和的性质，能干扰味觉而矫味。常用阿拉伯胶、西黄蓍胶、羧甲基纤维素钠、甲基纤维素、琼脂、海藻酸钠等。常在胶浆剂中加入适量糖精钠或甜菊苷等甜味剂，以增加其矫味作用。

4. 泡腾剂　能改善盐类的苦味、涩味、咸味，其原理是利用有机酸（如柠檬酸、酒石酸）与碳酸氢钠混合后，遇水产生大量的二氧化碳，二氧化碳溶于水中呈弱酸性，能麻痹味蕾从而起到矫味的作用。

（六）着色剂

着色剂能改善制剂的外观颜色，可用来识别制剂品种、区分应用方法和减少患者对服药的厌恶感。着色剂又称色素或染料，可分为天然色素和人工合成色素两类。

1. 天然色素　可用做内服液体制剂的着色剂，常用的有植物性色素（如苏木、茜草根、姜黄、松叶兰等）和矿物性色素（如氧化铁）。

2. 人工合成色素　具有色泽鲜艳、价格低廉的特点，且大多数毒性较大，因此，用量不宜过多。我国批准的内服合成色素有苋菜红、柠檬黄、日落黄等，外用合成色素有伊红（又称曙红，适用于中性或弱碱性溶液）、品红（适用于中性、弱酸性溶液）及亚甲蓝（又称美蓝，适用于中性溶液）等。

三、增加药物溶解度的方法

增加药物溶解度的方法主要有以下几种。

（一）制成盐类

一些难溶性弱酸或弱碱类药物，由于它们的极性较小，所以在水中溶解度很小或不溶。如果加入适量的酸（弱碱性药物）或碱（弱酸性药物）制成盐使其成为离子型极性化合物后，则可增加其在水（极性溶剂）中的溶解度。

（二）更换溶剂或选用混合溶剂

常用作混合溶剂的有水、乙醇、甘油、丙二醇、聚乙二醇、二甲亚砜等。

（三）加入助溶剂

一些难溶性药物，当加入助溶剂时，能使其在水中的溶解度增加，而不降低活性。

（四）使用增溶剂

使用增溶剂系将药物分散于表面活性剂形成的胶团中，增加药物溶解度，被增溶的物质称为增溶质。

（五）改变部分化学结构

某些难溶性药物常在其分子结构中引入亲水性基团，增加它在水中的溶解度。例如，穿心莲内酯难溶于水，通过其与亚硫酸氢钠反应，生成溶解度较大的亚硫酸氢钠穿心莲内酯。但要注意，有些药物引入亲水性基团后，水溶性增大，其药理作用也有可能改变。

（六）其他

微粉化、固体分散体、制成 β-环糊精包合物等也可增加药物的溶解度。

考点： 液体制剂常用溶剂与附加剂、增加药物溶解度的方法

第4节　真溶液型液体制剂

真溶液型液体制剂又称溶液型液体制剂或低分子溶液剂，是指小分子药物以分子或离子形式分散在溶剂中制成的均匀分散的液体制剂，简称真溶液。常见剂型有溶液剂、芳香水剂与露剂、甘油剂、醑剂等。

一、溶液剂

（一）概述

溶液剂是指药物溶解于溶剂中制成的澄明液体制剂，可供内服或外用。溶质一般为非挥发性的低分子化学药物，溶剂多为水，也可用不同浓度的乙醇或油。

大多数药物在水中易溶，而有些药物溶解度小，即使制成饱和溶液也达不到治疗所需的有效浓度，故可根据需要来增加药物在水中的溶解度。增加药物溶解度的方法有使用增溶剂、助溶剂和潜溶剂，对于一些难溶性弱酸或弱碱类药物，加入碱或酸制成盐可增加其溶解度，对于某些难溶性药物，可在其分子结构中引入亲水基团来增加溶解度，此外，微粉化、制成固体分散体、制成包合物等也可增加药物的溶解度（图4-4）。

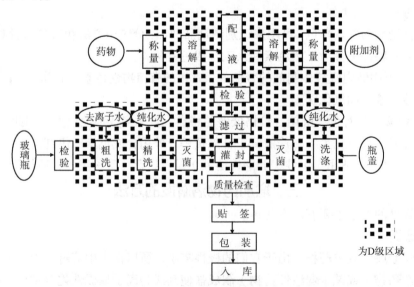

图4-4　溶液剂生产工艺流程及环境区域划分示意图

（二）制备方法

1. 溶解法　对于较稳定的化学药物，此法较为多用。溶解法的工艺流程如下。

$$药物称量　\rightarrow　溶解　\rightarrow　滤过　\rightarrow　质量检查　\rightarrow　包装$$

具体方法：取处方总量 1/2～4/5 的溶剂加入药物搅拌溶解。处方中如有附加剂或溶解度小的药物，宜先溶解再加其他药物，液体药物及挥发性药物应最后加入。制备的溶液应滤过，滤材用溶剂润湿，并通过滤器添加适量溶剂至全量。滤过后的药液应进行质量检查。制得的药液应及时分装、密封、贴标签及包装。

如处方中含有糖浆、甘油等黏稠液体，用量杯量取后，应加少量水稀释，搅匀后再倾出。溶剂如为油、液状石蜡，容器与用具等所用器材均应干燥，以免制品中混入水而浑浊。必要时可加分散剂，有利于溶液澄清，有助于过滤。

2. 稀释法　将高浓度溶液或易溶性药物的浓储备液用溶剂稀释至所需浓度的方法。用该法制备溶液剂时应注意浓度换算。对于挥发性药物浓溶液，稀释操作要迅速，以免挥发损失影响浓度的准确性。

3. 化学反应法　利用化学反应制成溶液的方法。本法适用于原料药物缺乏或不符合医疗要求的情况，如氢氧化钙溶液可用其化学纯品溶解于水制得，也可用氧化钙与水经化学反应制得。此法多有副产物，应用较少。

（三）溶液剂制备案例

复方碘溶液

【**生产处方**】　碘 50g；碘化钾 100g；纯化水添加至 1000ml。

【**制备流程**】

1. 称量　根据配制规程，按配制理论用量准确称量碘与碘化钾，并经复核人复核无误，将碘化钾投入配液罐。

2. 溶解　向配液罐中加入规定量纯化水，将碘化钾溶解至溶液中无肉眼可见的固体颗粒，再向配液罐加入碘，随加随搅拌，至完全溶解，整个过程应控制在规定生产时间限度内。

3. 定容　向溶解后的复方碘溶液中加纯化水，搅拌 5～10 分钟，直至混合均匀，调整复方碘溶液至规定浓度。

4. 中间产品检测　由取样人员按照取样有关规定进行取样、检测。

5. 灌装与封口　分装中间产品检验合格后，采用液体灌装机进行灌装与封口。分装过程中至少检测 5 次装量并记录，控制装量差异。

6. 灯检　将封盖后制剂待包装品转移至灯检贴签室，对制剂进行灯检，仔细检查瓶内是否有异物。

7. 贴签　贴签时要把带有刻度的一面露在外面，方便患者使用。

8. 入库　将贴签后的制剂成品准确计数后放入库房的待检验区，待成品质量放行后，登记入库，并转移至库房合格区。

9. 清场　清除残留物，清洗分装容器、擦净操作台。

【**功能与主治**】　补充碘，具有调节甲状腺功能的作用。用于单纯性甲状腺肿及甲状腺功能亢进者手术前的辅助用药。

【**用法与用量**】　口服。常用量：一次 0.1～0.5ml，一日 0.3～0.8ml。极量：一次 1ml，一日 3ml。

【**分析**】　碘难溶于水（1∶2950），使用碘化钾作助溶剂以增大其溶解度。溶解碘化钾时应尽量少加水，配成浓溶液后再加入碘，以利于碘的溶解和稳定。碘化钾与碘生成易溶于水及醇的络合物（$I_2 + KI \rightarrow KI_3$）。

二、芳香水剂与露剂

（一）概述

芳香水剂是指芳香挥发性药物（多为挥发油）的饱和或近饱和水溶液。含挥发性成分的中药材用水蒸气蒸馏法制成的芳香水剂又称为露剂。芳香水剂与露剂均要求澄明，具有与原有药物相同的气味，不得有异臭、沉淀或杂质。芳香水剂一般作矫味剂、矫臭剂和分散剂使用，有的也有治疗作用。芳香水剂中挥发性成分易氧化、分解和霉变，不宜久储。

芳香水剂的制法因原料不同而异。纯净的挥发油或化学药物多用溶解法或稀释法制备，含挥发成分的中药材常用水蒸气蒸馏法制备。

（二）芳香水剂与露剂制备案例

金 银 花 露

【生产处方】　金银花 625kg；蔗糖适量；枸杞酸适量。

【制备流程】　取金银花 62.5kg，用水蒸气蒸馏，收集蒸馏液约 1 000 000ml，取蒸馏液，调节 pH 至约 4.5，加矫味剂适量，滤过，制成 1 000 000ml，灌封，灭菌，或灭菌后灌封，即得。

【分析】　本品有效成分易挥发，应在密闭阴凉处保存。

三、甘 油 剂

（一）概述

甘油剂是指药物的甘油溶液，专供外用。甘油具有黏稠性、吸湿性和防腐性，对皮肤、黏膜有滋润和保护作用，能使药物滞留患处而延长药物局部疗效。甘油剂常用于口腔、耳鼻喉科。甘油剂吸湿性大，应密闭保存。

（二）制备方法

1. 溶解法　将药物直接溶于甘油中制成，如碘甘油。

2. 化学反应法　将药物与甘油发生化学反应而制成，如硼酸甘油。

四、醑 剂

（一）概述

醑剂是指挥发性药物的浓乙醇溶液，可供内服或外用。制备芳香水剂的药物一般均可制成醑剂。醑剂中药物浓度可达到 20%。乙醇浓度一般为 60%～90%。醑剂接触水后可因乙醇浓度降低发生浑浊，应加以注意。

（二）制备方法

1. 溶解法　是制备醑剂的常用方法。将挥发性药物直接溶解于乙醇中制得。

2. 蒸馏法　将挥发性药物溶于乙醇后再进行蒸馏，或将经化学反应制得的挥发性药物加以蒸馏制成，如芳香氨醑。

（三）溶解法制备醑剂案例

樟 脑 醑

【生产处方】　樟脑 2.5g；乙醇适量；共制 25ml。

【制备流程】　取樟脑 2.5g，加乙醇约 20ml 溶解，滤过，自滤器上添加乙醇至 25ml，即得。

【分析】　本品含醇量应为 80%～87%，常温下易挥发，应在密闭阴凉处保存。本品遇水易析出结晶，所用器材及包装材料均应洁净干燥。

考点： 增加药物溶解度的方法；各类真溶液型制剂的含义与制法

第 5 节　胶体溶液型液体制剂

胶体溶液型液体制剂是指质点大小在 1～100nm 范围的分散相分散于分散介质中的液体制剂。分散介质大多为水，少数为非水溶剂。根据分散相质点的聚集形式，胶体溶液可分为高分子溶液和溶胶。

一、高分子溶液剂

（一）概述

高分子溶液剂是指高分子化合物溶解于溶剂中形成的均相液体制剂，属热力学稳定体系。以水为溶剂时，称为亲水性高分子溶液，又称为亲水胶体溶液。以非水溶剂制成的溶液称为高分子非水性溶液剂。

（二）高分子溶液剂的性质

1. **带电性**　高分子化合物在溶液中因某些基团解离而带有电荷，所以具有电泳现象。采用电泳法可测定高分子溶液所带电荷的种类。

2. **渗透压**　亲水性高分子溶液与溶胶不同，有较高的渗透压，渗透压的大小与高分子溶液的浓度有关。

3. **黏性**　高分子溶液是黏稠性流体，黏稠性大小用黏度表示。因黏度与分子量有关，可根据高分子溶液的黏度测定其分子量。由于具有一定的黏稠性和保护作用，高分子溶液在制剂生产中常作助悬剂、乳化剂、黏合剂等附加剂。

4. **聚结特性**　高分子化合物含有大量亲水基，如—NH$_2$、—OH、—COOH 等，能与水形成牢固的水化膜，可阻止高分子化合物分子之间的相互凝聚而使其稳定。同时，高分子溶液的稳定性还受带电性的影响，当水化膜的荷电发生变化时，易出现聚结沉淀。①向溶液中加入大量电解质，由于电解质的强烈水化作用，结合大量水分破坏水化膜，使高分子化合物凝结而沉淀，这种现象称为盐析；②向溶液中加入脱水剂（如乙醇、丙酮等）也能破坏水化膜而发生聚结；③其他原因，如盐类、pH、絮凝剂、射线等的影响，使高分子化合物凝结沉淀的现象，称为絮凝；④带相反电荷的两种高分子溶液混合时，由于相反电荷中和而产生凝结沉淀。

5. **胶凝性**　一些亲水性高分子溶液（如明胶水溶液、琼脂水溶液）在温热条件下为黏稠性流动液体，当温度降低时，高分子溶液形成网状结构，水被全部包含在网状结构中，形成了不流动的半固体状物，称为凝胶，如软胶囊的囊壳。形成凝胶的过程称为胶凝。凝胶失去网状结构中的水分时，体积缩小，形成干燥固体，称干胶，如阿胶、龟板胶、硬胶囊的囊壳等均为干胶。

（三）高分子溶液剂的制备

高分子溶液常采用溶解法制备，制备时需经过一个溶胀过程，一般分为以下两个阶段。①有限溶胀：水分子渗入到高分子化合物结构的空隙中，与高分子化合物中的亲水基团发生水化作用而使体积膨胀，这一过程称为有限溶胀。②无限溶胀：高分子化合物空隙间存在水分子，降低了高分子化合物分子间的作用力（范德瓦耳斯力），溶胀过程继续进行，最后高分子化合物完全分散在水中，形成高分子溶液，这一过程称为无限溶胀。无限溶胀常需借助搅拌或加热才能完成。

制备高分子溶液的快慢取决于高分子化合物的性质及工艺条件。例如，制备明胶溶液时，先将明胶碎成小块，放于水中浸泡 3～4 小时，使其吸水膨胀（这是有限溶胀过程），然后加热并搅拌使之形成明胶溶液（这是无限溶胀过程）。琼脂、阿拉伯胶、西黄蓍胶、羧甲基纤维素钠等在水溶解中均属于这一过程。甲基纤维素则在冷水中完成这一过程。淀粉遇水立即膨胀，但无限溶胀过程必须加热至 60～70℃才能形成淀粉浆。胃蛋白酶等高分子药物的有限溶胀和无限溶胀过程都很快，将其撒于水面，待自然溶胀后再搅拌即可形成溶液，若撒于水面后立即搅拌则形成团块，给制备过程带来困难。

（四）高分子溶液剂制备案例

羧甲基纤维素钠胶浆

【生产处方】　羧甲基纤维素钠 5g；琼脂 5g；糖精钠 0.5g；纯化水适量；共制 1000ml。

【制备流程】　取羧甲基纤维素钠分次加入热纯化水 400ml 中，轻轻搅拌使其溶解；另取剪碎的琼脂加纯化水 400ml 浸泡使其溶胀，煮沸数分钟使琼脂溶解；两液合并，趁热过滤，再加入糖精钠、热纯化水使成 1000ml，搅匀，即得。

【分析】 本品为助悬剂、矫味剂。供外用时不加糖精钠。如果先用少量乙醇润湿羧甲基纤维素钠，再按上法溶解更佳。

二、溶 胶 剂

（一）概述

溶胶剂是指固体药物以微粒状态分散在水中形成的非均相液体制剂，又称为疏水胶体溶液。溶胶剂中胶粒为多分子聚集体，其分散度极大，属于热力学不稳定体系。药物分散成溶胶状态，可改善药物的吸收，使药效出现增大或异常，对药物的刺激性也会产生影响。例如，粉末状的硫不被肠道吸收，但制成溶胶剂则极易吸收，可产生毒性反应甚至中毒死亡；具有特殊刺激性的银盐制成具有杀菌的胶体蛋白银、氯化银、碘化银则刺激性降低。

（二）溶胶剂的性质

1. 光学性质 当强光线通过溶胶剂时，从侧面可见到圆锥形光束，这种现象称为丁铎尔现象。这是由于胶粒粒度小于自然光波长引起光散射所产生的。

2. 电学性质 溶胶剂中固体微粒由于本身的解离或吸附溶液中某种离子而带有电荷，带电的微粒表面必然吸引带相反电荷的离子，称为反离子。吸附的带电离子和反离子构成了吸附层。少部分反离子扩散到溶液中，形成扩散层。吸附层和扩散层分别是带相反电荷的带电层称为双电层，双电层之间的电位差称为ζ电位。

溶胶剂由于双电层结构而荷电，可以荷正电，也可以荷负电。在电场的作用下胶粒或分散介质产生移动，在移动过程中产生电位差，这种现象称为界面动电现象。溶胶的电泳现象就是界面动电现象所引起的。

3. 动力学性质 溶胶剂中的胶粒在分散介质中存在不规则的运动，这种运动称为布朗运动。布朗运动是由于胶粒受水分子不规则地撞击产生的。溶胶粒子的扩散速度、沉降速度及分散介质的黏度等都与溶胶的动力学性质有关。

4. 稳定性 胶粒表面电荷产生静电斥力，以及胶粒荷电所形成的水化膜，都增加了溶胶剂的聚结稳定性。重力作用胶粒产生沉降，但胶粒的布朗运动又使其沉降速度变得极慢，增加了动力稳定性。

溶胶剂对带相反电荷的溶胶及电解质极其敏感，将带相反电荷的溶胶或电解质加入到溶胶剂中，由于电荷被中和使ζ电位降低，同时又减少了水化层，使溶胶剂产生聚结进而产生沉降。向溶胶剂中加入亲水性高分子溶液，使溶胶剂具有亲水胶体的性质而增加稳定性，这种胶体称为保护胶体。

（三）溶胶剂的制备

1. 分散法

（1）机械分散法：常用胶体磨进行制备。药物、分散介质及稳定剂从加料口处加入胶体磨中，胶体磨以 10 000r/min 的速度高速旋转将药物粉碎成胶体粒子。本法可制成质量很好的溶胶剂。

（2）胶溶法：又称解胶法，是将聚集起来的粗粒又重新分散的方法。

（3）超声分散法：用 2000Hz 以上超声波所产生的能量使分散粒子分散成溶胶剂的方法。

2. 凝聚法

（1）物理凝聚法：改变分散介质的性质使溶解的药物凝聚成溶胶的方法。例如，将硫黄溶于乙醇中制成饱和溶液，滤过，滤液细流在搅拌下流入水中。由于硫黄在水中的溶解度小，迅速析出，形成胶粒分散于水中。

（2）化学凝聚法：借助氧化、还原、水解及复分解等化学反应制备溶胶的方法。例如，硫代硫酸钠溶液与稀盐酸作用生成新生态硫分散于水中，形成溶胶。

考点： 高分子溶液剂的特点与制法

第 6 节 混悬型液体制剂

一、概 述

混悬型液体制剂是指难溶性固体药物以微粒状态分散于分散介质中形成的非均匀分散的液体制剂，又称为混悬剂。药物微粒一般为 0.1～10.0μm，大的微粒可达 50μm 或更大，属于热力学不稳定的粗分散体系。混悬剂的分散介质多为水，也有植物油。混悬剂一般为液体制剂，也包括干混悬剂，即按混悬剂的要求采用一定的生产工艺制成粉末状或颗粒状制剂，临用时加水振摇，可迅速分散形成混悬液。这有利于提高混悬剂的稳定性，且便于储藏和携带。混悬剂应用较为广泛，搽剂、洗剂、注射剂、气雾剂、栓剂和软膏剂等均有混悬型制剂。

一般下列情况可考虑制成混悬剂：①难溶性药物需制成液体制剂时；②药物的有效治疗浓度超过了溶解度而不能制成溶液剂时；③两种溶液混合，因药物溶解度降低而析出固体药物时；④需要起缓释作用时。为安全起见，毒剧药物或剂量小的药物不宜制成混悬剂。

混悬剂的质量要求：①混悬微粒细微均匀，大小符合混悬剂的要求；②微粒沉降缓慢，沉降后不结块，轻摇又能迅速分散；③黏度应适宜，倾倒时不沾瓶壁；④外用混悬剂应易于涂布，不易流散，干后能形成保护膜；⑤为保证分取剂量时准确，标签上应注明"用前摇匀"。

二、混悬剂的稳定性

混悬剂中药物微粒的分散度大，具有较高的表面自由能，使混悬剂处于不稳定的状态。混悬剂的稳定性主要与下列因素有关。

（一）混悬微粒的沉降

混悬剂中的微粒受重力作用会发生沉降，其沉降速度遵循斯托克斯（Stokes）公式：

$$V = \frac{2r^2(\rho_1 - \rho_2)g}{9\eta}$$

式中，V 为沉降速度（cm/s），r 为微粒半径（cm），ρ_1 和 ρ_2 分别为微粒和分散介质的密度（g/ml），g 为重力加速度（cm/s^2），η 为分散介质的黏度[g/（cm·s）]。

由斯托克斯公式可知，增加混悬剂稳定性可采用的方法有：①减小混悬微粒的半径；②降低微粒与分散介质的密度差；③增加分散介质的黏度。

（二）混悬微粒的荷电与水化

混悬剂中的微粒因本身解离或吸附分散介质中的离子而荷电，可形成类似胶体的双电层结构，具有 ζ 电位。微粒荷电产生排斥力，加之带电离子的强水化作用，使微粒周围形成水化膜，从而进一步阻止微粒间的相互聚结，提高混悬剂的稳定性。

（三）絮凝与反絮凝

混悬剂中的微粒分散度越大，其总表面积越大，表面自由能也越大，这种高能状态的微粒有降低表面自由能的趋势。因此，加入适当的电解质，使 ζ 电位降低，微粒间的斥力减小而产生一定的聚集，形成疏松的絮状聚集体，使混悬剂处于稳定状态，这一过程称为絮凝，加入的电解质称为絮凝剂。当 ζ 电位降至 20～25mV 时，形成的絮凝物疏松，不易结块，且经振摇易于再分散。

向絮凝状态的混悬剂中加入电解质，使絮凝状态转为非絮凝状态的过程称为反絮凝，加入的电解质称为反絮凝剂。絮凝剂与反絮凝剂所用的电解质可以相同，但用量不同产生的作用不同。

（四）微粒的增长与晶型的转变

混悬剂在总体上是饱和溶液，但小微粒因溶解度大而在不断溶解，大微粒因过饱和而持续增长变大。因此，在放置过程中，微粒的大小与数量在不断变化，即小的微粒数目越来越少，大的微粒在不断增大，使微粒的沉降速度加快，结果必然影响混悬剂的稳定性。为了保持混悬剂的物理稳定性，可使用抑制剂来阻止结晶的增长与转型。

（五）混悬微粒的润湿

混悬剂的稳定性与混悬微粒表面能否被水润湿有关。混悬微粒为亲水性药物时，易被水润湿，润湿的微粒能与水分子形成水化膜，阻止微粒间的相互聚结，故混悬剂较为稳定。相反，疏水性药物难被水润湿，不能均匀分散于水中。可加入润湿剂降低固-液界面张力，改善疏水性药物的润湿性以增加混悬剂的稳定性。

（六）其他

分散相的浓度和温度对混悬剂的稳定性也有影响。在同一分散介质中分散相浓度升高，混悬剂稳定性下降。温度变化可改变药物的溶解度和溶解速度，还可改变微粒的沉降速度、絮凝速度、沉降容积等，从而影响混悬剂的稳定性。冷冻可破坏混悬剂的网状结构，使稳定性降低。

三、混悬剂的稳定剂

为了增加混悬剂的稳定性，可加入适当的稳定剂，常用的稳定剂有助悬剂、润湿剂、絮凝剂与反絮凝剂。

（一）助悬剂

助悬剂能增加分散介质的黏度和微粒的亲水性，以降低微粒的沉降速度，阻碍微粒合并、聚集，从而使混悬剂稳定。常用助悬剂有以下几种。

1. 低分子助悬剂　如甘油、糖浆等。

2. 高分子助悬剂

（1）天然高分子助悬剂：主要有阿拉伯胶、西黄蓍胶、桃胶、海藻酸钠、琼脂、淀粉浆等。

（2）合成或半合成高分子助悬剂：主要有甲基纤维素、羧甲基纤维素钠、羟丙基纤维素、卡波普、聚维酮（PVP）、葡聚糖等。

3. 触变胶　在一定温度下，某些胶体溶液静置时逐渐变为凝胶，当搅拌或振摇时又复变为溶胶，这种可逆的变化性质称为触变性，具有触变性的胶体称为触变胶。触变胶作助悬剂能在静置时形成凝胶防止微粒沉降，振摇时变为溶胶利于倾倒。例如，单硬脂酸铝溶解于植物油中可形成典型的触变胶。

（二）润湿剂

常用的润湿剂多为表面活性剂，如吐温类、聚氧乙烯蓖麻油类、泊洛沙姆等。此外甘油、乙醇也有一定的润湿作用。

（三）絮凝剂与反絮凝剂

常用的絮凝剂和反絮凝剂有柠檬酸盐、酒石酸盐、磷酸盐及一些氯化物等。絮凝剂与反絮凝剂可以是同一物质，也可以是不同的物质。

四、混悬剂的制备

（一）分散法

分散法是将固体药物粉碎成符合混悬微粒分散度要求的方法。小量制备可用乳钵，大量生产可用乳匀机、胶体磨等。分散法制备混悬剂的工艺流程一般为

药物　→　粉碎　→　润湿与分散　→　质量检查　→　包装

具体制备工艺与药物的亲水性有关。对于亲水性药物，如氧化锌、炉甘石等，一般先将药物粉碎至一定粒度，再加处方中的液体适量，研磨至适宜的分散度，最后加入处方中的剩余液体至全量；疏水性药物，如樟脑、薄荷脑、硫等，不易被水润湿，必须先加一定量的润湿剂与药物研匀后再加液体研磨混匀；对于质重、硬度大的药物，可采用水飞法。

（二）分散法制备混悬剂案例

复方硫磺洗剂

【生产处方】　沉降硫 30g；硫酸锌 30g；樟脑醑 250ml；羧甲基纤维素钠 5g；甘油 100ml；纯化水加至 1000ml。

【生产设备】　电动研钵机。

【制备流程】　取沉降硫置乳钵中，加甘油研磨成细腻糊状，另将羧甲基纤维素钠制成胶浆，在搅拌下缓缓加入乳钵中研匀。取硫酸锌溶于 200ml 水中，在搅拌下加入上述混合液中，搅匀，再缓缓加入樟脑醑，加纯化水至全量，搅匀，即得。

【分析】　硫为强疏水性药物，甘油为润湿剂，使硫能在水中均匀分散；羧甲基纤维素钠为助悬剂，可增加混悬剂的动力学稳定性；樟脑醑为 10%樟脑乙醇液，应以细流加入并不断搅拌，以免樟脑因溶剂改变而析出大颗粒。可加吐温 80 作润湿剂，使成品质量更佳。但不宜用软肥皂，因为软肥皂能与硫酸锌生成不溶性的二价锌皂。

（三）凝聚法

1. **物理凝聚法**　是将药物制成热饱和溶液，在急速搅拌下加至另一种不同性质的液体中，使药物快速结晶的方法。可制得 10μm 以下的微粒，再将微粒分散于适宜介质中制成混悬剂。

2. **化学凝聚法**　是用化学反应法使两种药物生成难溶性的药物微粒，再混悬于分散介质中制备混悬剂的方法。为使微粒细小均匀，应在稀溶液中进行并急速搅拌。

五、混悬剂的质量评定

混悬剂属于热力学不稳定体系，其质量评价主要是考察其物理稳定性，评价如下所示。

1. **微粒大小**　混悬剂中微粒的大小及其分布是评定混悬剂质量的重要指标，微粒的大小关系到混悬剂的质量和稳定性，也会影响混悬剂的药效和生物利用度。显微镜法、库尔特计数法、浊度法、光散射法、漫反射法等可测定混悬剂粒子大小。

2. **沉降容积比**　指沉降物的容积与沉降前混悬剂的容积之比。测定方法：将混悬剂置于量筒中，摇匀，测定混悬剂的总容积 V_0，静置，当沉降面不再改变时，测定沉降物的容积 V，沉降容积比 F 可按下式计算：

$$F = \frac{V}{V_0} = \frac{H}{H_0}$$

沉降容积比也可用高度表示，沉降前混悬剂的高度为 H_0，沉降后沉降面的高度为 H。由上式可知，F 值在 0～1 范围内，F 值越大，混悬剂越稳定。沉降容积比是时间的函数，以沉降时间 t 为横坐标，以 F 为纵坐标，可得沉降曲线，曲线的起点为最高点 1，然后逐渐缓慢降低并与横坐标平行。如果沉降曲线比较平和缓慢地降低，可认为处方设计优良。口服混悬剂的 F 值应不低于 0.9。

3. **絮凝度**　反映絮凝剂对混悬剂稳定性的重要参数，用下式表示：

$$\beta = \frac{F}{F_1} = \frac{V/V_0}{V_1/V_0} = \frac{V}{V_1}$$

式中，F 为絮凝混悬剂的沉降容积比，F_0 为去絮凝混悬剂的沉降容积比。絮凝度 β 表示因絮凝引起的沉降物容积增加的倍数，β 值越大，絮凝效果越好。

4. **重新分散性**　混悬剂经储存后再振摇，沉降物应能很快重新分散，以保证服用时制剂的均匀性和分剂量的准确性。测定方法：将混悬剂置于 100ml 量筒，以 20r/min 的速度转动，旋转一定时间后，量筒底部的沉降物如能重新均匀分散，说明混悬剂的再分散性良好。

5. **ζ电位**　反映混悬剂存在的状态。一般 ζ 电位在 25mV 以下，混悬剂呈絮凝状态；ζ 电位在 50～60mV 时，混悬剂呈反絮凝状态。电泳法可测定混悬剂的 ζ 电位。

6. **流变学特性**　用旋转黏度计测定混悬液的流动特性曲线，通过流动曲线的形状来确定流动类型，以评价混悬液的流变学性质。若为触变流动、塑性流动和假塑性流动，能有效地减慢混悬微粒的沉降速度。

考点：混悬剂的含义、质量要求、稳定剂与制法

第 7 节　乳浊液型液体制剂

一、概　述

乳浊液型液体制剂又称乳剂，是指一种液体以液滴的形式分散在另一种互不相溶的液体中形成的非均相液体分散体系。形成液滴的液体称分散相、内相或不连续相，另一液体则称为分散介质、外相或连续相。

（一）乳剂的基本组成

乳剂由水相（W）、油相（O）和乳化剂组成。根据乳化剂的种类、性质及相体积比形成水包油（O/W）或油包水（W/O）型，也可制成复乳，如 W/O/W 或 O/W/O 型。O/W 或 W/O 型乳剂的主要区别见表 4-2。

表 4-2　O/W 或 W/O 型乳剂的区别

	O/W 型乳剂	W/O 型乳剂
外观	通常为乳白色	接近油的颜色
稀释	可用水稀释	可用油稀释
导电性	导电	不导电或几乎不导电
水溶性染料	外相染色	内相染色
油溶性染料	内相染色	外相染色

（二）乳剂的分类

根据乳滴的大小，可将乳剂分为普通乳、亚微乳和纳米乳。各类型乳剂的性质见表 4-3。

表 4-3　按乳滴大小分类的乳剂的性质

类别	粒径	特点及应用
普通乳	1～100μm	外观乳白色不透明，为热力学不稳定体系，临床上可供内服或外用
亚微乳	0.1～1.0μm	外观不透明或呈乳状，稳定性介于普通乳与纳米乳，常作为胃肠外给药的载体，也可供静脉注射用（粒径控制在 0.25～0.40μm）
纳米乳	10～100nm	外观透明或半透明，乳滴多为大小均匀的球形，可经热压灭菌或离心仍不分层，多为热力学稳定体系，常用做脂溶性药物和对水解敏感药物的载体

（三）乳剂的特点

乳剂在临床上应用广泛，有以下特点：①乳剂中乳滴的分散度很大，有利于药物吸收和发挥药效，可提高生物利用度；②油性药物制成乳剂能保证剂量准确，且方便服用，如鱼肝油；③O/W 型乳剂可掩盖药物的不良臭味，并可加入矫味剂；④外用乳剂能改善对皮肤、黏膜的渗透性，减少刺激性；⑤静脉注射乳剂注射后分布较快、药效高、有靶向性。

二、乳剂的形成

乳剂的形成包括分散和稳定两个过程，分散过程必须提供足够的能量使内相液体能够分散成微小的乳滴，稳定过程提供使乳剂稳定的必要条件。

（一）降低界面张力

将水相与油相混合后，用力搅拌能形成大小不同的乳滴，但很快会合并分层，这是因为两相液体之间存在界面张力。在乳剂形成过程中，两相液体之间会形成大量新界面，乳滴越小，新增界面就越大，乳滴的表面自由能也就越大，此时乳剂有降低界面自由能的趋势，使乳滴合并。因此，必须降低界面自由能以维持乳剂的分散状态和稳定性。适宜的乳化剂能吸附于乳滴周围，有效地降低界面张力或界面自由能，利于乳剂形成并使其保持分散和稳定状态。

（二）形成牢固的乳化膜

乳化剂吸附于乳滴周围，并有规律地定向排列（亲水基伸向水、亲油基伸向油），形成乳化膜。这种排列越整齐，乳化膜就越牢固，乳剂则越稳定。

> **链接**　乳化膜的类型
>
> 　1. 单分子乳化膜　由表面活性剂类乳化剂形成。
> 　2. 多分子乳化膜　由亲水性高分子化合物类乳化剂形成。
> 　3. 固体微粒乳化膜　由固体微粒类乳化剂形成。

三、乳 化 剂

（一）乳化剂的种类

乳化剂是乳剂的重要组成部分，对于乳剂的形成、稳定性及药效等方面起着重要的作用。优良的乳化剂应具备较强的乳化能力、一定的生理适应能力、无毒、无刺激性、性质稳定等条件。

　1. **天然乳化剂**　多为高分子化合物，有较强的亲水性，可用作 O/W 型乳化剂。大多数黏性较大，能增加乳剂的稳定性。常用品种有阿拉伯胶、西黄蓍胶、明胶、杏树胶、卵磷脂等。其中阿拉伯胶、西黄蓍胶单独应用乳化性能较差，一般两者配合使用效果更佳；明胶易受溶液 pH 及电解质的影响而产生凝聚作用，常与阿拉伯胶混合使用；杏树胶的乳化能力和黏性均超过阿拉伯胶，可作为阿拉伯胶的代用品；卵磷脂的乳化能力较强，其精制品可用作静脉注射用乳剂的乳化剂。

　2. **表面活性剂类乳化剂**　这类乳化剂分子中有较强的亲水基和亲油基，乳化能力强，性质稳定，混合使用效果更好。常用阴离子型和非离子型表面活性剂。其中非离子型表面活性剂（如司盘、吐温）毒性低、刺激性小、性质稳定，应用较广泛。

　3. **固体微粒类乳化剂**　一些溶解度小、颗粒细微的固体粉末，乳化时可被吸附于油-水界面，形成乳剂。一般乳剂的类型取决于乳化剂的亲水性，易被水润湿的形成 O/W 型乳剂，易被油润湿的形成 W/O 型乳剂。O/W 型乳化剂有氢氧化镁、氢氧化铝、二氧化硅、皂土等；W/O 型乳化剂有氢氧化钙、氢氧化锌、硬脂酸镁等。

　4. **辅助乳化剂**　是指与乳化剂合并使用能增加乳剂稳定性的乳化剂。辅助乳化剂的乳化能力一般很弱或无乳化能力，但能提高乳剂的黏度和增强乳化膜的强度，以防止乳滴合并。

　（1）增加水相黏度的辅助乳化剂：甲基纤维素、羧甲基纤维素钠、羟丙基纤维素、海藻酸钠、琼脂、阿拉伯胶、西黄蓍胶、黄原胶、果胶等。

　（2）增加油相黏度的辅助乳化剂：鲸蜡醇、蜂蜡、单硬脂酸甘油酯、硬脂酸、硬脂醇等。

（二）乳化剂的选择

乳化剂的选择应根据乳剂的使用目的和类型、药物的性质、处方的组成、乳化方法等方面综合考虑。

　1. **根据乳剂的类型选择**　在设计乳剂的处方时应先确定乳剂的类型。例如，O/W 型乳剂选择 O/W 型乳化剂；W/O 型乳剂选择 W/O 型乳化剂。乳化剂的 HLB 可作为选择的重要依据。

　2. **根据乳剂的给药途径选择**　口服乳剂应选择无毒的天然乳化剂或某些亲水性高分子乳化剂，外用乳剂应选择对局部无刺激的乳化剂，注射用乳剂应选择卵磷脂、泊洛沙姆等乳化剂。

　3. **根据乳化剂的性能选择**　应选择乳化能力强、性质稳定、受外界因素（如酸、碱、盐、pH 等）影响小、无毒、无刺激的乳化剂。

　4. **混合乳化剂的选择**　乳化剂混合使用不仅可改变 HLB，使乳化剂的适应性增大；还能形成牢固性强的乳化膜，并增加乳剂的黏度，提高乳剂的稳定性。非离子型乳化剂可以混合使用，也可与离子型乳化剂混合使用，但阴离子型乳化剂和阳离子型乳化剂不能混合使用。

四、乳剂的稳定性

乳剂属热力学不稳定的非均相分散体系，常发生下列不稳定现象。

（一）分层

乳剂的分层是指乳剂放置过程中出现分散相乳滴上浮或下沉的现象，又称乳析。分层的主要原因是油、水两相密度差。分层是可逆的，分层的乳剂经振摇后仍能恢复成均匀的乳剂。但分层后的乳剂外观比较粗糙，容易引起絮凝甚至破裂。

（二）絮凝

乳剂中的乳滴产生聚集形成疏松团块的现象称为絮凝。产生絮凝的主要原因是乳剂中存在电解质和离子型乳化剂，同时与乳剂的黏度、相体积比等因素有关。絮凝状态仍保持乳滴及其乳化膜的完整性，充分振摇后乳剂可恢复均匀，但絮凝物增加了分层速度，进一步变化也会引起乳滴的合并。

（三）转相

由于某些条件的变化而引起乳剂类型的改变称为转相。转相的主要原因是乳化剂的性质发生改变。例如，油酸钠为 O/W 型乳化剂，遇到氯化钙后生成油酸钙而变成 W/O 型乳化剂，乳剂则由 O/W 型变成 W/O 型。向乳剂中添加相反类型的乳化剂也可引起乳剂转相。

（四）合并与破裂

乳剂中乳滴周围的乳化膜破坏，可引起乳滴变大，这种现象称为合并。合并的乳滴进一步分成油、水两层的现象称为破裂。此时乳滴消失，经振摇也不可能恢复到原来的分散状态，即破裂是不可逆的变化。乳剂的稳定性主要与乳化剂的理化性质和乳滴大小有关。乳化剂形成的乳化膜越牢固，乳滴越小，乳剂越稳定。为保证乳剂稳定，制备时应尽可能使乳滴大小均匀一致。此外，增加分散介质的黏度也可使乳滴合并速度减慢。

（五）酸败

乳剂受光、热、空气、微生物等影响发生变质的现象称为酸败。可通过添加抗氧剂和防腐剂，防止酸败。

五、乳剂的制备

（一）乳剂的制备方法

1. **干胶法**　又称油中乳化剂法。制备时先将乳化剂分散在油相中，研匀，然后一次加入比例量的水，迅速沿同一方向研磨，直到形成稠厚的乳白色初乳，再加水稀释至全量。本法特点是先制备初乳，在初乳中油、水、胶的比例：若油相为植物油时 4 : 2 : 1，挥发油时 2 : 2 : 1，液状石蜡时 3 : 2 : 1。本法通常以阿拉伯胶或阿拉伯胶与西黄蓍胶的混合胶作乳化剂。本法的制备流程如下。

油　+　乳化剂　→　研匀　→　加水　→　初乳　→　加水　→　乳剂

2. **湿胶法**　又称水中乳化剂法。本法是将乳化剂分散在水相中研匀，再分次加入油相，研磨至初乳形成，再加水至全量。湿胶法制备初乳时，油、水、胶的比例与干胶法相同。湿胶法的工艺流程如下。

水　+　乳化剂　→　研匀　→　加油　→　初乳　→　加水　→　乳剂

3. **新生皂法**　本法是将含有硬脂酸、油酸等有机酸的植物油与加入的碱（如氢氧化钠、氢氧化钙、三乙醇胺等）生成新生皂乳化剂，随即产生乳化形成乳剂。生成一价皂为 O/W 型乳化剂，生成二价皂或三价皂则为 W/O 型乳化剂。本法多用于乳膏剂的制备。工艺流程如下。

植物油　+　水相（含碱）　→　搅拌或振摇　→　乳剂

4. **两相交替加入法**　向乳化剂中每次少量交替地加入水或油，边加边搅拌或研磨，即可形成乳剂。天然胶类、固体微粒乳化剂等可用本法制备乳剂。本法特别适用于乳化剂用量较多时。工艺流程如下。

乳化剂　→　少量交替加水或油　→　搅拌或振摇　→　乳剂

5. **机械法**　本法是将油相、水相、乳化剂混合后用乳化机械制备乳剂。乳化机械主要有高速搅拌机、乳匀机、胶体磨、超声波乳化装置等。本法制备乳剂可不考虑混合顺序，借助机械提供的强大能量制成乳剂。工艺流程如下。

水相 ＋ 油相 ＋ 乳化剂 → 机械乳化 → 乳剂

（二）乳剂中药物的加入方法

1. **水溶性药物** 先溶于水，在初乳制成后加入。

2. **油溶性药物** 先溶于油，乳化时适当补充乳化剂的用量。

3. **水、油中均不溶的药物** 研成细粉后加入乳剂中。

4. **大量生产时** 药物能溶于油的先溶于油，可溶于水的先溶于水，然后将油、水两相混合进行乳化。

（三）乳剂制备案例

鱼 肝 油 乳

【**生产处方**】 鱼肝油 50ml；阿拉伯胶（细粉）12.5g；西黄蓍胶（细粉）0.4g；挥发杏仁油 0.1ml；糖精钠 0.01g；三氯甲烷 0.2ml；纯化水加至 100ml。

【**生产设备**】 电动研钵机、真空乳匀机。

【**制备流程**】

（1）干胶法：取鱼肝油和阿拉伯胶粉于干燥乳钵中，研匀，一次加入纯化水 25ml，迅速向同一方向研磨，直至形成稠厚的初乳（油、水、胶的比例为 4：2：1），再加糖精钠水溶液、挥发杏仁油、三氯甲烷、西黄蓍胶浆与适量纯化水至 100ml，搅匀即得。

（2）湿胶法：先将阿拉伯胶粉与水混合成胶浆，再将油相小量分次加入，在乳钵中研磨乳化使成初乳（油、水、胶的比例亦为 4：2：1），再添加其余成分至足量。

【**分析**】 本品为 O/W 型乳剂。鱼肝油为药物油相，阿拉伯胶为乳化剂，西黄蓍胶为辅助乳化剂，挥发杏仁油、糖精钠为矫味剂；三氯甲烷为防腐剂。

六、乳剂的质量评定

乳剂的给药途径不同，其质量要求也各不相同，故很难制订统一的质量标准，但对乳剂的质量必须有最基本的评定。乳剂的质量评定方法如下所示。

1. **粒径大小** 乳剂的粒径大小是衡量乳剂质量的重要指标。不同用途的乳剂对粒径大小的要求不同，如静脉注射乳剂的粒径大小应在 0.5μm 以下。显微镜法、库尔特计数法、激光散射光谱法、透射电镜法等可用于测定乳剂粒径大小。

2. **分层现象** 乳剂长时间放置，粒径会逐渐变大，进而产生分层现象，分层的快慢是衡量乳剂稳定性的重要指标。常采用离心法在短时间内加速乳剂分层来考察其稳定性，用 4000r/min 离心 15 分钟，若不分层则可认为乳剂的质量稳定。将乳剂置 10cm 离心管中，以 3750r/min 离心 5 小时，相当于放置 1 年的自然分层的效果。

3. **乳滴合并速度** 乳滴合并速度符合一级动力学规律，其方程为

$$\lg N = \lg N_0 - \frac{Kt}{2.303}$$

式中，N、N_0 分别为 t、t_0 时间的乳滴数，K 为合并速度常数，t 为时间。测定不同时间 t 时的乳滴数 N，求出合并速度常数 K，估计乳滴的合并速度，以此评价乳剂稳定性的大小。乳滴合并速度越大，乳剂稳定性越差。

4. **稳定常数** 乳剂离心前后光密度变化百分率称为稳定常数。稳定常数越小，乳剂越稳定。本法是研究乳剂稳定性的定量方法。

考点：乳剂的含义、组成、特点与制法；乳化剂的种类；乳剂的稳定性

自 测 题

一、选择题

【A型题】

1. 制备复方碘口服液时，加入碘化钾的目的是（　　）
   - A. 减少刺激　　　B. 助滤　　　C. 成盐
   - D. 增溶　　　　　E. 助溶

2. 属于半极性溶剂的是（　　）
   - A. 乙酸乙酯　　　B. 甘油　　　C. 丙二醇
   - D. 水　　　　　　E. 液状石蜡

3. 以下表面活性剂毒性最强的是（　　）
   - A. 吐温80　　　B. 司盘20　　　C. 肥皂
   - D. 泊洛沙姆188　E. 苯扎氯铵

4. 下列不宜制成混悬剂的药物是（　　）
   - A. 难溶性药物
   - B. 治疗剂量大的药物
   - C. 毒剧药和剂量小的药物
   - D. 在溶液中不稳定的药物
   - E. 需发挥长效作用的药物

5. 乳剂的附加剂不包括（　　）
   - A. 乳化剂　　　　B. 防腐剂　　　C. 增溶剂
   - D. 抗氧剂　　　　E. 辅助乳化剂

6. 欲制备稳定的乳剂，必须加入（　　）
   - A. 乳化剂　　　　B. 抗氧剂　　　C. 着色剂
   - D. 防腐剂　　　　E. 助悬剂

7. 将液体制剂分为胶体溶液、混悬液、乳浊液等属于
   （　　）
   - A. 按照分散系统分类　　　B. 按照性状分类
   - C. 按照物态分类　　　　　D. 按照制备方法分类
   - E. 按照给药途径分类

8. 不符合液体制剂特点的是（　　）
   - A. 可减少某些药对胃的刺激性
   - B. 给药途径广
   - C. 稳定性好，易于携带和运输
   - D. 便于分剂量，老幼服用方便
   - E. 工艺简单，易掌握

9. 混悬剂中能增加分散介质的黏度以降低微粒的沉降速
   度的物质称为（　　）
   - A. 增溶剂　　　　B. 助悬剂　　　C. 絮凝剂
   - D. 乳化剂　　　　E. 润湿剂

【B型题】

（10～12题共用选项）
   - A. 3～8　　　　B. 7～9　　　　C. 8～16
   - D. 13～16　　　E. 15～18

10. 适合作O/W型乳化剂的HLB为（　　）

11. 适合作W/O型乳化剂的HLB为（　　）

12. 适合作润湿剂的HLB为（　　）

【X型题】

13. 增加药物溶解度的方法有（　　）
    - A. 增溶　　　　B. 助溶　　　C. 制成盐类
    - D. 助悬　　　　E. 应用潜溶剂

二、简答题

1. 根据斯托克斯公式，哪些措施可延缓混悬微粒的沉降？

2. 乳剂存在哪些不稳定现象？分析产生每种现象的主要
   原因。

（闵红燕）

第5章

浸出制剂技术

第1节 浸出制剂基础知识

一、浸出制剂定义及特点

（一）浸出制剂定义

浸出制剂系指用适宜的提取溶媒和方法将药材中的药用成分提出，直接制得或再经一定的加工处理制成的供内服或外用的一类中药制剂。浸出制剂常用的溶剂有水、乙醇、丙二醇等。

（二）浸出制剂特点

浸出制剂在保留中药传统制备方式基础上，利用现代提取工艺对中药材去粗存精，浸出制剂既是中药各类剂型的基础，也是中药现代化的重要途径。

1. 浸出制剂优点

（1）浸出制剂中共存有辅助成分，能促进药用成分的吸收，延缓药用成分在体内的运转，增强制剂的稳定，或在体内转化成有效物质。

（2）浸出制剂采用现代工艺去除中药中部分无效成分和组织物质，提高有效成分浓度，与原方药相比，减少了服用量，便于服用。

（3）体现复方中药制剂的综合疗效与特点。浸出制剂与同一药材所提取的单体化合物相比较，不仅疗效好，有时还能呈现单体化合物不能起到的治疗效果，发挥药材中各浸出成分的综合疗效。

（4）作为其他剂型的原料。流浸膏、浸膏可作为胶囊剂、颗粒剂、片剂等剂型的原料。

2. 浸出制剂缺点

（1）稳定性差，玻璃容器包装运输、携带易破损。

（2）多种成分在浸出过程中共存，有效成分发生水解、氧化、霉变、沉淀等变化，对制剂的质量和药效有一定的影响。

二、浸出制剂的种类

根据制备工艺可将浸出制剂分为以下五大类。

1. **水浸出剂型** 主要以水为溶剂，如汤剂、合剂。
2. **含醇浸出剂型** 以不同浓度乙醇或酒为溶剂，如流浸膏、药酒、酊剂等。
3. **含糖浸出剂型** 在水浸出剂型基础上，加入蔗糖、蜂蜜等，如煎膏剂、糖浆剂等。
4. **无菌浸出剂型** 最后制成无菌制剂，如注射剂。
5. **其他浸出剂型** 以提取物为原料，制备颗粒剂、片剂、丸剂等。

考点： 浸出制剂的定义与特点，浸出制剂的种类

第2节 汤剂制备

一、汤剂概述

（一）汤剂概念

汤剂是指将药物用煎煮或浸泡后去渣取汁的方法制成的液体剂型，又称煎剂，古称汤液。

（二）汤剂的特点

1. 优点　作为一种传统中药剂型，汤剂具有如下优点。

（1）液体药剂，进入肠道，不经溶解、溶出等过程，吸收迅速、快速显效。

（2）汤剂适应中医的辨证施治、随症加减的原则，可根据患者病情变化调整方药与剂量。

（3）汤剂多为复方制剂，药物之间可进行配伍使用，实现增强减毒的作用。

（4）汤剂制备简单易行。

2. 缺点　汤剂在临床使用中也存在如下不足之处。

（1）煎液体积较大、味苦，服用、携带均不方便。

（2）一般依据医生处方临时配制应用，不宜大量制备，治疗急症、重症不方便。

（3）久储后易发霉、发酵。

（4）以水为溶剂，有些难溶性成分煎出不完全。

（5）煎煮过程中部分有效成分会发生物理化学变化，热敏性药材不宜采用此法，因此，近年来对汤剂进行了有效的剂型改革，如中药合剂、颗粒剂、口服液等都是在尽量保留汤剂优点、克服其缺点基础上发展起来的中药新剂型。

二、汤剂的制备

汤剂一般选用煎煮法制备。

（一）汤剂煎煮器具的选择

汤剂煎煮器具与药液质量有密切关系，历代医药学家对煎器均很重视。

1. 忌用铁器　铁质煎器虽传热快，但其化学性质不稳定，易与药物成分发生氧化反应，如与鞣质成分生成鞣酸铁，使药液颜色加深，并与黄酮类成分生成难溶性络合物，与有机酸生成盐类等，均对汤剂质量产生一定影响。

2. 陶器　陶器不与药物中各成分发生化学反应，且煎出汤剂质量好，砂锅导热均匀，价格适中，因而沿用至今。但砂锅的孔隙较多，易"串味"，砂锅易碎，使得其使用也受到一定限制。

3. 搪瓷器皿与不锈钢锅　因其具抗酸耐碱的性能，能避免与中药成分发生化学反应，大生产制备时可选用。

4. 铝锅　不耐强酸和强碱，故复方汤剂没有强酸和强碱成分时可选用，但不是理想的煎煮用具。

5. 铜器　煎药传热效率高，但铜能与某些药物成分发生化学反应，生成碱式碳酸铜等。

（二）溶剂的选择

小量生产选用饮用水，大量生产用纯化水。煎药用水量的多少直接影响汤剂质量，药多水少会造成"煮不透、煎不尽，药味则不出"，即药用成分浸出不完全；而药少水多，虽能增加药用成分的溶出量，但汤剂的成品量大，不宜患者服用，在实际中须根据药材用量及质地而定。一般为药材量的5～8倍。

（三）煎煮方法

除特殊品种外，取饮片适量置适宜器具中，加适量冷水浸泡适当时间，依据药材性质，花、叶、草、茎等类药材浸泡的时间为20～30分钟，根、根茎、种子、果实类药材浸泡60分钟左右即可。武火加热至沸，文火保持微沸。煎煮次数，一般为2～3次；煎煮时间依药材性质而定，一般头煎20～25分钟，二煎15～20分钟。煎液以纱布或其他滤器过滤，将药渣加适量水按照上述方法再次重复煎煮1～2次，滤过，合并所有煎液即得。

批量制备汤剂时多采用自动煎药机，可自动控制煎药时间与温度，使煎药、滤过、包装在一台设备上完成，既方便又卫生，效率高，适合医院药店等选用。

（四）特殊中药处理

汤剂处方中某些药物不宜与方中群药同煎，应视情况区别对待。

1. **先煎**　处方中需先煎的中药：①有毒的中药，如附子、乌头、雪上一枝蒿、商陆等，需先煎煮 1～2 小时，以达到去毒或减毒目的；②矿石类、角甲、贝壳类中药，因质地坚硬，有效成分难煎出，如石膏、牡蛎、石决明、珍珠母、龟甲等药物，宜打碎先煎约 30 分钟；③有些药物需先煎才有效，如天竺黄、石斛、火麻仁等。

2. **后下**　在煎煮一般药材 5～15 分钟后再加入后下药材一同煎煮，目的是减少挥发性成分的损失、避免药用成分分解破坏。处方中需后下的中药：①气味芳香，含挥发性成分多的药物，如藿香、木香、薄荷、豆蔻、砂仁、降香、沉香、红豆蔻、青蒿、玫瑰花、细辛等，一般在中药汤剂煎好前 5～10 分钟入煎即可；②不宜久煎的药物，如杏仁、钩藤、番泻叶等应后下，一般在煎好前 10～15 分钟入煎即可。

3. **包煎**　指把药材装入煎药袋内，扎紧袋口，与其他药材一同煎煮。①花粉类药物，如松蒲黄、花粉类；细小种子果实类中药，如葶苈子、菟丝子等；药物细粉，如六一散应包煎。这些药物颗粒的疏水性强，会浮于水面或沉于锅底，宜用纱布包好与方中群药同煎。②含淀粉、黏液质较多的药物，如车前子、浮小麦等在煎煮过程中易黏在锅底焦化，故宜选择包煎。③附绒毛药物，如旋覆花、枇杷花等，包煎可避免绒毛脱落，刺激咽喉，引起咳嗽。

4. **烊化**　某些胶类或糖类药物，如龟甲胶、阿胶、鹿角胶、蜂蜜、饴糖等，宜加适量开水溶化后，冲入汤液中烊化服用。如若与方中其他药同煎，会使煎液黏度增大，影响其他成分的扩散，同时也受到一定损失。芒硝、玄明粉等也可溶化后，冲入汤剂中服用。

5. **另煎**　某些名贵中药，如人参、西洋参、冬虫夏草等，可以另器煎煮取其药汁，再兑入到已煎好的汤剂中服用。

6. **冲服**　某些难溶于水的贵重药物，如麝香、牛黄、三七、羚羊角等宜研成极细粉，然后加入到汤剂中服用，或使用汤剂冲服。

7. **榨汁**　某些需取鲜汁应用药物，如鲜姜、鲜生地、韭菜、藕、梨、鲜白茅根等，需压榨取汁，然后兑入汤剂中服用。

药物经上述特殊处理后，可提高汤剂的质量，确保疗效。

三、汤剂服用方法

（一）药液温度

1. **温服**　一般汤剂多采用温服。采用此法可减轻某些药物对胃肠道的刺激性。

2. **热服**　寒证用药、解表药等宜热服，服后覆盖衣被，或进热粥，以助汗出。

3. **冷服**　中毒患者或呕吐患者均宜冷服。

对易于恶心呕吐的患者，宜在服药前，嚼一片橘皮或生姜。

（二）服药时间

具体服用时间根据药物、病情及胃肠情况而定。①汤剂一般每日 1 剂，煎 2 次分服。②饭前服：饭前胃中空虚，可避免药物与食物混合，药物能迅速进入肠道，迅速发挥药效，如驱虫药、补益药、攻下药、制酸药等。③饭后服：饭后胃里存有大量食物，可减少药物对胃刺激，对胃肠有刺激的药物宜饭后服，如抗风湿药、消导药、健胃药等。无论饭前服或饭后服，均需略有间隔，间隔约 1 小时，以免影响食物的消化吸收与药物药效的发挥。④其他：驱虫药、泻下药空腹服，安神药宜睡前服用，慢性病定时服。

（三）服药剂量

一般而言，成人一日服用量约为 300ml，分 2 次服用，每次约为 150ml。儿童减半，每日服用量 150ml，分 2 次服用，每次约为 75ml。婴幼儿酌减。急诊或者危重病者，遵医嘱进行服药。

（四）服药次数

服药次数根据病症病情的不同而不同。一般疾病，每日 1 剂，每剂分 2～3 次服用。若病情危重可每隔 4 小时服药 1 次。服用发汗、泻下药时，服药以后，观察患者的情况。以免泻下、发汗太过而伤正气。

（五）汤剂外用方法

汤剂多口服，但也有外用，如具有活血止痛、止痒等作用药物。汤剂外用主要有以下方法。

1. 含漱法　将煎液含于口中一段时间，然后漱出，反复多次，常应用于热毒引起的咽喉、口腔疾病，如芒硝、黄连等制成的含漱剂。

2. 熏蒸法　在药物煎煮过程中，利用蒸汽熏蒸机体或局部，药物通过皮肤渗入，实现散寒、祛湿等作用，如桂枝、苍术等制成煎汤熏蒸患处。

3. 药浴法　将药物煎液，浸洗人体局部或全身，达到除湿止痒、杀虫解毒等功效，如野菊花、苦参等药物煎液。

四、汤剂剂型改革的研究进展

汤剂是传统剂型之一，但是其制备、携带、服用等不便，配方颗粒是汤剂改革的一种方向。配方颗粒为单剂量包装，有利于实现生产、包装机械化及规格化。配方颗粒保证了原饮片全部特征，能满足辨证论治，随证加减的要求，具有药性强、药效高，不需要煎煮，可直接冲服，服用量减少，安全卫生，运输储存方便，易于调制等优点。

汤剂制备案例

麻 黄 汤

【生产处方】　麻黄 9g；桂枝 6g；甘草 3g；杏仁 9g。

【制备流程】　将麻黄先煎约 15 分钟，再加入甘草、杏仁合煎，桂枝最后于煎毕前 15 分钟加入。二煎 25 分钟，滤取煎液，将两次煎液合并即得。

【功能与主治】　本品用于治疗风寒感冒等症。

考点：汤剂的制备方法，汤剂的服用方法

第 3 节　合 剂 制 备

一、合剂的含义、特点

合剂系指饮片用水或其他溶剂，采用适宜的方法提取制成的口服液体制剂（单剂量灌装者也可称"口服液"）。合剂是在汤剂的基础上改进和发展起来的一种中药剂型，其特点主要体现在如下方面。

1. 优点　合剂与汤剂相比较，其主要优点：①能保证制剂的综合疗效，奏效快，易被吸收；②服用量比汤剂小，能大量生产，储存时间长；③携带、服用方便。

2. 缺点　合剂自身也存在一定不足：①不能随症加减，不能完全代替汤剂；②成品生产和储存不恰当时易产生沉淀或霉变；③目前多数合剂尚缺乏科学的质量检测方法和标准。

二、合剂制备

合剂制备工艺流程如图 5-1 所示。

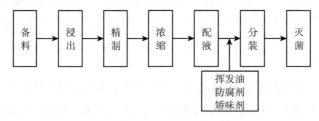

图 5-1　合剂制备工艺流程图

1. 备料　生产前对生产所用中药进行质量监控：①药材的来源与品种的鉴定；②药材含水量为

9%～16%；③有效成分或总浸出物的测定。

2. **浸出**　根据药物性质一般选用煎煮法、渗漉法、回流法、水蒸气蒸馏法等。以煎煮法为例。将药材粉碎成粉或切成段等，加水浸没适宜时间后加热至沸，煎煮 2～3 次，每次 1～2 小时，过滤，将煎液合并，得提取液。若药材含有挥发性成分，宜采用双提法，先用水蒸气蒸馏法将挥发油提取后另器存储，备用，把药渣与其他药物煎煮浸提。

3. **精制**　采用适宜水提醇沉法、醇提水沉法、离心、沉降、盐析、加入澄清剂、大孔树脂吸附等纯化方法。应根据生产成本及药物有效成分性质等综合考虑选择适合的纯化方法。

4. **浓缩**　采用减压蒸发、薄膜蒸发等适宜的浓缩方法，药液浓缩至每日量为 30～60ml。

5. **配液**　若方中有含挥发性成分药材，将双提法中提出的挥发油加入浓缩液中，加入蜂蜜、单糖浆等矫味剂，并加入苯甲酸、尼泊金、山梨酸等防腐剂。

6. **分装**　将合格的药液灌装于灭菌洁净干燥的容器内，密封。

7. **灭菌**　选用适宜的流通蒸汽、煮沸、热压灭菌法灭菌。

三、质量评价与检查

1. **性状**　除另有规定外，应澄清。不得有酸败、霉变、异物、变色、产气等影响其质量的变质现象，允许有轻摇即散的少许沉淀。

2. **附加剂**　可加附加剂，若加蔗糖，其含糖量一般不高于 20%（g/ml）。

3. **挥发性成分**　含有挥发性成分的药材宜先提。

4. **装量**　应符合《中国药典》（2020 年版）四部通则合剂项下有关检查。

5. **微生物限度**　合剂在避菌的环境中配制，及时灌装，应符合《中国药典》（2020 年版）四部通则合剂项下微生物限度检查要求。

合剂制备案例

云实感冒合剂

【**生产处方**】

原辅料名称	处方量每 1000ml 用量	标准批量（每百万毫升用量）
云实皮饮片	200g	200kg
马鞭草饮片	300g	300kg
蓝布正饮片	300g	300kg
生姜饮片	200g	200kg
红糖	200g	200kg
苯甲酸钠	2.5g	2.5kg
对羟基苯甲酸乙酯	0.5g	0.5kg
吐温 80	0.5g	0.5kg
乙醇适量		

【**生产设备**】　多能提取罐、醇沉罐、真空浓缩罐、液体制剂洗灌封联动线，乙醇回收塔、配料罐。

【**制备流程**】

1. **流浸膏的制备**

（1）生姜提取：领取生姜饮片，投入多能提取罐中，加水至淹过药材 10cm 为好，加热煮沸开始计时，煎煮提取 3 小时，收集挥发油，贴上物料标签备用。将煎煮液打入储罐中备用。

（2）提取：将云实皮饮片、蓝布正饮片、马鞭草饮片按处方比例投入多能提取罐中，与生姜药渣一起煎煮 3 次，第一次加药材量 8 倍的饮用水煎煮 2 小时，第二、三次加入药材量 6 倍的饮用水煎煮

1.5 小时，合并煎液，过滤（100 目），再与生姜提取液合并，置储罐中备用。

（3）浓缩：将储罐中滤液泵入真空浓缩罐中，浓缩至规定密度的浸膏后，泵入醇沉罐中，挂上物料状态标志，备用。

（4）醇沉乙醇回收：将醇沉罐中药液加入乙醇，边加边搅拌至含醇量达 75% 为止，静置 24 小时，用 100 目筛网滤过，滤液泵入乙醇回收塔内，回收乙醇，并浓缩至规定密度的浸膏，贴上物料标签，送入洁净区，备用。

2. **配料**　将红糖用足够量的纯化水溶解，用 100 目筛网滤过，倒入配料罐中搅拌，再依次加入流浸膏、苯甲酸钠、对羟基苯甲酸乙酯、吐温 80 及生姜挥发油，边加边搅拌，物料加完后，混合 10 分钟后，加纯化水至规定量（1 000 000ml），再搅拌 5 分钟，出料。盛于洁净的容器中，取样、检验，静置 24 小时后，待检验合格后取上清液进行灌装。

3. **灌装**　采用液体制剂洗灌封联动线进行灌装。

【性状】　棕红色液体；气微带姜香，味微甜而后带苦、涩。

【功能与主治】　解表散寒、祛风止痛、止咳化痰，用于风寒感冒所致的头痛、恶寒、发热、鼻塞、流涕、咳嗽痰多等症。

考点： 中药合剂的定义，中药合剂的生产工艺

第 4 节　糖浆剂制备

一、糖浆剂的含义、特点

糖浆剂为含有药物或芳香物质的浓蔗糖水溶液，含糖量应不低于 45%（g/ml）。

糖浆剂与汤剂、合剂相比，具有改善口感、服用剂量小等优点。但也存在易被微生物污染、易有沉淀、变色等几个问题，同时由于其含糖量高，糖尿病患者使用受限。

二、分　类

根据组成与用途不同，将糖浆剂分为以下三类。

1. **单糖浆**　蔗糖近饱和溶液，含糖量 85%（g/ml）或 64.7%（g/g）。单糖浆不含药物，一般用作制备含药糖浆，同时还用作片剂、丸剂等的黏合剂。

2. **药用糖浆**　为含药物或中药提取物的浓蔗糖水溶液，具有相应的治疗作用。

3. **芳香糖浆**　为芳香物质或果汁的浓蔗糖水溶液，一般用作液体制剂矫味剂，如橙皮糖浆。

三、制　备

1. **中药糖浆剂工艺流程**　见图 5-2。

2. **原料药前处理**　中药糖浆剂一般是从原药材开始制备，经浸提、净化、浓缩至适当浓度，以浸提浓缩液、流浸膏或浸膏等状态保存。采用上述三种方法中的一种，加入糖或单糖浆、防腐剂、矫味剂等混匀，加水至全量，静置 24 小时后，滤过即得。

3. **配液**　由根据药物的不同状态，一般采用以下几种方法进行配液。

（1）热溶法：将蔗糖加入纯化水或中药浸提浓缩液中，加热使溶解，再加入可溶性药物、防腐剂、矫

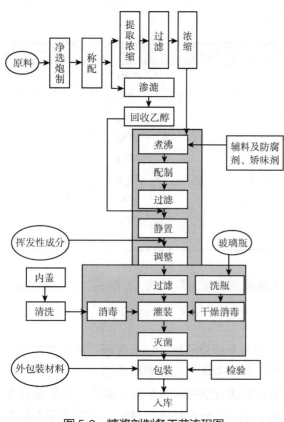

图 5-2　糖浆剂制备工艺流程图

味剂等溶解混匀后，滤过，加适量纯化水调整浓度至规定容量即得。

此法蔗糖易于溶解，糖浆易于滤过澄清，同时可杀灭微生物，使糖浆利于保存。但加热时间不宜太长，温度不宜超过 100℃。适用于单糖浆、不含挥发性成分的糖浆、受热较稳定的药物糖浆的制备。

（2）冷溶法：在室温下将蔗糖溶解于纯化水或含浸提浓缩液中，待完全溶解后，再加入可溶性药物、防腐剂、矫味剂等溶解混匀后，滤过，加适量纯化水调整浓度至规定容量即得。

此法制得的糖浆色泽较浅或呈无色，转化糖较少。因糖溶解时间较长，生产过程中容易受微生物污染，可采用密闭配液罐溶解，适用于单糖浆和不宜用热熔法制备的糖浆剂，如含挥发油或挥发性药物的糖浆。

（3）混合法：将单糖浆与浸提浓缩液或药物直接混合，加入防腐剂、矫味剂等混匀，加纯化水调整至规定量静置一定时间后，滤过即得。

用混合法制备糖浆剂时，应根据药物的状态和性质采用不同方式进行混合。①药物如为水溶性固体，可先加少量纯化水制成浓溶液后，再与计算量单糖浆混合。在水中溶解度小的药物，可酌加适宜辅助溶剂使之溶解后，再与单糖浆混合，搅匀，滤过，即可。②药物为液体制剂时，可直接与计算量的单糖浆混合，搅匀，滤过。如为挥发油时，可先溶于少量的乙醇，或酌加适宜的增溶剂，溶解后再与单糖浆混匀。③药物为水浸提制剂时，可先加热使高分子杂质如蛋白质等凝固，滤过，滤液与单糖浆混匀。必要时将浸提液浓缩，加乙醇处理，回收乙醇后的药液与单糖浆混匀。④药物为含醇的制剂时，当其与单糖浆混合时，易发生浑浊而不易澄清，可加适量甘油助溶或加适量滑石粉助滤。⑤药物为干浸膏时，可加少量的甘油或其他适宜的液体稀释后，再与单糖浆混匀。⑥药物中加入防腐剂、矫味剂、着色剂等附加剂时，应先用适量的水或乙醇溶解后，再与糖浆混匀。

四、质量要求与检查

1. **性状**　除另有规定外，应澄清。不得有酸败、霉变、异物、变色、产气等影响其质量的变质现象，含有中药提取物的糖浆允许有轻摇即散的少许沉淀。

2. **pH 值**　按《中国药典》（2020 年版）通则下 pH 测定法规定，结果符合规定。

3. **相对密度**　按《中国药典》（2020 年版）通则下相对密度测定法规定，结果符合规定。

4. **微生物限度**　除另有规定外，按照《中国药典》（2020 年版）微生物限度检查，符合规定。

5. **装量**　按照《中国药典》（2020 年版）单剂量灌装装量要求：取供试品 5 支，将内容物分别入经标化的量筒中，尽量倾净。在室温下检视，每支装量与标示装量相比较，少于标示装量的不得多于 1 支，并不得少于标示装量的 95%。多剂量的糖浆剂装量也按照《中国药典》（2020 年版）通则0942 进行检查。

糖浆剂制备案例

复方百部止咳糖浆

【生产处方】　百部 100g；苦杏仁 50g；桑白皮 50g；麦冬 25g；知母 25g；黄芩 100g；陈皮 100g；甘草 25g；天南星（制）25g；枳壳（炒）50g；桔梗 50g；蔗糖 500g、苯甲酸钠、纯化水、香精适量。

【生产设备】　多功能中药提取罐、配液罐、化糖罐、液体灌封机、真空浓缩罐、储药罐。

【制备流程】

1. **中药提取与精制**

（1）提取：取以上 11 味中药置多能中药提取罐中，加水煎煮 2 次，第一次约 3 小时，滤过，第二次 2 小时，滤过，合并滤液，静置于储液罐中。

（2）提取液精制：将提取液滤过，取上清液，采用真空浓缩罐浓缩至规定浓度。

2. **配液**

（1）单糖浆配制：在配液罐内加入 400ml 纯化水，打开配药罐加热蒸汽阀门。将 500g 蔗糖加入配药罐内，打开搅拌器进行搅拌，待蔗糖溶解后停止搅拌，煮沸，制成所需糖浆。

（2）配液：将提取浓缩液加入配液罐（内有已配好单糖浆），搅拌均匀，煮沸 30 分钟。加入苯甲酸钠、香精适量，调节 pH，补充适量体积的纯化水至规定的体积，搅匀，将药液抽滤到储药罐中。

3. **灌装**　配制好的药液经质量检验部门取样进行 pH、相对密度、澄清度检查合格，采用液体灌封机进行分装与封口。

【**性状**】　本品为褐色的黏稠液体；味甜。

【**功能与主治**】　清肺止咳。用于肺热咳嗽，痰黄黏稠，百日咳。

【**用法与用量**】　口服，一次 10～20ml，一日 2～3 次。小儿酌减。

【**储藏**】　密封，置阴凉处。

考点：糖浆剂定义与分类，糖浆剂的生产工艺

第 5 节　流浸膏剂与浸膏剂

中药材经浸提后，经适当浓缩、精制后常以流浸膏或浸膏形式入药。

一、流 浸 膏 剂

（一）含义与特点

流浸膏剂系指药材用适宜的溶剂浸出有效成分，蒸去部分溶剂，调整浓度至规定标准而制成的制剂。除另有规定外，流浸膏剂每 1ml 相当于 1g 饮片。流浸膏剂大多作为配制酊剂、合剂、糖浆剂、颗粒剂等剂型的原料。

流浸膏剂多以不同浓度稀乙醇为溶剂，少数以水为溶剂，或加有防腐剂，便于储存。流浸膏剂与酊剂同以醇为溶剂，但比酊剂的有效成分含量高，因此其服用量较酊剂大为减少。流浸膏剂需除去一部分溶剂时，要经过加热浓缩处理，可能破坏热不稳定的有效成分，所以凡有效成分加热易破坏的药材，不宜制成流浸膏剂，可制成酊剂。流浸膏剂久置发生沉淀时，在醇和有效成分含量符合规定的情况下，可考虑采用过滤等方法除去沉淀。

流浸膏剂应装于棕色避光容器中，密封储存于阴凉干燥处。

（二）制备

流浸膏的制备方法有渗漉法、煎煮法、溶解法等，醇性流浸膏剂制备多采用渗漉法提取，水性流浸膏剂制备多采用煎煮法，也可用浸膏剂稀释制成。

以渗漉法为例，流程如下。

饮片→粉碎→渗漉→收集渗漉液→浓缩→调整乙醇含量→静置→分装

（三）质量评价与检查

1. **性状**　除另有规定外，应澄清。不得有酸败、霉变、异物、变色、产气等影响其质量的变质现象。

2. **乙醇量**　除另有规定外，含乙醇流浸膏按照《中国药典》（2020 年版）通则 0711 检查乙醇含量，符合规定。

3. **甲醇量**　除另有规定外，含甲醇流浸膏按照《中国药典》（2020 年版）通则 0871 检查甲醇含量，符合规定。

4. **最低装量检查法检查**　按照《中国药典》（2020 年版）通则 0942 进行检查，应符合规定。

5. **微生物限度**　除另有规定外，按照《中国药典》（2020 年版）通则 1105、1106、1107 检查，符合规定。

（四）流浸膏制备案例

益母草流浸膏

【**生产处方**】　益母草 500kg，70%乙醇适量，45%乙醇适量，共制 500L。

【生产设备】　6T 多能提取罐、醇沉罐、真空浓缩罐、单效多能浓缩罐。

【制备流程】

1. **提取**　取益母草 500kg 加入 6T 多能提取罐中，加水适量，浸润 30 分钟，加热提取 3 次，第一次 3 小时，第二次 3 小时，第三次 2 小时，合并提取液，过滤，滤液置于储液罐中。

2. **浓缩**　将滤液采用单效多能浓缩罐浓缩成 250L 的浸膏，放冷，放入洁净带盖容器中。

3. **精制**　取益母浓缩浸膏置于醇沉罐中，加入等量 70%乙醇，搅匀，静置 24 小时，滤过，滤渣用 45%乙醇洗涤，洗液与滤液合并。合并滤液采用真空浓缩罐回收乙醇，浓缩液放冷滤过，调整乙醇量至规定量，并使流浸膏总体积为 500L。

【性状】　本品为棕褐色液体，味微苦。

【储藏】　密封，置阴凉处。

二、浸　膏　剂

（一）含义与特点

浸膏剂是指药材用适宜溶剂浸出有效成分，除去大部分或全部溶剂，浓缩成膏状或固体粉状制剂。除另有规定外，浸膏剂 1g 相当于饮片 2～5g。含有生物碱或其他有效成分的浸膏剂，皆需经过含量测定，再用稀释剂调整至规定的标准。

浸膏剂是在流浸膏剂的基础上进一步浓缩制成的制剂，但浸膏剂不仅可以是单味药制剂，也可以是多味药的复方制剂；浸膏剂中不含或含极少量溶剂，故有效成分较稳定，但易吸湿软化或失水硬化；浸膏剂由于经过较长时间的浓缩和干燥，有效成分挥发损失或受热破坏的可能性要较流浸膏剂大；浸膏剂很少直接用于临床，一般用于配制其他制剂，如片剂、栓剂、颗粒剂、胶囊剂等。

浸膏剂按干燥程度分稠浸膏剂（为半固体稠厚膏状，具黏性，含溶剂量为 15%～20%）和干浸膏剂（为干燥粉状制品，含水量约 5%）。浸膏剂常用的稀释剂有淀粉、乳糖及蔗糖、药渣，此外尚有一些理化性质比较稳定的不溶性无机物如氧化镁、碳酸镁、磷酸钙等。

（二）制备

浸膏剂的制备一般分为原料的处理、提取、浓缩、稀释干燥等工艺程序。浸膏剂原药材提取同流浸膏。除用渗漉法外，也常用煎煮法、回流法、浸渍法。若药材含有挥发性有效成分的，可采用回流法，或采用多能提取罐操作，回收挥发油后，待浸膏剂浓缩至规定标准后再加入。

提取液一般采用常压蒸发、减压蒸发、薄膜蒸发等操作，除去部分溶剂，浓缩至稠厚状。稠膏经测定含量后，加入适量稀释剂吸收并混合均匀后，进行干燥。浸膏剂的吸湿性强，干燥后应立即遮光容器内密封。

（三）浸膏剂制备案例

甘　草　浸　膏

【生产处方】　甘草饮片 800kg。

【生产设备】　6T 多能提取罐、单效多能浓缩罐。

【制备流程】

1. **提取**　取甘草饮片 800kg，加入 6T 多能提取罐中，加水适量，浸润 30 分钟，加热提取 3 次，每次 2 小时，合并提取液，放置静置过滤，滤液置于储液罐中。

2. **浓缩**　将滤液采用单效多能浓缩罐浓缩成 100kg 的浸膏，放冷，放入洁净带盖容器中。

【性状】　本品为棕褐色固体状，有微弱的特殊臭味和持久的特殊甜味。

【储藏】　密封，置阴凉处。

考点：流浸膏与浸膏定义，流浸膏与浸膏制备方法

第6节　煎　膏　剂

一、含义与特点

煎膏剂又称膏滋，系指药材用水煎煮，去渣浓缩后，加炼蜜或糖（或转化糖）制成的半流体制剂，供内服。煎膏剂因经浓缩并含有较多的糖或蜂蜜等辅料，有滋补调理的作用。煎膏剂需要经过较长的时间加热浓缩过程，因此凡受热易变质及含挥发性有效成分的中药材，不宜制成煎膏，或采用其他形式如研末或提取挥发油，待收膏时加入。煎膏剂所用的蜂蜜应经过炼制，所用的糖用前亦需经过一定的处理，还可加入胶剂以增强滋补作用。煎膏剂具有浓度高、体积小，有良好的保存性，便于服用等优点。但受热易破坏、挥发性中药不宜制成煎膏剂，且糖尿病患者不宜使用。

二、制　　备

煎膏剂制备工艺如下。

药材处理 → 提取药液 → 制备清膏 → 炼糖（蜜） → 收膏分装

1. 清膏的制备　一般采用煎煮法。将处方中的药料洗净，切片、段或磨成特粗粉，将药材置提取锅内，用水加热煎煮，沸腾时开始计时，每次保持微沸 2～3 小时，每次 2～3 次，至煎液气味淡薄为度，过滤后药渣压榨，压榨液与滤液合并。取过滤后的煎液，采用适当的方法与设备进行浓缩，如外循环真空浓缩器、薄膜蒸发器等，注意在浓缩过程中随时除去浮沫（习称膏花），根据要求浓缩至一定标准。

2. 糖、蜜的炼制　用糖、蜂蜜等制备煎膏剂时，必须经过炼制。目的在于去除水分、净化杂质、破坏酶的作用及灭菌。蔗糖经过炼制后，大部分成为转化糖，避免煎膏剂在储存中析出糖结晶（俗称"返砂"），从而影响质量。

（1）蜂蜜的炼制：其炼制程度，应根据处方要求进行，操作见第 10 章蜜丸。

（2）糖的炼制：糖的种类较多，常用的有蔗糖、冰糖、红糖、饴糖。

传统炒糖法：将蔗糖置锅内，直火加热，不断炒拌，直至糖全部熔融，色转黄，开始发泡冒青烟即可。

转化糖法：取蔗糖置夹层锅内，加 20%～50% 水溶解，蒸气加热煮沸半小时，加入糖量的 0.1% 酒石酸或 0.3% 柠檬酸，搅拌均匀，保持温度 110～115℃、2 小时转化，炼至糖转化率达到 40%～50%，糖液金黄色、透明清亮，冷却至 70℃，加入 0.36% 碳酸氢钠中和。

3. 收膏　取清膏 1～3 倍量的炼制的蜜或糖加入清膏中，边加边搅拌，并减弱火候，以防止结底焦化，待膏汁用棒挑起呈薄片状流下（习称"挂大旗"）时，即可出锅。若用阿胶、鹿角胶等胶剂收膏，亦需烊化后兑入，直接加入会沉底焦化。

4. 包装储存　将冷却至室温的煎膏剂分装于洁净干燥的大口玻璃瓶中，盖严、贴签，切勿在热时加盖，以免水蒸气冷凝回流于膏剂中，使膏剂被稀释，含水量高易产生霉败现象。

5. 注意　①如需加入药粉，一般应加入细粉。②收膏时加炼蜜或糖（或转化糖）的量，一般不超过清膏量的 3 倍。③密封，置阴凉处储存。

三、煎膏剂的质量检查

1. 外观　煎膏剂应无焦臭、无异味、无糖的结晶析出。

2. 相对密度　除另有规定外，应符合各品种项下有关规定。凡加药材细粉的煎膏剂，不检查相对密度。

3. 不溶物　取供试品 5g，加热水 200ml，搅拌使溶化，放置 3 分钟后观察，不得有焦屑等异物。加药材细粉的煎膏剂，应在未加入药粉前检查，符合规定后方可加入药粉。加入药粉后不再检查不溶物。

4. 装量　照《中国药典》（2020 年版）最低装量检查法（通则 0942）检查，应符合规定。

5. 微生物限度　照《中国药典》（2020 年版）微生物限度检查法（通则 1105、1106、1107）检查，应符合规定。

煎膏剂制备案例

益 母 草 膏

【生产处方】　益母草 1000g；红糖适量。

【生产设备】　多能提取罐、醇沉罐、真空浓缩罐、单效多能浓缩罐、灌封机。

【制备流程】　取益母草 1000g，切碎，加水煎煮 2 次，每次 2 小时，滤过，合并煎液，滤过，将滤液浓缩至相对密度为 1.21～1.25（80℃）的清膏，每 100g 清膏加红糖 200g，加热熔化，搅拌混匀，浓缩至规定相对密度，即得。

【性状】　本品为棕黑色稠厚半流体状，气微，微苦。

【功能与主治】　本品为活血调经药，用于经闭、痛经及产后瘀血腹痛。

【用法与用量】　口服，一次 10g，每日 2～3 次。

【储藏】　密封，置阴凉处。

> 考点：煎膏剂的定义，煎膏剂的制备方法与质量控制

第 7 节　酒剂与酊剂

一、酒　剂

（一）定义与特点

酒剂指饮片用蒸馏酒提取制成的澄清液体制剂。酒剂多内服，少数外用。

酒剂是传统剂型之一，具有组方灵活、制备简便、易保存等优点，酒剂中乙醇具备一定药理作用，因此小儿、孕妇、心脏病患者、高血压患者、糖尿病患者等使用受限。

酒剂制备所选用的白酒应符合蒸馏酒质量标准，生产内服酒剂应以谷类酒为原料。可加入蜂蜜、糖等矫味剂调味，需密封，置阴凉处储藏。

（二）制备

酒剂多采用浸渍法、回流法、渗漉法等方法制备，制备工艺流程如图 5-3 所示。

1. 浸渍法　取药材置容器中，加入白酒适量，浸渍约 30 天，取上清液，压榨挤出药渣中药液，合并药液，根据需要加入蜂蜜或糖适量，搅拌，溶解，静置数日，滤过，分装即得。

2. 回流法　取药材置圆底烧瓶中，加入白酒适量，回流提取多次，置回流液无色。合并各次回流液，过滤，根据需要加入蜂蜜或糖适量，搅拌，溶解，静置数日，滤过，分装即得。

3. 渗漉法　将药材粉碎成粗粉，加入适量白酒润湿，装筒，浸渍数小时，收集渗漉液，若处方需要加入蜂蜜或糖，可加至渗漉液中。搅拌，溶解，混匀，密闭，静置滤过，分装即得。

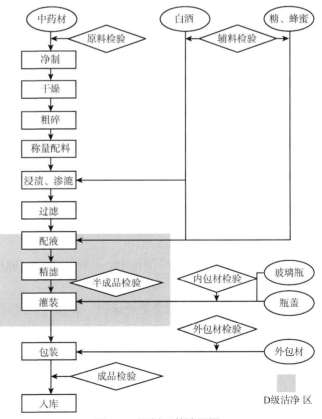

图 5-3　酒剂工艺流程图

（三）质量评价与检查

1. 性状　酒剂应澄清，储存一段时间后允许有少许轻摇即散的沉淀。

2. 甲醇量　除另有规定外，按照《中国药典》（2020 年版）甲醇测定法（通则 0871）检查甲醇含量，需符合规定。

3. 乙醇量　除另有规定外，按照《中国药典》（2020 年版）乙醇测定法（通则 0711）检查乙醇含量，需符合规定。

4. 总固体量　含蜂蜜、糖的酒剂按照《中国药典》（2020 年版）酒剂通则项下总固体测定第一法检查应符合规定。不含蜂蜜、糖的酒剂按照第二法检查应符合规定。

5. 装量　按照《中国药典》（2020 年版）最低装量检查法（通则 0942）进行检查，应符合规定。

6. 微生物　按照《中国药典》（2020 年版）微生物限度检查法（通则 1105、1106、1107）检查，需氧菌、霉菌、酵母菌总数应符合规定。

（四）酒剂制备注意事项

1. 浑浊沉淀　采用热浸法制备，室温时低温会出现浑浊沉淀，可结合澄清剂使用。

2. 浸提方法选择　酒剂制备方法有浸渍法、渗漉法、回流法等方法，应根据药物性质选择适合的方法提取。

3. 严密包装　防止酒及挥发性成分挥发散失。

（五）酒剂制备案例

三两半药酒

【生产处方】　当归 100g；炙黄芪 100g；牛膝 100g；防风 5g；白酒 2400ml；黄酒 8000ml；蔗糖 840g。

【制备流程】　以上 4 味，粉碎成粗粉，按渗漉法操作，取白酒 2400ml 与黄酒 8000ml 的混合液作溶剂，浸渍 48 小时后，缓慢渗漉，以 1～3ml/min 速度收集渗漉液，待渗漉液收集结束后，往漉液中加入蔗糖约 840g，搅拌使其溶解，静置，滤过，即得

【性状】　本品为黄棕色澄清液体，气香，微甜。

【功能与主治】　本品祛风通络，益气活血。用于气血不和，风湿所致的痹病；四肢疼痛，筋骨拘挛等症。

【用法与用量】　口服，一次 30～60ml，每日 2～3 次。

【储藏】　密封，置阴凉处。

二、酊　剂

（一）定义与特点

酊剂系指将原料药物用规定浓度的乙醇提取或溶解而制成的澄清液体制剂，也可用流浸膏稀释制成，供口服或外用，具有服用量小、易于保存等优点，但由于乙醇有药理作用，小儿、孕妇、高血压患者等应用受到一定限制。

除另有规定外，一般酊剂每 100ml 相当于 20g 原饮片。含毒剧药品的中药酊剂每 100ml 相当于 10g 原饮片。

酊剂不用加入糖或蜂蜜等矫味剂，需遮光、密封、阴凉处储藏。久置产生沉淀时，在乙醇和有效成分符合规定的标准时，可滤除去沉淀。

（二）酊剂的制备方法

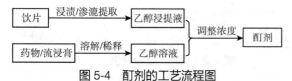

图 5-4　酊剂的工艺流程图

酊剂多采用浸渍法、渗漉法、稀释法、溶解法等方法制备，工艺流程如图 5-4。

1. 浸渍法　取适量药材，粉碎，置有盖容器中，加入规定量的乙醇，加盖，搅拌，浸渍规定时间，倾出

上清液，再加入乙醇适量，浸渍提取完全有效成分，合并浸出液，滤过，加乙醇置规定量，静置，滤过，即得。

2. 渗漉法　将药材粉碎成粗粉，加入规定量乙醇润湿，装筒，浸渍数小时，收集渗漉液，渗漉提取完全有效成分，合并渗漉液，滤过，加乙醇至规定量，静置，滤过，即得。若有毒性药，应按要求测定渗漉液中毒性成分含量。

3. 稀释法　饮片的浸膏或流浸膏，加入规定的乙醇量，稀释，静置，滤过，即得。

4. 溶解法　将化学药物及中药提纯物或有效部位加入规定量的乙醇，溶解，静置，滤过，即得。

（三）质量评价与检查

1. 性状　酊剂应澄清，储存一段时间后允许有少许轻摇即散的沉淀。

2. 甲醇量　除另有规定外，按照《中国药典》（2020 年版）甲醇测定法（通则 0871）检查甲醇含量，需符合规定。

3. 乙醇量　除另有规定外，按照《中国药典》（2020 年版）乙醇测定法（通则 0711）检查乙醇含量，需符合规定。

4. 装量　按照《中国药典》（2020 年版）最低装量检查法（通则 0942）进行检查，应符合规定。

5. 微生物　按照《中国药典》（2020 年版）微生物限度检查法（通则 1105、1106、1107）检查，应符合规定。

（四）酊剂制备案例

姜　　酊

【生产处方】　姜流浸膏 200ml；90% 乙醇溶液适量。

【制备流程】　姜流浸膏 200ml，加 90% 乙醇溶液适量，混匀，静置，滤过，制成 1000ml，分装，即得。

【性状】　本品为淡黄色的液体；有姜的香气，味辣。

【功能与主治】　健胃祛风。用治外感风寒所致胃痛不适。

【用法与用量】　口服，一次 2～4ml，一日 6～12ml。

考点：酒剂与酊剂的定义，酒剂与酊剂的制备方法与质量控制

自 测 题

一、选择题

【A 型题】

1. 常用渗漉法制备，且需先收集药材量 85% 初漉液的剂型是（　　）

　　A. 药酒　　　　B. 酊剂　　　　C. 浸膏剂

　　D. 流浸膏剂　　E. 煎膏剂

2. 药物用规定浓度的乙醇浸出或溶解，或以流浸膏稀释制成的澄明液体制剂，称（　　）

　　A. 药酒　　　　B. 酊剂　　　　C. 糖浆剂

　　D. 浸膏剂　　　E. 煎膏剂

3. 以下关于汤剂的叙述中，错误的是（　　）

　　A. 以水为溶剂

　　B. 能适应中医辨证施治，随症加减

　　C. 吸收较快

　　D. 煎煮后加防腐剂服用

　　E. 制法简单易行

4. 关于酊剂的叙述不正确的是（　　）

　　A. 含毒剧药酊剂每 100ml 相当于原药材 10g

　　B. 一般酊剂每 100ml 相当于原药材 20g

　　C. 可以采用溶解法和稀释法制备

　　D. 用乙醇作溶媒，含药量高

　　E. 久置产生沉淀时，可滤过除去沉淀再使用

5. 关于中药糖浆剂叙述中不正确的是（　　）

　　A. 含蔗糖量应不低于 64.74%（g/ml）或 85%（g/ml）

　　B. 糖浆剂是含有药物、药材提取物和芳香物质的浓蔗糖水溶液

　　C. 为防止微生物的污染，糖浆剂常加防腐剂

　　D. 可分为矫味糖浆和药用糖浆

　　E. 矫味糖浆可分为单糖浆和芳香糖浆

6. 煎膏剂的制备工艺流程正确的是（　　）

　　A. 浸提→纯化→浓缩→炼糖（炼蜜）→分装→灭菌

　　B. 煎煮→浓缩→炼糖（炼蜜）→收膏→分装

C. 浸提→纯化→浓缩→分装→灭菌

D. 提取→精制→配液→灌装→灭菌

E. 煎煮→纯化→浓缩→炼糖（炼蜜）→收膏→分装→灭菌

7. 关于浸出制剂的特点叙述错误的是（　　　）

　A. 药效缓和，副作用小

　B. 某些浸出制剂稳定性较差

　C. 易霉败变质，均需加防腐剂

　D. 服用量减少

　E. 处方中药材的综合成分体现药物的综合疗效

8. 关于糖浆剂的特点叙述错误的是（　　　）

　A. 能掩盖药物的不良气味

　B. 适用于儿童服用

　C. 制备方法简便

　D. 含糖量高的糖浆剂渗透压高，易染菌

　E. 须加防腐剂

9. 以下关于流浸膏的叙述正确的是（　　　）

　A. 含水量15%～20%

　B. 需加入50%～75%乙醇作为防腐剂

　C. 每1ml相当于原药材1g

　D. 多用回流法制备

　E. 作为一般制剂的中间体，不可直接应用于临床

10. 酒剂不用以下哪种方法制备（　　　）

　A. 热浸法　　　B. 冷浸法　　　C. 渗漉法

　D. 溶解法　　　E. 回流法

11. 不需要作含醇量测定的制剂是（　　　）

　A. 酊剂　　　　B. 流浸膏剂　　C. 酒剂

　D. 藿香正气水　E. 藿香正气口服液

12. 煎膏剂在储藏时出现糖的结晶析出的现象称为（　　　）

　A. 晶型转变　　B. 返砂　　　　C. 析晶

　D. 转化糖　　　E. 乳析

13. 中药糖浆剂含蔗糖应不低于（　　　）

　A. 55%（g/ml）　　　　B. 60%（g/ml）

　C. 85%（g/ml）　　　　D. 75%（g/ml）

　E. 65%（g/ml）

【X型题】

14. 制备煎膏剂时炼糖的目的是（　　　）

　A. 使产生适量转化糖　　B. 使产生焦糖

　C. 除去杂质和水分　　　D. 杀死细菌

　E. 防止"返砂"

15. 糖浆剂的质量要求有（　　　）

　A. 药用糖浆剂含蔗糖应不低于60%（g/ml）

　B. 糖浆剂应澄清，储藏期间允许有少量轻摇易散的沉淀

　C. 在储存中不得有酸败、异臭、产生气体等变质现象

D. 相对密度、pH和乙醇含量符合规定要求

E. 装量差异限度均应符合规定要求

16. 关于酒剂、酊剂的异同点，叙述正确的是（　　　）

　A. 酊剂是选用不同浓度的乙醇制成的澄明液体制剂

　B. 酒剂多供内服，所用的酒应为谷类酒，符合蒸馏酒的质量标准

　C. 酊剂多供外用，少数作内服

　D. 酒剂和酊剂均不允许有沉淀

　E. 酒剂和酊剂均应测定乙醇含量、pH和总固体量

17. 浸出制剂易出现什么质量问题（　　　）

　A. 长霉　　　　B. 发酵　　　　C. 混浊

　D. 水解　　　　E. 陈化

18. 以水为溶剂从药材中浸出有效成分而制得的浸出制剂有（　　　）

　A. 口服液　　　B. 酊剂　　　　C. 合剂

　D. 流浸膏　　　E. 煎膏剂

19. 酒剂的制备方法有（　　　）

　A. 冷浸法　　　B. 热浸法　　　C. 渗漉法

　D. 煎煮法　　　E. 回流法

20. 单糖浆剂为蔗糖的饱和水溶液，在药剂上可用于（　　　）

　A. 矫味剂　　　B. 助悬剂　　　C. 增溶剂

　D. 合剂　　　　E. 黏合剂

21. 糖浆剂的制备方法包括（　　　）

　A. 热溶法　　　B. 冷溶法　　　C. 渗漉法

　D. 混合法　　　E. 回流法

22. 下列关于煎膏剂的叙述，正确的有（　　　）

　A. 煎膏剂含较多的糖和蜜，药物浓度高，稳定性较差

　B. 煎膏剂的效用以滋补为主，多用于慢性疾病

　C. 煎膏剂一般多采用煎煮法

　D. 煎膏剂中加入糖和蜜的量一般不超过清膏量的3倍

　E. 煎膏剂返砂的原因与煎膏剂中总糖量和转化糖量有关

23. 下列关于流浸膏剂的叙述，正确的是（　　　）

　A. 流浸膏剂，除另有规定外，多用渗漉法制备

　B. 渗漉法制备流浸膏的工艺为渗漉、浓缩、调整含量

　C. 流浸膏剂渗漉时应先收集药材量85%的初漉液，另器保存

　D. 流浸膏剂制备时，若渗漉溶剂为水且有效成分又耐热者，可不必收集初漉液

　E. 流浸膏剂成品应测定含醇量

二、简答题

1. 糖浆剂产生沉淀的原因及解决办法有哪些？

2. 什么是渗漉法？试述单渗漉法制备流浸膏剂的工艺流程。

（闵红燕）

第 6 章

散剂与颗粒剂制剂技术

散剂与颗粒剂均为常用的固体制剂，具有很多相同的特性，如物理、化学稳定性好；生产、制造成本较低；生产工艺中的操作方法具有较多的相同点；服用、携带方便。另外，它们均为药物在体内溶解后，才能透过生理膜被吸收入血。

第 1 节　粉　体

一、粉体的定义

粉体是大量固体粒子的集合体，又称为粉粒，粒子是粉体运动的最小单元，是组成粉体的基础，是研究粉体的出发点。粉体学是研究粉体的表面性质、力学性质、电学性质等内容的应用科学。

将固体粉碎成粉体后，具有与液体相类似的流动性、与气体类似的压缩性和固体的抗变形能力。粉体是散剂、颗粒剂、胶囊剂、片剂、混悬剂、粉针的剂型基础。制药行业需处理的粒度范围通常为 1μm 至 10mm。

二、粉体的基本性质

（一）粉体的粒子大小

粉体的粒子大小是粉体的最基本性质，它对粉体的溶解性、可压性、密度、流动性等均有显著的影响，从而影响药物的溶出、吸收等。

粉体粒子大小的常用表示方法：①定方向径，即在显微镜下按同一方向测得的粒子径；②等价径，即粒子的外接圆的直径；③体积等价径，即与粒子的体积相同的球体的直径，可用库尔特计数器测得；④筛分径，即用筛分法测得的直径，一般用筛孔直径的算术或几何平均值来表示；⑤有效径，即根据沉降公式（斯托克斯公式）计算所得的直径，因此又称 Stokes 直径。粉体粒子直径的测定方法可采用显微镜法、库尔特计数法、沉降法、筛分法等。

（二）粉体的粒度分布

粉体的大小不可能均匀一致，存在粒度分布的问题，分布不均会导致制剂的分剂量不准、可压性变化及粒子密度变化等问题，因此常用频率分布表示各个粒径相对应的粒子占全体粒子群中的百分比，频率分布可用方块图来表示，见图 6-1。

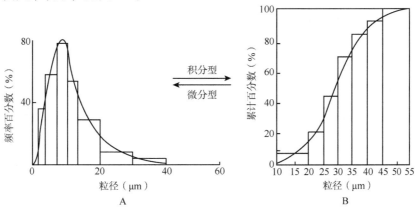

图 6-1　用图形表示的粒度分布示意图

A. 频率分布；B. 累计分布

（三）粉体的空隙率

粉体的空隙率是粉体层中空隙所占的比率，即粉体粒子间空隙和粒子本身空隙所占体积与粉体体积之比，常用百分率表示。粉体的充填体积（V）为粉体的真体积（V_t）、粉体内部空隙体积（$V_内$）、粉体间空隙体积（$V_间$）之和。空隙率的测定方法有压汞法、气体吸附法等。

（四）粉体的密度

粉体的密度系指单位体积粉体的质量。根据粉体所指的体积不同，分为真密度、粒密度、堆密度三种。

1. 真密度　指粉体质量除以不包括颗粒内外空隙的体积（真实体积），求得的密度，即排除所有的空隙占有的体积后，求得的物质本身的密度。

2. 粒密度　指粉体质量除以包括颗粒内空隙在内的体积所得的密度，即排粒子之间的空隙，但不排除粒子本身的细小孔隙，求得的粒子本身的密度。

3. 堆密度（又称松密度）　指粉体质量除以该粉体所占容器的体积，求得的密度，其所用的体积包括粒子本身的孔隙及粒子之间的空隙在内的总体积。

对于同一种粉体，真密度>粒密度>堆密度。在药剂实践中，堆密度是最重要的。散剂的分剂量、胶囊剂的充填、片剂的压制等都与堆密度有关。有些药物还有"重质"和"轻质"之分，主要是其粒密度和堆密度不同，堆密度大的为重质，堆密度小的为轻质，但其真密度是常数，是相等的。

（五）粉体的流动性

粉体的流动性与粒子的形状、大小、表面状态、密度、空隙率等有关，加上颗粒之间的内摩擦力和黏附力等的复杂关系，粉体的流动性无法用单一的物性值来表达。然而粉体的流动性对颗粒剂、胶囊剂、片剂等制剂的重量差异影响较大，是保证产品质量的重要环节。

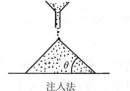 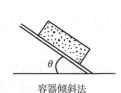

注入法　　　　排出法　　　　容器倾斜法

图 6-2　休止角的测定方法

1. 休止角　是粉体堆积层的自由斜面与水平面形成的最大角。常用的测定方法有注入法、排出法、倾斜角法等，如图 6-2 所示。休止角是粒子在粉体堆体积层的自由斜面上滑动时所受重力和粒子间摩擦力达到平衡而处于静止状态下测得，是检验粉体流动性的最简便的方法。休止角越小，摩擦力越小，流动性越好，一般认为 $\theta \leqslant 40°$ 时可以满足生产流动性的需要。

2. 流出速度　系指单位时间内粉体由一定孔径或管中流出的速度。其具体测定方法是在圆筒容器的底部中心开口，把粉体装入容器内，测定单位时间内流出的粉体量，即流速。一般粉体的流速快，流动性好，其流动的均匀性也好。

3. 压缩度　将一定量的粉体轻轻装入量筒后测量最初松体积；采用轻敲法使粉体处于最紧状态，测量最终的体积；计算最松密度 ρ_0 与最紧密度 ρ_f，计算压缩度 c（图 6-3）。

压缩度是粉体流动性的重要指标，其大小反映粉体的凝聚性、松软状态。压缩度 20%以下时流动性较好，压缩度增大时流动性下降，当压缩度达到 40%～50%时粉体很难从容器中自动流出。

（六）粉体的吸湿性

具有水溶性的药物粉末在相对较低湿度环境时一般吸湿量较小，但当相对湿度提高到某一定值时，吸湿量急剧增加，此时的相对湿度被称作临界相对湿度（critical relative humidity，CRH）。CRH 是水溶性药物的固有特征，是药物吸湿性大小的衡量指标。CRH 越小则越易吸湿，反之，则不易吸湿。CRH 值的测定通常采用粉末吸湿法或饱和溶液法。

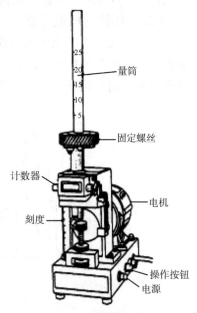

量筒

固定螺丝

计数器

电机

刻度

操作按钮

电源

图 6-3　轻敲测定仪

三、粉体流动性的影响因素与改善方法

1. **粒子大小** 增大粒径，改善流动性。

2. **粒子形态** 将粒子处理成球形可减少摩擦力。

3. **密度** 密度＞$0.34g/cm^3$，可满足操作要求。

4. **含湿量** 水分可增加粒子间黏着力，可通过干燥操作改善流动性。

5. **助流剂的影响** 可加入适量助流剂，如 0.5%～2.0% 滑石粉、微粉硅胶（粒径约为 40μm）等。

四、粉体学在药剂学中的应用

药物颗粒大小能影响到制剂的外观质量、色泽、味道、含量均匀度、稳定性和生物利用度等，粒度与药物吸收关系密切，特别是溶解度小或溶解度低的药物。但是，并非所有情况都是粒子越小越好，有刺激性的药物，粒度越小，刺激性越大。某些长效制剂，药物在较长时间内缓解释放和吸收，需要较大的粒度。例如，长效、中效、速效胰岛素锌混悬注射剂，是通过调节胰岛素锌复合物结晶颗粒大小比例来实现。

缓释制剂控制粒子大小可以控制表面积大小，粒子大，表面积小，药物吸收减慢，药效可以延长。混悬液的粒子一般控制在 10μm 以下，不适当的粒度将影响混悬液的稳定性和微粒沉降速度。混悬液属于动力学不稳定体系，在放置中微粒易下沉，下沉的速度与粒径平方成正比，常用减小粒径的方法来增加混悬液的动力学稳定性。粒度分布的均匀性也影响混悬液的稳定性，粒子均匀可防止结块。

考点：粉体定义，粉体密度，粉体流动性的影响因素与改善方法

第 2 节 散剂制备技术

一、散 剂 概 述

散剂为我国中药的传统剂型之一，《黄帝内经》《伤寒论》《金匮要略》中均有散剂记载，《名医别录》中有散剂制法的描述。

散剂除了可直接作为剂型使用外，也是其他剂型，如颗粒剂、胶囊剂、片剂、混悬剂、气雾剂、粉雾剂和喷雾剂等制备的中间体。

（一）散剂定义

散剂系指原料药物或与适宜的辅料经粉碎、均匀混合制成的干燥粉末状制剂。临床上化学药物散剂应用越来越少，但中药散剂仍广泛应用于临床，其制法也有了进一步的发展。

（二）散剂特点

散剂表面积较大，容易分散，具有药物溶出速度快、起效迅速的特点。此外，散剂制法简便，剂量可随意调整，运输携带方便，尤其适合于小儿服用，对外伤可起到保护、吸收分泌物、促进凝血和愈合的作用。散剂属于固体剂型，与液体剂型相比稳定性较高。由于药物粉碎后比表面积增大，其臭味、刺激性及化学活性等也相应增大，一些挥发性成分也容易散失。所以一些腐蚀性较强和遇光、湿、热容易变质的药物一般不宜制成散剂，一些剂量较大的散剂，有时不如片剂、胶囊剂或丸剂等容易服用。

（三）散剂分类

1. **按用途分类** 散剂可分为内服散剂（如益元散）、外用散剂（如冰硼散）。外用散剂又包括用于皮肤或黏膜的撒布散剂，吹入鼻、耳等体内腔道使用的吹入散剂，用于清洁牙齿或治疗牙疾的牙用散剂（也称牙粉），以及用于杀灭跳蚤、虱子、臭虫等的杀虫散剂。

2. **按组成分类** 散剂分为单散剂（由一种药物组成，如川贝散）和复方散剂（由两种或两种以上药物组成，如活血止痛散）。

3. **按剂量分类** 散剂分为分剂量散剂和不分剂量散剂。分剂量散剂每包作为一个剂量，如七厘散；

不分剂量散剂以多次使用的总剂量包装，多为外用散剂，如六一散。

4. 按药物性质分类

（1）普通散剂：如含有滑石粉、甘草的六一散。

（2）毒剧药散剂：如含有黄灵药的九一丹。

（3）含液体成分散剂：如含有蛇胆汁的蛇胆川贝散。

（4）含浸膏散剂：如紫雪丹。

（5）含低共熔组分散剂：如含有薄荷、樟脑与麝香草酚等低共熔组分的痱子粉。

（6）含氧化还原成分的散剂：如含有雄黄等氧化还原成分的诸葛行军散。

二、散剂的制备

散剂生产过程中应采取有效措施防止交叉污染，口服散剂生产环境的空气洁净度要求达到 D 级，外用散剂中用于表皮用药的生产环境要求达到 D 级，深部组织创伤和大面积体表创面用散剂要求达到 C 级。散剂的生产过程如下。

备料→粉碎与过筛→混合→分剂量

（一）备料

备料岗位操作人员应根据生产指令对所用原辅料进行计算、称量和核对，其中原辅料的计算、称量需要双人复核，以保证物料正确、准确无误。备料是制剂生产的关键操作，岗位操作人员按岗位指令，需要逐项逐件核对物料的品名、批号、规格、所需数量。操作人员应及时填写配料记录，由操作人员、核对人员双方签字确认。拆开的物料容器，在称取完物料后，应及时在洁净区封口，并加贴启封标签，注明剩余数量、取用日期等事项。

（二）粉碎与过筛

制备散剂所用的固体原料，除细度已达到要求外，均需进行粉碎与过筛。口服用散剂应为细粉，儿科用和局部用散剂应为最细粉。

（三）混合

混合是散剂制备的重要工艺过程之一，混合的目的是使散剂特别是复方散剂中各组分分散均匀，色泽一致，以保证剂量准确，用药安全有效。常用的混合方法有搅拌混合、研磨混合及过筛混合等。大批量生产中混合则多采用搅拌或容器的旋转使物料进行整体和局部移动而实现混合的目的，研磨混合法在药房制剂及调剂中常用。当物料的混合比例量相差悬殊或色泽不同时，应合理而灵活地应用等量递加法、套色法，以保证混合的均匀性。

1. 含毒性药物散剂的混合　处方中含毒性药物时，因剂量小，称取费时，服用也容易损耗，应在毒性药物中添加一定比例的赋形剂制成稀释散（即倍散），以方便临时配方用。为显示稀释倍数，一般加入着色剂。

2. 含低共熔成分散剂的混合　两种或两种以上药物按一定比例混合时，室温条件下有时会出现润湿或液化现象，称为低共熔。混合此类药物时是否发生低共熔主要取决于：①混合物的比例量，越接近最低共熔点的比例，越容易发生低共熔现象；②混合时的室温，室温高于低共熔点时一般就会发生低共熔现象。

对于可形成低共熔混合物的散剂，是否采用低共熔法制备，应根据低共熔后对药理作用的影响，以及处方中所含其他固体成分的多少而定。①药物形成低共熔后，若药理作用增强则宜采用低共熔法；如药理作用减弱则应避免采用低共熔法，可分别先用其他组分稀释低共熔组分后再进行混合制备散剂，以免影响疗效。②药物形成低共熔物后，若药理作用无变化，可先将两种药物同研至液化，再与其他固体组分混匀；或先分别用固体组分稀释低共熔组分，再轻研混匀。③如处方中含有挥发油或其他足以溶解低共熔组分的液体时，可先将低共熔组分溶解，然后采用喷雾法或一般的混合方法与其他固体组分混匀。

（四）分剂量

分剂量是将混合均匀的散剂，经半成品质量检查合格后，按需要的剂量分成相等重量份数的过程，这是保证剂量准确的关键操作。工业生产中针对不同的内包装材常采用自动定量散剂分装机等分装设备。

常用的分剂量方法有如下几种。

1. 目测法（又称估分法）　称取总量的散剂，以目测分成若干等分的方法。此法操作简便，但准确性差，不适用于大量生产，另外，对含有细料药和毒药的散剂也不宜使用。此方法适于药房临时调配少量普通药物散剂时使用。

2. 重量法　系用衡器（主要是天平）逐份称重的方法。此法分剂量准确，但操作麻烦，效率低。主要用于含毒剧药物、贵重药物散剂的分剂量，不适用于大生产。

3. 容量法　系用固定容量的设备进行分剂量的方法。此法效率较高，可以实现连续操作。但准确性不如重量法。生产中使用的自动分包机、分量机等都采用的是容量法的原理分剂量的，但药物的物理性质（如堆密度、流动性、吸湿性等）及分剂量速度均能影响其准确性。散剂定量包装机如图 6-4 所示，主要由储粉器、抄粉匙、旋转盒及传送装置等四部分组成。

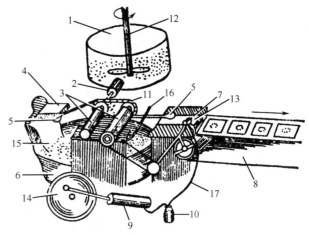

图 6-4　散剂定量包装机

1. 储粉器；2. 螺旋输粉器；3. 轴承；4. 刮板；5. 抄粉匙；6. 旋转盒；
7. 空气吸湿器；8. 传送带；9. 空气唧筒；10. 安全瓶；11. 链带；
12. 搅拌器；13. 纸；14. 偏心轮；15. 搅粉铲；16. 横杆；17. 通气管

三、散剂的质量检查

散剂的质量检查项目除药物鉴别和含量测定外，还包括粒度、外观均匀度、水分、装量差异等，应符合散剂项下有关的各项规定。

1. 药物鉴别和含量测定　应符合《中国药典》（2020 年版）的规定。

2. 粒度　除另有规定外，化学药局部用散剂和用于烧伤或严重创伤的中药局部用散剂及儿科用散剂，照下述方法检查，应符合规定。

取供试品 10g，精密称定，照粒度和粒度分布测定法[《中国药典》（2020 年版）通则 0982 单筛分法]测定。化学药散剂通过七号筛（中药通过六号筛）的粉末重量，不得少于 95%。

3. 外观均匀度　取供试散剂适量置光滑纸上，平铺约 5cm^2，将其表面压平，在亮处观察，应色泽均匀，无花纹与色斑。

4. 水分　中药散剂采用《中国药典》（2020 年版）通则 0832 测定，除另有规定外，不得超过 9.0%。

5. 装量差异　单剂量包装的散剂，照下述方法检查，应符合规定。

取供试品 10 袋（瓶），分别精密称定每袋（瓶）内容物的重量，求出内容物的装量与平均装量。每袋（瓶）装量与平均装量相比较[凡有标示装量的散剂，每袋（瓶）装量应与标示装量相比较]，按表 6-1 中的规定，超出装量差异限度的散剂不得多于 2 袋（瓶），并不得有 1 袋（瓶）超出装量差异限度的 1 倍。

表 6-1　单剂量包装散剂装量差异限度

平均装量或标示装量	装量差异限度
0.1g 或 0.1g 以下	±15%
0.1g 以上至 0.5g	±10%
0.5g 以上至 1.5g	±8%
1.5g 以上至 6g	±7%
6g 以上	±5%

多剂量包装的散剂，照《中国药典》（2020 年版）最低装量检查法（通则 0942）检查，应符合表 6-2 规定，如有 1 个容器装量不符合规定，则另取 5 个（或 3 个）复试，应全部符合规定。

表 6-2　多剂量分装散剂装量差异限度

标示装量	平均装量	每个容器装量
20g 以下	不少于标示装量	不少于标示装量的 93%
20g 以上至 50g	不少于标示装量	不少于标示装量的 95%
50g 以上至 500g	不少于标示装量	不少于标示装量的 97%

6. 无菌　用于烧伤[除程度较轻的烧伤（Ⅰ°或浅Ⅱ°外）]、严重创伤或临床必需无菌的局部用散剂，照无菌检查法[《中国药典》（2020 年版）通则 1101]检查，应符合规定。

7. 微生物限度　照非无菌产品微生物限度检查：《中国药典》（2020 年版）微生物计数法（通则 1105）和控制菌检查法（通则 1106）及非无菌药品微生物限度标准（通则 1107）检查，应符合规定。

四、散剂的包装与储存

散剂的表面积大，故其吸湿性或风化性较显著。散剂吸湿后会发生很多物理与化学变化及微生物污染，所以在包装和储存中主要应解决好防潮的问题。包装时应注意选择包装材料和方法，储存中应注意选择适宜的储存条件。用于散剂的包装材料有多种，其透湿性能可用透湿系数（P）评价，P 小者，防湿性好。一些包装材料的 P 值参见表 6-3。

表 6-3　常用包装材料的透湿系数

名称	P 值	名称	P 值
蜡纸 A	3	滤纸	1230
蜡纸 B	12	聚乙烯	2
蜡纸 C	22	聚苯乙烯	6
亚麻仁油纸	160	聚乙烯丁醛	30
桐油纸	190	硝酸纤维素	35
玻璃纸	222	乙酸乙烯	50
硫酸纸	534	聚乙烯醇	270

1. 包装材料　常用的包装材料有包药纸（包括有光纸、玻璃纸、蜡纸等）、塑料袋、玻璃管或玻璃瓶等。各种材料的性能不同，决定了他们的适用范围也不相同。包药纸中的有光纸适用于性质较稳定的普通药物，不适用于吸湿性的散剂；玻璃纸适用于含挥发性成分及油脂类的散剂，不适用于引湿性、易风化或易被二氧化碳等气体分解的散剂；蜡纸适用于包装易引湿、风化及在二氧化碳作用下易变质的散剂，不适用于包装含冰片、樟脑、薄荷脑、麝香草酚等挥发性成分的散剂。塑料袋的透气、透湿问题未完全克服，应用上受到限制。玻璃管或玻璃瓶密闭性好，本身性质稳定，适用于包装各种散剂。

2. 包装方法　分剂量散剂可用包药纸包成五角包、四角包及长方包等，也可用纸袋或塑料袋包装。不分剂量的散剂可用塑料袋、纸盒、玻璃管或瓶包装。玻璃管或瓶包装时可加盖软木塞用蜡封固，或加盖塑料内盖。用塑料袋包装，应热封严密。有时在大包装中装入硅胶等干燥剂。复方散剂用盒或瓶装时，应将药物填满、压紧，否则在运输过程中往往由于组分密度不同而分层，以致破坏了散剂的均匀性。

3. 散剂的储存　散剂应密闭储存，含挥发性或易吸湿性药物的散剂，应密封储存。除防潮、防挥发外，温度、微生物及光照等对散剂的质量均有一定影响，应予以重视。

散剂制备案例

健　胃　散

【生产处方】　山楂 312.5g；麦芽 312.5g；神曲 312.5g；槟榔 62.5g。

【生产设备】　YK-160 型摇摆式颗粒机；CH-100 型槽形混合机；FL100 沸腾干燥机；粉碎机；自动定量包装机；对夹式料斗混合机。

【制备流程】

1. **原料称量**　原料经检测合格后，按照称量岗位标准操作规程，分别称量处方中的4种药材。关键工艺有量器需定期复核、称量前归零校正、称量后双人复核。

2. **粉碎过筛**　按照《粉碎过筛标准操作规程》进行粉碎过筛操作。粉碎顺序按照先难后易，贵重药材在中间的原则，先槟榔最后神曲。关键工艺有粉碎过筛应全部通过六号筛，粉碎收率不低于95%，粉碎后称量，清洁回收设备内药物残留。

3. **总混**　按照总混操作规程，进行入料。混合时间按照工艺验证混合时间要求混合15分钟。

4. **分装**　将中间品检测合格的产品，放入洁净接收装置出料，入分装间，按照《分装标准操作规程》分装，调节好装量。每30分钟检测一次装量。

5. **外包**　对包装材料进行检查核对，包括品名、批号、数量、生产厂家、合格状态；由双人符合标签印制内容，正确无误后开始进行贴签、装箱，包装完成后入库。

考点：散剂定义，散剂分类，散剂的制备与质量控制

第3节　颗粒剂制备技术

一、颗粒剂概述

中药颗粒剂是在汤剂、糖浆剂和酒剂的基础上发展起来的一种剂型，《中国药典》（1990年版）称其为冲剂，《中国药典》（1995年版）改称为颗粒剂。随着提取、纯化、制粒技术与设备的进步及新辅料、包装材料的应用，中药颗粒剂的质量与药效有了较大改善，成为近年来发展较快的剂型之一。

（一）颗粒剂定义

颗粒剂是临床常用剂型之一。颗粒剂系指原料药物与适宜的辅料混合制成具有一定粒度的干燥颗粒状制剂。除另有规定外，颗粒剂中大于一号筛（2000μm）的粗粒和小于五号筛（180μm）的细粒的总和不超过15%。颗粒剂可分散或溶解在水或其他适宜的溶媒中服用，也可直接吞服。

中药颗粒剂是在汤剂、糖浆剂和酒剂的基础上发展起来，中药颗粒剂既保持了汤剂吸收快、显效迅速等优点，又克服了汤药服用前临时煎煮、耗时费能、久置易霉败变等不足。

（二）颗粒剂特点

常用固体制剂中，颗粒剂的分散程度小于散剂，大于其他片剂、胶囊剂等固体制剂。与散剂相比具有以下特点：①分散性、附着性、团聚性、吸湿性等均较散剂降低；②颗粒剂中多种成分混合后，因用黏合剂制成粒，故避免了散剂中各种成分的离析现象；③储存、运输方便；④颗粒可通过包衣改变功能，如可根据包衣的材料性质可使颗粒具有防潮性、缓释性和肠溶性等功能。与片剂和胶囊剂比较，颗粒剂服用方便，通常药物释放和吸收迅速。

（三）颗粒剂分类

颗粒剂可分为可溶颗粒（通称为颗粒）、混悬颗粒、泡腾颗粒、肠溶颗粒、缓释颗粒和控释颗粒等。

1. **可溶颗粒**　系指加水后应能完全溶解呈澄明溶液，无焦屑等杂质。

2. **混悬颗粒**　系指难溶性原料药物与适宜辅料混合制成的颗粒剂。临用前加水或其他适宜的液体振摇即可分散成混悬液。混悬颗粒剂应进行溶出度检查。

3. **泡腾颗粒**　系指含有碳酸氢钠和有机酸，遇水可放出大量气体而成泡腾状的颗粒剂。泡腾颗粒中的原料药物应是易溶性的，加水产生气泡后应能溶解。有机酸一般用柠檬酸、酒石酸等。

4. **肠溶颗粒**　系指采用肠溶性材料包裹颗粒或其他适宜方法制成的颗粒剂。肠溶颗粒耐胃酸而在肠液中释放活性成分或控制药物在肠道内的定位释放，可防止药物在胃内分解失效，避免对胃的刺激。肠溶颗粒应进行释放度检查。

5. 缓释颗粒　系指在规定的释放介质中缓慢地非恒速释放药物的颗粒剂。缓释颗粒剂应符合缓释制剂的有关要求，应进行释放度检查。

6. 控释颗粒　系指在规定的释放介质中缓慢地恒速释放药物的颗粒剂。控释颗粒应符合控释制剂的有关要求，应进行释放度检查。

二、颗粒剂常用辅料

（一）填充剂

常用的填充剂品种有淀粉、乳糖、糊精、糖粉、硫酸钙、蔗糖、甘露醇、微晶纤维素、葡萄糖等。

（二）湿润剂

常用的湿润剂品种有纯化水、乙醇等。

（三）黏合剂

常用的黏合剂品种：天然的有淀粉浆、预胶化淀粉、糊精等；合成的有 PVP、乙基纤维素、羟丙基纤维素等。

三、制 粒 技 术

在制剂生产中广泛应用的制粒方法可分为三大类，即湿法制粒、干法制粒、喷雾制粒。

（一）湿法制粒

湿法制粒系将黏合剂加入药物粉体中，使粉体表面润湿、粉粒间产生黏合力，借助于外加机械力的作用和液体架桥制成一定形状和大小的颗粒的方法。湿法制粒不适合对湿、热敏感和极易溶解等特殊物料的制粒。湿法制粒工艺包括挤压制粒、搅拌切割制粒、流化床制粒等，是目前应用最广泛的制粒方法。

1. 挤压制粒　挤压制粒亦可称为软材过筛制粒，系将药物粉末与处方中的辅料混匀后加入黏合剂或润湿剂制成软材，然后将软材用强制挤压的方式通过具有一定大小的筛孔制粒的方法。

挤压制粒工艺流程为备料→粉碎与过筛→混合→制软材→制粒（干燥）→整粒→质检→包装。其中制软材和制湿颗粒两个步骤最为关键。

（1）挤压制粒的特点：挤压制粒与其他制粒工艺相比，具有如下特点。①颗粒的粒度由筛网的孔径大小调节，可制得粒径范围为 0.3～30.0mm，粒子形状为圆柱形，粒度分布较窄。②挤压压力不大，可制成松软颗粒，较适合压片。③制粒经过混合、制软材、挤压等过程，程序较多、劳动强度大。④软材质量需要由熟练技术人员或熟练工人的经验来控制，其可靠性与重现性较差。

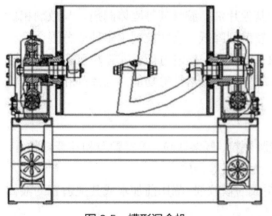

图 6-5　槽形混合机

（2）软材的制备：制软材又称捏合，系将药物与辅料加入槽形混合机中（图 6-5），经适当搅拌将粉末混合均匀后加适量润湿剂或黏合剂，混匀即成。软材的质量直接影响到颗粒的完整和硬度。黏合剂用量过多时，被挤压成条状并易重新黏合在一起而不能成形；黏合剂用量过少时，不能制成完整的颗粒并易成粉状。软材质量一般以用手紧握能成团而不黏手，用手指轻压能裂开为度（手握成团，轻压即散）。制软材混合的时间越长、强度越大，黏性则越大，制成的颗粒越硬。

（3）制湿颗粒：系将软材通过适宜的筛网制成。湿颗粒的质量也多凭经验检查，一般检查可将湿粒置于手掌上簸动，应以有沉重感、细粉少、颗粒大小均匀、无长条者为宜。工业生产中多用挤压式制粒机械制粒，视情况不同分一次制粒和多次制粒。另外过筛条件也很重要，筛网应具有弹性，其与滚轴接触的松紧程度应适当掌握，软材加入加料斗中的量和筛网装置的松紧与所制成湿粒的松紧、粗细有关。例如，加料斗中软材的存量多而筛网装得比较松，滚筒往复转动搅拌揉动时可增加软材的黏性，制得的湿粒粗而紧；反之，制得的颗粒细而松。在制剂工程中，挤压式制粒设备可分为螺旋式、滚压式和摇摆式三大类。

　　1）螺旋式挤压制粒机：是利用螺旋杆的转动推力，把软材压缩后输送至一定孔径的制粒板前部，强迫挤压通过小孔而制粒，如图 6-6 所示。

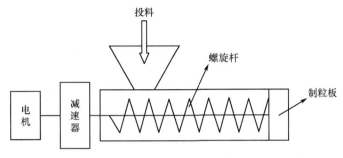

图 6-6　螺旋式挤压制粒机

　　2）滚压式挤压制粒机：滚压式挤压制粒机的制粒过程是将软材投至滚轴与环形小孔板之间挤压使软材通过板上小孔而形成颗粒。如图 6-7 所示，即把一个或多个滚轴安装在圆柱形小孔板中，外部圆柱形小孔板和每个滚轴绕着各自的轴同方向转动，把处于滚轴与小孔板之间的软材挤压通过小孔，在孔板外部一定距离处安装适合的刮刀，及时刮下粘连在小孔外部的挤出物。

　　3）摇摆式挤压制粒机：本机是一种将潮湿粉末状混合物，在旋转滚筒的正、反旋转作用下，强制性通过筛网而制成颗粒的专用设备。摇摆式制粒机的制粒原理如图 6-8 所示。

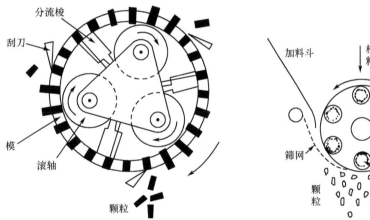 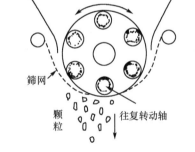

图 6-7　滚压式挤压制粒机示意图　　　　图 6-8　摇摆式挤压制粒原理示意图

　　摇摆式制粒机的主要结构：加料斗的底部与一个半圆形的筛网相连；筛网采用金属丝网；筛网夹管装置在旋转滚筒的两旁，用钢管制造，中间开有一条长槽，筛网的两端嵌入槽内，转动花形手轮将筛网包在旋转滚筒的外圆上，手轮内由齿轮撑住，松紧可以进行调节；刮刀为钝三角形不锈钢管；滚筒由相应数量刮刀组成，横卧装置在料斗下面，前后有轴承支座，它通过齿条的传动，作倒顺回转（200°左右摆动）。

　　摇摆式挤压制粒机结构简单、操作容易，制粒时黏合剂或润湿剂稍多并不严重影响操作及颗粒质量，但与筛网的摩擦力较大，筛网易破损，在安装前与生产结束后应检查筛网的完好性。

　　（4）影响挤压制粒的因素与质量控制：多种因素影响挤压制粒的生产质量，主要包括以下几点。①黏合剂（或润湿剂）的选择与用量：如黏合剂过多，软材太湿，制成的颗粒过硬，且多长条；黏合剂太少，则细粉多，导致颗粒的粒度不合格。②糅混强度、混合时间也对颗粒质量产生影响，糅混强度越大、混合时间越长，物料的黏性越大，制成的颗粒越硬。③筛网规格的选择直接影响颗粒的粒度。④加料量和筛网安装的松紧直接影响湿粒质量。加料斗中加料量多而筛网夹得较松时，制得的颗粒粗且紧密，反之，则制得颗粒细且松软。增加软材通过筛网的次数，能使制得的颗粒完整、坚硬。

2. 高速搅拌切割制粒　系将经粉碎与过筛后的药料、辅料及黏合剂（或润湿剂）置于密闭的制粒容器内，利用高速旋转的搅拌桨与制粒刀的切割作用，使物料混合、制软材、切割制粒与滚圆一次完成的制粒方法。

（1）高速搅拌切割制粒机湿法制粒的原理：高速搅拌切割制粒原理是通过搅拌叶面使物料碰撞分散成半流动的翻滚状态，并达到充分的混合；随着黏合剂的注入，使粉料逐渐湿润，物料形状发生变化。而位于锅壁水平轴的切碎刀与搅拌桨的旋转运动产生涡流，使物料被充分混合、翻动及碰撞，此时处于物料翻动必经区域的制粒刀可将团状物料充分打碎成颗粒。同时，物料在三维运动中颗粒之间的挤压、碰撞、摩擦、剪切和捏合，使颗粒摩擦更均匀、细致，最终形成稳定球状颗粒从而形成潮湿均匀的软材，制粒颗粒目数大小由物料的特性、制粒刀的转速和制粒时间等因素制约。设备结构如图6-9所示。

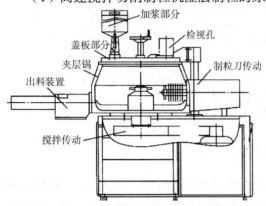

图6-9　高速搅拌切割制粒机结构图

加浆部分
检视孔
盖板部分
制粒刀传动
夹层锅
出料装置
搅拌传动

混合制粒过程应在封闭状态下，混合制粒全过程（含加料、混合、切割制粒和卸料等）均应在D级洁净度下工作，并保证无异物落下。

（2）高速搅拌切割制粒的特点：高速搅拌切割制粒与挤压制粒相比，具有如下优势。①与传统的挤压制粒相比较，具有省工序、操作简单、快速等优点。②它与传统的制粒工艺相比黏合剂用量可节约15%～25%。③调节黏合剂用量及操作时间，可制得致密、强度高的适合用于胶囊剂的颗粒，也可制成松软的适合压片的颗粒。④制备过程密闭、污染小。⑤物料混合均匀，制成的颗粒圆整均匀，流动性好。本法制备的颗粒比较适合于胶囊剂、片剂。

（3）影响高速搅拌切割制粒的因素与质量控制要点：①黏合剂种类的选择是制粒操作的关键，应根据对药物粉末的润湿性、溶解性进行选择。②黏合剂的加入量对颗粒的粉体性质及收率影响比操作条件影响更大。③黏合剂的加入方法：黏合剂溶液分批加入或喷雾加入，有利于核粒子的形成，可得到均匀的粒子。④物料的粒度：原料粉粒越小，越有利于制粒，特别是结晶性的物料。⑤搅拌速度：物料加入黏合剂后，开始以中、高速搅拌，制粒后期可用低速搅拌，也可以根据情况以同一速度进行到底。⑥搅拌器的形状与角度、制粒刀的位置：这些因素在制粒过程中影响对颗粒的外加力，影响颗粒质量，故安装时应注意调整。⑦投料量的控制：一般投料量为混合槽总容量的1/2左右。

3. 流化床制粒　流化床制粒也称沸腾制粒，系指使药物粉末在自下而上的洁净热气流作用下保持悬浮的流化状态，压缩空气和黏合剂溶液按一定比例由喷嘴雾化并由上部或下部向流化室内喷入使粉末聚结成颗粒的方法。流化床制粒是将常规湿法制粒的混合、制粒、干燥3个步骤在密闭容器内一次完成，故又称一步制粒。

（1）流化床制粒特点：尽管流化床制粒受到诸多因素影响，但与其他制粒方式相比，该技术仍具有很多优点。①物料的干混、湿混、搅拌、颗粒成型、干燥都在同一台流化床设备内完成，减少了大量的操作环节，节约了生产时间。②生产在密封环境中进行，不但可防止外界对药物的污染，而且可减少操作人员同具有刺激性或毒性药物和辅料接触的机会，更符合GMP规范要求。③制得的颗粒粒度均匀、流动性、压缩成形性好。④可使在组分中含量非常低的药物在制得的颗粒中分布更均匀。

（2）流化床制粒设备的基本组成：流化床制粒设备（一步制粒机）是由上、中、下三个筒体构成一个密闭容器，有空气处理单元、空气压缩系统、加热系统、喷雾系统（黏合剂制备罐、蠕动泵、喷枪）、物料槽、扩展槽、过滤袋，按其喷液方式的不同分为顶喷流化床、转动切线喷流化床、底喷流化床3类，制粒一般选择顶喷流化床。

流化床制粒所用的空气必须经过过滤和除湿（加湿），空气的湿度对流化床制粒的效果会有显著的影响。

流化床制粒机采用"双过滤室系统"结构，保证持续的流化状态，因为当其中一个过滤袋清除吸附的粉尘时，另一个过滤袋可以通过所有的流化空气。在清除吸附的粉尘时，一个密闭的出风风门阻止了气体的流动，使得粉尘重新回到物料槽中。过滤袋材料为抗静电涤纶布，此布面不易产生静电，改善了静电吸附粉尘现象。一般为 20μm 的透过率，最小可达到 3～5μm。

（3）流化床制粒工艺：根据流化床制粒设备喷液方式不同，流化床制粒通常有顶喷、底喷、切线喷（侧喷）三种工艺，如图 6-10 所示。顶喷流化床制粒工艺主要用于制备颗粒；底喷流化床制粒工艺主要用来微丸包衣、粉末包衣、颗粒包衣；切线喷流化床制粒工艺主要用于制球形颗粒、中药微丸、薄膜包衣、缓控释包衣、肠溶包衣。

（4）流化床制粒常用的黏合剂：包括淀粉浆（通常为 8%以下水溶液）、预胶化淀粉浆（通常为 5%～8%水溶液）、PVP K30（通常为 5%～30%水溶液）、PVP K90（浓度通常为 3%～5%）、羟丙甲基纤维素（HPMC，通常为 10%～15%水溶液、醇溶液）。

（5）流化床制粒工艺流程：流化床制粒过程主要分为空机预热、物料预热、喷液、干燥和冷却五个步骤。①空机预热：在按规程将设备安装调试后，启动热风，对设备进行预热。②物料预热：待空机预热达规定，通过真空进料等方式进料，逐步调整风量风速，直至物料至最佳流化状态，按规定的时间进行混合、预热。③喷液：达到规定的混合时间后，当温度升至设定数值时，开始雾化喷液、制粒。④干燥：黏合剂喷完后，停止喷液，在设定的进、出风温度下保持沸腾，干燥至指令规定的时间。⑤冷却：干燥结束后，热风进风处停止升温，切断加热电源。

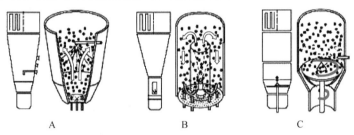

图 6-10　切线喷流化制粒工艺示意图
A. 顶喷；B. 底喷；C. 切线喷

链接　"塌床"现象

"塌床"：由于中药处方的复杂性和中药成分的特殊性，尤其受到黏性成分和引湿性成分的影响，在流化床制粒过程中经常会出现黏筛或大面积结块现象，称为"塌床"。

"塌床"处理原则：①尽量降低干浸膏粉的黏性和引湿性；②合理选择操作参数；③合理设计制粒工艺。

（二）干法制粒

干法制粒是将药物和辅料的粉末混合均匀后，用适宜的设备压缩成大片状或板状，再粉碎成所需大小的颗粒，或直接将原料干挤压成颗粒的操作。干法制粒法常用于热敏性物料、遇水易分解的药物，其制备方法主要采用滚压法。

1. 干法制粒特点　同湿法制粒相比较，具有以下的优势：投入设备少、维护成本低、占地面积少，故其生产成本低；工艺简单，中间环节少，既可控制粉尘飞扬又减少粉料浪费，同时无废气排放、减少环境污染；无须加湿再干燥，能耗低；所得成品的粒度均匀；在中药浸膏粉中添加适量辅料后可直接制粒，无须湿润、混合、干燥等过程。

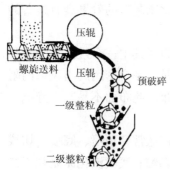

图6-11 干法制粒机工作原理

2. 干法制粒机工作原理 干法制粒机是物料通过送料机构，送至上下排列的两只压辊压合成片状，经粉碎箱预破碎后进入整粒箱中整粒，使片状物料变成颗粒。颗粒的大小由筛网孔径大小决定，由送料装置、压片装置、破碎整粒装置、液压系统、冷却系统、除尘装置、电气控制、过筛装置等部件组成，如图6-11所示。

3. 干法制粒常用黏合剂 为满足中药药粉、中药全浸膏粉、中药半浸膏粉的直接制粒，使其粒径大小及松密度随意可调，干法制粒应选择黏合性和可压性较好的辅料，这样有利于生产操作和成品的质量稳定。常用黏合剂有四种。①乳糖：有较好的可压性，制得片剂外观也好。②蔗糖：有较好的可压性，但可能会吸潮。③微晶纤维素（MCC）：其分子之间存在氢键，受压时氢键缔合，故具有高度的可压性，常被用作黏合剂。④可压性淀粉：可压性好，流动性也好。

（三）喷雾制粒

喷雾制粒是将待制粒的药物、辅料与黏合剂溶液混合，制成含固体量为50%～60%的混合浆状物，用泵输送至离心式压力或气流式雾化器的高压喷嘴，在喷雾制粒器的热气流中雾化成大小适宜的液滴，热气流将其迅速干燥而得到细小的、近似球形的颗粒。喷雾制粒法近年来在生产中被广泛采用，但由于中药提取液的黏性较大且易粘壁，使用上受到了一定限制。

1. 特点 喷雾制粒跟其他湿法制粒工艺相比，具有如下优点。①由液体直接得到粉状固体颗粒；②热气流温度高，但雾滴比表面积大，干燥速度非常快（通常只需数秒至数十秒）；③物料的受热时间极短，干燥物料的温度相对低，适合于热敏性物料的处理；④粒度范围在30μm至数百微米，堆密度在200～600kg/m³的中空球状粒子较多，具有良好的溶解性、分散性和流动性；⑤适合于连续化的大量生产。喷雾制粒也有一定缺点，如设备费用高、能量消耗大、操作费用高；黏性较大料液易黏壁使其使用受到限制，需用特殊喷雾干燥设备。

2. 喷雾制粒工艺 喷雾制粒系统是由喷雾造粒塔、液体雾化器、热风系统、气-固分离系统等组成。空气经加热，沿切线方向进入干燥室，料液由储液器经送料泵进入雾化器，雾化后的液滴分散于热空气中，液滴中的水分迅速蒸发，干燥后形成的固体粉末落于干燥室底，经振动筛分级收集即得。废气由干燥室下方的出口引入旋风分离器、袋滤器捕集固体细粉回收后放空。此法进一步简化了操作，成粒过程只需几秒至几十秒，效率较高，速度较快。一般需使用离心式雾化器并由其转速等控制液滴(颗粒)的大小。如图6-12所示，喷雾制粒包括4个基本单元：①液体的雾化；②液体与气体的混合；③液滴的蒸发、干燥；④被干燥产品与气流分离。

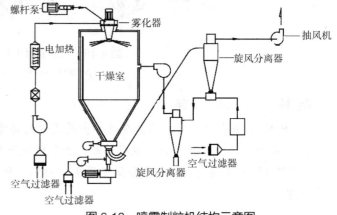

图6-12 喷雾制粒机结构示意图

四、颗粒剂制备

（一）颗粒剂生产流程中的备料

中药颗粒剂的原料必须根据药材及其有效成分的性质、制备的颗粒剂的种类要求进行预处理。

1. 水溶性颗粒剂原料的处理 对于水溶性颗粒剂所用原料中药材多采用煎煮法提取，对于含挥发性成分的药材常用双提法。纯化后的药液常用减压或薄膜浓缩工艺浓缩成清膏，清膏的相对密度一般控制在1.10～1.35（50～60℃）；或者采用减压干燥、喷雾干燥或远红外干燥技术制成干浸膏备用。

2. 酒溶性颗粒剂原料的处理 为了使颗粒剂溶于白酒后保持澄明，应选择与欲饮白酒含醇量相同的乙醇为提取溶剂，多采用渗滤法、浸渍法或回流法进行提取。所得提取液回收乙醇后，浓缩成清膏。常用糖或其他可溶性矫味物质作赋形剂，以使其能溶于白酒中。

3. 混悬型颗粒剂原料的处理　通常将处方中含挥发性或热敏性成分的药材、贵重药材粉碎成细粉。制粒所用辅料应经过粉碎、过筛处理，粒度要求一般控制在 80～120 目。

（二）制颗粒

详见第 3 节颗粒剂制备技术

1. 原料药物与辅料应均匀混合。除另有规定外，干浸膏加适量辅料（不超过干膏量的 2 倍）或饮片细粉，混匀并制成颗粒；也可将清膏加适量辅料（不超过清膏量的 5 倍）或饮片细粉，混匀并制成颗粒。

2. 凡属挥发性原料药物或遇热不稳定的药物在制备过程应注意控制适宜的温度条件，凡遇光不稳定的原料药物应遮光操作。

（三）整粒

湿法制得的颗粒干燥后需经整粒工序，使干燥过程中结块、粘连的颗粒分散开，以得到大小均匀的颗粒，一般用快速整粒机、提升整粒机，整粒时选用适宜的筛网进行。

1. 快速整粒机工作原理　整粒时原料从进料口加入后落入锥形工作室，旋转回转刀起旋流作用，以离心力将颗粒甩向筛网面，同时由于回转刀的高速旋转与筛网面产生剪切作用，颗粒在回转刀与筛网间被粉碎成小颗粒并经筛网孔排出，如图 6-13 所示。

2. 提升整粒机工作原理　提升整粒机可将沸腾干燥、整粒、总混这三道制药工序紧密连接在一起，优化了生产工艺流程，有效地杜绝了粉尘飞扬和交叉污染。液压提升整粒机由提升机立柱、提升装置、液压站、整粒机、料桶等组成。将需要整粒的物料装入料桶内，由提升装置把装料后的料桶提升到高位，然后将整粒机水平旋转到工艺要求位置，再将提升到高位的料桶下降到工作高度（整粒机料斗接口），开启整粒机，打开料桶下端蝶阀，物料流入整粒机整粒室进行整粒，结团或不均匀的颗粒在高速旋转整粒刀（转子）作用下，被撞击、剪切，然后经筛网网孔排出均匀的颗粒，整粒后的颗粒在导流筒作用下经出料口密闭转移到下一工序（总混料斗中）。该机的整粒刀主轴采用变频调整，整粒刀与筛网之间的间隙也可进行调整，能满足不同品的需求，如图 6-14 所示。

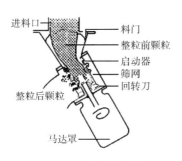

图 6-13　快速整粒机

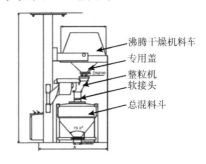

图 6-14　液压提升整粒机

（四）添加芳香挥发性成分

颗粒剂处方中若含芳香挥发性成分，一般宜溶于适量乙醇中，用雾化器均匀地喷洒在干燥的颗粒上，然后密封放置一定时间，待穿透均匀吸收后方可进行包装。为减少芳香挥发性成分在生产、储藏过程中的损失，包封技术正越来越多地被应用。

五、颗粒剂质量检查

颗粒剂在生产与储藏期间，药物与辅料应混合均匀，颗粒剂应干燥，色泽一致，无吸潮、结块、潮解等现象，颗粒剂的溶出、释放度、含量均匀度、微生物限量应符合要求。

1. 粒度　除另有规定外，照粒度与粒度分布测定法检查[《中国药典》（2020 年版）四部通则 0982第二法筛分法]，不能通过一号筛（2000μm）和能通过五号筛（180μm）的总和不得超过供试量的 15%。

2. 干燥失重　除另有规定外，化学药品与生物制品颗粒照干燥失重测定法测定，于 105℃干燥（含糖颗粒应在 80℃减压干燥）至恒重，减失质量不得过 2.0%。

3. 水分　中药颗粒照水分测定法测定，除另有规定外，不得过 8.0%

4. 溶化性　颗粒剂照下述方法检查，溶化性应符合规定。

（1）可溶性颗粒检查法：取供试颗粒 10g（中药单剂量包装取 1 袋），加热水 200ml，搅拌 5 分钟，立即观察，可溶性颗粒应完全溶化或轻微浑浊。

（2）泡腾性颗粒检查法：取供试品 3 袋，分别将内容物转移至盛有 200ml 水的烧杯中，水温为 15～25℃，应迅速产生气体而成泡腾状，5 分钟内颗粒均应完全分散或溶解在水中。

混悬颗粒及已规定检查溶出度或释放度的颗粒剂，可不进行溶化性检查。

5. 装量差异

（1）单剂量包装的颗粒剂：按下述方法检查，应符合规定。

取供试品 10 袋（瓶），除去包装，分别精密称定每袋（瓶）内容物的重量，求出每袋（瓶）内容物的装量与平均装量。每袋（瓶）装量与平均装量相比较[凡无含量测定的颗粒剂或有标示装量的颗粒剂，每袋（瓶）装量应与标示装量比较]，超出装量差异限度的颗粒剂不得多 2 袋（瓶），并不得有 1 袋（瓶）超出装量差异限度 1 倍（表 6-4）。

表 6-4　单剂量包装的颗粒剂装量差异限度

平均装量或标示量（g）	装量差异限度（%）	平均装量或标示装量（g）	装量差异限度（%）
1.0 及 1.0 以下	±10.0	1.5 以上至 6.0	±7.0
1.0 以上至 1.5	±8.0	6.0 以上	±5.0

（2）装量多剂量包装的颗粒剂：照最低装量检查法[《中国药典》（2020 年版）四部通则 0942]检查，应符合规定。

6. 微生物限度　按《中国药典》（2020 年版）规定，以动物、植物、矿物质来源的非单体成分制成的颗粒剂，生物制品颗粒剂，照非无菌产品微生物限度检查：微生物计数法（通则 1105）和控制菌检查法（通则 1106）及非无菌药品微生物限度标准（通则 1107）检查，应符合规定。规定检查杂菌的生物制品颗粒剂，可不进行微生物限度检查。

考点： 颗粒剂定义、特点及分类，生产中常用制粒技术，颗粒剂的制备与质量控制

（五）颗粒剂制备案例

板蓝根颗粒剂

【生产处方】　板蓝根清膏 2.0kg；糖粉 30.0～32.0kg；适量 50%乙醇溶液；糊精适量。

【生产设备】　YK-160 型摇摆式颗粒机、CH-100 型槽形混合机、FL100 沸腾干燥机。

【制备流程】

1. 准备工作

（1）检查清场合格证、设备清洁合格证、设备完好证，生产和更换品种前应取得清场合格证。

（2）做好生产用具的清洁及消毒等预处理工作。

（3）按生产指令领取、称量处方药品，要核对名称、用量、批号、规格及检验合格证。

2. 操作

（1）制软材：将清膏（相对密度一般控制在 50～60℃时 1.10～1.35）投入 CH-100 型槽形混合机中后，再将饮片细粉、糖粉、糊精等辅料分次加入，按《槽形混合机安全操作规程》进行混合操作，制成"握之成团，触之即散"的软材，可通过加入适量 50%乙醇溶液调节软材的干湿度。

（2）制湿颗粒：按《摇摆式颗粒机安全操作规程》操作，制粒随时检查筛网有无穿漏及湿颗粒质量，要求颗粒大小均匀、松散适宜，无长条、结块现象。

（3）干燥：湿粒制得后应立即干燥，并控制干燥温度在70℃左右。采用FL100沸腾干燥机干燥以提高干燥效率，使含水量在1%。

（4）整粒总混：干颗粒加入YK-160型摇摆式颗粒机中，分别用10目和60目筛网整粒，使不能通过一号筛和五号筛的颗粒和粉末总和不得超过15%，收集好颗粒并注明品名、批号、数量。

3. 清场　工作结束或更换品种时，严格按本岗清场SOP进行清场。经质监员检查合格后，挂标示牌。

【质量检查】　按产品注册质量标准的有关规定，对板蓝根颗粒进行外观性状、粒度、溶化性、装量差异检查，应符合规定。

自 测 题

一、选择题

【A型题】

1. 《中国药典》（2020年版）规定，单剂量分装散剂标示装量0.1g以上至0.5g装量差异限度为（　　）
   A. ±15%　　　B. ±10%　　　C. ±8%
   D. ±7%　　　E. ±5%

2. 《中国药典》（2020年版）规定，散剂的均匀度应色泽一致，混合均匀。检查方法为取供试散剂适量置光滑纸上，平铺约（　　）
   A. 5cm²　　　B. 10cm²　　　C. 15cm²
   D. 20cm²　　　E. 25cm²

3. 根据《中国药典》（2020年版）的规定，颗粒剂照粒度和粒度分布测定法测定，不能通过一号筛与能通过五号筛的总和不得超过15%（　　）
   A. 10%　B. 15%　C. 20%　D. 25%　E. 30%

4. 可作为泡腾性颗粒剂的泡腾物料为（　　）
   A. 酒石酸与碳酸钠　　　B. 柠檬酸与碳酸钠
   C. 柠檬酸与碳酸氢钠　　D. 酒石酸与碳酸氢钠
   E. C与D均可

5. 制粒时软材通过筛网后呈疏松的粉粒或细粉过多，是因为（　　）
   A. 软材太干　　B. 软材过多　　　C. 软材过少
   D. 软材过黏　　E. 软材过软

6. 以药材细粉作为辅料可用作（　　）的制备
   A. 水溶性颗粒剂　　　B. 酒溶性颗粒剂
   C. 泡腾性颗粒剂　　　D. 混悬性颗粒剂
   E. 可溶性颗粒剂

7. 一般（　　）制粒方法多用于无糖型及低糖型颗粒剂的制备
   A. 挤出制粒法　　　B. 快速搅拌制粒
   C. 流化喷雾制粒　　D. 干法制粒
   E. 包衣锅滚转制粒

8. 制粒时软材形成团块不易压过筛网，是因为（　　）
   A. 软材太干　　B. 软材过多　　　C. 软材过少
   D. 软材过黏　　E. 软材过软

9. 制粒时软材易黏附或压出的颗粒成条状，是因为（　　）
   A. 软材太干　B. 软材过多　　　C. 软材过少

D. 软材过黏　　E. 软材过软

10. 采用水提醇沉工艺一般用作（　　）的制备
    A. 水溶性颗粒剂　　　B. 酒溶性颗粒剂
    C. 泡腾性颗粒剂　　　D. 混悬性颗粒剂
    E. 可溶性颗粒剂

11. 以柠檬酸作为辅料可用作（　　）的制备
    A. 水溶性颗粒剂　　　B. 酒溶性颗粒剂
    C. 泡腾性颗粒剂　　　D. 混悬性颗粒剂
    E. 可溶性颗粒剂

12. 酒溶性颗粒剂一般以（　　）浓度的乙醇作为溶剂
    A. 40%　　　B. 50%　　　C. 60%
    D. 70%　　　E. 80%

13. 符合挤压制粒的特点有（　　）
    A. 颗粒的粒度不能由筛网的孔径大小调节
    B. 粒子形状为圆形，粒度分布较广
    C. 制粒过程程序较少、劳动强度弱
    D. 软材质量需要由熟练技术人员或熟练工人的经验来控制
    E. 其可靠性与重现性较好

14. 《中国药典》（2020年版）溶化性颗粒剂依法检查，溶化性符合规定的是（　　）
    A. 可溶性颗粒检查法：按规定程序操作，可溶性颗粒应完全熔化，不允许有任何浑浊
    B. 泡腾性颗粒检查法：按规定程序操作，应迅速产生气体而成泡腾状
    C. 混悬颗粒可不进行溶化性检查
    D. 已规定检查溶出或释放度的颗粒剂，可不进行溶化性检查
    E. 泡腾性颗粒检查法：按规定程序操作，5分钟内颗粒均应完全分散或溶解在水中

【B型题】

（15～17题共用选项）
    A. 软材太干　　　　　B. 软材过多
    C. 软材过少　　　　　D. 软材过黏
    E. 软材过软

15. 制粒时软材形成团块不易压过筛网，是因为（　　）

16. 制粒时软材通过筛网后呈疏松的粉粒或细粉过多，是

因为（   ）

17. 制粒时软材易黏附或压出的颗粒成条状，是因为（   ）

【X型题】

18. 干法制粒同湿法制粒相比较，具有以下的优势（   ）
    A. 干法制粒比起湿法制粒投入设备少、维护成本低、占地面积少
    B. 干法制粒比湿法制粒工艺简单，中间环节少
    C. 干法制粒既可控制粉尘飞扬又减少粉料浪费
    D. 干法制粒无须加湿再干燥，能耗低
    E. 干法制粒所得成品的粒度均匀

19. 可用于颗粒剂制粒的方法有（   ）
    A. 挤出制粒法   B. 快速搅拌制粒
    C. 流化喷雾制粒   D. 干法制粒
    E. 包衣锅滚转制粒

20. 关于酒溶性颗粒剂叙述正确的是（   ）
    A. 使用时用一定量的饮用白酒溶解
    B. 可替代药酒服用
    C. 可酌加冰糖
    D. 可酌加适量着色剂
    E. 为节约药材可将药材粉碎成细粉充当辅料

21. 关于泡腾性颗粒剂的叙述正确的是（   ）
    A. 泡腾性颗粒剂之所以有泡腾性是因为加入了有机酸及弱碱
    B. 泡腾性颗粒剂有速溶性
    C. 加入的有机酸有矫味作用
    D. 应注意控制干燥颗粒的水分
    E. 应将有机酸与弱碱分别与干浸膏粉制粒再混合

22. 影响挤压制粒的因素与质量控制描述正确的有（   ）
    A. 黏合剂过多，软材太湿，制成的颗粒过硬，且多长条
    B. 黏合剂太少，则细粉多，导致颗粒的粒度不合格

C. 揉混强度越大、混合时间越长，物料的黏性越大，制成的颗粒越硬
D. 加料斗中加料量多而筛网夹得较松时，制得的颗粒粗且紧密
E. 增加软材通过筛网的次数，能使制得的颗粒完整、坚硬

23. 符合高速搅拌制粒特点的有（   ）
    A. 与传统的挤压制粒相比较，具有省工序、操作简单、快速等优点
    B. 它与传统的制粒工艺相比黏合剂用量可节约15%～25%
    C. 可制得致密、强度高的适合用于胶囊剂的颗粒，也可制成松软的适合压片的颗粒
    D. 制备过程密闭、污染小
    E. 物料混合均匀，制成的颗粒圆整均匀，流动性好

24. 流化床制粒特点描述正确的是（   ）
    A. 物料的干混、湿混、搅拌、颗粒成型、干燥都在同一台流化床设备内完成
    B. 生产在密封环境中进行，可防止外界对药物的污染
    C. 制得的颗粒粒度均匀、流动性、压缩成形性好
    D. 可使在组分中含量非常低的药物在制得的颗粒中分布更均匀
    E. 操作环节烦琐，浪费生产时间

25. 喷雾制粒缺点有（   ）
    A. 设备过于高大
    B. 设备费用高、能量消耗大、操作费用高
    C. 黏性较大，料液易黏壁，使其使用受到限制
    D. 需用特殊的喷雾干燥设备
    E. 颗粒的溶解性、分散性和流动性均较差

二、简答题

1. 散剂的特点有哪些？
2. 药品生产中常用的制粒技术有哪些？

（亓　霞）

第 7 章

片剂制剂技术

第 1 节　片剂生产基础知识

片剂是目前临床应用最多的剂型之一，随着新技术、新工艺不断地应用，中药片剂的品种和数量不断增加，质量稳步提高。

一、片剂的含义与特点

片剂系指原料药物或与原料适宜的辅料制成的圆形或异形的片状固体制剂，主要供内服，也可外用。

中药片剂研究与生产始于 20 世纪 50 年代，是在丸剂、汤剂使用基础上发展起来的。随着中药现代化研究及工业药剂学的快速发展，中药片剂生产技术与机械设备也有较大的发展，品种、数量不断增加，中药片剂的质量在逐渐提高。

片剂具有如下优点：①片剂的溶出度、生物利用度通常优于丸剂；②剂量准确，片剂内药物剂量和含量差异较小；③质量稳定，片剂为经压缩加工的干燥固体，体积小，光线、空气、水分、灰尘与其接触的面积比较小，理化性质较稳定，某些易氧化变质及易潮解的药物可通过包衣加以保护；④服用、携带、运输、储存等较方便；⑤机械化、自动化生产程度较高，产量大，成本低，卫生条件易于控制，易达到药品 GMP 要求；⑥便于识别，可在片剂上标记药名和含量，也可将片剂包衣成不同颜色；⑦能适应多种需求，可通过包衣、缓释、控释等制剂技术制成各种类型的片剂以满足治疗、预防用药多种需要。

片剂也存在一些缺点：①片剂生产需加入多种辅料，经压缩成型，溶出度较散剂、胶囊剂差，生物利用度有时也受影响；②儿童和昏迷患者不易吞服；③某些中药片剂易吸湿受潮，含挥发性成分的中药片剂久储有效成分含量会下降。

二、片剂的分类与应用

根据给药途径不同，片剂分为内服片剂、口腔用片剂和其他片剂，其中内服片剂在胃肠道崩解吸收发挥疗效，应用最广泛。具体见表 7-1 至表 7-3。根据原料特性不同，中药片剂分为全浸膏片、半浸膏片、全粉片、提纯片，具体见表 7-4。

表 7-1　各类内服片剂

内服片剂	定义及特点
普通压制片	指药物与辅料混合、压制而成的未包衣的片剂，又称素片，如复方甘草片、葛根芩连片等
包衣片	指在普通压制片（片芯）外包衣的片剂。根据包衣物料的不同，包衣片可分为糖衣片、薄膜衣片、肠溶衣片等，如元胡止痛片、痢速宁肠溶衣片等
多层片	由两层或多层构成的片剂。各层药物不同或药物相同而辅料不同。多层片一般由两次或多次加压而制成，可分为两种，一种是上下两层或多层；另一种是先将一种颗粒压成片芯，再将另一种颗粒包在片芯外，形成片中有片的结构。多层片可以避免复方药物的配伍变化，或者达到缓释、控释的效果，还可改善片剂外观，如维 U 颠茄铝镁片、雷公藤双层片
咀嚼片	系指于口腔中咀嚼后吞服的片剂，适用于小儿、吞咽困难的患者和需在胃部快速起效的药物。咀嚼片生产一般用湿法制粒，不需加崩解剂，即使缺水也可按时用药，如健胃消食片、干酵母片

内服片剂	定义及特点
泡腾片	系指含有碳酸氢钠和有机酸，遇水可产生气体而呈泡腾状的片剂。泡腾片中的原料药物应是易溶性的，加水产生气泡后应能溶解。有机酸一般用柠檬酸、酒石酸、富马酸等。泡腾片以溶液形式服用，崩解起效迅速、生物利用度高，按需要可加入矫味剂、芳香剂和着色剂，特别适合儿童、老人及吞咽困难的患者，如大山楂泡腾片、清开灵泡腾片
分散片	指在水中能迅速崩解并均匀分散的片剂。分散片可加水分散后口服，也可含于口中吮服或吞服，适用于难溶性药物，具有服用方便、吸收快、生物利用度高和不良反应少等优点，如血塞通分散片、独一味分散片
缓释片	指在规定的释放介质中缓慢非恒速释放药物的片剂，具有服用次数少、作用时间长的优点，如正清风痛宁缓释片、银杏叶缓释片
控释片	指在规定的释放介质中缓慢恒速释放药物的片剂，具有血药浓度平稳、服药次数少、作用时间长的优点，如复方罗布麻胃漂浮型控释片、元胡止痛胃漂浮型控释片
肠溶片	系指用肠溶性包衣材料进行包衣的片剂，适用于在胃内易分解失效、具有胃刺激性的药物，具有在肠道定位释放，治疗结肠部位疾病等特点，如脉血康肠溶片、龙血竭片

表7-2　各类口腔用片剂

口腔用片剂	定义及特点
口含片	又称含片，是指含于口腔中缓慢溶化产生局部或全身作用的片剂，常用于口腔及咽喉等疾病的治疗等，起到局部杀菌、消炎、收敛、止痛、局部麻醉等作用。口含片比一般内服片大而硬，口味适宜，如草珊瑚含片、西瓜霜含片等
舌下片	系指置于舌下能迅速溶化，药物经舌下黏膜吸收发挥全身作用的片剂。舌下片可防止胃肠液 pH 及酶对药物的不良影响，也可避免药物的肝脏首过效应。舌下片的药物和辅料应是易溶性的，主要适用于急症的治疗，如硝酸甘油舌下片、喘息定片。此外，还有唇颊片，将药片置于上唇与门齿牙龈一侧的高处，通过颊黏膜吸收，发挥速效、长效作用，如硝酸甘油唇颊片
口腔贴片	指粘贴于口腔，经黏膜吸收后起局部或全身作用的释制剂。本类片剂含聚羧乙烯（CVP）、羟丙甲基纤维素、羧甲基纤维素（CMC）、羟丙基纤维素等黏着力强的辅料，既对黏膜有较强黏着力，无刺激性，又能控制药物溶出。贴于口腔黏膜由毛细血管吸收入人体循环，可避免肝首过效应，用于全身作用，迅速达到治疗浓度；贴于口腔黏膜或患处，可缓慢释放药物，局部治疗口腔或咽喉部位疾病，具有剂量小，副作用少，维持药效时间长的优点，如冰硼贴片、地塞米松口腔贴片

表7-3　其他片剂

其他片剂	定义及特点
植入片	指用特殊注射器或手术植入肌肉或皮下，使药物被缓缓吸收而延长作用时间的灭菌片剂。需长期且频繁使用的药物制成植入片较为适宜，如替莫唑胺脑植入片、避孕植入片
外用片	指阴道片和专供配制外用溶液用的压制片。前者直接用于阴道；外用溶液片是将片剂加一定量的缓冲溶液或水溶解成溶液使用，其组成成分须为可溶物，如供滴眼用的卡他灵片、供漱口用的复方硼砂漱口片等。如溶液片中药物口服有毒，应加鲜明标记或制成异形片，以提醒患者注意，如消毒用的升汞片
微囊片	指固体或液体药物利用微囊化工艺制成干燥的粉粒，经压制而成的片剂，如牡荆油微囊片、羚羊感冒微囊片
胃内滞留片	又称胃漂浮片，是一类滞留于胃液中，在胃内滞留时间可达 5～6 小时，该片剂是由药物与亲水胶体及其他辅料制成，增加药物在胃及十二指肠的吸收，提高治疗胃肠疾病疗效的新型片剂，如半夏泻心汤胃内滞留片、石杉碱甲胃漂浮片

表7-4　按原料特性不同的片剂分类

其他片剂	定义及特点
全浸膏片	系指将药材用适宜的溶剂和方法制得流浸膏或浸膏，加适宜的辅料制成的片剂，如通塞脉片、穿心莲片
半浸膏片	系指将部分药材粉碎成细粉，部分药材用适宜的溶剂和方法制得流浸膏或浸膏，将药材细粉与流浸膏或浸膏加适宜的辅料制成的片剂，如藿香正气片、银翘解毒
全粉片	系指将处方中全部药材粉碎成一定目数的细粉，加入适宜辅料制成的片剂，如参茸片、安胃片
提纯片	系指将处方中药材经过提取，得到单体化合物或有效成分的混合物，以此为原料，加适宜的辅料制成的片剂，如北豆根片、银黄片

三、片剂的质量要求

为了保证和提高片剂的治疗效果，各国药典对收载的片剂均有严格的质量规定，《中国药典》（2020 年版）四部制剂通则要求片剂在生产与储藏期间应符合下列规定。

1. 原料药物与辅料应混合均匀。含药量小或含毒、剧药的片剂，应根据原料药物的性质采用适宜方法使其分散均匀。

2. 凡属挥发性或对光、热不稳定的原料药物，在制片过程中应采取遮光、避热等适宜方法，避免成分损失或失效。

3. 压片前的物料、颗粒或半成品应控制水分，以适应制片工艺的需要，防止片剂在储存期间发霉、变质。

4. 片剂通常采用湿法制粒压片、干法制粒压片和粉末直接压片。干法制粒压片和粉末直接压片可避免引入水分，适合对湿热不稳定的药物的片剂制备。

5. 根据依从性需要，片剂中可加入矫味剂、芳香剂和着色剂等，一般指含片、口腔贴片、咀嚼片、分散片、泡腾片、口崩片等。

6. 为增加稳定性、掩盖原料药物不良臭味、改善片剂外观等，可对制成的药片包糖衣或薄膜衣。对一些遇胃液易破坏、刺激胃黏膜或需要在肠道内释放的口服药片，可包肠溶衣。必要时，薄膜包衣片剂应检查残留溶剂。

7. 片剂外观应完整光洁，色泽均匀，有适宜的硬度和耐磨性，以免包装、运输过程中发生磨损或破碎，除另有规定外，非包衣片应符合片剂脆碎度检查法的要求。

8. 片剂的微生物限度应符合要求。

9. 根据原料药物和制剂的特性，除来源于动、植物的多组分且难以建立测定方法的片剂外，溶出度、释放度、含量均匀度等应符合要求，

10. 片剂应注意储存环境中温度、湿度以及光照的影响，除另有规定外，片剂应密封储存。生物制品原液、半成品和成品的生产及质量控制应符合相关品种要求。

四、片剂的辅料

片剂辅料是片剂中除主药外一切附加物料的总称，也称赋形剂。片剂辅料根据作用不同，一般包括稀释剂与吸收剂、润湿剂与黏合剂、崩解剂、润滑剂。片剂辅料的品种和用量，不仅可能影响压片过程，还对成品的质量、稳定性及其疗效有一定影响。片剂辅料应为惰性物质，具有较高的化学稳定性，不与主药发生反应，不影响主药的释放、吸收、含量测定，对人体无害，来源广，成本低。

（一）稀释剂与吸收剂

稀释剂与吸收剂统称为填充剂。为了生产和应用方便，片剂的直径一般不小于 6mm，片重多在 100mg 以上。当药物剂量小于 100mg、浸膏黏性太大或含浸膏量大而制片困难时，需加入稀释剂方能成型；当原料药中含有较多挥发油、脂肪油或其他液体成分时，需先加入吸收剂吸收后制片。片剂中常用的稀释剂和吸收剂如下所示。

1. 淀粉 为白色细腻粉末，与大多数药物不起作用。淀粉在冷水中不溶，在水中加热至 68～72℃则糊化成胶体溶液，干燥淀粉遇水有吸湿及自身膨胀作用，被广泛应用于片剂中作填充剂、崩解剂和黏合剂（淀粉浆）。淀粉在潮湿或加热情况下遇酸或碱可逐渐水解失去膨胀作用，其水解产物为还原糖，在用还原法测定主药含量时，对测定结果有干扰作用。某些酸性较强的药物，不适宜用淀粉作填充剂。

含淀粉较多的中药，如葛根、天花粉、山药、贝母等，粉碎成细粉后也可用作稀释剂，兼有吸收剂和崩解剂的作用。

2. 预胶化淀粉 又称可压性淀粉，由玉米淀粉经部分或全部胶化而成，为白色或类白色干燥粉末，无臭无味，性质稳定，微溶于冷水，不溶于有机溶剂，水溶性、吸湿性等与淀粉相似。本品具有良好的流动性、可压性、自身溶胀性和黏合性，可用作片剂的干黏合剂、崩解剂、片剂及胶囊剂的填充剂。

3. 糊精 糊精是淀粉水解中间产物的总称，为白色或微黄色细腻粉末，不溶于醇，微溶于水，能溶于沸水成黏胶状溶液，放冷后黏性增加，呈弱酸性。因淀粉水解程度不同，糊精分为若干规格，黏度各不相同。糊精多用作填充剂，常与淀粉、糖粉混合使用，也可用作黏合剂。糊精一般不单独使用，用量不宜过多，否则会由于糊精较强的黏结性，使片面出现麻点、水印或影响片剂的崩解及溶出速度。糊精用作黏合剂时不适用于纤维性大及弹性强的中药压片。糊精对某些药物的含量测定有干扰。

4. 糖粉 是结晶性蔗糖低温干燥后磨成的白色粉末，微甜，易吸潮结块。糖粉是可溶性片剂的优良稀释剂，兼具矫味和黏合作用，多用于口含片、咀嚼片及纤维性强或质地疏松的中药片剂。糖粉的优点是黏合力强，用糖粉作稀释剂时，可减少片剂的麻点、松散等现象，不仅使片剂的硬度增加，而且使片剂表面光洁美观。糖粉的缺点是吸湿性较强，若用量过多，片剂将随储存时间推移而变硬，从而影响片剂崩解或药物溶出，所以糖粉在处方中用量应少。酸性或碱性强的药物能促使蔗糖转化，增强其吸湿性，因此不宜联合使用。除口含片或可溶性片剂外，糖粉一般不单独使用，常与糊精、淀粉等混合使用。

5. 乳糖 为白色结晶性粉末，由等分子葡萄糖及半乳糖组成，无臭、略带甜味，能溶于水，难溶于醇，不溶于醚或氯仿，性质稳定，可与大多数药物配伍。乳糖无吸湿性，有良好的可压性，制成的片剂光洁美观，硬度适宜，不影响药物溶出，对主药含量测定影响较小，久储不延长片剂的崩解时限，是一种优良的片剂填充剂，尤其适用于引湿性药物。乳糖从动物乳中提取制成，价格较贵，可用淀粉7份、糊精1份、糖粉1份的混合物替代乳糖使用。

6. 糖醇类 甘露醇、山梨醇为白色、无臭、味甜的结晶性颗粒或粉末，在口中溶解时吸热，有凉爽感，因此常用于咀嚼片、口腔崩解片，但成本较高，常与蔗糖配合使用。甘露醇易溶于水，无引湿性，可压性好，但流动性较差，往往需用较多的润滑剂和助流剂（多3～6倍）才能顺利压片，是含片的主要稀释剂和矫味剂，也用作咀嚼片的填充剂和黏合剂。

7. 微晶纤维素（MCC） 是纤维素部分水解而制得的聚合度较小的多孔性颗粒状晶体粉末，白色、无臭无味，不溶于水，本品有吸湿性，应储存于干燥处。微晶纤维素具有良好的可压性、流动性，为片剂良好稀释剂和粉末直接压片的干燥黏合剂。微晶纤维素除作为稀释剂外，兼具黏合、助流、崩解作用，用作黏合剂或稀释剂时，常用浓度为5%～20%；用作崩解剂或助流剂时，浓度为5%～15%。

8. 无机盐类 主要是无机钙盐，如硫酸钙、磷酸氢钙及碳酸钙，也有氧化镁、碳酸镁、氢氧化铝凝胶粉及活性炭等，常用作片剂的稀释剂和吸收剂。磷酸氢钙及磷酸钙对易吸湿药物有降低引湿作用，为中药浸出物、油类、含油浸膏类的良好吸收剂。

（二）润湿剂与黏合剂

润湿剂与黏合剂的使用目的是将药物细粉润湿、黏合成型以便于压片。润湿剂本身无黏性，但可诱发物料本身的黏性。药物本身缺乏黏性或黏性较小，制片时需加入有一定黏性的辅料，这种辅料称为黏合剂，黏合剂能增加各组分粒子间的结合力，以利于制粒和压片。

1. 水 为润湿剂，药物本身具有一定黏性，如中药半浸膏粉或其他黏性物质，用水润湿即可黏结制粒。用水作润湿剂时，干燥温度高，因此，不耐热、遇水易变质或易溶于水的药物不宜用。

2. 乙醇 为润湿剂，具有干燥温度低、速度快等特点，适用于药物具有较强黏性的情况，如中药浸膏粉等遇水或淀粉浆后易结块，不易制粒；或药物不耐热，加热干燥后易变质；或药物在水中溶解度大，制粒困难；或干燥后颗粒太硬，压片产生花斑，片剂崩解超限等，均应采用乙醇作润湿剂。乙醇浓度根据药物和赋形剂的性质、气温高低而定，使用乙醇作润湿剂时应迅速搅拌，立即制粒，迅速干燥，以免乙醇挥发使软材结团或使已制颗粒变形成团。

3. 淀粉浆 淀粉加水在70℃左右受热糊化而成的稠厚胶体，放冷后呈胶冻状，淀粉浆成本低，有润滑和黏合作用，是应用最广泛的黏合剂。淀粉浆常用浓度为8%～15%，10%淀粉浆最常用，适用于对湿热稳定的药物制粒。淀粉浆的制备方法有煮浆法和冲浆法两种。

4. 糖浆、饴糖、炼蜜、液状葡萄糖　这四种液体黏性均很强，适合纤维性强、质地疏松的中药，弹性较大的动物组织类药物，或易失去结晶水的药物。

（1）糖浆：常用浓度为 50%～70%（g/g），其黏性很强，不宜用于酸性或碱性较强的药物，以免产生转化糖，增加颗粒的引湿性，不利于压片和片剂的稳定。

（2）饴糖：俗称麦芽糖，常用浓度为 25%或 75%，呈浅棕色稠厚液体，不宜用于白色片剂，制得的颗粒不易干燥，压制的片剂易吸潮。

（3）炼蜜：指经过加热熬炼的蜂蜜，根据炼制程度不同，分为嫩蜜、中蜜、老蜜三种规格，可根据物料黏性特点或处方要求选用，常用于含有生药原粉的中药片剂。

（4）液状葡萄糖：是淀粉不完全水解产物，含糊精、饴糖等。常用浓度 25%或 50%。对易氧化的药物如亚铁盐有稳定作用，具有引湿性，制得的颗粒不易干燥，压成的片剂易吸潮。

5. 胶浆　黏性很强，常用 11%～25%的阿拉伯胶浆，11%～20%明胶浆等，使舌有润滑舒适感，压成的片剂硬度大。适用于质地疏松且不宜用淀粉浆做黏合剂的药物及要求硬度较大的含片的制粒。

6. 纤维素衍生物　是将天然的纤维素经处理后制成的各种纤维素衍生物，主要有如下几种。

（1）羟丙甲基纤维素（HPMC）：易溶于冷水，不溶于热水。常用浓度为 2%～5%的水溶液或乙醇溶液。制备其水溶液时，先将其加入到总体积 20%～30%的 80～90℃热水中，充分分散与水化，随后降温，不断搅拌使其溶解，加冷水至总体积。羟丙甲基纤维素也可做干黏合剂。

（2）甲基纤维素（MC）：在冷水中溶解，在热水和乙醇中几乎不溶。甲基纤维素常用浓度为 1%～20%，可用于水溶性及水不溶性物料的制粒，颗粒压缩成型较好。

（3）乙基纤维素（EC）：不溶于水，溶于乙醇等有机溶剂，适用于对水敏感的药物。浓度不同产生的黏性不同，但浓度高时对片剂的崩解及药物的释放有阻碍作用，有时用作缓释制剂的辅料。

（4）羟丙基纤维素（HPC）：在低于 38℃的水中可形成透明的胶体溶液，加热至 50℃形成高度溶胀的絮状沉淀，可溶于甲醇、乙醇、丙二醇、异丙醇。可用于湿法制粒，干粉用作粉末直接压片的干燥黏合剂。

（5）羧甲基纤维素钠（CMC-Na）：是纤维素的羧甲基醚化物的钠盐，溶于水，不溶于乙醇。制成的片剂在高湿条件下可吸收大量水分，储存中会改变片剂的硬度和崩解度，常用于可压性较差的药物压片。

7. 聚维酮（PVP）　根据分子量不同有多种规格，最常用的是 K30 型（分子量为 6 万）。其稳定性好，溶于水或乙醇后可成黏胶状液体，有利于疏水性药物的崩解及溶出。PVP 制粒可压性好，为溶液片、泡腾片、咀嚼片等的优良黏合剂，也可用于粉末直接压片的干黏合剂。生产中常用 10%水溶液作黏合剂；3%～15%的 PVP 乙醇溶液用于对水敏感的药物，也适用于疏水性物料并可改善药物的润湿性；5%的 PVP 乙醇溶液可用于泡腾片的制粒，避免泡腾崩解剂吸水反应。

8. 其他　海藻酸钠、聚乙二醇、硅酸铝镁等也可用作黏合剂。此外，中药稠膏具一定黏性，既能发挥药效，亦可起黏合剂作用。

（三）崩解剂

崩解剂指能促使片剂在胃肠液中迅速裂碎成细小颗粒的物质，从而使主药迅速溶解吸收，发挥疗效的辅料。崩解剂大都是亲水性物质，有较好的吸水性和膨胀性，以促使片剂崩裂。在压制片中除了缓（控）释片及某些特殊用途的片剂（如口含片、舌下片、植入片、咀嚼片）外，一般均应加入崩解剂。中药半浸膏片因含有中药细粉，本身遇水后能缓缓崩解，一般不加崩解剂。

1. 崩解剂的作用机制　崩解剂的性质不同，作用机制也各异，一般认为有以下四方面。

（1）毛细管作用：一些崩解剂和填充剂在加压下形成了孔隙结构和易被润湿的毛细管通道，在水性介质中呈较低的表面张力，具有强烈的吸水性，当片剂置于水中时，水能迅速随毛细管进入片剂内部，将整个片剂润湿而崩解。

（2）膨胀作用：本类崩解剂多为高分子亲水性物质，压制成片后，遇水易被润湿并通过自身膨胀，使内部黏合力瓦解，而致片剂崩解。

（3）产气作用：本类崩解剂遇水即产生气体，借助气体的膨胀使片剂崩解，主要用于需要迅速崩解或快速溶解的片剂，如泡腾片、泡沫片等。

（4）酶解作用：有些酶对片剂中的某些辅料有作用，当将它们配制在同一片剂中时，遇水即能迅速崩解。

2. 崩解剂的加入方法　崩解剂加入的方法是否恰当将影响崩解和药物溶出的效果，应根据具体对象和要求分别对待，加入的方法有三种。

（1）内加法：崩解剂与处方物料混合后一起制粒，崩解剂与黏合剂共存于颗粒中，崩解自颗粒内部，崩解较完全，可成粉粒，有利于药物的溶出。其缺点是崩解剂与水接触较为迟缓，崩解作用较弱。

（2）外加法：崩解剂加到经整粒后的干颗粒中，混匀后压片。此种情况崩解存在于颗粒之间，因而水易于透过，崩解迅速。其缺点是颗粒内无崩解剂，不易崩解成粉粒，故药物的溶出稍差。

（3）内外加入法：指将崩解剂分成两份，一份按内加法加入，与处方物料混合在一起制成颗粒，另一份按外加法加入已干燥的颗粒中，混匀压片。亦有建议采用内加 50%～75%，外加 50%～25%的方法。内外加法集中了前两种方法的优点，是崩解剂较为理想的加入方法。

3. 常用的崩解剂

（1）淀粉及其衍生物：本类崩解剂遇水具有较大的膨胀性。

干燥淀粉是传统崩解剂，其崩解机制是毛细管吸水作用和吸水膨胀。淀粉的压缩成型性与流动性不好，用量多可影响片剂硬度，一般用干颗粒重的 5%～20%，若淀粉加于干颗粒外作崩解剂，用前应在 100～105℃干燥 1 小时，使含水量在 8%以下。

羧甲基淀粉钠具有较强的吸水性和膨胀性，能吸收其干燥体积 30 倍的水，充分膨胀后体积可增大200～300 倍。吸水后粉粒膨胀而胶黏作用弱，不形成胶体溶液，故不致阻碍水分的继续渗入而影响片剂的崩解。羧甲基淀粉钠既可用于粉末直接压片，又适用于湿法制粒压片。其用量少，不影响物料的可压性，一般用量为 0.5%～6.0%，最常用量为 2%。

（2）纤维素衍生物：本类崩解剂吸水性强，易于膨胀。

低取代羟丙基纤维素在水和有机溶剂中不溶，粉末有很大的表面积和孔隙率，故在水中吸湿速度快，溶胀性较高，是一种优良的崩解剂。低取代羟丙基纤维素具有黏结、崩解双重作用，对不易成型的药物可促进其成型和提高片剂的硬度，对崩解差的片剂可加速其崩解和增加崩解后粉粒的细度，从而加快药物的溶出速率，提高生物利用度。本品的用量一般为 2%～5%。

交联羧甲基纤维素钠为白色、细颗粒状粉末，不溶于水，能吸收数倍于本身重量的水而膨胀，膨胀后体积增至原体积的 4～8 倍，有良好的崩解作用。与羧甲基淀粉钠合用，崩解效果更好，但与干淀粉合用时崩解作用降低。

（3）交联聚维酮（PVPP）：为白色粉末，流动性好，不溶于水、乙醇、乙醚、强酸、强碱等溶剂，有极强的引湿性。PVPP 有强烈的毛细管作用，水分能迅速渗入使其溶胀，无黏性，从而使片剂膨胀崩解，具有"超级崩解剂"之称。制成的片剂硬度大、外观光洁、崩解度强、溶出快。

（4）表面活性剂：作为辅助崩解剂，主要是增加片剂的润湿性，使水分借毛细管作用，易于渗透到片芯促进崩解，常用的表面活性剂有吐温 80、十二烷基硫酸钠、泊洛沙姆等，一般用量为 0.2%。表面活性剂的用法有三种：①溶于黏合剂中，这种方法的均匀性和分散性最好，因此最常用；②与崩解剂混合后，加入干颗粒中；③制成醇溶液，喷在干颗粒上，这种方法最能缩短崩解时间。

（5）泡腾崩解剂：是一种专用于泡腾片的特殊崩解剂，最常用的是由碳酸氢钠与柠檬酸或酒石酸组成的混合物。遇水时，以上两种物质反应产生持续不断的二氧化碳气体，使片剂在几分钟之内迅速崩解。含有这种崩解剂的片剂，应妥善包装，避免受潮造成崩解剂失效。

链 接　新型崩解剂

目前正在生产中试用的崩解剂还有多种。黏土类如皂土、胶性硅酸镁铝，亲水性强，用于疏水性药物片剂崩解作用比较好；海藻酸盐类如海藻酸钠、海藻酸等都有较强的亲水性，是良好的崩解剂；酶类对片剂中的某些辅料有酶解作用，当它们配制在同一片剂中时，遇水即能迅速崩解，如将淀粉酶加入用淀粉浆制成的干燥颗粒内，由此压制的片剂遇水即能崩解。

（四）润滑剂

润滑剂是指压片时为了能顺利加料和出片，减少黏冲，降低颗粒与颗粒、药片与模孔之间摩擦力，使片剂光滑美观，一般在压片前加入颗粒（或结晶）中的物质。润滑剂在制备片剂过程中常起到三种作用：①助流作用，主要能改善颗粒表面粗糙性，改善颗粒流动性的辅料；②抗黏作用，主要能减轻颗粒对冲模的黏附性；③润滑作用，主要能降低颗粒（或片剂）与冲模孔壁之间摩擦力，改善力的传递和分布的辅料。润滑剂按亲水性的强弱又可将其分为以下两类。

1. 水溶性润滑剂

（1）聚乙二醇（PEG4000，PEG6000）：聚乙二醇为水溶性，溶解后得澄清溶液，与其他润滑剂相比，聚乙二醇粉粒较小，50μm 以下的颗粒压片时，润滑效果良好。当可溶性片剂中存在不溶性残渣时，往往也使用本品提高其水溶性。

（2）十二烷基硫酸镁：本品为水溶性表面活性剂，有良好的润滑作用，能增强片剂的机械强度，并促进片剂的崩解和药物的溶出。

水溶性润滑剂主要用于需要完全溶解于水的片剂（如溶液片、泡腾片等）。常用品种及其用量见表 7-5。

表 7-5　常用水溶性润滑剂及其常用量

润滑剂	常用量（%）	润滑剂	常用量（%）
硼酸	1	乙酸钠	5
苯甲酸钠	5	十二烷基硫酸钠	1～5
PEG4000	1～5	十二烷基硫酸镁	1～3
PEG6000	1～5	聚氧乙烯月桂醇醚	5

2. 疏水性及水不溶性润滑剂

（1）硬脂酸、硬脂酸钙、硬脂酸镁：均为白色粉末，轻松细腻，有良好的附着性，与颗粒混匀后不易分离，少量即能显示出良好的润滑作用，且片面光洁美观，为最常用的润滑剂。碱金属硬脂酸盐呈碱性，因此不宜用于某些维生素、多数有机碱盐药物，可降低这些药物的稳定性。本类润滑剂具疏水性，用量过大会使片剂不易崩解或裂片，用量一般为 0.3%～1.0%。

（2）滑石粉：为白色结晶粉末，具有良好的润滑性，用后可减少压片物料黏附于冲头表面，且能增加颗粒的润滑性和流动性，本品不溶于水，有亲水性，对片剂的崩解影响不大，与大多数药物不发生反应，且价廉易得。滑石粉对胃肠道有一定刺激，用量不宜过大。由于滑石粉颗粒细比重大、黏附性差，压片过程中常因振动与颗粒分离沉积于颗粒底部，出现上冲黏冲现象。滑石粉常与疏水性润滑剂如硬脂酸镁等合用，因有亲水性的优点，可改善疏水性润滑剂对片剂崩解的不良影响。

（3）氢化植物油：本品由氢化植物油经过纯化、漂白、脱色、除臭后，用喷雾干燥制成的粉末。将本品溶于热轻质液状石蜡或己烷中，然后喷于颗粒上，利于分布均匀，己烷可在减压条件下除去。氢化植物油润滑性能好，是优良的润滑剂，凡是不宜用碱性润滑剂的品种都可以用本品替代。

（4）微粉硅胶：白色粉末，无臭无味，化学性质稳定，常用作粉末直接压片的助流剂，黏附在颗粒或粉末表面将粗糙表面的凹陷处填满，并将颗粒或粉末隔开，降低颗粒与粉末之间的摩擦力，改善物料的流动性。微粉硅胶特别适用于油类、浸膏类药物，与 1～2 倍的油类混合后仍呈粉状，作助流剂时的常用量为 0.15%～3.00%。

疏水性及水不溶性润滑剂由于其用量少，效果好，在片剂生产中大部分应用这种润滑剂，常用品种及用量见表 7-6。

表 7-6 常用疏水性及水不溶性润滑剂品种及其用量

润滑剂	常用量（%）	润滑剂	常用量（%）
硬脂酸镁	0.1～0.5	聚氧乙烯单硬脂酸酯	0.2～0.5
硬脂酸	0.1～1.0	微粉硅胶	0.15～3
滑石粉	1～3	石蜡	1～3

考点：片剂的定义与分类，片剂的质量要求，片剂处方中常用的四大类辅料

第 2 节 片剂生产技术

片剂的制备工艺一般可分为制粒压片法和直接压片法两种，制粒压片法又可分为湿法制粒压片法和干法制粒压片法，直接压片法又可分为药物粉末直接压片法和药物结晶直接压片法。中药片剂的原料药多为流浸膏、浸膏或药材细粉，在片剂制备过程中为保证原料具有良好的流动性和可压性，中药片剂多采用湿法制粒压片法。

一、湿法制颗粒压片法

（一）湿法制粒压片法工艺流程

湿法制粒压片法一般工艺流程见图 7-1。

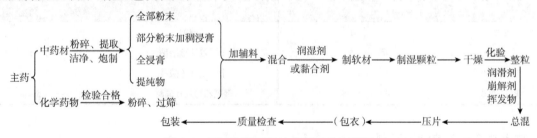

图 7-1 湿法制粒压片法常规工艺流程图

（二）原辅料的预处理

1. 中药原料的处理 中药材品种多、成分复杂、性质各异，因此中药材须经预处理，多数以流浸膏、浸膏、浓缩液投入生产，少数药材以粉末入药。中药原料预处理见颗粒剂的制备。

2. 化学药品原辅料的处理 采用湿法制粒压片的主药及辅料，混合前一般需经粉碎、过筛等处理，细度一般为通过五至六号筛。毒剧药、贵重药及有色原辅料宜粉碎得更细些，易于混匀，这样压片时含量准确，并可避免压片时产生花斑现象。有些原辅料在储藏中易受潮结块，需干燥处理后再粉碎、过筛。药物与辅料混合应按等量递增法。

（三）湿法制粒

不同类型的中药片剂制粒有药材全粉制粒法、半浸膏制粒法、全浸膏制粒法及提纯物制粒法等，具体制粒工艺见第 6 节。

1. 药材全粉制粒法 将全部药材细粉混匀，加适量的黏合剂或润湿剂制成适宜的软材，挤压过筛制粒。本法适用于服用量小、热敏性的中药材制粒，如贵重细料药、毒性药及几乎不具有纤维性的药材全粉片（如参茸片、安胃片等）。

2. 半浸膏制粒法　将处方中部分药材制成稠浸膏，部分药材粉碎成细粉，两者混合后，若黏性适中可直接制软材，制颗粒。

3. 全浸膏制粒法　生产上有如下两种情况：①将干浸膏直接粉碎成颗粒。此法颗粒宜细些，避免压片时产生花斑。干浸膏如黏性适宜，吸湿性不强时，可直接粉碎成通过二至三号筛（40 目左右）的颗粒。采用真空干燥法所得浸膏疏松易碎，直接过颗粒筛即可。②用浸膏粉制粒。干浸膏先粉碎成细粉，加润湿剂，制软材，制颗粒。此法制得的颗粒质量较好，压出的药片外观光滑，色泽均匀一致，硬度也易控制，但工序复杂，费工时。

4. 提纯物制粒法　是将提纯物细粉（有效成分或有效部位）与适量稀释剂、崩解剂等混匀后，加入黏合剂或润湿剂，制软材，制颗粒，如北山豆根片、盐酸小檗碱片等。

（四）湿颗粒的干燥

湿颗粒制成后，应及时干燥，如放置过久湿颗粒易结块或受压变形。干燥温度由原料性质而定，含挥发性及苷类成分的中药颗粒干燥温度应控制在 60℃以下，否则有效成分易散失或被破坏。

（五）整粒与总混

1. 整粒　整粒的目的是防止部分颗粒在干燥过程中黏结成团，或部分颗粒在制粒时呈条状，通过将干颗粒再过一次筛网使之分散成均匀的干粒。具体的筛网孔径可根据片剂的直径选择，如表 7-7。

表 7-7　片重、筛目和冲头直径

片重（mg）	筛目		冲头直径（mm）
	湿粒	干粒	
50	18	16～20	5.0～5.5
110	16	14～20	6.0～6.5
150	16	14～20	7.0～8.0
200	14	12～16	8.0～8.5
300	12	11～16	9.0～11.5
500	11	11～12	12.0

2. 总混

（1）加挥发性药物：若在干颗粒中加挥发油，如薄荷油、桂皮油、冬绿油等，最好加在润滑剂与干颗粒混匀后筛出的部分细粒中，混匀后，再与全部干颗粒混匀，以免混合不匀，压片时产生花斑，有色中药片剂生产时尤其应注意。此外，也可用五号筛从干颗粒中筛出适量细粉，用以吸收挥发油，再加于干颗粒中混匀。如挥发性药物为固体，如薄荷脑，可先用少量乙醇溶解后或与其他成分研磨共熔后，喷雾在干颗粒上混匀。采用上述方法最后均应放置桶内密闭存放数小时，使挥发性成分在干颗粒中渗透均匀，否则挥发油将吸附于干颗粒表面，压片时易产生裂片等现象。若挥发油含量超过 0.6%时，常需加入适量吸收剂把挥发油吸收，再混匀压片。近年来有将挥发油微囊化后加入，或用包合物方法，如制成 β-环糊精包合物，不仅可将挥发油包合成粉，便于制粒、压片，还可减少挥发油在储存中的挥发损失。

（2）加润滑剂与崩解剂：润滑剂、助流剂与崩解剂常在过筛整粒后加入。崩解剂应先干燥过筛，再加入干颗粒中（外加法）充分搅匀，也可将崩解剂及润滑剂等与干颗粒一起加入 V 形混合机、三维运动混合机内进行总混合，然后抽样检查合格后压片。

（六）干颗粒的质量要求

符合质量要求的干颗粒除具有适宜的流动性和可压性外，还需符合以下条件。

1. 主药含量　主药含量符合要求。

2. 含水量应均匀、适宜　中药颗粒干燥的程度凭经验掌握，干颗粒的含水量一般宜控制在 3%～5%，含水量过高会出现黏冲，含水量过低会出现顶裂。

3. **颗粒大小、松紧及粒度应适宜**　颗粒大小应根据片重和药片大小选用，同样大小的中药片剂的颗粒比化学药品片剂要小些，以防止压片时产生花斑。

4. **干颗粒的松紧度**　干颗粒的松紧度与其压制而成的片剂的外观有关，硬的颗粒压片时易产生麻面，松的颗粒则易产生松片。一般经验认为，松紧度以用手捻颗粒能粉碎成有粗糙感的细粉为宜。

5. **干颗粒中细粉量**　干颗粒中应有一定比例的细颗粒，压片时细颗粒填充于大颗粒之间，使片重差异和含量符合要求。一般干颗粒以含有通过二号筛者占 20%～40% 为宜，且无通过六号筛的细粉。如果细粉和细颗粒过多，压片时容易产生裂片、松片、边角毛缺及黏冲等现象。

（七）压片

1. 片重计算

（1）按主药含量计算片重：干颗粒在制备过程中，原料有所损耗，所以应对其中的主药进行含量测定，然后根据下面公式计算片重。

$$片重 = \frac{每片主药含量}{测得颗粒中主药的百分含量}$$

若主药为复方时，则需按照每片颗粒中各主药所允许的含量误差范围（即标示量范围）进行计算重量合格范围，见下面公式再在各主药合格的重量范围内选择共性合格范围，然后计算其平均值而得理论片重。

$$片重 = \frac{每片主药含量}{测得颗粒中主药的百分含量} \times 含量误差范围$$

（2）按干颗粒总重计算片重：当所压片剂成分复杂，可根据实际投料量与应压片数按下面公式计算片重。

$$片重 = \frac{干颗粒重量 + 压片前加入的辅料重}{应压片数}$$

（3）半浸膏片重计算：部分药材提取浓缩成浸膏，与剩余药物细粉混合制成半浸膏片，根据不同的原料可用下面公式计算片重。

$$片重 = \frac{干颗粒重量 + 压片前加入的辅料重量}{理论片数}$$

$$片重 = \frac{（成膏固体重量 + 原粉重量） + 压片前加入的辅料重量}{原药材总重量 / 每片原药材重量}$$

$$片重 = \frac{（药材重量 \times 收膏率 \times 膏中总固体百分含量 + 原粉重量） + 压片前加入的辅料重量}{原药材总重量 / 每片原药材重量}$$

2. 压片机和压片流程　目前工业生产多采用多冲旋转压片机，根据不同的特殊要求尚有二次（三次）压缩压片机、多层压片机等。

（1）冲模：冲模由上、下冲及模圈组成，冲头的端面形状可以是平面，也可以是浅凹形或深凹形（深凹形一般用于包糖衣片的压制），也可以在端面上刻有文字、数字、字母、线条等，以标明产品的名称、规格、商标等。冲头和模孔截面的形状可以是圆形，也可以是三角形、长圆形等异形形状。

（2）旋转式压片机：旋转式压片机的工作机由绕轴而旋转的转台，上下冲模，轨道，压轮及片重、压力调节装置，加料装置，充填装置等部件组成。旋转式压片机的压片流程，如图 7-2 所示。①充填：下冲转到饲粉器之下时，颗粒填入模孔，当下冲转动到片重调节器上面时，再上升到适宜高度，经刮粉器将多余的颗粒刮去。②压片：当下冲转动至下压轮的上面，上冲转动到上压轮的下面时，两冲之间的距离最小，将颗粒压缩成片。③出片：压片后，上、下冲分别沿轨道上升和下降，当下冲转动至出片调节器的上方时，下冲抬起并与转台中层的上缘相平，药片被刮粉器推出模孔导入容器中，如此反复进行。

旋转式压片机有多种型号。按流程来说有单流程及双流程等，单流程旋转式压片机中盘旋转一周每个模孔仅压制出一个药片；双流程旋转式压片机中盘每旋转一周可进行两次压制工序，即每付冲模在中盘旋转一周时可压制出两个药片。

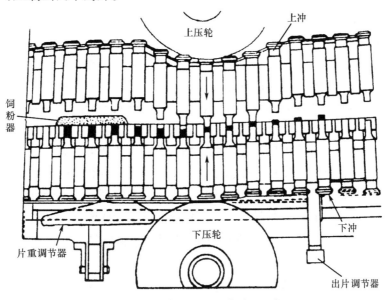

图 7-2　旋转式压片机压片过程示意图

3. 高速压片机　高速压片机具有精度高、全封闭、防粉尘、压力大、噪声低、电子自动程序控制、生产效率高等特点，在传动、加压、充填、加料、冲头导轨、控制系统等方面都明显优于普通压片机。高速压片机采用有预压的两次压缩，即压片时颗粒先经预压后再进行主压，预压的目的是为了使颗粒在压片过程中排出空气，对主压起到缓冲作用，从而有利于提高片剂的质量和产量。压力部件有相对独立的调节机构和控制机构，压力部件采用压力传感器，对由预压和主压的微弱变化而产生的电信号进行采样、放大、运算并控制调节压力，使操作自动化。

二、干法制颗粒压片法

干法制粒系指粉体的混合物通过加压压片且不需加热和加入溶剂的一种制粒法。适用于药物的性质和剂量不能进行直接压片，对湿热敏感不能以湿法制粒的药物。常用的干法制粒压片法有滚压法和压片法，其主要的工艺流程如图 7-3。

原料预处理 $\xrightarrow{\text{辅料}}$ 混匀 —→ 压块 —→ 粉碎、整粒 $\xrightarrow{\text{润滑剂}}$ 总混 —→ 压片

图 7-3　干法制粒压片法工艺流程图

1. 滚压法　指将药物与辅料混匀，用特殊的重压设备将其压成硬度适宜的薄片，再碾碎、整粒、压片。本法粉层薄厚易于控制，粉末间空气易排出，制成的片剂不易松片，缺点是颗粒有时不够均匀，片剂硬度较大、不易崩解。

2. 压片法　指将药物与辅料混合，在较大压力的压片机上用较大的冲模压制成大片，再碎解成适宜的颗粒压片。本法压制大片时的细粉较多，需重压、击碎，耗时，设备的损耗率较大，原料也有损失，此法应用较少。

干法制粒压片法的主要优点：①适于对湿热敏感的药物，如阿司匹林及其泡腾产品的制粒等；②该法制得的颗粒中粉末间的黏结力弱，故片剂易崩解，适合一些抗酸剂的压片；③该类片剂润湿时可溶性物质易溶解，如葡萄糖酸亚铁片等；④操作简单、省工省时。缺点：①需特殊重压设备以形成大片，粉尘飞扬严重，增加交叉污染机会；②高压及多次压制可能引起药物晶型转变和活性降低等问题。

三、直接压片法

（一）结晶药物直接压片法

结晶药物直接压片法是指在药物结晶中加入适宜的润滑剂等辅料后，混合均匀，不制颗粒直接压片。该法应用于中药片剂有一定的局限性。

（二）粉末直接压片法

粉末直接压片法是指药物的粉末与适宜的辅料混合后，不经过制粒而直接压片的方法。采用粉末直接压片的药物需要有适当的粒度、结晶形态、可压性及流动性，为改善流动性和压缩成型性等，粉末直接压片常用的辅料有喷雾干燥乳糖等干燥黏合剂、微粉硅胶等助流剂、微晶纤维素等崩解剂。

粉末直接压片的优点：①生产工艺比较简单，省去制粒、干燥等工序，省时，节能，主要工艺流程为主药粉碎，过筛，加入处方中的辅料，经混合均匀后，压片即得；②不加水，不受热，有利于药物的稳定性；③片剂崩解后成为药物的原始粒子，比表面积大，有利于药物的溶出。缺点：①对辅料的流动性、可压性要求较高；②所用辅料普遍价格昂贵，成本较高；③生产过程中粉尘较多，不易于劳动保护；④制成的片剂外观较差，且易裂片，当各成分的粒径或密度差异较大时，生产中易分层。

四、压片时常见问题与解决方法

（一）裂片

片剂受到振动或经放置后，从腰间开裂或顶部脱落一层的现象称裂片。其原因及解决办法如下。

1. 制粒时黏合剂或润湿剂选择不当，或用量不足，在不影响主药含量的情况下可筛去部分细粉，或加入干燥黏合剂如羧甲基纤维素等混匀后再压片；如颗粒细粉过多，或过粗过细，可再整理或重新制粒。

2. 颗粒含油类成分较多，减弱了颗粒间的黏合力，可加入适当吸收剂改善；或含纤维性成分过多，弹性较大引起裂片，可加入糖粉克服。

3. 颗粒干燥过度引起裂片，可加入适量乙醇，或加入含水量较多的颗粒。

4. 压力过大或车速太快使颗粒中的空气来不及逸出引起裂片，可调节压片机的压力或减慢车速以克服。

5. 冲模不符合要求，上冲与模圈不吻合，冲头向内卷及模孔口径改变，导致裂片，可调换冲模解决。

（二）松片

松片指片的硬度不够（将片剂置中指与食指之间，用拇指轻轻加压后碎裂），受震动易松散成粉末的现象。其原因及解决办法如下。

1. 药材细粉过多，或含纤维较多，或含动物角质类、动物皮类量较多，黏性小，弹性大，使颗粒松散不易压片；原料中含矿物类药量较多，黏性差；颗粒质地疏松，流动性差，颗粒填充模孔量不足产生松片。上述情况可将药材粉碎通过六号筛，再加适量润湿剂或选用黏性较强的黏合剂如明胶、饴糖、糖浆等重新制粒。

2. 原料中含有较多的挥发油、脂肪油，或中药提取的油类，易导致松片。解决措施：如油类为有效成分，可加适当的吸收剂，如磷酸氢钙、碳酸钙、氢氧化铝凝胶粉等吸收，或采用微囊化或制成包合物等方法；如油类为无效成分，可用压榨法或石蜡脱脂，随着药材含油量减少，可提高片剂硬度。

3. 颗粒含水量不当，如干燥完全的颗粒有较大的弹性变形，压成的片剂硬度低，含适当水分的颗粒可塑性大，压成的片剂硬度较好。如颗粒含水量过多，也能减低硬度。因此，颗粒应控制适宜的含水量。

4. 制粒时乙醇浓度过高，润滑剂和黏合剂选用不当，熬制浸膏时温度控制不好使部分浸膏炭化，浸膏粉碎不细使颗粒表面积小等，均可降低物料黏性。解决方法：除针对原因解决外，稠膏、黏合剂应趁热与粉料混合，充分混匀以增加软材、颗粒的黏性，增加片剂的硬度。

5. 冲头长短不齐，片剂所受压力不同，受压过小者松片；压力不够或车速过快，受压时间太短；

下冲塞模时，下冲不能灵活下降，模孔中颗粒填充不足可致松片。应调换冲头，适当增加压力，减慢车速增加受压时间，用小的冲模压较厚的药片比压大而薄的药片硬度好，凸片硬度好。此外，片剂压好后露置空气中过久，吸水膨胀也会产生松片，应注意保存。

（三）黏冲

黏冲指片剂表面被冲头黏去一片薄层或一小部分，造成片面粗糙不平或有凹陷的现象。冲头上刻字或模线者易发生黏冲现象。其原因及解决办法如下。

1. 颗粒含水量过高，润滑剂用量不足或压力分布不均匀，中药片剂尤其是有引湿性成分的浸膏片，当室内温度、湿度过高等，均易产生黏冲。可重新干燥或增加润滑剂，调整室内湿度等。

2. 冲模表面粗糙或刻字太深，可调换冲头，或用凡士林擦拭使冲模光滑。

（四）变色与花斑

变色与花斑指片剂表面颜色改变或出现色泽不一致的斑点、阴影或麻点等。其原因及解决办法如下。

1. 浸膏制成的颗粒硬度过大，或润滑剂未经过筛混匀，或有色颗粒松紧不一，或药物引湿、接触金属后成分发生氧化变色等，均可致花斑现象，需返工处理。所用润滑剂需研细过筛，并与颗粒充分混匀。

2. 压片时，上冲涂抹的润滑油过多，滴入颗粒产生油点时可在冲头上装橡皮圈以防油垢滴入颗粒，并经常擦拭冲头和橡皮圈。

（五）引湿受潮

中药片剂，尤其是含有引湿性成分的浸膏、糖类、树胶、蛋白质、鞣质、无机盐等，在制备过程中及压成片剂后，如果包装不严，容易引湿受潮和黏结，甚至霉败变质，解决办法如下。

1. 在干浸膏中加适量辅料，如磷酸氢钙、氢氧化铝凝胶粉、淀粉、糊精、活性炭等。

2. 添加部分中药细粉，用量通常为原药总量的 10%～20%。

3. 优化提取、分离、纯化工艺，除去一部分水性杂质。

4. 将 5%～15% 的玉米朊乙醇溶液、聚乙烯醇溶液喷雾或混匀于干浸膏颗粒中，干燥后压片。

5. 制成包衣片，减少引湿受潮。

6. 改善包装，提高包装材料的防潮性。

（六）片重差异超限

片重差异超限指片剂超出药典规定的片重差异允许范围。其原因及解决办法如下。

1. 颗粒粗细分布不匀，流速不同，致使填充入模孔的颗粒粗细不均匀，如粗颗粒量多则片轻，细颗粒量多则片重；黏性或引湿性强的颗粒流动性差，致使填充入模孔颗粒量时多时少，使片重差异增大。应将颗粒混匀，或重新制粒，或筛去过多细粉。

2. 润滑剂用量不足或混合不匀，使颗粒流速不一，致片重差异变大，应适量增加润滑剂，充分混匀。

3. 饲料斗不平衡，如双轨压片机前后两饲料斗高度不同，颗粒的流速不一；或饲料斗堵塞；或下冲不灵活，致颗粒填充量不一，应停止压片，检查，调整正常后再压片。

（七）崩解迟缓

崩解迟缓指片剂的崩解时间超过药典规定的要求。其原因及解决办法如下。

1. 崩解剂品种选用或加入方法不当、用量不足时，可影响片剂崩解。应调整崩解剂的品种或用量，或改进加入方法。

2. 黏合剂黏性太强或用量过多时，崩解时间会延长。应选用适宜的黏合剂，并调整用量，或适当增加崩解剂的用量。

3. 疏水性润滑剂用量过多，片剂崩解会迟缓。应调整处方，减少疏水性润滑剂的用量。

4. 颗粒干燥温度太高，使用淀粉、糖粉等在温度过高时易引起糊化或熔化的物料，颗粒会较坚硬，导致片剂不易崩解。应降低干燥温度，严格控制颗粒水分在工艺要求范围内。

5. 颗粒干燥不充分，含水量较多，造成黏性太强，影响片剂崩解；反之，颗粒干燥时间太长，含水量太低，也会影响片剂的崩解。应调整干燥时间，控制颗粒水分。

6. 压片时压力越大，片剂的硬度越大，崩解越迟缓，压片时宜选择适合的压力，在崩解时限合格的情况下保证制成的片剂有足够的硬度。

（八）叠片

叠片指两片剂叠压在一起，一般是由于上冲黏片、出片调节器调节不当、饲料斗故障等原因造成的，发生叠片应立即停机检修。

（九）溶出超限

片剂在规定时间内未能溶出规定的药物量，为溶出度不合格或溶出超限。主要原因是片剂崩解迟缓和药物难溶。片剂崩解后形成很多细颗粒，表面积大大增加，药物溶出率也随之增大。因此，能影响崩解的因素均会影响药物的溶出。

不少难溶性药物的片剂可迅速崩解，但药物溶出却很难，因此崩解度合格不一定能保证药物快速溶出。对难溶性药物，可通过以下方法改善药物溶出，其原因及解决办法如下。

1. 将难溶性药物微粉化，或制备成固体分散体，增大比表面积，促进药物溶出。

2. 疏水性药物单独粉碎时，表面自由能增大，粒子易重新聚集；此外，疏水性药物比表面积增大，使片剂的疏水性增强，不利于有效成分的崩解和溶出。可将疏水性药物与水溶性辅料共同研磨粉碎，减小药物与辅料粒径，防止药物粒子聚集。当水溶性辅料溶解时，细小的药物粒子可直接暴露于溶出介质，溶出速度将大大加快。

3. 将难溶性药物溶于无毒溶剂（如 PEG400）中，再用多孔性载体（如硅胶等）吸附后压成片剂。因药物以分子状态吸附，接触到溶出介质时，很容易溶解，提高药物的溶出速度。

（十）片剂制备案例

银翘解毒片

【生产处方】

处方	每片用量	处方	每片用量
金银花	0.20g	淡豆豉	0.11g
连翘	0.20g	甘草	0.11g
桔梗	0.12g	淡竹叶	0.08g
荆芥	0.08g	薄荷	0.12g
牛蒡子（炒）	0.12g	硬脂酸镁	适量

【生产设备】　摇摆挤压制粒机、沸腾干燥机、旋转压片机。

【制备流程】　以上九味中药中，金银花、桔梗分别粉碎成细粉，过筛；薄荷、荆芥用水蒸气蒸馏法提取挥发油，蒸馏后的水溶液另器收集，药渣与连翘、牛蒡子、淡竹叶、甘草加水煎煮 2 次，每次 2 小时，合并煎液，滤过；淡豆豉加水煮沸后，于 80℃温浸 2 次，每次 2 小时，合并浸出液，滤过，合并以上各药液，浓缩成稠膏，加入金银花、桔梗细粉及辅料，混匀，采用摇摆挤压制粒机制成颗粒，沸腾干燥机干燥，放冷，喷加薄荷油等挥发油，混匀，旋转压片机压片，即得。

【分析】　本例为中药片剂。因桔梗含淀粉较多，故粉碎成细粉作吸收剂、崩解剂用。薄荷和荆芥含有挥发油，故应先用水蒸气蒸馏法提取挥发油，然后再煎煮。淡竹叶、淡豆豉和甘草等因含纤维素等，故宜煎膏作黏合剂。挥发油加入到干颗粒中，应密闭储存，以便吸收进入干粒中，可避免压片时产生松片、裂片的现象。

链接 可溶性成分迁移

可溶性成分迁移是指物料干燥前，水分均匀分布于物料中，在干燥过程中，颗粒表面的水分汽化，内外形成湿度差，内部的水分会逐渐向外表面扩散，水溶性成分随水分被转移到外表面的过程。

湿颗粒干燥时，颗粒内部的可溶性成分迁移，造成颗粒内外含量不均匀，易造成片剂色斑或花斑，对片剂的含量均匀度影响不大，但颗粒之间的可溶性成分迁移，将较大程度影响片剂的含量均匀度。尤其是采用箱式干燥时，颗粒在盘中铺成薄层，底层颗粒中的水分向上扩散到上层颗粒表面汽化，将底层颗粒中的可溶性成分迁移到上层颗粒中，使上层颗粒的可溶性成分含量增大、下层含药量小。使用这种颗粒压片，必然造成片剂的含量不均匀。

第 3 节　片剂包衣技术

包衣是指在素片表面上均匀地包上适宜材料的物料，使其与外界隔离。被包的素片称为"片芯"，包裹的材料称为"衣料"，包成的片剂称"包衣片"。

一、片剂包衣的目的、种类与要求

（一）片剂包衣的目的

片剂包衣主要有以下目的。

1. 改善药物的稳定性　有些药物性质不稳定，制成片剂后与空气中的氧、二氧化碳、湿气等长期接触，特别在有光线照射时容易变化；浸膏片在空气中极易吸潮。采用包衣技术可减少光线、空气、湿度等对药物的影响，如硫酸亚铁片、中药浸膏片等。

2. 掩盖药物的不良气味　有些药物有不良臭味，服用时易引起恶心、呕吐，或口中长时间感到不适，包衣可增加患者的顺应性，如胎盘片、盐酸小檗碱片。

3. 保护药物免受胃酸或胃酶的破坏　某些药物对胃有刺激作用或易被胃液破坏，不能安全到达小肠，包肠溶衣可避免上述现象，如呋喃妥因片、胰酶片等。

4. 改变药物释放的位置及速度　某些药物需要在胃内或肠内发挥作用，可把在肠内起作用的成分作为片芯，在胃内起作用的成分作为衣层，包裹在片芯外制成多层片，口服后，外面一层先在胃内崩解，片芯到达肠内崩解，或者在片芯外包裹不同类型的衣料改变药物释放的位置和速度，如胃溶片、肠溶片、缓控释片等。

5. 隔离配伍禁忌的药物　将一种药物压成片芯，片芯外包隔离层，再将另一种药物加于包衣材料中包于隔离层外，或将两种发生反应的药物分别制成颗粒，包衣后混合压片，减少接触机会。

6. 其他　使片剂美观，便于识别，提高药物的安全性。

（二）片剂包衣的种类

片剂包衣的种类通常分糖衣、薄膜衣两大类，其中薄膜衣根据成膜材料的性质又可分为胃溶性、肠溶性及不溶性三类。

（三）片剂包衣的要求

1. 片芯的要求　用于包衣的片芯，除符合一般片制质量要求外，在弧度、硬度和崩解度等方面与一般压制片要求不同。

（1）弧度：在外形上必须具有适宜的弧度，一般选用深弧度，尽可能减小棱角，以利于减少片重增重幅度，防止衣层在边缘处断裂。

（2）硬度：片芯的硬度应较一般压制片高，必须能承受包衣过程的滚动、碰撞和摩擦。因此，片芯硬度应不低于 $5kg/cm^2$，脆碎度也应较一般压制片低，不得超过 0.5%。

（3）崩解度：为达到包衣片的崩解要求，压制片芯时一般宜选用崩解效果好而量少的崩解剂，如羧甲基淀粉钠等，使片芯又硬，孔隙率又低，在衣层溶散后，片芯仍然能较快崩解，利于药物溶出。

2. 衣层要求 应均匀牢固，不与片芯发生作用，崩解时限应符合规定，储存较长时间能保持光亮美观，颜色一致，没有裂纹等。

二、片剂包衣的方法与设备

常用的包衣方法有滚转包衣法、流化床包衣法和压制包衣法等。

（一）滚转包衣法

滚转包衣法也称为锅包衣法，包括普通滚转包衣法、埋管包衣法及高效包衣法，是一种经典而且广泛使用的包衣方法。

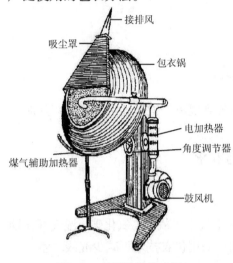

图 7-5　普通滚转包衣机

1. 普通滚转包衣法 采用设备如图 7-5 所示，其主要构造包括包衣锅、动力部分、加热鼓风及吸粉装置等。包衣锅采用紫铜或不锈钢等化学活性较低、传热较快的金属制成，有荸荠形与球形（莲蓬式）两种形式，包衣锅的转轴与水平面夹角为 30°～50°，在适宜的转速下，使物料既能随包衣锅转动，又能沿着轴的方向作均匀翻转。包衣锅的转速根据锅的大小与衣料的性质而定，改变转速的目的在于使片剂在锅内能带至高处，成弧线运动而落下，作均匀而有效的翻转。

2. 埋管包衣法 是喷雾包衣的一种应用形式，该包衣方法如图 7-6 所示。在普通包衣锅的底部装有通入衣料溶液、压缩空气和热空气的埋管。包衣时该管插入包衣锅中翻动着的片床内，衣料的浆液由泵打出，经气流式喷头连续地雾化、直接喷洒在片剂上，干热空气也伴随着雾化过程同时从埋管吹出，穿透整个片床进行干燥，湿空气从出口引出，经集尘过滤器滤过后排出。由于雾化过程是连续进行，故包衣时间缩短，且可避免包衣时粉尘飞扬，可以极大地减轻劳动强度，提高劳动生产率。

3. 高效包衣法 高效包衣法是一种全封闭的喷雾包衣法。高效包衣机主要由主机、净化热风柜、除尘排风柜、喷雾系统、微电控制系统、出料装置等组成。高效包衣机干燥时热风穿过片芯间隙，并与表面的水分或有机溶剂进行热交换。这样热源得到充分的利用，片芯表面的湿液充分挥发，因而干燥效率很高，与普通包衣机相比，包衣时间可缩短 2/3 左右。其结构原理如图 7-7 所示：包衣锅为短圆柱形并沿水平轴旋转，四周为多孔壁，干燥的热风由上方引入，由锅底部的空气夹套由排风装置排出，具有密闭、防爆、防尘、热交换效率高的特点，特别适用于包制薄膜衣和肠溶衣。

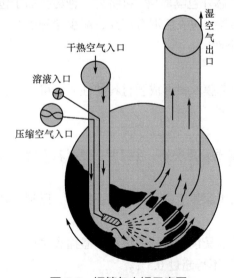

图 7-6　埋管包衣锅示意图

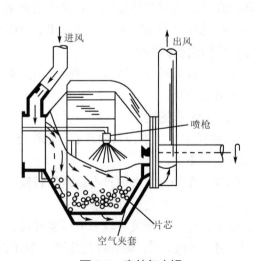

图 7-7　高效包衣锅

（二）流化床包衣法

流化床包衣法的基本原理与流化床制粒法相类，快速上升的空气流进入包衣室内，使流化床上的片剂悬浮于这种空气流中，上下翻腾处于流化（沸腾）状态，与此同时，喷入衣料溶液，使之均匀地分布于片剂的表面，通入热空气使溶媒随热空气迅速挥散，从而在片剂的表面留下薄膜状的衣层。经过一定时间，即可制得包有薄膜衣的片剂。流化床包衣装置示意图参见图 7-8。

与普通滚转包衣法相比，流化床包衣整个包衣过程在密闭的容器中进行，无粉尘，环境污染小，节约原辅料，生产成本低；包衣速度快、时间短、工序少。

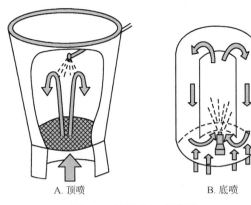

A. 顶喷   B. 底喷

图 7-8 流化床包衣装置

（三）压制包衣法

在 20 世纪 50～60 年代，为克服包制糖衣片的工艺复杂、耗时长等缺陷，压制包衣技术得以推广。压制包衣法一般采用两台压片机联合起来压制包衣片，两台压片机以特制的传动器连接配套使用。一台压片机专门用于压制片芯，然后由传动器将压成的片芯输送至包衣转台的模孔中（此模孔内已填入衣料作为底层），随着转台的转动，片芯的上面又被加入约等量的衣料，然后加压，使片芯压入衣料中间而形成压制的包衣片剂。压制包衣对压片机械的精度要求较高，同时衣层与片芯难以结合牢固，片芯的膨胀易导致包衣层破裂，目前国内采用得较少。

三、片剂包衣的物料与工序

（一）包衣的物料

1. 糖衣料 糖衣料通常有胶浆、糖浆、色糖浆、粉衣料、打光剂等。

（1）胶浆：常用作黏结剂，多用于包隔离层，可增加黏性和塑性，能增加衣层的牢固性。常用胶浆有 11%～15% 明胶浆、30%～35% 阿拉伯胶浆、1% 西黄蓍胶浆、11% 玉米朊乙醇液等。胶浆应新鲜配制，以防水解失去黏度。

（2）糖浆：浓度为 65%～75%（g/g），用作粉衣层的黏结和糖衣层。糖浆应新鲜配制，保温使用。

（3）色糖浆：包有色糖衣时，需在糖浆中加入可溶性食用色素，配成有色糖浆。食用色素一般用量在 0.03% 左右。目前我国允许的食用合成色素有胭脂红、苋菜红、柠檬黄、日落黄、姜黄、亮蓝和靛蓝等。以红、黄、蓝为原色，适当比例混合可调成很多其他颜色。

（4）粉衣料：常用滑石粉，为白色或微黄色的细粉，使用前过六号筛。有时滑石粉中加 10%～20% 的碳酸钙、碳酸镁（对酸性药物不能用）或适量淀粉。

（5）打光剂：打光剂能增加片衣的亮度，防止吸潮，有一定延缓药物溶出的作用，多采用四川产的米心蜡（川蜡），又名虫蜡，使用前应精制，加热 80～110℃ 熔化后过六号筛，去除悬浮杂质，再加 2% 硅油混匀冷却后粉碎，过五号筛。其他如蜂蜡、巴西棕榈蜡等也可应用。

2. 薄膜衣料 薄膜衣料指在片芯外包裹比较稳定的高分子聚合物。薄膜衣料主要有成膜材料、增塑剂、着色剂和蔽光剂，成膜材料又根据其性质分为胃溶性、肠溶性及水不溶性三大类，现分述如下。

（1）胃溶性成膜材料：指在水或胃液中能溶解的高分子材料，适用于一般的片剂包衣。

1）羟丙甲基纤维素（HPMC）：这是一种常用的薄膜衣料，能溶于 60℃ 以下的水和任何 pH 的胃肠液内，不溶于热水；能溶于 70% 以下的乙醇、丙酮、异丙醇的水溶液，不溶于无水乙醇，能溶于异丙醇与二氯甲烷的混合溶媒（1:1）中，具有极优良的成膜性能。

2）羟丙基纤维素（HPC）：常用 2%HPC 水溶液制薄膜衣，操作简便，可避免使用有机溶媒，缺点是干燥过程中产生较大的黏性，影响片剂的外观，且具有一定的吸湿性。

3）丙烯酸树脂Ⅳ号：为丙烯酸树脂类聚合物的一种，可溶于乙醇、丙酮、二氯甲烷等，不溶于水，形成的衣膜透明、无色、光滑、平整、防潮性能优良，在胃液中能迅速溶解，是目前较为常用的胃溶型薄膜衣材料。

4）聚乙烯缩乙醛二乙胺乙酸酯（AEA）：本品无臭无味，溶于乙醇和丙酮，不溶于水，防潮性能和成膜性能良好，溶液黏度低，铺展性较好，但本品呈碱性，不宜与酸性药物（如维生素C等）直接接触。

5）PVP：PVP也可用于包制薄膜衣，易溶于水、乙醇及胃肠液，但包衣时易产生黏结现象，成膜后也有吸湿软化的倾向。

（2）肠溶性成膜材料：指在胃酸条件下不溶、到肠液环境时开始溶解的高分子材料。适用于在胃中易变质的药物，如胰酶片；对胃刺激性太强的药物，如口服锑剂；用于肠道的驱虫药、肠道消毒药，或需要在肠道保持较久的时间延长作用的药物，如痢速宁片等，使其安全通过胃到肠内崩解或溶解而发挥疗效。

1）邻苯二甲酸醋酸纤维素（CAP）：为白色纤维状粉末，不溶于酸性溶液、水和乙醇，能溶于丙酮、乙醇丙酮混合溶剂，可溶于pH 6.0以上的缓冲液。包衣一般用8%～12%的乙醇丙酮混合溶剂。本品成膜性能好，是目前应用较广泛的肠溶性包衣材料。

2）丙烯酸树脂：国产的肠溶Ⅱ号、Ⅲ号丙烯酸树脂，可溶于pH高于6的缓冲溶液、乙醇、甲醇或异丙醇与二氯甲烷（1:1）或异丙醇与丙酮（1:1）的混合溶剂，不溶于pH低于5的缓冲溶液，有良好的成膜性。Ⅱ号树脂在人体肠液中的溶解时间较容易控制，Ⅲ号树脂成膜性能好，外观细腻，光泽比Ⅱ号树脂好。因此，常用Ⅱ号、Ⅲ号树脂混合使用，起到互补效果。

3）虫胶：俗称洋干漆，是昆虫分泌的一种天然树脂。本品不溶于胃液，但在pH 6.4以上的溶液能迅速溶解，可制成15%～30%的乙醇溶液，使用时加适量蓖麻油或硬脂酸等增塑剂以增强其塑性减低其脆裂性。

（3）水不溶性成膜材料：是指在水中不溶解的高分子材料。常用的水不溶性成膜材料有如下两种。

1）乙基纤维素：不溶于水，易溶于乙醇、丙酮等有机溶媒，使用时一般制成水分散体，成膜性良好，主要是利用膜的半透性来控制药物的释放，因而广泛用于缓释控释制剂。

2）醋酸纤维素：本品与乙基纤维素类似，包衣后衣膜仅具有半透明性，可以控制药物的释放达到缓控释的效果。醋酸纤维素是渗透泵式控释制剂的最常用包衣材料。

（4）增塑剂：是指能增加包衣材料可塑性的物料。常用的增塑剂有如下三种。①多醇类：丙二醇、甘油、聚乙二醇。②有机酯类：酞酸酯、柠檬酸酯。③油类/甘油酯类：乙酰单甘油酸酯、蓖麻油等。

（5）着色剂和蔽光剂：包薄膜衣时，还需加入着色剂和蔽光剂。其目的除了易于识别不同类型的片剂及改善产品外观外，还可遮盖某些有色斑的片芯或不同批号的片芯色调差异，这是有色药物片芯及中药片剂经常出现的问题。

（二）包衣的工序

1. **包糖衣**　包糖衣多采用滚转包衣法，流程依次为：片芯→隔离层→粉衣层→糖衣层→色衣层→打光→干燥。根据具体品种，有些工序可省略或合并。

（1）隔离层：遇水不稳定的片剂包衣需用胶状物将药物与糖衣层隔离，以避免糖浆中的水分浸入片芯或糖浆被酸性药物水解，隔离层也可防止某些成分迁移至表面，破坏片剂外观，此外，隔离层还能增加片剂硬度。包隔离层可供选用的包衣材料有：11%玉米朊乙醇溶液、15%～20%虫胶乙醇溶液、11%邻苯二甲酸醋酸纤维素的乙醇溶液、11%～15%的明胶浆或30%～35%的阿拉伯胶浆，但后两者的防潮效果不够理想。在处方设计中最好采用玉米朊包制隔离层。隔离层一般需包4～5层。

（2）粉衣层：又称粉底层。目的是消除片剂的棱角，多采用交替加入糖浆和滑石粉的办法，在隔离层的外面包上一层较厚的粉衣层。材料一般采用高浓度的黏性糖浆（65%～75%，g/g）和过110目筛的滑石粉。操作时片剂在包衣锅中滚转，将一定量黏性糖浆均匀喷洒在包好隔离层的片芯上，再将滑石粉均匀地撒布于片芯上，热风干燥20～30分钟（40～55℃），重复以上操作15～18次，直到片剂的棱角消失。

（3）糖衣层：包好粉衣层的片面粗糙，为使其表面平整、坚硬、光洁，需要包糖衣层，由于糖浆在片剂表面缓缓干燥，蔗糖晶体连接成坚实、细腻的薄膜，使衣层牢固美观。具体操作与包粉衣层基本相同，区别是只用糖浆不用滑石粉，一般包 11～15 层，可形成细腻的表面和坚实的薄膜。

（4）色衣层：即包裹有色糖衣层，目的是为了片剂的美观和便于识别，见光易分解的药物包深色糖衣层有保护作用。其工序与包糖衣层相同，区别仅在于糖浆中添加食用色素。具体操作是在包完糖衣层的片剂上继续加不同浓度的有色热糖浆，先用浅色的，逐渐加深颜色，直到有色糖浆加完为止，一般需包制 8～15 层。

（5）打光：包好色衣层后，片剂表面有些发暗，在表面上擦极薄的一层虫蜡，可使片剂表面光洁美观，兼有防潮作用。每万片用 3～5g 米心蜡。

（6）干燥：打光后的片剂要及时干燥，生产中常用石灰干燥橱放置 12～24 小时，或硅胶干燥器放置 10 小时吸湿干燥，除去剩余水分，即可包装。

2. 包薄膜衣　包薄膜衣可用高效包衣机、埋管式喷雾包衣锅或流化包衣机，包薄膜衣的生产工艺流程为片芯→喷包衣液→缓慢干燥→固化→缓慢干燥→成品。

为使薄膜衣料液在片剂表面分布均匀，可用喷雾法加入；或在包衣锅中加装挡板；或将薄膜衣料液以细流形式加于滚动的片芯中。待薄膜衣料液在片芯表面分布均匀，通入热风使溶剂（或分散介质）蒸发。重复数次上述操作。包衣机应有良好的排气装置，防止有毒、易燃有机溶剂的危害。

当以水为分散介质时，可采用埋管包衣锅加速水分蒸发。有些包衣锅有夹层，内壁有很多小孔，热空气由夹层通过小孔进入包衣锅内，可加快干燥速度。

此外，还有悬浮包衣法包薄膜衣，步骤与一般包衣相似。包半薄膜衣时，先包数层粉衣层，再按上法包薄膜衣。

包肠溶衣可先将片芯用包糖衣方法包到无棱角，再加肠溶衣溶液包至肠溶衣有适宜厚度，最后再包数层粉衣层及糖衣层。此外，也可直接在片芯外包肠溶性薄膜衣。

四、包衣操作中易出现的问题和解决办法

（一）糖衣片易出现的问题和解决办法

包糖衣需要操作者具有较高的技能和丰富的实际经验。操作细节出现问题，可造成片剂出现下列情况。

1. 吸潮　虽然包糖衣的目的之一是隔绝空气和湿气，但有时效果不够理想，尤其中药浸膏糖衣片，常因吸潮变质。糖衣对湿气的隔绝作用，可通过实验测定，简单的方法是将糖衣片置于一定温度和相对湿度下若干时间，根据片重变化计算吸湿量。

2. 龟裂　糖衣片常因气温、湿度等的变化而出现衣层龟裂。其原因可能与衣层的透湿性有关，衣层透入水后，片剂的体积膨胀；还可能与衣层太脆缺乏韧性有关，可通过调节包衣材料的配方，如加入适宜的增塑剂改善；也可能与膨胀系数有关，如衣层的膨胀系数与片剂的不同，易因温度变化而发生裂片。

3. 色斑　即色素在片剂的表面分布不均匀，颜色深浅不一致。重要原因是可溶性色素在干燥过程中"迁移"。可溶性色素较难防止色斑，可换用不溶性色素如"色淀"，色淀是由吸附剂（氧化铝、滑石粉或硫酸钙）吸附色素制成的。

（二）薄膜衣片出现的问题和解决办法

因包衣浆配方不当、包衣设备调整不合理或包衣操作控制不严等各种原因，薄膜衣片可出现以下外观缺陷。

1. 碎片粘连和剥落　由片剂相互粘连引起，重新分离时衣膜从其中一片剥下，碎片粘在另一片上。轻者为小片，称碎片粘连；重者为大片，称剥落。这是由于加浆太快，不易及时干燥引起。发现个别粘连时需纠正，将粘连者剔除后继续包衣，否则需洗除、剥落、干燥后重包。

2. 起皱　主要由干燥不当引起，衣膜尚未铺展均匀时就干燥。滚包时有波纹出现，有起皱现象，

喷雾时高低不平有如"橘皮"样粗糙面。出现这些现象或先兆时应立即控制蒸发速率，且在前一层包衣的衣层完全干燥前继续添加适量的包衣溶液，可消除这种现象。若由成膜材料的性质引起，可更换膜材料。

3. 起泡和桥接　片剂表面的气泡或刻字片衣膜使标志模糊，表明膜材料与片芯表面之间附着力下降，有夹层，前者称为起泡，后者称为桥接。对此，一方面需改进包衣浆配方、增加片芯表面粗糙度或在片芯内添加能与衣膜内某些成分形成氢键的物质，如微晶纤维素类，提高衣膜与片芯表面的黏着力。另一方面可在衣膜中添加某些增塑剂提高衣膜的塑性。操作时降低干燥温度，延长干燥时间，也有利于消除此类现象。

4. 色斑和起霜　色斑是指可溶性着色剂在干燥过程中迁移到表面而不均匀分布引起的斑纹。起霜是指有些增塑剂或组成中的有色物料在干燥过程中迁移到包衣表面，使包衣呈灰暗色且不匀的现象。此外，有色物料在包衣浆内分布不匀，也会出现色斑。因此配料时，必须注意着色剂或增塑剂与成膜材料间的亲和性及在溶剂中的互溶性。

> **考点：**包衣片定义与种类，包衣的作用，包衣材料，包衣工艺

第4节　片剂的质量检查

片剂的质量检查项目可分为化学、物理及卫生学三个方面。化学方面的检查如主要药物的鉴别和含量测定等；物理方面的检查如外观、重量差异、硬度、崩解时限及包装情况等；卫生学检查要求片剂中不得含有致病菌、活螨及螨卵、杂菌及限制杂菌总数等。有些片剂应检查主药溶出度；另有些片剂还应检查含量均匀度等。

一、外观检查

片剂外观性状应完整光洁，色泽均匀，无杂斑，无异物，并在规定的有效期内保持不变。检查时一般抽取样品100片平铺于白底板上，置于75W光源下60cm处，在距离片剂30cm处以肉眼观察30秒，检查结果应符合下列规定：完整光洁；色泽均匀；杂色点0.15～0.18mm应<5%；麻面<5%；包衣片有畸形者不得>0.3%。

二、鉴别

抽取一定数量的片剂，按照处方原则首选君药、臣药进行鉴别，贵重药、毒性药也须鉴别，以确定其处方中各药物存在。

三、含量测定

抽取10～20片样品合并研细，选择处方中的君药（主药）、贵重药、毒性药依法测定每片的平均含量，即代表片剂内主要药物的含量，应在规定限度内。

四、重量差异

表 7-8　片剂重量差异限度

片剂的平均重量（g）	重量差异限度（%）
<0.30	±7.5
≥0.30	±5

片重差异是由于颗粒的流动性、均匀性、润滑性等引起，片重差异过大，影响每片中的主药含量，片剂应符合《中国药典》（2020年版）对片重差异限度的要求，见表7-8。

片剂重量差异具体的检查方法如下：取20片，精密称定总重，求得平均片重，再分别精密称定每片的片重，每片片重与平均片重比较（凡无含量测定的片剂或有标示片重的中药片剂，每片重量应与标示片重比较），超出重量差异限度的药片不得多于2片，并不得有1片超出限度1倍。糖衣片应在包衣前检查片芯的重量差异，符合规定后方可包衣，包糖衣后不再检查片重差异；薄膜衣片（包括肠衣片）应在包薄膜衣后检查重量差异并符合规定。

凡已规定检查含量均匀度的片剂，不必检查重量差异。

五、含量均匀度

含量均匀度指小剂量药物在每个片剂中的含量是否偏离标示量及偏离的程度。除另有规定外，片剂、硬胶囊剂、颗粒剂或散剂等，每一个单剂标示量小于 25mg 或主药含量小于每一个单剂重量 25% 者；药物间或药物与辅料间采用混粉工艺制成的注射用无菌粉末；内充非均相溶液的软胶囊；单剂量包装的口服混悬液、透皮贴剂和栓剂等品种项下规定含量均匀度应符合要求的制剂，均应进行含量均匀度的检查。

凡检查含量均匀度的制剂，一般不再检查重（装）量差异；当全部主成分均进行含量均匀度检查时，复方制剂一般亦不再检查重（装）量差异。具体测定方法详见《中国药典》（2020 年版）含量均匀度检查法（通则 0941）。

六、硬度与脆碎度

片剂应有适宜的硬度，过小的硬度会使片剂在包装、运输等过程中破碎或磨损，此外，硬度与片剂的崩解和溶出也有密切的关系，因此硬度要求也是片剂的重要质量标准之一。药典中尚未规定片剂硬度检查的具体方法，各企业往往根据本厂企业的具体情况制订各自的内控标准。

片剂脆碎度检查法用于检查非包衣片的脆碎情况及其他物理强度，如压碎强度等。《中国药典》（2020 年版）通则 0923 规定脆碎度具体检查方法如下：片重为 0.65g 或以下者取若干片，使其总重约为 6.5g；片重大于 0.65g 者取 10 片。用吹风机吹去脱落的粉末，精密称重，置片剂脆碎度检查仪的圆筒中，转动 100 次。取出，同法除去粉末，精密称重，减失重量不得超过 1%，且不得检出断裂、龟裂及粉碎的片。本试验一般仅作 1 次。如减失重量超过 1% 时，应复测 2 次，3 次的平均减失重量不得过 1%，并不得检出断裂、龟裂及粉碎的片。

七、崩 解 时 限

除进行"溶出度、释放度或分散均匀性"检查的片剂及某些特殊的片剂（如缓控释片、咀嚼片）以外，一般的口服片剂均需进行崩解时限检查。《中国药典》（2020 年版）通则 0921 规定了崩解仪的结构和试验方法，其结构主要是一个可升降的吊篮，吊篮中有 6 根玻璃管（底部镶有直径 2mm 的筛网），测定时，吊篮往复通过 37℃±1℃ 的水，其中的 6 个药片应在规定的时间内全部通过筛网。其具体要求见表 7-9。

表 7-9　片剂的崩解时限

片剂	崩解时限
压制片	15 分钟
中药全粉片	30 分钟
中药浸膏（半浸膏）片	60 分钟
糖衣片	60 分钟
化学药品薄膜衣片	30 分钟
中药薄膜衣片	60 分钟
肠溶片	盐酸溶液（9→1000）中 2 小时不得有裂缝、崩解或软化等现象 磷酸盐缓冲液 pH 6.8 中 1 小时全部崩解
结肠定位肠溶片	盐酸溶液（9→1000）、pH 6.8 以下的磷酸盐缓冲液中不得有裂缝、崩解或软化等 pH 7.5～8.0 的磷酸盐缓冲液中 1 小时全部崩解
含片	>10 分钟
舌下片	5 分钟
可溶片	在 20℃±5℃ 水中，3 分钟内全部崩解
泡腾片	在 20℃±5℃ 的 200ml 水中，5 分钟内全部崩解
口崩片	60 秒

八、溶　出　度

溶出度是指活性药物在规定介质中从片剂等固体制剂中溶出的速度和程度。溶出度是一种模拟口服固定制剂在胃肠道中崩解和溶出的体外试验法，能比较客观地反映固体制剂的内在质量，是评价制剂和工艺的一种手段，也成为评价是否影响制剂活性成分的生物利用度和制剂均匀度的一种有效标准。为有效地评价固体制剂质量，一般对口服固体制剂应作溶出度检查，特别是对以下几种药物必须进行溶出度检查：含有在消化道液中难溶的药物；与其他成分容易发生相互作用的药物；久储后溶解度降低的药物；剂量小、药效强、副作用大的药物片剂；缓释、控释或速释制剂；治疗剂量与中毒剂量接近的药物固体制剂。

《中国药典》（2020 年版）通则 0931 对溶出度的测定方法规定有篮法、桨法、小杯法、桨碟法、转筒法、流池法、往复筒法。

九、其　　他

以动物、植物、矿物来源的非单体片剂，根据《中国药典》（2020 年版）通则中微生物计数法和控制菌检查法和非无菌药品微生物限度标准检查，应符合规定。

考点：片剂的化学质量检查，片剂的物理检查，片剂的卫生学检查

第 5 节　片剂的包装、储存技术

片剂包装的目的是便于药品分发、应用和储存，既保证质量，又牢固美观，耐受运输时的撞击震动。包装的原则是密封、防潮、隔气、必要时遮光，毒剧药品应有安全防偷换和儿童安全包装措施。

一、片剂的包装

片剂按包装剂量，可分为多剂量和单剂量两种形式。

（一）多剂量包装

多剂量包装指几十、几百片包装在一个容器中。常用的包装容器有玻璃瓶（管），塑料瓶（盒），由软薄膜、纸塑复合膜、金属箔复合膜等制成的软塑料薄膜袋。

1. 玻璃瓶（管）　是应用最多的包装容器。它具有优良的保护性能；不被水气、空气穿透；棕色玻璃有避光作用，能阻挡大部分紫外光；本身化学惰性、不易变质；价格低廉；容易制成各种形状和大小的包装容器。最大的缺陷是质重、性脆，易于破损。

2. 塑料瓶（盒）　是应用日益广泛的包装容器，其原料有聚乙烯、聚苯乙烯和聚氯乙烯等。它的突出优点是不易破碎，质地轻巧，容易制成各种形状。但其缺点也较明显，如对环境的隔离作用不如玻璃制品，塑料组成中的某些物质（如稳定剂）有可能溶出，进入药品，或与片剂中的某些组成（如挥发性物质或油类）发生化学反应，而某些片剂组成（如硝酸甘油），也可能向塑料移动而被吸附。此外，塑料瓶不耐高温、不能烘干。

3. 软塑料薄膜袋　材料价格低，工序简单，每个小袋可印有标签，便于识别使用。但其包装的密闭性较差，且片剂易受压磨损或破碎。

（二）单剂量包装

单剂量包装指将片剂一个个分别包装，使每个药片均处于密封状态，加强了对片剂的保护，使用方便，外形美观。主要分为泡罩式包装和窄条式包装两种形式。单剂量包装基本上都用包装机械操作。

1. 泡罩式包装　亦称水泡眼包装，其底层材料（背衬材料）为无毒铝箔与聚氯乙烯的复合薄膜，形成水泡眼的材料为硬质聚氯乙烯，硬质聚氯乙烯经红外加热器加热后在成型滚筒上形成水泡眼，片剂进入水泡眼后，即可热封成泡罩式包装。

2. 窄条式包装　是由两层膜片（铝塑复合膜、双纸塑料复合膜）经黏合或热压而形成的带状包装，与泡罩式包装比较，成本较低、工序简便。

二、片剂的储存

《中国药典》规定，片剂宜密封储存，防止受潮、发霉、变质。除另有规定外，一般应将包装好的片剂放在阴凉（20℃以下）、通风、干燥处。对光敏感的片剂，应避光保存，受潮后易分解的片剂，应在包装容器内放干燥剂（如干燥硅胶等）。

自 测 题

一、选择题

【A 型题】

1. 舌下片给药途径是（　　　）
   A. 口服　　　　B. 黏膜　　　　C. 呼吸道
   D. 皮肤　　　　E. 注射

2. 关于片剂的叙述正确的是（　　　）
   A. 中药片剂按原料及制法分为全浸膏片、全粉末片及提纯片
   B. 银黄片属于浸膏片
   C. 片剂根据医疗途径及制法分为口服片与外用片两种
   D. 分散属于口服片
   E. 片不可以制成控释制剂

3. 片剂辅料中既可做填充剂又可做黏合剂与崩解剂的物质是（　　　）
   A. 硬脂酸镁　　　B. 糊精　　　　C. 羧甲基纤维素钠
   D. 微晶纤维素　　E. 微粉硅胶

4. 甘露醇常作为咀嚼片的（　　　）
   A. 稀释剂　　　　B. 崩解剂　　　　C. 润滑剂
   D. 黏合剂　　　　E. 助流剂

5. 可用作片剂辅料中崩解剂的是（　　　）
   A. 乙基纤维素　　B. 阿拉伯胶　　　C. 羧甲基淀粉钠
   D. 滑石粉　　　　E. 糊精

6. 下列关于润滑剂的叙述错误的是（　　　）
   A. 改善压片原料的流动性
   B. 附着在颗粒表面发挥润滑作用
   C. 其用量越多颗粒流动性越好
   D. 选用不当可影响崩解
   E. 用量不当可影响崩解

7. 松片不可能由于（　　　）原因造成
   A. 药物细粉过多
   B. 原料中含有较多的挥发油
   C. 颗粒中含水过高
   D. 润湿剂选择不当，乙醇黏度过高
   E. 冲头长短不齐

8. 关于包衣的叙述错误的是（　　　）
   A. 包衣片比素片崩解溶出慢
   B. 包衣可用于制备控释制剂
   C. 包衣前要做重量差异检查
   D. 固体制剂只有片剂能包衣
   E. 包衣可以改善外观，易于服用

9. 片剂包糖衣的顺序是（　　　）
   A. 粉衣层→隔离层→糖衣层→有糖色衣层
   B. 糖衣层→粉衣层→有色糖衣层→隔离层
   C. 隔离层→粉衣层→糖衣层→有色糖衣层
   D. 隔离层→糖衣层→粉衣层→有色糖衣层
   E. 粉衣层→糖衣层→隔离层→有糖色衣层

【B 型题】

（10～13 题共用选项）

符合以下片剂剂型特点的片剂是

   A. 溶液片　　　　B. 分散片　　　　C. 泡腾片
   D. 多层片　　　　E. 口含片

10. 片一般大而硬，多用于口腔及咽喉疾病患者（　　　）
11. 可避免复方制剂中不同药物之间的配伍变化（　　　）
12. 含有高效崩解剂及水性高黏度膨胀材料的片剂（　　　）
13. 临用前用缓冲液溶解后使用的片剂（　　　）

（14～17 题共用选项）

下列赋形剂可以改善片剂压片时很多性质

   A. 稀释剂　　　　B. 吸收剂　　　　C. 黏合剂
   D. 崩解剂　　　　E. 润滑剂

14. 为避免片重差异需在压片前加入（　　　）
15. 当药粉黏性不足，制粒困难时需加入（　　　）
16. 当主药剂量小于 0.1g，制片困难时需加入（　　　）
17. 为提高片剂的生物利用度时需加入（　　　）

（18～21 题共用选项）

在制备片剂的过程中，能引起下列质量问题的原因

   A. 裂片　　　　B. 黏冲　　　　C. 片重差异超限
   D. 崩解迟缓　　E. 松片

18. 压片时颗粒粗细相差悬殊可以引起（　　　）
19. 压片时颗粒质地过松可以引起（　　　）
20. 冲模表面粗糙（　　　）
21. 压片时黏合剂用量过多可以引起（　　　）

【X 型题】

22. 干淀粉可用作（　　　）赋形剂
   A. 稀释剂　　　　B. 吸收剂　　　　C. 黏合剂
   D. 润滑剂　　　　E. 崩解剂

23. 以下（　　　）情况需要加入稀释剂
   A. 主药剂量小于 0.1g　　　B. 含浸膏量较多
   C. 含浸膏黏性太大　　　　D. 含有较多的挥发油
   E. 含有较多的液体成分

24. 下列可用作黏合剂的是（　　　）

A. 不同浓度的乙醇　　B. 去离子水
C. 糖粉　　D. 阿拉伯胶浆
E. 糊精

25. 下列可以充当吸收剂的是（　　）
A. 活性炭　B. 硫酸钙　C. 氧化镁
D. 糖粉　　E. 聚乙二醇

26. 片剂中加入润滑剂的目的是（　　）
A. 降低颗粒间的摩擦力

B. 降低颗粒与冲模间的摩擦力
C. 减少片重差异
D. 保持片面光洁
E. 有一定促进崩解的作用

二、简答题

1. 简述湿法制粒压片的工艺流程。
2. 简述包薄膜衣片的工艺流程。

（谢　燕）

第 8 章

胶囊剂制剂技术

第 1 节　胶囊剂生产基础知识

一、中药胶囊剂概述

胶囊剂系指原料药物或与适宜辅料充填于空心胶囊或密封于软质囊材中制成的固体制剂，主要供口服用。空胶囊壳一般采用明胶为主要成型原料，在生产实际中也有采用甲基纤维素、海藻酸钠（或钙盐）、聚乙烯醇及其他高分子材料为主要成型原料，以改变胶囊壳的溶解性、机械应力或达到胶囊肠溶的目的。

在中成药的发展历程中，中药胶囊剂在近三十年得到了长足的发展，胶囊剂的生产及应用均有了较大的发展，在临床上中药胶囊剂逐渐代替一些传统剂型。近年来随着中药现代化，中药胶囊剂发展更为迅速，已成为中药口服固体制剂的主要剂型之一。

二、中药胶囊剂分类

中药胶囊剂可分为硬胶囊、软胶囊、肠溶胶囊、缓释胶囊、控释胶囊。

1. **硬胶囊**　通称为胶囊，系指采用适宜的制剂技术，将原料药物或加适宜辅料制成的均匀粉末、颗粒、小片、小丸、半固体或液体等，充填于空心胶囊中的胶囊剂。硬胶囊的空心胶囊为具有弹性的两节圆筒，分别称为囊体和囊帽，两者能互相紧密套合与密封。

2. **软胶囊**　系指将一定量的液体原料药物直接包封，或将固体原料药物溶解或分散在适宜的辅料中制备成溶液、混悬液、乳状液或半固体，密封于软质囊材中的胶囊剂，可用滴制法或压制法制备。软质囊材一般由胶囊用明胶、甘油或其他适宜的药用辅料单独或混合制成。

3. **缓释胶囊**　系指在规定的释放介质中缓慢地非恒速释放药物的胶囊剂。

4. **控释胶囊**　系指在规定的释放介质中缓慢地恒速释放药物的胶囊剂。

5. **肠溶胶囊**　系指将肠溶材料包衣的颗粒或小丸充填于胶囊而制成的硬胶囊，或用适宜的肠溶材料制备而得的硬胶囊或软胶囊。肠溶胶囊不溶于胃液，但能在肠液中崩解而释放活性成分。在肠溶胶囊剂的基础上，现在临床上出现了结肠肠溶胶囊剂。

考点：胶囊剂定义，胶囊剂分类

第 2 节　硬胶囊剂生产技术

一、中药硬胶囊剂的特点

中药硬胶囊剂与中药丸、散、膏、丹等传统中药剂型相比有着较大的优势。

1. **掩盖药物的不适嗅味与苦味**　因药物包裹于胶囊壳中，对具苦味、臭味的药物有遮盖作用。

2. **能提高药物稳定性**　对光敏感或遇湿热、氧不稳定的药物装入不透光的胶囊壳中，可保护药物不受光线、湿气或氧气的影响，有保护和稳定作用。

3. **有利于提高药物的生物利用度**　胶囊剂的内容物因结合力相对较小，因而在胃肠液中分散快、吸收好、生物利用度高。

4. 能弥补其他固体剂型的不足 含油类或液态的药物难以制成片、丸剂时，可制成胶囊剂。

5. 可达到缓释、控释的目的 先将药物制成颗粒，然后用不同释放速度的高分子材料包衣（或制成微囊），按需要的比例混匀，装入空胶囊中，可制成缓释、控释、长效、肠溶等多种类型胶囊剂。

6. 可达到定位给药的目的 将硬胶囊剂制成结肠肠溶硬胶囊剂，可达到定位给药的目的。

7. 其他 可使胶囊具有各种颜色或印字，有利识别且外表美观。

二、中药硬胶囊剂的适用范围

目前硬胶囊剂生产中主要采用明胶胶囊壳，囊材成分主要是明胶，具脆性和水溶性，因而对内容物有一定的要求，以下情况不宜制成硬胶囊剂：①能使胶囊壁溶化的药物，如药物的水溶液或稀乙醇溶液；②可使胶囊壁干燥脆裂的吸湿性很强的药物；③可使胶囊壁软化的风化性药物；④在胃中溶解后局部浓度过高刺激胃黏膜的易溶性及小剂量的刺激性药物。

三、空胶囊壳的规格

硬胶囊壳的质量直接影响硬胶囊的质量，硬胶囊壳现多采用锁口型空胶囊。我国药用硬胶囊壳共分 8 个型号，分别是 000、00、0、1、2、3、4、5 号，其号数越大，容积越小。硬胶囊壳根据囊材可分为明胶胶囊壳与植物胶囊壳，明胶胶囊壳的主要囊材为明胶，为兼顾囊壳的强度和塑性，采用骨、皮混合制得的明胶较为理想。

明胶胶囊壳最理想的储存条件为相对湿度 50%，温度 21℃。如果包装箱未打开，环境条件为相对湿度 35%～65%、温度 15～25℃。假若环境条件超过上述条件，则胶囊壳易变形。

羟丙甲纤维素空心胶囊是国内批准上市的植物胶囊，主要组成为海藻多糖和羟丙甲纤维素，有效避免铬污染风险，具有不风化、不脆碎特点，适用于吸湿性强的药物。羟丙甲纤维素空心胶囊化学性能稳定，与药物的相溶性好。

四、硬胶囊剂的制备工艺

（一）硬胶囊剂的生产工艺流程与岗位洁净度要求

硬胶囊剂作为口服固体制剂，其生产区域洁净度为 D 级，其生产工艺流程及岗位洁净度要求如图 8-1 所示。

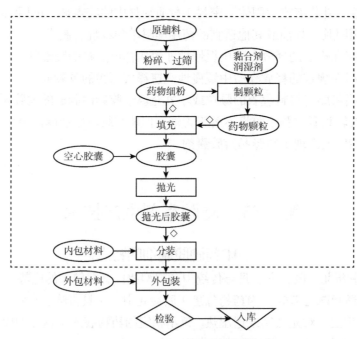

图 8-1 硬胶囊剂的制备工艺流程图

⬭ . 物料；▭ . 工序；◇ . 检验；▽ . 入库。虚线框内代表 D 级洁净生产区域

（二）空心胶囊的选择

由于药物填充多用容积分剂量，而药物的密度、晶型、细度及剂量不同，所占的容积也各不相同，故应按药物剂量、所占容积来选用最小空胶囊。一般多凭经验或试装后选用适当号码（表 8-1）。

表 8-1 常用空心胶囊的号数与容积

空心胶囊号数	0	1	2	3	4	5
容积（ml）	0.75	0.55	0.40	0.30	0.25	0.15

（三）硬胶囊剂的内容物要求

硬胶囊剂的内容物可以为纯药材粉末，但更多的情况是中药提取物添加适量的辅料制成一定细度的粉末或颗粒。硬胶囊剂的内容物应有适当的流动性，保证内容物能顺利的装入空心胶囊，同时要有一定的分散性，遇水后不会黏结成团而影响药物的溶出。由于中药浸提物多具一定的引湿性，因而常加入 2% 以下润滑剂如微粉硅胶、硬脂酸盐、乙二醇酯或滑石粉等，以改善其流动性。

（四）硬胶囊的填充

1. 胶囊填充机 大量生产时，一般采用胶囊填充机。胶囊填充机可分为半自动型及全自动型。全自动胶囊填充机按其工作台运动形式可分为间歇运转式和连续回转式；按填充方式可分为冲程法、定量法（包括插管式，如图 8-2；填塞式，如图 8-3；活塞式，如图 8-4）。半自动填充机多采用冲程法，而全自动型多采用定量法，可按药物的流动性、吸湿性、物料状态（粉状或颗粒状、固态或液态）选择填充方式和机型。

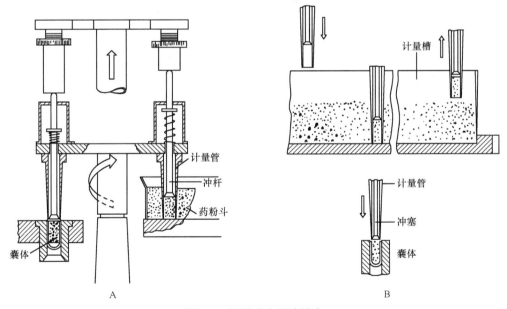

图 8-2 插管式定量法填充
A. 间隙式；B. 连续式

填塞式定量法又称夯实式及杯式定量法，是用填塞杆逐次将药物装粉夯实在定量杯里，最后在转换杯里达到所需填充量。药粉从锥形储料斗通过搅拌输送器直接进入计量粉斗，计量粉斗里有多组孔眼，组成定量杯，填塞杆经多次将落入杯中药粉夯实，最后一组将已达到定量要求的药粉充入胶囊体。这种填充方式可满足现代粉体技术要求。其优点是装量准确，误差可在 ±2%，特别适用于流动性差的和易黏的药物，调节压力和升降填充高度可调节填充重量。

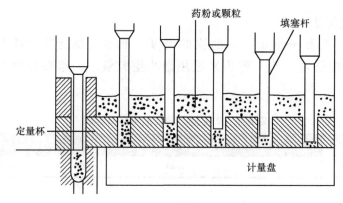

图 8-3 填塞式定量法填充

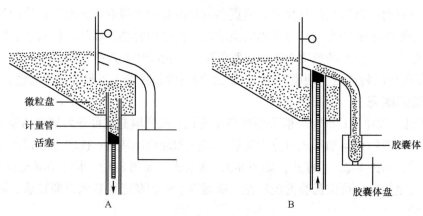

图 8-4 活塞式定量法填充

A. 粉体计量；B. 粉体充填

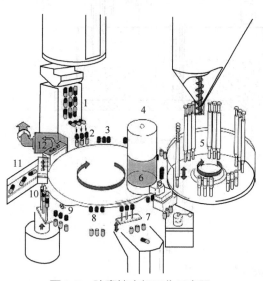

图 8-5 胶囊填充机工作示意图

1. 胶囊排序入模；2. 囊体、囊帽分离；3. 囊体、囊帽水平分离；4. 料斗；5、6. 计量与装填；7. 剔除未分离胶囊；8、9. 帽体重合；10. 帽体锁合；11. 成品顶出；12. 清洁

2. 胶囊填充过程 各种胶囊填充机填充工艺过程几乎相同，仅仅是执行机构的动作有所差别，工艺过程一般分为空心胶囊的自由落料、空心胶囊的定向排列、胶囊帽和体的分离、未分离的胶囊壳剔除、胶囊帽体水平分离、胶囊体中填充药料、胶囊帽体重新套合及封闭、填充后胶囊成品排出、清洁模孔等步骤。整个填充过程如图 8-5 所示。

（1）胶囊的供给、整理与分离：由胶囊壳进料斗送入的胶囊，在整理排列定位后被送进上、下模板内，在此处利用真空把胶囊帽和胶囊体分开，上模板模孔内的限位台阶孔挡住囊帽下行，工作原理如图 8-6 所示。

（2）在胶囊体中填充物料：装有胶囊体的下模板向外移动，接受药粉、小丸、片剂或液体的填充。

（3）胶囊壳的壳剔除：在囊体、囊帽分离工位未能分离的胶囊，在剔废工位被排除，其核心构件是一个可上下往复运动的顶杆架，上面设有与模块孔相对应的顶杆。当上模板运行至剔废工位时，顶杆上行，如空胶囊帽、体已分离，顶杆插入囊帽中；若帽、体未能分离，则顶杆上行时将空胶囊从上模板中顶出，剔除装置的结构与工作原理如图 8-7 所示。

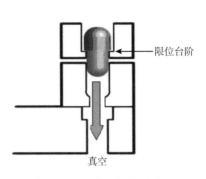

图 8-6　囊体、囊帽分离

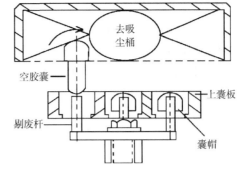

图 8-7　胶囊剔废装置结构与原理

（4）帽体重新套合：胶囊锁合装置由压板和顶杆组成，当上、下模板的轴线对中后，压板下行，将胶囊帽压住，同时顶杆上行深入下模板顶住胶囊体下部，随着顶杆的上升，胶囊闭合锁紧，工作原理如图 8-8 所示。

（5）胶囊成品排出机外：随着顶杆的上升，顶杆上行深入上模板顶住胶囊体下部，相应的推杆把套合好的胶囊顶出，经滑槽送至成品桶，工作原理如图 8-9 所示。

3. 胶囊抛光　填充后的胶囊必要时需清洁处理，清除附着在胶囊壳外的粉末，即抛光。胶囊剂的抛光可采用帆布抛光机或胶囊打光机，喷洒适量液状石蜡，滚搓后使胶囊光亮。

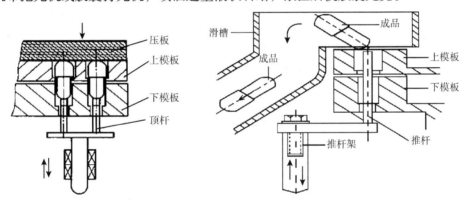

图 8-8　锁合装置结构与工作原理图　　　　图 8-9　胶囊成品导出结构

（五）硬胶囊剂制备案例

桂龙咳喘宁胶囊

【生产处方】　桂枝 143.7g；白芍 143.7g；大枣 143.7g；龙骨 287.4g；生姜 143.7g；炙甘草 86.2g；牡蛎 287.4g；黄连 28.7g；法半夏 129.3g；瓜蒌皮 143.7g；炒苦杏仁 129.3g。

【生产设备】　多能提取罐、真空浓缩罐、万能粉碎机、全自动胶囊充填机。

【制备流程】

1. 充填物的制备　以上十一味，桂枝与部分白芍粉碎成细粉，过筛，混匀；剩余的白芍与其余生姜等九味加水煎煮 3 次，第一次 2 小时，第二次 1 小时，第三次半小时，合并煎液，滤过，滤液减压浓缩至相对密度为 1.25～1.30（60℃），加入上述细粉，混匀，低温干燥，粉碎成细粉，过筛，混匀。

2. 充填　将制备好的充填物加入料斗中。设定全自动胶囊充填机的转速，开启并转动 1～2 圈，按批生产记录的要求，调整胶囊的重量，取大约 50 粒样品送至中间控制室进行装量测试，合格后正式充填。若批生产记录上指明填充速度，则要调整转速至规定的范围。生产过程中要及时加料，避免料斗出空。机器进入正常填充后，岗位操作人员应随时检查胶囊的外观、锁口及装量差异是否符合要求，及时对充填装置进行调整，以保证充填出来的胶囊装量合格。

【性状】　本品为胶囊剂，内容物为浅棕色的粉末；气芳香，味微苦而甜。

【功能与主治】 止咳化痰，降气平喘。用于外感风寒、痰湿阻肺引起的咳嗽、气喘、痰涎壅盛等症；急、慢性支气管炎见上述征候者。

【用法与用量】 口服，一次 5 粒，一日 3 次。

【注意】 服药期间忌烟、酒、猪肉及生冷食物。

【规格】 每粒装 0.3 粒（相当于原药材 1g）。

【储藏】 密封。

考点：中药硬胶囊剂的特点及适用范围，中药胶囊剂的制备工艺

第 3 节　软胶囊剂生产技术

一、软胶囊剂特点

软胶囊剂的内容物可为溶液、混悬液、乳浊液或半固体状物，其大小与形态有球形（0.15～0.30ml）、椭圆形（0.10～0.50ml）、长方形（0.3～0.8ml）及筒形（0.4～4.5ml）等。由于软胶囊剂胶壳的弹性大，故又称弹性胶囊剂，也有称胶丸剂。软胶囊剂，弥补了硬胶囊剂的一些不足，与硬胶囊剂相比其主要特点有如下几处。

1. 装量均匀准确，溶液装量精度可达±1%，尤其适合装药效强、过量后副作用大的药物。

2. 因软胶囊完全密封，囊壳厚度可防止氧进入，故对挥发性药物或遇空气特别易变质的药物宜制成软胶囊。

3. 适合盛装难以压片或储存中会变形的低熔点固体药物。

4. 药物可溶解或分散在可与水混溶的溶剂或油状液体中制成软胶囊，药物分散面大，药物的生物利用度高。

二、软胶囊壳的组成

软胶囊壳与硬胶囊壳的组成相似，主要含明胶、阿拉伯胶、增塑剂、防腐剂、遮光剂和色素等成分。我国现行的药用明胶标准参照 QB2354-2005 药用明胶轻工行业标准，不同来源的明胶对明胶冻力强度、黏度有不同要求，对于引湿性药物应采用冻力强度高、黏度小的明胶，明胶的含铁量应在 0.015‰以下，以免引起铁敏性药物降解。软胶囊的硬度与干明胶、增塑剂（甘油、山梨醇或两者的混合物）与水之间的重量比有关。干明胶：甘油：水以 1：（0.4～0.6）：1 为宜。

三、内容物的配方设计

软胶囊可以填充各种油类或对明胶无溶解作用的液体药物、药物混悬液或固体药物。在填充液体药物时，pH 应控制在 4.5～7.5，否则软胶囊剂在储藏期间可因明胶的酸水解而漏泄，或引起明胶的碱性变性而影响软胶囊剂的溶解性。内容物如属下列情况，一般不宜制成软胶囊。

1. O/W 型乳化剂：主要因为囊壳吸水使乳化剂失水而被破坏。

2. 含水分超过 50%的药物溶液：能使软胶囊软化或溶解。

3. 含低分子量的水溶性或挥发性的有机化合物，如乙醇、丙酮、酸、胺及酯等。

软胶囊填充药物的非水溶液时，若要添加与水混溶的液体如聚乙二醇、甘油、丙二醇等时，应注意其吸水性，防止囊壳本身含有的水迅速转到药物中去，而使胶壳的弹性降低。软胶囊中填充混悬液时，混悬液的分散介质常用植物油或 PEG400，混悬液中还应含有助悬剂。软胶囊填充固体药物时，药物粉末至少应过 80 目筛。

四、软胶囊大小的选择

软胶囊的形状有球形（亦称胶丸）、椭圆形等多种。软胶囊体积一般要求应尽可能小，但填充的药物应达到治疗量。混悬液制成软胶囊时，所需软胶囊的大小，可用"基质吸附率"来决定。基质吸附率是指将 1g 固体药物制成填充胶囊的混悬液时所需液体基质的克数。影响固体药物基质吸附率的因素

有固体的颗粒大小、形状、物理状态（纤维状、无定形、结晶状）、密度、含湿量及亲油性和亲水性等。

五、软胶囊剂的生产工艺

软胶囊剂的制备方法可分为滴制法和压制法两种。生产软胶囊时，成型与填充药物是同时进行的。

（一）滴制法

滴制法系将明胶溶液与油状药物通过滴丸机的喷头使夹层内的两种液体按不同速度喷出，外层明胶溶液将内层油状药液包裹后，滴入另一种不相混溶的冷却液中，形成球形，凝固成球形胶丸，除去外面液状石蜡，吹风干燥而得成品。用本法生产的软胶囊是无缝的，所以又常称无缝胶丸。滴制法的工艺过程为

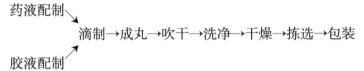

1. **胶液的准备**　取明胶量 1.2 倍的水及胶水总量 25%～30%（夏季可少加）的甘油，加热至 70～80℃，混匀，加入明胶搅拌，熔融，保温 1～2 小时，静置待泡沫上浮后，保温过滤、待用（滴丸所用基质除水溶性明胶外，还有非水溶性基质如 PEG6000、硬脂酸等）。

2. **药液的提取或炼制**　如鱼肝油由鲨鱼肝经提取炼制而得；牡荆油由新鲜牡荆叶用水蒸气蒸馏法提取挥发油。

3. **胶丸的制备**　滴制法制备软胶囊一般选用滴丸机生产。

（1）滴丸机工作原理：滴丸机的主要结构可分为动力滴丸系统和冷却系统两部分，其中动力滴丸系统包括调速电机和柱塞、泵体组成的三柱泵；冷却系统包括冷却箱和液状石蜡储箱。

滴制时，胶液（明胶 40%、甘油 12%、蒸馏水 48%）与油状药物分别由三柱泵压出，通过滴丸机的双孔喷头，在严格的同心条件下按不同的速度滴出，先喷出胶液，再喷出药液，待停止喷药液后再停止喷胶液。定量的胶液包裹着定量的药液滴入不相混溶的液状石蜡冷却液中，由于界面张力的作用成为球形，并逐渐凝固成胶丸。制备工艺过程如图 8-10 所示。

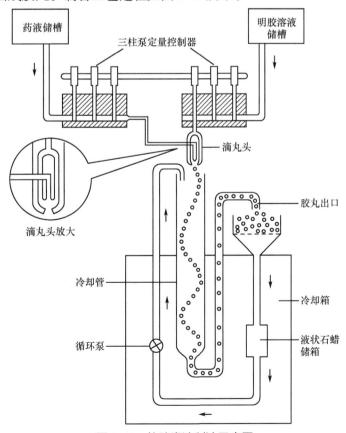

图 8-10　软胶囊滴制法示意图

（2）影响滴制法制胶丸的因素

1）明胶的处方组分比例：以干明胶：甘油：水=1：（0.4～0.6）：1为宜，否则胶丸壁过软或过硬。

2）胶液的黏度：一般要求黏度为3～5E，即用Engler黏度计在25℃时测黏度，使200ml胶液流过的时间与200ml水流过的时间之比为1：（3～5）。

3）药液、胶液及冷却液三者的密度：以保证胶丸在液状石蜡中有一定的沉降速度，又有足够时间使其冷却成形。以鱼肝油胶丸为例，三者密度以液状石蜡密度为0.86g/ml，药液为0.9g/ml，胶液为1.12g/ml为宜。

4）温度：胶液和药液应保持在60℃，喷头处应为75～80℃，冷却液应为13～17℃。

（3）整丸与干燥：将制得的胶丸先用纱布拭去附着的液状石蜡，20～30℃室温条件下鼓风干燥，再经石油醚洗涤2次，95%乙醇洗涤1次后于30～35℃烘干，直至水分达到12%～15%为止。

（二）压制法

压制法生产的软胶囊是有缝的，所以也称有缝胶囊。

1. 生产工艺　压制法生产软胶囊的工艺流程如图8-11所示。

2. 化胶　化胶设备可采用水浴式化胶罐或真空搅拌罐。化胶过程中应控制化胶的温度和时间，温度越高、时间越长，胶液的黏度破坏越严重，应根据每批明胶的质量，控制化胶温度及时间。如加入Fe_2O_3、Fe_3O_4等色素，应增加甘油的投料量，以保持制成软胶囊后胶皮的柔软性。

3. 囊心物的制备　软胶囊囊心物配制时将药物及辅料通过调配罐、胶体磨、乳化罐等设备制成符合软胶囊质量标准的溶液、混悬液或乳液等类型的囊心物。药物本身是油类的，只需加入适量抑菌剂，或再添加一定数量的玉米油（或PEG400），混匀即得。药物若是固态，可将其先粉碎过100～200目筛，再与玉米油等油脂或非油性辅料混合，经胶体磨研匀，使药物以极细腻的质点形式均匀的悬浮于玉米油中。

4. 压丸　工业化生产多采用自动旋转轧囊机，其作用原理如图8-12所示。由涂胶机箱、鼓轮制出的两条胶带连续不断地向相反方向移动，在接近旋转的钢模之前逐渐接近，一部分经加压结合，此时药液从填充泵经导管由注液器定量注入两胶带之间。由于旋转的钢模不停转动，胶带与药液被压入模槽中，模孔凸缘使胶带全部轧压结合，并将药液包裹成胶丸，剩余的胶带即自动切割分离。胶带在接触模孔的一面需涂润滑油，成型胶丸用石油醚洗涤胶丸，再置于21～24℃，相对湿度40%条件下干燥。

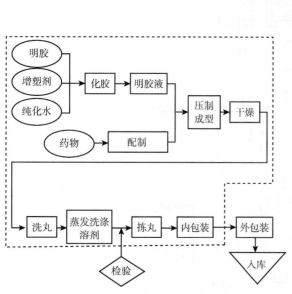

图8-11　软胶囊压制工艺流程

⬭. 物料；▭. 工序；◇. 检验；▽. 入库。虚线框内代表D级或以上洁净生产区域

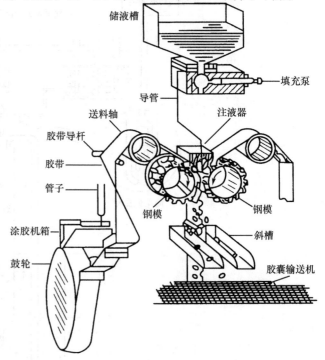

图8-12　自动旋转轧囊机示意图

自动旋转轧囊机通过更换模具可制成大小形状各异的密封软胶囊。

考点：软胶囊剂特点，软胶囊壳的组成，软胶囊的制备工艺

第 4 节　肠溶胶囊剂制剂技术

肠溶胶囊系指用肠溶材料包衣的颗粒或小丸充填于胶囊而制成的硬胶囊，或用适宜的肠溶材料制备而得的硬胶囊或软胶囊。肠溶胶囊不溶于胃液，但能在肠液中崩解而释放活性成分。药物如有辛臭味、刺激性，或遇酸不稳定，或需在肠内溶解吸收发挥疗效，而又选用胶囊剂型时，可制成在胃内不溶而到肠内始能崩解、溶化的肠溶胶囊，其制备有以下几种处理方法。

一、囊壳的肠溶处理

1. 以肠溶材料制成空心胶囊　把溶解好的肠溶性高分子材料直接加入明胶液中，制成混合胶液，然后加工成肠溶性空胶囊，常用的肠溶材料有肠溶型Ⅱ号、Ⅲ号聚丙烯酸树脂系列。

2. 用肠溶材料作外层包衣　先用明胶（或海藻酸钠）制成空胶囊，然后在明胶壳表面包裹肠溶材料，如用 PVP 作底衣层，然后用蜂蜡等作外层包衣，也可用丙烯酸树脂Ⅱ号、邻苯二甲酸醋酸纤维素、邻苯二甲酸羟丙甲纤维素等溶液包衣，其肠溶性均较稳定。肠衣材料往往含有强酸性基团，它会使明胶胶囊变脆，降低机械稳定性，为此，可采用阳离子型的甲基丙烯酸酯衍生物作隔离层，再用阴离子型的甲基丙烯酸酯衍生物的乳剂包衣，这两层衣层会牢固地黏附于胶囊的表面而又不损坏胶囊表面。此外，亦有采用 PVP 或羟甲基纤维素（HMC）作底层包衣，以解决肠衣膜易脱落问题。

3. 甲醛浸渍法　明胶经甲醛处理，发生胺缩醛反应，使明胶分子互相交联，形成甲醛明胶。但此种处理方法受甲醛浓度、处理时间、成品储存时间等因素影响较大，使其肠溶性极不稳定。这类产品应经常作崩解时限检查，因产品质量不稳定现已不用。

二、囊心物的肠溶处理

充填于空心胶囊中的内容物，如颗粒、小丸等，可用适宜的肠溶材料（如 PVP）进行包衣，使其具有肠溶性，然后充填于胶囊壳而制成肠溶胶囊剂。

考点：囊壳的肠溶处理工艺，囊心物的肠溶处理工艺

第 5 节　胶囊剂的质量评价、包装、储存技术

一、胶囊剂质量评价

（一）外观

胶囊剂应整洁，不得有黏结、变形、渗漏或囊壳或破裂现象，并应无异臭。

（二）水分

中药硬胶囊剂应进行水分检查。取供试品内容物，照水分测定法[《中国药典》（2020 年版）四部通则 0832]测定，不得超过 9.0%。

硬胶囊内物为液体或半固体者不检查水分。

（三）装量差异

除另有规定外，取供试品 20 粒（中药取 10 粒），分别精密称定重量，倾出内容物（不得损失囊壳），硬胶囊用小刷或其他适宜的用具拭净；软胶囊囊壳或内容物为半固体或液体的硬胶囊囊壳用乙醚等易挥发性溶剂洗净，置通风处使溶剂挥尽，再分别精密称定囊壳重量，求出每粒内容物的装量与平均装量。每粒装量与平均装量相比较（有标示装量的胶囊剂，每粒装量与标示装量比较），超出装量差异限度的胶囊不得多于 2 粒，并不得有 1 粒超出限度 1 倍，见表 8-2。

表 8-2　胶囊剂装量差异限度

平均装量或标示装量	装量差异限度
0.30g 以下	±10%
0.30g 及 0.30g 以上	±7.5%（中药 ±10%）

凡规定检查含量均匀度的胶囊剂，一般不再进行装量差异的检查。

（四）崩解时限

硬胶囊剂或软胶囊剂的崩解时限，按《中国药典》（2020 年版）四部通则 0921 进行检查，除另有规定外，取供试品 6 粒，按片剂的装置与方法（化药胶囊如漂浮于液面，可加挡板；中药胶囊加挡板）进行检查。硬胶囊应在 30 分钟内全部崩解；软胶囊应在 1 小时内全部崩解，以明胶为基质的软胶囊可改在人工胃液中进行检查。如有 1 粒不完全崩解，应另取 6 粒复试，均应符合规定。

肠溶胶囊，除另有规定外，取供试品 6 粒，按上述装置与方法，先在盐酸溶液（9→1000）中不加挡板检查 2 小时，每粒的囊壳均不得有裂缝或崩解现象；继将吊篮取出，用少量水洗涤后，每管加入挡板，再按上述方法，改在人工肠液中进行检查，1 小时内应全部崩解。如有 1 粒不完全崩解，应另取 6 粒复试，均应符合规定。

凡是规定检查溶出度或释放度的胶囊剂，可不进行崩解时限的检查。

（五）其他

溶出度、释放度、微生物限度等应符合规定。

二、胶囊剂的包装、储存技术

胶囊剂的包装与储存条件由胶囊剂的囊材性质所决定，胶囊剂囊壳的主要材料为明胶，所以温度、湿度对胶囊剂的质量都有明显的影响。高温、高湿不仅会使胶囊吸湿、软化、变黏、膨胀、内容物结团，还会造成微生物滋生。因此，胶囊剂应选择透湿系数较小的泡罩式包装和塑胶容器，或者密闭性能良好的玻璃容器。注意防潮、放热，一般应密封储存，环境温度不高于 30℃、湿度不超过 45% 的干燥阴凉处。

考点： 胶囊剂质量评价，胶囊剂的包装、储存技术

自 测 题

一、名词解释

胶囊剂、硬胶囊剂、肠溶胶囊

二、选择题

【A 型题】

1. 下列最适宜制成软胶囊的是（　　）
   A. O/W 乳化剂　　　B. 芒硝　　　C. 鱼肝油
   D. 药物稀醇溶液　　　E. 水溶液

2. 下列哪一项不是软胶囊的检查项目（　　）
   A. 水分　　　B. 卫生学　　　C. 崩解度
   D. 溶出度　　　E. 含量

3. 胶囊剂特点叙述不正确的是（　　）
   A. 易风化的药物可制成胶囊剂
   B. 可掩盖药物的不良气味
   C. 与丸剂、片剂相比在胃肠道中崩解快
   D. 增加药物稳定性
   E. 可制成不同释药速度的制剂

4. 关于软胶囊剂说法不正确的是（　　）
   A. 只可填充液体药物
   B. 有滴制法和压制法两种
   C. 冷却液应有适宜的表面张力

D. 冷却液应与囊材不相混溶
E. 滴制法制得软胶囊无缝

5. 下列哪种药物适合制成硬胶囊剂（　　）
   A. 易风化的药物　　　B. 吸湿性的药物
   C. 药物的稀醇水溶液　　　D. 具有臭味的药物
   E. 油性药物的乳状液

6. 一般胶囊剂包装储存的环境湿度、温度是（　　）
   A. 30℃、相对湿度<60%　　　B. 25℃、相对湿度<75%
   C. 30℃、相对湿度<75%　　　D. 25℃、相对湿度<60%
   E. 20℃、相对湿度<80%

7. 不易制成软胶囊的药物是（　　）
   A. 维生素 E 油液
   B. 维生素 AD 水包油乳状液
   C. 牡荆油
   D. 复合维生素油混悬液
   E. 维生素 A 油液

【X 型题】

8. 胶囊剂的特点是（　　）
   A. 外观光洁，便于服用
   B. 与片剂、丸剂相比崩解慢

C. 药物填于胶囊壳中，稳定性增加

D. 可掩盖药物的不良气味

E. 可制成不同释药方式的制剂

9. 硬胶囊剂填充的药物有（ ）

   A. 药材提取物的均匀粉末

   B. 药材的细粉

   C. 药材提取物加辅料制成的颗粒

   D. 药材提取物加辅料制成的均匀粉末

   E. 药材提取物加药材细粉或辅料制成的颗粒

10. 下列哪些药物不宜制成胶囊剂（ ）

   A. 药物的水溶液　　　　B. 药物的油溶液

   C. 药物的稀乙醇溶液　　D. 刺激性强的溶液

   E. 易风化的物品

11. 列关于药物填充硬胶囊前处理方法的叙述中，正确的是（ ）

   A. 填充物料制成粉状或颗粒状

   B. 根据物料堆密度选择空胶囊的号数

   C. 毒性药和剂量小的药物应加稀释剂

   D. 挥发油等液体药物可直接填充

   E. 剂量大的药物可提取浓缩干燥后填充

12. 软胶囊内填充的药物有关叙述正确的有（ ）

   A. 充填的最好是油类或混悬液

   B. 制成的混悬液必须具有与液体相同的流动性

   C. 所含固体药粉应过四号筛

   D. 混悬液中常用的聚乙二醇为助悬剂

   E. 所有的液体药物可填充

（郑　姗）

第 9 章

注射剂制剂技术

第 1 节　注射剂生产基础知识

一、注射剂概述

（一）注射剂的定义

注射剂系指原料药物或与适宜的辅料制成的供注入人体内的无菌制剂。注射剂可分为注射液、注射用无菌粉末与注射用浓溶液等类型，已在临床中得到了广泛的应用。

中药注射剂系指药材经提取、纯化后制成的供注入体内的无菌溶液、乳状液及供临用前配制成溶液的粉末或浓溶液的无菌制剂。柴胡注射剂是我国工业化生产的第一个中药注射剂品种，20 世纪 50 至 60 年代初，我国又陆续研发出"茵栀黄注射剂"等 20 余个品种，这些中药注射剂在临床治疗上发挥了一定的作用。60 年代后期至 70 年代末，中药注射剂发展很快，品种多达 700 余种。随着基础药理、药物分析及相关提取分离技术的发展与突破，中药注射剂日益受到医药界的关注，逐步走上现代化之路。中药注射剂的原液成分复杂，杂质难以除尽，质量较难控制，通过对临床应用的中药注射剂品种进行再评价，淘汰了一批疗效低、质量不稳定的品种，《中国药典》（2020 年版）通则中收载的"2400 注射剂有关物质检查法"及"9301 注射剂安全性检查法应用指导原则"，对控制和提高中药注射剂的质量起着重要的作用。

（二）注射剂的特点

1. 药效迅速，作用可靠　中药注射剂中的有效成分以液体状态注入人体，吸收快，作用迅速，适于危重病症抢救之用。同时，注射剂不经胃肠道吸收，避免了肝脏的首过效应及食物影响，剂量准确，作用可靠。

2. 适用于不宜口服给药的药物　某些药物如多肽类成分口服存在胃肠道失活和难以通过生物膜吸收，制成注射剂才能发挥它应有的疗效。

3. 适用于不宜口服给药的患者　临床上昏迷、抽搐、惊厥或患有消化系统障碍（如肠梗阻、严重呕吐等）的患者均不能口服给药，注射剂则是有效的给药途径，可通过静脉输给高能营养或全静脉营养，以挽救和维持患者生命。

4. 可使某些药物发挥定向或定位给药作用　脂质体或静脉乳剂注射后，在肝、肺、脾等器官药物分布较多，有定向作用。可以对身体限定区域进行作用，发挥药效，如盐酸普鲁卡因注射液可用于局部麻醉。

5. 可以穴位注射　穴位注射发挥特有的疗效，如当归注射液等。

注射剂不足之处主要表现为使用不便，注射疼痛；其质量要求高，给药和制备过程复杂，需要特定的条件与设备，成本较高；注入机体后，其生理作用难以逆转，若使用不当极易发生危险等。

（三）注射剂的分类

1. 注射液　包括溶液型、乳剂型或混悬型注射液，可用于肌内注射、静脉注射、静脉滴注等。

2. 注射用无菌粉末　亦称粉针剂，系指将药物制成临用前用适宜的无菌溶液配制成澄清溶液或均匀混悬液的无菌粉末或无菌块状物，如注射用灯盏花素粉针剂。

3. **注射用浓溶液**　系指药物制成的临用前稀释供静脉滴注用的无菌浓溶液。

（四）注射剂的给药途径

1. **皮内注射**　注射于表皮与真皮之间，一次剂量在 0.2ml 以下，常用于过敏性试验或疾病诊断，主要是水溶液如青霉素皮试液、白喉诊断毒素等。

2. **皮下注射**　注射于真皮与肌肉之间的松软组织内，一般剂量为 1～2ml。皮下注射剂主要是水溶液，药物吸收速度稍慢。人体皮下感觉比肌肉敏感，具有刺激性的药物及油或水的混悬液，一般不宜作皮下注射。

3. **静脉注射**　分为静脉推注和静脉滴注，前者注射量一般为 5～50ml，后者注射量为几百毫升甚至几千毫升。静脉注射将药液直接注入静脉，发挥药效最快，常作急救、补充体液和供营养之用。静脉注射剂多为水溶液，油溶液和混悬液或乳浊液易引起毛细血管栓塞，一般不宜静脉注射，但粒径 <1μm 的 O/W 型乳剂、脂质体、纳米粒等可作静脉注射。凡能导致红细胞溶解或使蛋白质沉淀的药液，均不宜静脉给药。

4. **肌内注射**　注射于肌肉组织中，一次剂量为 1～5ml。除水溶液外，油溶液、混悬液及乳浊液均可肌内注射，且有延效作用，乳浊液尚有一定的淋巴靶向性。

5. **脊椎腔注射**　注入脊椎外蛛网膜下腔内。由于神经组织较敏感，脑脊液量少，且脊椎液循环较慢，故质量应该严格控制，如渗透压应该与脑脊液相等，pH 应控制在 5.0～8.0，一次注射量在 10ml 以下，缓慢注入。适用于以其他给药方式无法被吸收进入脑脊液，且在脊髓腔具有作用点位，产生药效的药物。主要为麻醉药、减轻术后疼痛药物，以及缓和痉挛的药物。

此外根据临床医疗需要有时还采用动脉内注射、心内注射、关节内注射、滑膜腔内注射、穴位注射及硬膜外注射等。

（五）注射剂的质量要求

1. **无菌**　任何品种的注射剂成品均应无菌。按照《中国药典》（2020 年版）中无菌检查法项下的方法检查，应符合规定。

2. **无热原**　无热原是注射剂的重要质量指标，特别是注射量大的，供静脉注射及脊椎腔注射的制剂，除另有规定外，静脉注射剂应进行热原检查或细菌内毒素检查，并符合规定。

3. **渗透压**　注射剂的渗透压应当与血浆渗透压相等或接近。供静脉注射的大剂量注射剂还要求具有等张性。

4. **pH**　注射剂的 pH 要求与血液的 pH 相等或接近（血液的 pH 为 7.4），注射剂一般控制在 4～9 以内，但同一品种的 pH 允许差异范围不超过 1.0。

5. **可见异物**　除另有规定外，依照《中国药典》（2020 年版）可见异物检查法检查，应符合规定。

6. **其他**　①稳定性：注射剂应具有良好的物理、化学及生物稳定性，确保产品在储存期内安全有效。②安全性：按照《中国药典》（2020 年版）通则 9301 注射剂安全性检查法应用指导原则要求，注射剂应根据其给药途径、原辅料来源等确定其安全性检查项目，如异常毒性、降压物质、过敏反应、溶血与凝血检查，均应符合规定。③有关物质：应符合《中国药典》（2020 年版）通则 2400 注射剂有关物质检查法有关规定。

> **链接**　注射剂有关物质
>
> 注射剂有关物质是指中药材经提取、纯化制成注射剂后，残留在注射剂中可能含有并需要控制的物质。除另有规定外，一般应检查蛋白质、鞣质、树脂等，静脉注射液还应检查草酸盐、钾离子等。

（六）中药注射剂存在问题

1. **澄明度问题**　澄明度是中药注射剂稳定性考核项目之一，也是评价其质量的重要指标。中药注射剂因制备工艺条件的问题在灭菌后或在储藏过程中产生浑浊或沉淀，出现澄明度不合格。一般解决的办法如下。

（1）去除杂质：中药注射剂制备过程中，一些高分子化合物如鞣质、淀粉、树胶、果胶、黏液质、树脂、色素等杂质，在前处理过程中未能除尽，当温度、pH 等因素变化时，这些成分就会进一步聚合变性，使溶液呈现浑浊或出现沉淀；同时，有些注射剂中含有的成分，本身不够稳定，在制备或储藏过程中发生水解、氧化等反应，也会使注射剂澄明度受影响。因此，在制备时，应当根据中药所含成分的性质，采取合适的提取工艺，尽可能除尽杂质，并在操作过程中注意保持相关成分的稳定。

（2）调节药液的 pH：药液 pH 与注射剂的澄明度关系较大，中药中某些成分的溶解性能与溶液的 pH 相关，若 pH 调节不当，则容易产生沉淀。一般碱性的有效成分（如生物碱类），药液宜调节至偏酸性；酸性的、弱酸性的有效成分（如有机酸等），药液宜调节至偏碱性。这样在适宜的 pH 条件下药液中的有效成分可保持较好的溶解性能。

（3）采取热处理冷藏措施：中药注射剂中所含有的高分子物质，呈胶体分散状态，具有热力学不稳定性及药动学不稳定性，易受温度影响，或在放置时胶体粒子的运动碰撞，导致胶粒聚集而使药液浑浊或沉淀。因此，在注射剂灌封前，先对药液进行热处理冷藏，以加速药液中胶体杂质的凝结，然后过滤，除去杂质沉淀后再灌封，采取这种措施可明显提高注射剂的澄明度及稳定性。

（4）合理选用注射剂的附加剂：有些中药注射剂本身含有的成分溶解度小，经灭菌或放置后，也可部分析出，加入合适的增溶剂、助溶剂或使用复合溶剂则可使澄明度得到改善。

（5）应用超滤技术：超滤技术能选择性地去除药液中的大分子杂质，保留小分子有效成分。

2. 刺激性问题　中药注射剂使用过程中产生的刺激性问题，也是限制中药注射剂应用范围扩大的重要原因。引起中药注射剂刺激性的原因很多，一般解决的方法如下。

（1）消除有效成分本身的刺激性：注射剂的某些成分，本身就有较强的刺激性，因此，在不影响疗效的前提下，可通过降低药物浓度、调整 pH 或酌情添加止痛剂的方法来减少刺激性。

（2）去除杂质：中药注射剂中存在杂质，特别是鞣质含量高时，可使注射部位产生肿痛或硬结，药液中钾离子浓度高，也可产生刺激性。应通过适当工艺措施去除杂质。

（3）调整药液 pH：注射剂的 pH 过高或过低，均可刺激局部，引起疼痛，应在配制药液时注意调节。

（4）调整药液渗透压：药液的渗透压不当，也会产生刺激性，尽可能调节成等渗溶液。

3. 疗效问题　中药注射剂的疗效不稳定，往往使临床治疗效果受到影响。影响中药注射剂疗效的因素，除原药材的质量差异外，组方的配伍、用药剂量、提纯与纯化方法的合理与否都与之相关。一般解决的方法如下。

（1）控制原药材质量：中药来源、产地、采收、加工炮制等方面的差异，导致中药有效成分含量不同，应从控制原料入手，保证每批注射剂的质量稳定。

（2）提高有效成分溶解度：有些中药的有效成分溶解度较小，可通过增溶、助溶或其他增加溶解度的方法，提高相关成分的溶解度，以满足临床治疗的需要。

（3）调整剂量优化工艺：中药注射剂与中药的传统口服用法相比，药量相对较小，导致临床疗效不明显，应当从提高纯化工艺入手，采用新技术、新方法提高中药注射剂中有效成分含量，保证临床疗效的发挥。

二、热　原

（一）热原的概念和组成

热原是指微生物的代谢产物，微量即能引起恒温动物（如人体）体温异常升高的致热性物质。大多数细菌都能产生热原，霉菌甚至病毒也能产生热原，其中革兰氏阴性杆菌所产生的热原致热性最强。含热原的注射剂经静脉注入体内可引起热原反应，出现在注入体内大约半小时以后，使人体产生发冷、寒战、体温升高、身痛、出汗、恶心呕吐等不良反应，有时体温可升至 40℃，严重者出现昏迷、虚脱，甚至有生命危险。

热原是微生物的一种内毒素，它存在于细菌的细胞膜和固体膜之间。内毒素是由磷脂、脂多糖和蛋白质所组成的复合物，其中脂多糖是内毒素的主要成分和致热中心，具有特别强的致热活性，因而可大致认为热原=内毒素=脂多糖。

（二）热原的性质

1. **耐热性**　在通常的灭菌条件下，热原往往不能被破坏，如热原在 60℃加热 1 小时不受影响，100℃也不会发生热解，在 180℃ 3～4 小时，250℃ 30～45 分钟或 650℃ 1 分钟可彻底破坏热原。

2. **水溶性**　由于脂多糖结构，热原能溶于水，其浓缩的水溶液往往带有乳光。

3. **不挥发性**　热原本身不挥发，但在蒸馏时可随水蒸气中的雾滴进入注射用水中，故要求蒸馏水机必须设有隔沫装置，以分离蒸汽和雾滴。

4. **滤过性**　热原体积小，为 1～5nm，可通过一般滤器甚至是微孔滤膜。但采用膜分离技术，选择适宜的超滤膜进行超滤，可截留热原。

5. **被吸附性**　水溶液中的热原易被吸附剂（如阴离子交换树脂、纸浆、活性炭等）吸附，其中以活性炭的吸附能力最强。

6. **其他性质**　热原能被强酸、强碱所破坏，也能被强氧化剂如高锰酸钾或过氧化氢所钝化，超声波及某些表面活性剂也能使其活性下降。

（三）注射剂污染热原的途径

1. **溶剂中带入**　主要指从注射用水或缓冲液中带入，这是注射剂热原污染的主要原因。蒸馏水器结构不合理、密封管道渗漏、注射用水储藏时间长、储藏容器处理不当、储藏环境差等都会污染热原。故应注意蒸馏水器的日常检查维修，注射剂的配制应使用新鲜注射用水。

2. **从原料、辅料中带入**　原辅料本身质量不佳，储藏时间过长或包装不符合要求甚至破损，均能受到微生物的污染，以中药为原料的制剂，原料中带有大量的微生物，提取处理的条件不当更容易产生热原。

3. **容器、用具、管道、设备的污染**　注射剂制备时所用的用具、管道、装置及罐装注射剂的容器等接触药液的一切器具，使用前后必须按规定清洗和灭菌，符合要求后方能使用，否则极易使药液污染而导致热原产生。

4. **制备过程及生产环境的污染**　室内空气、环境、人员卫生条件不达要求，操作时间过长，产品灭菌不及时或不合格等均会增加微生物的污染而产生热原。

5. **临床应用时带入**　有时输液剂本身虽不含热原，但由于输液器具（输液器、注射针头与针筒等）带有热原或加药环节操作不当，都将导致注射剂被热原所污染。

（四）注射剂中除去热原的方法

1. **蒸馏法**　热原能溶于水但不挥发，因此制备注射用水时，纯化水需经过蒸馏以除去其中的热原。

2. **高温法**　于 250℃加热 30 分钟以上破坏热原，如耐高温的注射器、针头或器皿可采用此法。

3. **活性炭吸附法**　活性炭性质稳定、吸附性强兼有助滤和脱色作用，活性炭可以吸附部分热原，故广泛用于注射剂生产，但应注意吸附可能造成的主药的损失。

4. **凝胶滤过法**　热原分子量为 1×10^6 左右，采用二乙氨基乙基葡聚糖凝胶（分子筛）可制备无热原去离子水。

5. **超滤法**　一般用 3.0～15.0nm 孔径的超滤膜除去部分热原，如孔径最小可达 1nm 的超滤膜过滤 10%～15%的葡萄糖注射液可去除热原。

6. **酸碱法**　玻璃、搪瓷等耐酸容器及用具，如配液用玻璃、搪瓷器皿等，可用重铬酸钾硫酸清洁液或稀氢氧化钠液处理破坏热原。

7. **其他**　如采用离子交换法、反渗透法、二次以上的湿热灭菌法等，也可除去热原。

（五）热原的检查方法

1. 热原检查法　又称家兔法，系将一定剂量的供试品，静脉注入家兔体内，在规定时间内，观察家兔体温升高的情况，以判定供试品中所含热原的限度是否符合规定。检查结果的准确性和一致性取决于试验动物的状况、试验室条件和操作的规范性。

由于家兔对热原的反应与人基本相似，试验结果比较可靠，所以目前家兔法仍为各国药典规定的检查热原的法定方法之一。供试验用家兔应按药典要求进行选择，以免影响结果。家兔法检测内毒素的灵敏度约为 0.001μg/ml，试验结果接近人体真实情况，但操作烦琐费时，不能用于注射剂生产过程中的质量监控，且不适用于放射性药物、肿瘤抑制剂等细胞毒性药物制剂。

2. 细菌内毒素检查法　又称鲎试剂法，系利用鲎试剂来检测或量化由革兰氏阴性菌产生的细菌内毒素，以判断供试品中细菌内毒素的限量是否符合规定的一种方法。细菌内毒素的量用内毒素单位（EU）表示。本法检查内毒素的灵敏度约为 0.0001μg/ml，比家兔法灵敏 10 倍，操作简单易行，实验费用低，结果迅速可靠，适用于注射剂生产过程中的热原控制和家兔法不能检测的某些细胞毒性药物制剂，但其对革兰氏阴性菌以外的内毒素不灵敏，目前尚不能完全代替家兔法。

对静脉用注射剂，化学药品注射剂一般首选细菌内毒素检查法；中药注射剂一般首选热原检查法，若该药本身对家兔的药理作用或毒性反应影响热原检测结果，可选择细菌内毒素检查法。

三、注射剂的溶剂

注射剂所用溶剂可分为注射用水、注射用油或其他注射用溶媒，处方设计时要根据有效成分的性质（溶解度、稳定性等）、临床的要求（速效、控释、安全等）来选择适宜的溶剂。

（一）注射用水

注射用水因其对机体组织具有良好的适应性，是首选的注射用溶剂，可供配制注射剂、滴眼剂等溶剂或稀释剂及容器的精洗。注射用水的质量必须符合《中国药典》（2020 年版）规定，应为无色的澄明液体；无臭。pH 要求 5.0～7.0，氨、硝酸盐与亚硝酸盐、电导率、总有机碳、不挥发物与重金属及细菌内毒素、微生物限度检查均应符合规定。

注射用水必须在防止内毒素产生的设计条件下生产、储存及分装。为保证注射用水质量，必须随时监测蒸馏法制备注射用水的各产生环节，定期清洗与消毒注射用水储罐、输送管道及输送泵等设备，严防内毒素产生。

注射用水的储存方式和静态储存期限应经过验证确保水质符合质量要求，如可在 80℃以上保温或 70℃以上循环保温或 4℃以下的条件下存放，并规定应于制备后 12 小时内使用。

（二）注射用油

注射用油有芝麻油、大豆油、茶油等植物油，主要供注射用的是大豆油，其质量要求应符合《中国药典》（2020 年版）中有关规定，应为淡黄色澄明液体，无臭或几乎无臭，酸值不大于 0.1，碘值为 126～140，皂化值为 188～195。碘值、皂化值、酸值是评价注射用油质量的重要指标。碘值反映油脂中不饱和键的多寡，碘值过高，则含不饱和键多，油易氧化酸败。皂化值表示游离脂肪酸和结合成酯的脂肪酸总量，过低表明油脂中脂肪酸分子量较大或含不皂化物（如胆固醇等）杂质较多；过高则脂肪酸分子量较小，亲水性较强，失去油脂的性质。酸值高表明油脂酸败严重，不仅影响药物稳定性，且有刺激作用。

（三）其他注射用溶媒

此类溶剂多数能与水混溶，可与水混合使用，以增加药物的溶解度或稳定性，适用于不溶、难溶于水或在水溶液中不稳定的药物。少数可以和脂肪油混溶，为水不溶性溶剂。常因药物特性的需要选择其他溶剂或采用复合溶剂。

1. 亲水性非水溶剂　常用的有乙醇、甘油、1，2-丙二醇、PEG300、PEG400、二甲基乙酰胺（DMA）等。

2. 亲油性非水溶剂 常用的有苯甲酸苄酯、二甲亚砜、油酸乙酯和肉豆蔻酸异丙酯等。以上各种非水溶剂均应符合注射用规格，不能用化学试剂代替。

四、注射剂的附加剂

为确保注射剂的安全、有效和稳定，除主药和溶剂外还可加入其他物质，这些物质统称为附加剂。各国药典对注射剂中所用的附加剂的类型和用量往往有明确的规定，注射剂中附加剂的使用应符合"注射用"的标准，同时还必须考虑给药方法与安全性等方面的要求与特点。附加剂按其用途可分为以下几类。

（一）增加主药溶解度的附加剂

有些药物的溶解度很低，即使配成饱和溶液，也很难满足临床治疗的需要，同时，药物的溶解度低，也会使注射剂的澄明度下降，无法满足药物的质量要求。因此在配制这类药物的注射剂时，要使用一些附加剂，以增加有效成分的溶解度，如增溶剂吐温80、胆汁等，增溶剂的增溶效果不明显时，还需在加入助溶剂及调节溶液的 pH 共同作用下才有效。

（二）防止主药氧化的附加剂

由于注射剂中主药被氧化，会出现药液颜色逐渐变深、析出沉淀，甚至药效消失或产生毒性物质等现象，为防止主药氧化，可选择如下的抗氧方法。

1. 抗氧剂 抗氧剂为强还原剂。当抗氧剂与药物同时存在时，空气中的氧首先与抗氧剂发生作用而保持了主药的稳定性。注射剂中抗氧剂的选用应根据主药的理化性质和药液的 pH 等，常用的抗氧剂有水溶性抗氧剂和油溶性抗氧剂两类。常用的水溶性抗氧剂如表 9-1。

表 9-1 水溶性抗氧剂

名称	常用量	适应情况
亚硫酸钠	0.1%～0.3%	水溶液偏碱性，常用于偏碱性的药液
亚硫酸氢钠	0.05%～0.2%	水溶液呈微酸性，常用于偏酸性的药液
焦亚硫酸钠	0.05%～0.5%	水溶液呈微酸性，常用于偏酸性的药液
硫代硫酸钠	0.1%～0.3%	水溶液呈中性或微碱性，遇酸可产生硫沉淀，适用于偏碱性药液
硫脲	0.05%～0.1%	水溶液呈中性，适用于中性或偏酸性药液
维生素 C	0.2%	水溶液呈酸性，常用于偏酸性或偏碱性药液

选用抗氧剂要注意药液的 pH，以免因加入抗氧剂而改变药液的 pH。

油溶性抗氧剂有叔丁基-4-羟基苯甲醚（BHA），常用浓度 0.005%～0.020%。二丁基苯酚（BHT），常用浓度 0.005%～0.020%，没食子酸丙酯，常用浓度 0.05%～0.1%。其他有 α-维生素 E、抗坏血酸棕榈酸酯等。

2. 惰性气体 接触空气易变质的药物，可采用以 N_2 或 CO_2 置换注射剂及安瓿中的氧（或空气），避免药液中主药被氧化，可结合抗氧剂同时应用。

3. 金属离子络合剂 有些注射剂，常因药液中有微量金属离子的存在，而加速主药的氧化、变质，可加入能与金属离子络合的络合剂，使其与金属离子生成稳定的水溶性络合物，阻止其促进氧化，使药液稳定。常用的金属离子络合剂有乙二胺四乙酸（EDTA）、乙二胺四乙酸二钠（EDTA-2Na）等，常用量为 0.03%～0.05%。

（三）抑制微生物增殖的附加剂

往往在用无菌操作制备或采用低温间隔灭菌的单剂量注射剂及多剂量注射剂中加入一定量的抑菌剂。静脉输液剂与脑池内、硬膜外、椎管内用的注射剂均不得添加抑菌剂，除另有规定外，一次注射量超过 15ml 的注射剂也不得加入抑菌剂。抑菌剂的用量应能抑制注射剂中微生物的生长，加有抑菌剂的注射剂，仍应采用适宜的方法灭菌。常用的抑菌剂见表9-2。

表9-2　注射剂中常用的抑菌剂

名称	常用量	适应情况
苯酚	0.5%	适用于偏酸性药液。在低温及碱性液中或与甘油、油类或醇类共存时，抑菌效能减低，需增加用量
甲酚	0.25%~0.3%	其作用比苯酚强三倍，但不易溶于水而易溶于油脂中，对铁及生物碱有配伍禁忌
三氯叔丁醇	0.25%~0.5%	一般用于微酸性注射液，因在高温或碱性溶液中易分解而降低抑菌效能，且水解放出盐酸，使溶液 pH 下降，适用于偏碱性注射液，为一常用的局部止痛剂
苯甲醇	1%~3%	
尼泊金类	0.1%~0.2%	水溶液呈中性及 pH 为 3~6 时较稳定，pH 8 以上时易水解，不宜同荧光素钠、吐温类配伍。应用范围较广，以两种酯混合应用效果更好
尼泊金甲酯	0.1%~0.2%	
尼泊金丙酯	0.2%	
尼泊金丁酯	0.015%	

（四）调节 pH 的附加剂

正常人体血液的 pH 常维持在 7.35~7.45，血液 pH 的恒定是细胞生理活动的必要条件，如果 pH 改变超过范围，不仅改变神经肌肉的兴奋性，而且可能使细胞的代谢活动和生理功能受到影响。注射剂需调节 pH 在适宜范围，一方面保证药物的稳定性、溶解性；另一方面保证用药的安全性，减小注射时的刺激性。一般对肌内和皮下注射的注射剂及小剂量的静脉注射剂，要求其 pH 在 4~9 以内；大剂量的静脉注射剂原则上要求尽可能接近正常人血液的 pH。常用的 pH 调节剂有盐酸、氢氧化钠、碳酸氢钠和磷酸盐缓冲对、乙酸盐缓冲对、酒石酸盐缓冲对等。

（五）调整渗透压的附加剂

正常人体血液的渗透压摩尔浓度范围为 285~310mOsmol/kg，0.9%的氯化钠溶液或 5%的葡萄糖溶液的渗透压摩尔浓度与人体血液相当，称为等渗溶液，高于或低于血浆渗透压的则相应地称为高渗或低渗溶液。当低渗的注射液静脉注入或滴入时，血浆中的红细胞因水分子的大量透入而胀破，血红蛋白逸出细胞外，造成溶血。被注射者感到头胀、胸闷，严重的可发生麻木、寒战、高热、尿中出现血红蛋白。当静脉注入高渗药液时，红细胞内水分渗出，细胞逐渐萎缩，由于是暂时性的缓慢注射，血液可自行调节恢复正常的血浆渗透压。静脉注射液必须调节成等渗或偏高渗。

常用于调整注射液渗透压的附加剂有氯化钠、葡萄糖等。常用渗透压的调整方法有冰点降低数据法和氯化钠等渗当量法。

1. 冰点降低数据法　血浆和泪液的冰点均为–0.52℃，根据物理化学原理，任何稀溶液只要将其冰点调整为–0.52℃，即与血浆等渗，成为等渗溶液。常用药物 1%水溶液的冰点降低数据，如表 9-3 所示。

低渗溶液调为等渗溶液，其加入等渗调节剂的量可按下式算出：

$$W = \frac{0.52 - a}{b}$$

式中，W 为每 100ml 低渗溶液中需添加等渗调节剂的克数；a 为未调整的低渗溶液的冰点降低值，若溶液中含有两种或多种药物，或有其他附加药物时，则 a 为各药物冰点降低值的总和；b 为 1%等渗调节剂水溶液的冰点降低值。

例：配制 100ml 的 2%盐酸普鲁卡因溶液，需要加多少克氯化钠，可成为等渗溶液？

解　查表 9-3 得 a=0.12，b= 0.58，代入公式

$$W = \frac{0.52 - 0.12 \times 2}{0.58} = 0.48$$

即配制 2%盐酸普鲁卡因溶液 100ml，应加入 0.48g 氯化钠，可以调整为等渗溶液。

2. 氯化钠等渗当量法　氯化钠等渗当量法系指与 1g 药物呈现等渗效应的氯化钠量。用 E 表示，

可按下列公式计算：

$$X=0.009V-EW$$

式中，X 为配成体积为 V（ml）的等渗溶液需要加入氯化钠的量（g）；V 为欲配制溶液的体积；E 为药物为氯化钠等渗当量；W 为药物的重量；0.009 为每毫升等渗氯化钠溶液中所含氯化钠的量（g）。

例： 配制 2% 盐酸普鲁卡因注射液 150ml，应加入多少氯化钠可以调整为等渗溶液？

解　查表 9-3 知盐酸普鲁卡因的 E=0.18，2% 盐酸普鲁卡因注射液 150ml 需要药物 W=3g，代入公式：

$$X=0.009×150-0.18×3=0.81$$

即配制 2% 盐酸普鲁卡因注射液 150ml，应加入 0.81g 氯化钠可调整为等渗溶液。

表 9-3　一些药物水溶液的冰点降低与氯化钠等渗当量

名称	1%（g/ml）水溶液冰点降低值（℃）	1g 药物氯化钠等渗当量（E）	等渗浓度溶液的溶血情况		
			浓度（%）	溶血（%）	pH
硼酸	0.280	0.47	1.90	100	4.6
盐酸乙基吗啡	0.190	0.15	6.18	38	4.7
硫酸阿托品	0.080	0.10	8.85	0	5.0
盐酸可卡因	0.090	0.14	6.33	47	4.4
依地酸钙钠	0.120	0.21	4.50	0	6.1
盐酸麻黄碱	0.130	0.28	3.20	96	5.9
无水葡萄糖	0.100	0.18	5.05	0	6.0
葡萄糖（H_2O）	0.091	0.16	5.51	0	5.9
氢溴酸后马托品	0.097	0.17	5.67	92	5.0
碳酸氢钠	0.381	0.65	1.39		8.3
氯化钠	0.580		0.90	0	6.7
盐酸普鲁卡因	0.120	0.18	5.05	91	5.6

由于红细胞膜并非理想的半透膜，一些小分子的物质如甘油、尿素等，在等渗条件下也能自由通过红细胞膜，导致细胞膜外水分进入细胞，使红细胞胀大破裂，引起溶血。有些药物如甘油、尿素等按上述方法调整成等渗溶液之后，仍有不同程度的溶血现象。此种溶液虽是等渗溶液但不是等张溶液。加入一定量的渗透压调节剂，常可得到等张溶液。按我国相关规定，对静脉输液剂、营养液、电解质或渗透利尿药，应在药品说明书上注明溶液的渗透压摩尔浓度，以供临床医生参考。

（六）其他附加剂

1. 减轻疼痛的附加剂　有些注射剂，由于药物本身或医疗上的需要，在皮下或肌内注射时，对组织产生刺激而引起疼痛，除了采取一定注射技巧及相应措施外，必要时可加入适当止痛剂。常用的局部止痛剂有如下几种。①苯甲醇：常用量为 0.5%～2.0%，本品连续注射可产生局部硬结，影响注射液吸收；储存过程中有可能产生苯甲酸、苯甲醛等不溶物而影响注射液的澄明度。②盐酸普鲁卡因：常用量为 0.5%～2.0%，本品止痛时间较短，一般维持 1～2 小时，个别注射者可出现过敏反应，在碱性溶液中易析出沉淀。③三氯叔丁醇：常用量为 0.3%～0.5%。

2. 助悬剂和乳化剂　为得到稳定的混悬型及乳剂型注射剂，常加入助悬剂和乳化剂。常用的助悬剂有羧甲基纤维素钠、PVP、明胶（无抗原性的）及甲基纤维素等。常用注射用乳化剂有泊洛沙姆 F-68、吐温 80、司盘 80、卵磷脂及豆磷脂等。

考点： 注射剂定义与特点，热原的基本性则和除热原工艺，注射剂溶媒，注射剂配方常用中常用附加剂

第2节　最终可灭菌小容量注射剂生产技术

一、最终可灭菌小容量注射剂的生产工艺流程

最终可灭菌小容量注射剂也称水针剂，指装量小于 50ml 的注射剂，一般生产工艺流程及环境区域划分见图9-1。

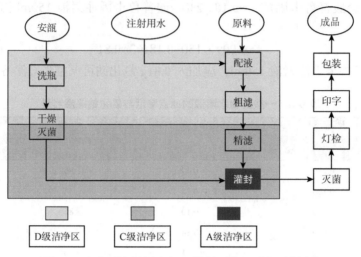

图9-1　小容量注射剂生产工艺流程图及环境区域划分

二、最终可灭菌小容量注射剂的制备过程

（一）最终可灭菌小容量注射剂原辅料准备

1. 中药的预处理　用于制备注射剂的中药材，必须是经过品种和来源鉴定后确定为合格的药材，同时还应注重道地药材、GAP 基地药材的选用，并建立中药材指纹图谱，以确保原料的质量和稳定，避免因药材质量参差不齐而导致产品质量难以控制，影响注射剂的质量。药材在用于制备之前，要进行挑选、洗涤、切制、干燥等预处理操作，必要时还需进行粉碎或灭菌。

2. 中药注射用原液的制备　注射剂原液常用的制备方法有水蒸气蒸馏法、水醇法（水提醇沉法、醇提水沉法）、双提法、超滤法等。

（1）水蒸气蒸馏法：适用于含挥发油或其他挥发性成分的中药材。一般先将中药加工成薄片或粗粉，加适量水使其充分湿润膨胀，再直接加热蒸馏或通水蒸气蒸馏，经冷凝收集馏出液即得。中药中挥发油含量较高时，蒸馏液中往往会有较多的挥发油析出，浮出液面或沉于底部，此时可用适宜的方法将挥发油分离，或改用挥发油收集装置直接收集挥发油，并以挥发油为原液配制注射剂。若所得挥发油饱和水溶液澄明度较差时，可加少量纯滑石粉或硅藻土吸附过滤，使溶液澄清，或者加适量增溶剂。需要引起注意的是，蒸馏法制得的原液，一般不含或少含电解质，渗透压偏低，如直接配制注射剂，应进行渗透压的调整。

（2）水醇法：根据中药有效成分及杂质在水中或不同浓度的乙醇中溶解度不同的原理来提取及纯化中药，适用于临床疗效确切、有效成分不明确的中药。水醇法又分为水提醇沉法与醇提水沉法。

（3）双提法：是蒸馏法和水醇法的结合，适用于同时含有挥发性有效成分及非挥发性有效成分的中药单方或复方的提取。

（4）超滤法：为一种分子分离的膜滤过方法，利用特殊的高分子膜为滤过介质，在常温、加压条件下，将中药提取液中不同分子量的物质加以分离的技术。超滤法的优点：①常温操作，不接触有机溶剂，有效成分破坏损失少；②可直接除去细菌及热原；③可除去鞣质，产品澄明度好；④工艺流程简单，生产周期短。目前国内应用较多的超滤膜是醋酸纤维膜和聚砜膜，一般分子截留量为（1～3）×10^4 的滤膜孔径范围，适用于中药注射剂的制备。

3. 除去注射剂原液中鞣质的方法

（1）明胶沉淀法：除鞣质的原理为鞣质与蛋白质反应生成水不溶性鞣酸蛋白，然后通过过滤除去沉淀。一般操作是先将水提液 pH 调至 4～5，加入 2%～5%的明胶溶液，边加边搅拌，至不再产生沉淀为止，静置滤过除沉淀，滤液适当浓缩并加乙醇使含醇量达 75%以上以沉淀滤除过量明胶。操作中也可加明胶后不滤过直接加乙醇处理，称为改良明胶法，可减少明胶对黄酮、蒽醌类成分的吸附。

（2）醇溶液调 pH 法：除鞣质的原理为鞣酸盐在高浓度乙醇中难溶而析出。通常加入碱与鞣质形成盐，因此又称为碱性醇沉法。一般操作是在中药水提液中加入乙醇使含醇量达 80%以上，静置冷藏，滤除沉淀后，醇溶液用 40%氢氧化钠调 pH 至 8.0，则鞣质生成钠盐不溶于乙醇而析出，再次置放滤除沉淀即可。乙醇浓度和 pH 越高，除去鞣质越充分，但中药中其他有效成分也可能同时被除去，故 pH 以不超过 8 为宜。

（3）聚酰胺吸附法：除鞣质的原理为聚酰胺对鞣质的吸附作用。聚酰胺是由酰胺聚合而成的一类高分子物质，由于分子内存在酰胺键，因此，对酚类物质具有较强的吸附作用。一般操作是先将中药水提液浓缩，加入乙醇沉淀后滤除蛋白质等水溶性杂质，再将此醇溶液通过聚酰胺柱，醇溶液中鞣质被聚酰胺柱吸附而除去。然而，硝基化合物、酸类成分、醌类成分等也同样能被聚酰胺柱吸附，因此当中药中含有此类有效成分时，应考虑聚酰胺吸附法可能造成的有效成分损失。

（4）其他方法：还可采用酸性水溶液沉淀法、超滤法、铅盐沉淀法等。

（二）最终可灭菌小容量注射剂内包装容器的处理

1. 最终可灭菌小容量注射剂内包装容器的类型

（1）玻璃安瓿：其式样包括曲颈安瓿和粉末安瓿两种，为避免折断后玻璃屑和微粒对药液的污染，国家药品监督管理局已强制推行使用曲颈易折安瓿。曲颈易折安瓿有点刻痕易折安瓿和色环易折安瓿两种，其容积通常为 1ml、2ml、5ml、10ml、20ml 等几种规格。粉末安瓿用于分装注射用固体粉末或结晶性药物。为方便临床应用，近年来开发了一种可同时分装粉末与溶剂的注射容器，分为两室，上隔室装溶剂，下隔室装无菌药物粉末，中间用特别的隔膜分开，用时将顶部的塞子压下，隔膜打开，溶剂流入下隔室，将药物溶解后使用。

安瓿的颜色有无色透明和琥珀色两种，无色安瓿有利于药液可见异物检查，琥珀色安瓿可滤除紫外线，适合于盛装光敏性药物，但由于含有氧化铁，应注意与所灌装药物之间可能发生的配伍变化。目前制造安瓿的玻璃主要有中性玻璃、含钡玻璃和含锆玻璃。中性玻璃化学稳定性好，适用于近中性或弱酸性注射剂；含钡玻璃耐碱性好，适用于碱性较强的注射剂；含锆玻璃耐酸碱性能好，不易受药液侵蚀，适用于酸碱性强的药液和钠盐类的注射液等。

（2）西林小瓶：包括管制瓶与模制瓶两种。常见容积为 10ml 和 20ml，应用时均需配有橡胶塞加铝盖密封。主要用于分装注射用无菌粉末或血清、疫苗等生物制品。

（3）卡式瓶：为两端开口的管状筒，其瓶口用胶塞和铝盖密封，底部用橡胶活塞密封。在实施注射时，需与可重复使用的卡式注射架、卡式半自动注射笔、卡式全自动注射笔等注射器械结合使用，注射操作简单，对使用者进行一定的注射知识培训，即可自行完成注射，适合需长年用药的患者及患者发病时的自救。"胰岛素笔"是卡式瓶注射剂和预填充注射剂的代表。

（4）预填充注射器：系采用一定的工艺将药液预先灌装于注射器中，以方便医护人员或患者随时注射药物的一种"药械合一"的给药形式。本品同时具有储存和注射药物的两种功能。

（5）塑料安瓿：按材质不同，主要有聚丙烯（PP）和聚乙烯（PE）安瓿。PP 安瓿化学稳定性强、耐腐蚀、耐药液浸泡，可耐受 121℃条件下的高温灭菌；PE 安瓿透明度好，强度高，一般不耐受 110℃以上高温灭菌。塑料安瓿常用于无菌工艺生产的注射剂，适用产品的类型包括"小容量注射剂""大容量注射剂""滴眼剂""滴耳剂""口服液"等。

2. 安瓿的检查　
为了保证注射剂的质量，安瓿必须按照《中国药典》（2020 年版）要求进行物理和化学检查。物理检查主要包括安瓿外观、尺寸、应力、清洁度、热稳定性等；化学检查主要包括容器的耐酸碱性和中性检查等。理化性能合格后，尚需做装药实验，主要是检查安瓿与药液的相容性，无影响方能使用。

3. 安瓿的洗涤　安瓿一般采用纯化水灌瓶蒸煮进行热处理，质量较差的安瓿须用 0.5%乙酸水溶液，热处理的条件一般为 100℃、30 分钟。通过热处理可除去灰尘、沙砾等杂质，同时也可以使玻璃表面的硅酸盐水解，微量的游离碱和金属盐溶解，提高了安瓿的化学稳定性。安瓿洗涤的方法主要有以下三种。

（1）甩水洗涤法：先用灌水机将安瓿灌满纯化水，然后用甩水机将水甩出，如此反复三次，以达到清洗的目的。甩水洗涤法一般适用于 5ml 以下的安瓿，劳动强度低，适合大批量生产，但洗涤效果欠佳。

（2）加压喷射气水洗涤法：由针头将经过加压的纯化水与洁净的压缩空气交替喷入安瓿内，冲洗顺序为"气→水→气→水→气"，靠洗涤水与压缩空气交替数次强烈冲洗 4～8 次，采用通过微孔滤膜精滤过的注射用水进行最后一次洗涤。

（3）超声波洗涤法：将安瓿浸没在超声波清洗槽中，利用水与玻璃接触面的空化作用洗除表面的污渍，见图 9-2。

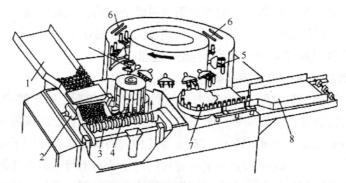

图 9-2　超声波洗瓶机工作原理示意图

1. 网带进瓶；2. 搓瓶器；3. 螺杆；4. 提升轮；5. 机械手；6. 压缩空气外吹干针头；7. 拨瓶轮；8. 出瓶网带

4. 安瓿的干燥或灭菌　安瓿洗涤后，一般置于 120～140℃烘箱内干燥 2 小时以上，若用于无菌操作或低温灭菌的安瓿还需 180℃干热灭菌 1.5 小时。生产中多采用隧道式干热空气灭菌机，可实现安瓿烘干、灭菌的连续化生产。灭菌后的安瓿存放空间应有净化空气保护，且存放时间不应超过 24 小时。

（三）最终可灭菌小容量注射剂的配液与滤过

1. 配液用具的选择与处理　配液用具的材料应具有足够的化学稳定性，常用的材料有玻璃、搪瓷、不锈钢、耐酸碱的陶瓷等。配液罐常带有搅拌器和夹层，以便药液加热或冷却。一般来讲，浓的盐溶液不宜选用不锈钢容器，需加热的药液不宜选用塑料容器。配液用具在使用前要用清洁液或其他洗涤剂洗净，并用新鲜注射用水荡洗或灭菌后备用，使用后应及时清洗。

2. 配液的方法　①稀配法：是将原料加入所需的溶剂中一次配成所需的浓度。一般工序为原料称重后溶解于适量注射用水中，加活性炭，调 pH，定容滤过，原料质量好的小剂量注射液可用此法。②浓配法：是将全部原料药物加入部分溶剂中配成浓溶液，加热滤过，必要时也可冷藏再滤过，然后稀释至所需浓度。一般工序为原料称重后溶于约 50%用量的注射用水中，加活性炭，调 pH，加热煮沸，放冷至 60℃左右（必要时可冷藏），滤过，加注射用水至全量，滤过。当原料的杂质较多时用浓配法配液，可利用溶解度较小的杂质在高浓度药液中不溶解而将其除去。

3. 活性炭的使用　目的是吸附除去杂质、热原、脱色、助滤（加速注射液的过滤）等。使用时一般与药液一起加热，放置冷却至约 50℃，再脱炭过滤，其吸附效果较好。为使活性炭的吸附作用能充分发挥，通常一般在用前 150℃干燥 3～4 小时将活性炭活化。活性炭的用量无具体规定，应视原料质量、药液澄明度和活性炭本身质量而定，一般为溶液总量的 0.1%～1%。活性炭对生物碱、黄酮、挥发油等有较强的吸附力，因此，中药注射液中使用活性炭应考虑对有效成分含量的影响，用量要适当，不宜用于主药含量较低的生物碱盐类注射液。如含生物碱的注射液必须用活性炭处理时，以 80℃保温 15 分钟，使用量为药液体积的 0.01%～0.03%（W/V）为宜。在配制过程中活性炭一般应事先用少量注射用水在具有排风的室内调成浆状，再投入配料罐内，这样可减少活性炭的粉尘飞扬而对室内洁净度的影响。

4. 过滤　注射剂的过滤一般需要先初滤再精滤，过滤介质一般由惰性材料制成，应不与滤液起反应，也不吸附或很少吸附滤液中的有效成分，并且耐酸、耐碱、耐热，适用于过滤各种溶液等。应根据不同的滤过需求，结合药液中沉淀物的多少，选择相应的过滤介质和装置。初滤常以滤纸、纱布为滤材，用布氏滤器减压过滤，大量生产时常用板框式压滤机或砂滤棒过滤。精滤通常以垂熔玻璃或微孔滤膜等为滤过介质。

过滤方法常用的有高位静压过滤法、减压过滤法及加压过滤法。高位静压过滤法系利用药液本身的静压差在管道中进行过滤，适用于生产量不大、缺乏加压或减压设备的情况，一般药液缸置于楼上，通过管道在楼下灌封。减压过滤法是通过对滤出端减压作为过滤的动力。加压过滤法则是通过对滤入端进行加压作为过滤的动力。三种方法中，加压过滤法能够保持全部装置正压，对滤层影响较小，压力稳定，滤速快、质量好，产量高。

（四）最终可灭菌小容量注射液的灌封

注射液经过滤、检查合格后应立即进行灌封，这是注射剂生产中非常关键的操作。灌封操作包括灌注药液和熔封两个步骤，灌注后应立即封口，以免污染。本工序对环境洁净度要求极高，一般最终灭菌产品的灌封工艺要求为 C 级背景下的局部 A 级，非最终灭菌产品的灌封工艺要求为 B 级背景下的局部 A 级。

药品生产企业多采用全自动安瓿灌封机，灌注药液时均由下列动作协调进行：安瓿传送至轨道，灌注针头下降，药液灌装并充气、封口，由轨道送出产品。灌液部分装有自动止灌装置，当灌注针头降下而无安瓿时，药液不再输出，避免污染机器与浪费。灌封室应符合净化级别要求。机械灌封时，自动灌注药液后立即进行熔封，在同一台机器上完成。安瓿熔封方法分为拉封和顶封两种，由于拉封封口严密，颈端圆整光滑，所以目前规定必须用拉封方式封口，即拉丝封口。

注射剂在灌封中往往出现装量不准确、封口不严、泡头、瘪头、焦头（碳化）等。焦头是经常遇到的问题，产生焦头的原因：①灌药时给药太急，溅起药液在安瓿壁上，封口时形成炭化点；②针头往安瓿里注药后，针头不能立即缩水回药，尖端还带有药液水珠，也会产生焦头；③针头安装不正，尤其安瓿往往粗细不匀，给药时药液沾瓶；④压药与针头打药的行程配合不好，造成针头刚进瓶口就注药或针头临出瓶口时才注完药液；⑤针头升降轴不够润滑，针头起落迟缓等，也会造成焦头。产生装量不准确的原因可能是剂量调节螺丝松动；出现瘪头的原因主要是安瓿不转动，火焰集中于一点所致。

（五）最终可灭菌小容量注射剂的灭菌和检漏

注射剂从配液到灭菌宜在 12 小时内完成，灌封后应在 4 小时内灭菌。一般在避菌条件较好的情况下，可采用流通蒸汽灭菌，1～5ml 安瓿可用流通蒸气在 100℃条件下灭菌 30 分钟，10～20ml 安瓿通常在 100℃条件下灭菌 45 分钟。为保证灭菌效果，F_0 值应大于 8。需要指出的是，灭菌时既要保证成品完全达到灭菌的要求，又要保持相关药物稳定性，往往二者又是相互矛盾的，因此要注意选择适宜的灭菌方法和条件，必要时采用几种灭菌方法联用。

灭菌后的注射剂应立即进行漏气检查。若安瓿熔封不严，空气可自由进入，药液易被微生物、污物污染或药液泄漏污染包装，故漏气的安瓿应剔除。大批量生产中检漏通常采用灭菌和检漏两用灭菌器，具体方法是灭菌后待温度稍降，抽气减压至真空度 85.3～90.6kPa，停止抽气，将有色溶液（一般用亚甲蓝溶液或伊红溶液）注入灭菌器并浸没安瓿，然后通入空气，此时若有漏气安瓿，由于其内为负压，有色溶液便可进入，即可检出。

（六）最终可灭菌小容量注射剂的质量检查

1. 装量检查　注射液及注射用浓溶液，按照《中国药典》（2020 年版）通则注射剂项下装量检查法进行检查，应符合规定。

2. 可见异物检查　可见异物系指存在于注射剂、眼用液体制剂和无菌原料药中，在规定条件下目视可以观测到的不溶性物质，其粒径或长度通常大于 50μm。除另有规定外，照《中国药典》（2020 年版）可见异物检查法（通则 0904）检查，应符合规定。

3. 不溶性微粒检查　除另有规定外，用于静脉注射、静脉滴注、鞘内注射、椎管内注射的溶液型注射液、注射用无菌粉末及注射用无菌浓溶液照《中国药典》（2020 年版）不溶性微粒检查法（通则 0903）检查，均应符合规定。

4. 无菌检查　任何品种的注射剂必须符合无菌的要求。注射液灭菌完成后，每批必须抽样进行无菌检查，以确保制品的灭菌质量。具体方法参照《中国药典》（2020 年版）无菌检查法（通则 1101）检查，应符合规定。

5. 热原检查或细菌内毒素　除另有规定外，静脉用注射剂按各品种项下的规定，照《中国药典》（2020 年版）细菌内毒素检查法（通则 1143）或热原检查法（通则 1142）检查，应符合规定。

6. 重金属及有害元素残留量　除另有规定外，中药注射剂照《中国药典》（2020 年版）铅、镉、砷、汞、铜测定法（通则 2321）测定，按各品种项下每日最大使用量计算，铅不得超过 12μg，镉不得超过 3μg，砷不得超过 6μg，汞不得超过 2μg，铜不得超过 150μg。

7. 其他检查　如注射用浓溶液应进行不溶性微粒检查，椎管注射用注射液进行渗透压摩尔浓度测定，某些注射剂如生物制品要求检查降压物质，此外，鉴别、含量测定、pH 的测定、毒性试验、刺激性试验等按具体品种项下规定进行检查。

（七）最终可灭菌小容量注射剂的印字包装

注射剂的包装分内包装、中包装与外包装，作为中药注射剂的内包装容器，按照 GMP 要求，安瓿瓶身上必须印有药品名称、规格与生产批号。在包装工序完成安瓿印字、装盒、加说明书、贴标签、装箱、捆扎等操作。安瓿瓶身印字方法有油黑印字、激光喷码印字、在安瓿上贴标签等。

（八）小容量注射剂制备案例

止喘灵注射液

【生产处方】　麻黄 150g；洋金花 30g；苦杏仁 150g；连翘 150g，共制 1000ml；乙醇适量。

【生产设备】　配液系统、1-2 安瓿洗灌封联动机组、真空灭菌器。

【制备流程】　以上四味，加水煎煮 2 次，第一次 1 小时，第二次 0.5 小时，合并煎液，滤过，滤液浓缩至约 150ml，用乙醇沉淀处理 2 次，第一次溶液中含醇量为 70%，第二次为 85%，每次均于 4℃冷藏放置 24 小时后滤过，滤液浓缩至约 100ml，加注射用水稀释至 800ml，预测含量，调节 pH，滤过，加注射用水至 1000ml，灌封，灭菌，即得。

【功能与主治】　本品为平喘，止咳，祛痰药。用于治疗哮喘，咳嗽，胸闷痰多；支气管哮喘，喘息性气管炎。肌内注射，一次 2ml，一日 2～3 次；7 岁以下儿童酌减。青光眼禁用。

考点： 最终可灭菌小容量注射剂生产工艺流程，质量问题分析与解决

第 3 节　最终可灭菌大容量注射剂生产技术

一、大容量注射剂概述

最终可灭菌大容量注射液是指一次给药在 100ml 以上、由静脉滴注输入体内的大剂量注射液（简称输液剂），它是注射剂的一个分支。在临床上主要用于调整体内水和电解质及酸碱的平衡，提供人体必需的碳水化合物、脂肪、氨基酸及维生素等营养成分，维持循环血量、降低颅压等功能。从药物给

药系统分析，输液剂具有速效、高效、控释给药特点，成为临床抢救危重患者和静脉治疗药物的不可缺少的载体或溶媒，它在现代临床上占有极为重要的地位。

（一）输液剂的种类

1. 电解质输液剂　用以补充体内水分和电解质，调节酸碱平衡等。常用的品种有氯化钠注射液（含 0.9% 的氯化钠）、复方氯化钠注射液（林格液，每升含氯化钠 8.6g，氯化钾 0.3g 及氯化钙 0.33g）、乳酸钠注射液（含 11.2% 乳酸钠）等。

2. 营养类输液剂　糖类（葡萄糖、果糖、木糖醇等）、氨基酸、脂肪乳注射液等，用以补充体液、营养及热能等。

3. 胶体类输液剂　又称为血浆代用液，是一类提高或维持血浆渗透压的制剂。临床上主要用作高渗利尿脱水剂、血容量扩充剂。胶体输液剂有多糖类、明胶类、高分子聚合物等，如右旋糖酐、淀粉衍生物、明胶、PVP 等。

4. 含药输液剂　用于发挥所含药物相应的药效。

（二）输液剂的质量要求

输液剂用药剂量大且直接注入血管，因此质量要求比普通注射剂更为严格。①pH，在保证产品质量稳定和疗效的前提下，力求接近人体血液的 pH。②渗透压，输液剂应等张或偏高渗。③输液剂在配方中不得添加任何抑菌剂。④输液剂输入体内不引起血象的异常变化，不损害肝、肾，不得含有产生过敏反应的异性蛋白及降压物质。

二、输液剂生产工艺流程

输液剂的制备主要采用最终灭菌生产工艺，即先将配制好的药液灌封于输液瓶或输液袋内再用热压蒸汽灭菌。一般玻璃瓶装输液剂生产工艺流程及环境区域划分见图 9-3。

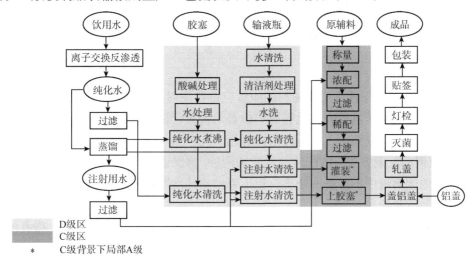

图 9-3　玻璃瓶装输液剂的工艺流程及环境区域划分

三、输液剂制备过程

（一）输液剂的包装材料及其处理

1. 玻璃容器　玻璃瓶由硬质中性玻璃制成，具有透明度好、热稳定性优良、耐压、瓶体不变形、气密性好等优点；缺点为重量大、易破损、生产时能耗大、成本高等。玻璃容器洗涤是否洁净，对药液可见异物影响较大。洗涤工艺的设计应与容器的洁净程度有关，现生产中多采用超声波洗瓶机直接水洗，提高了洗涤效率和洗涤质量。如果生产玻璃容器的车间达到规定净化级别要求，玻璃容器出炉后，立即密封，这样的玻璃容器只要用滤过的注射用水冲洗即可。

2. 塑料容器　塑料材质的容器，其原料优质、成型环境洁净级别高，无须清洗处理，在成型后可立即进入灌封工序供灌装药液使用。

（1）塑料瓶：一般采用聚丙烯、聚乙烯，优点是重量轻、不易破碎、耐碰撞、运输便利，化学性质稳定，生产自动化程度高、一次成形、制造成本低；缺点是瓶体透明性不如玻璃容器，有一定的变形性、透气性等。另外，塑料容器在使用过程中需形成空气回路，外界空气进入容器形成内压以使药液滴出，增加了输液过程中的二次污染。

（2）袋型输液容器：主要有两种类型，即PVC软袋和非PVC软袋。PVC软袋所用材质为聚氯乙烯，质地较厚、不利于加工、其氧气、水蒸气的透过量较高，温度适应性差、高温灭菌易变形、抗拉强度较差等，同时在生产过程中为改变其性能加入了增塑剂（DEHP），有害健康。非PVC软袋所用材质为聚烯烃多层共挤膜，不含任何对人体有害的增塑剂、机械强度高、表面光滑、惰性好、能够阻止水气渗透，对热稳定、可在121℃高温蒸汽灭菌，不影响透明度，目前国内非PVC软袋的膜材主要靠进口，成本较高。

袋型输液容器在使用过程中可压迫药液滴出，无须形成空气回路，可降低二次污染的概率，且生产自动化程度较高，其制袋、印字、灌装、封口可在同一生产线上完成。

3. 橡胶塞　是目前输液容器主要的密封材料，其对输液剂的质量影响很大，因此有严格的质量要求：①富有弹性及柔软性；②能耐受多次穿刺而无碎屑脱落；③具有耐溶性，不增加药液中杂质；④可耐受高温灭菌；⑤具有高度的化学稳定性；⑥对药物或附加剂的作用应达最低限度；⑦无毒性，无溶血作用。国家食品药品监督管理局已规定自2005年1月1日起一律停止使用天然橡胶塞。目前主要使用质量高、安全性好的药用丁基胶塞，使用丁基胶塞可以加隔离膜。丁基胶塞在生产时虽已经过必要的清洗及硅化，但使用前仍应进行适当的漂洗，一般用滤过的注射水漂洗3次，水温宜为70~80℃，采用经净化的压缩气作为搅拌动力，轻柔搅拌8~10分钟并溢流（避免机械搅拌产生微粒），或使用超声波洗涤效果更佳。最后一次漂洗过的水必须进行澄明度检查，合格后方能进行下一步工序。胶塞漂洗后置于新鲜注射用水中备用或热压灭菌，干燥后的胶塞应在24小时内使用。

4. 铝盖的处理　通常铝盖不必清洗，只需用压缩空气吹尽尘埃；必要时可采用与橡胶塞相同的方法处理。

（二）输液剂的制备

1. 原辅料的质量要求　输液剂用原辅料的质量应符合注射用质量要求，每批原辅料使用前均应按照法定标准规定的项目进行质量检查，投料前应检查是否有合格证、包装是否严密、有无受潮、发霉变质等现象，如原料破损、受潮等，则不可供注射用。

2. 配液　输液剂的配液方法有浓配法与稀配法两种。为保证无热原和澄明度合格，多采用浓配法。浓配法可除去在高浓度溶液中不溶解的杂质。对于原辅料纯度高的输液剂，可采用稀配法。配液完成后，还要进行半成品质量检查。

3. 过滤　输液剂常采用加压三级过滤，即按照板框式压滤机、垂熔玻璃滤器、微孔滤膜滤器的顺序进行过滤。板框式压滤机起预滤或初滤作用，也可用钛滤器或砂滤棒预滤过。用于精滤的垂熔玻璃滤器的规格常用4号或G3、G4号。微孔滤膜起精滤作用，常用滤膜孔径为0.65μm或0.8μm。三级过滤为将药液依次通过10μm（5μm）、0.45μm、0.22μm的微孔滤膜。对高黏度药液可采用较高温度过滤。

4. 输液剂的灌封　玻璃容器输液剂的灌封由药液灌注、塞丁基胶塞、轧铝盖三步骤连续完成。过滤和灌装均应在持续保温（50℃）条件下进行，防止细菌粉尘的污染。灌封要按照操作规程连续完成，即药液灌装至符合装量要求后，立即对准瓶口塞入丁基胶塞，轧紧铝盖。灌封要求装量准确，铝盖封紧。目前药厂生产多采用旋转式自动灌封机、自动放塞机、自动落盖轧口机完成整个灌封过程，实现生产联动化。

输液剂灌装设备有多种形式，按运动方式分为间歇运动直线式、连续运动旋转式，按灌装方式分为常压灌装、负压灌装、正压灌装和恒压灌装等，按计量方式分为流量定时式、量杯容积式、计量泵注射式。输液剂生产常用旋转式量杯负压灌装机和计量泵直线注射式灌装机。

全自动吹灌封设备可将热塑性材料吹制成容器并连续进行吹塑、灌装、密封（简称吹灌封）操作，适用于塑料材质包装的静脉输液生产。

5. 输液剂的灭菌　在生产过程中染菌，而不能及时、有效的灭菌，是导致热原的因素之一，因而输液剂从配制到灭菌，以不超过 4 小时为宜。输液剂容器容量一般为 500ml 或 250ml，且瓶壁较厚，因此输液剂灭菌开始应逐渐升温，一般预热 20～30 分钟，如果骤然升温，可引起输液瓶爆炸，待达到灭菌温度 115℃、69kPa（0.7kg/cm^2）维持 30 分钟，然后停止升温，待柜内压力下降到零，放出柜内蒸汽，再缓慢打开灭菌柜门，绝对不能带压操作，否则将造成严重的人身安全事故。对于塑料袋装输液剂，灭菌条件为 109℃热压灭菌 45 分钟，且具有加压装置以免爆裂。

6. 输液剂的质量检查　按照《中国药典》（2020 年版）规定需进行以下项目检查。

（1）可见异物及不溶性微粒检查：按《中国药典》（2020 年版）通则 0904、0903 规定的方法，溶液型静脉用注射液及注射用浓溶液的可见异物检查符合规定后，还应进行不溶性微粒检查。可见异物检查时，如发现崩盖、歪盖、松盖、漏气的成品，亦应挑出。

《中国药典》（2020 年版）不溶性微粒检查法（通则 0903）包括光阻法和显微计数法。除另有规定外，测定方法一般先采用光阻法，当光阻法测定不符合规定或供试品不适于用光阻法测定时，应采用显微计数法进行测定，并以显微计数法的测定结果作为判断依据。注射液不溶性微粒检查均需将输液瓶打开，故只能用于抽检，不能用于常规检查。

> **链接**　不溶性微粒检查法
>
> 1. 光阻法　光阻法的检测原理，系当液体中的微粒通过一窄细检测通道时，与液体流向垂直的入射光由于被微粒阻挡所减弱，因此由传感器输出的信号降低，这种信号变化与微粒的截面积大小相关。该法不适用于黏度过高或易析出结晶的制剂，也不适用于进入传感器时产生气泡的注射剂。
>
> 2. 显微计数法　将药物溶液用微孔滤膜滤过，然后在显微镜下对微粒的大小及数目进行计数的方法。

（2）无菌检查：输液剂灭菌完成后，每批必须抽样进行无菌检查，以确保制品的灭菌质量。具体方法参照《中国药典》（2020 年版）无菌检查法（通则 1101）检查，应符合规定。

（3）热原检查或细菌内毒素检查：除另有规定外，静脉用注射剂按各品种项下的规定，照《中国药典》（2020 年版）细菌内毒素检查法（通则 1143）或热原检查法（通则 1142）检查，应符合规定。

（4）渗透压摩尔浓度：除另有规定外，静脉输液及椎管注射用注射液按各品种项下的规定，照渗透压摩尔浓度测定法[《中国药典》（2020 年版）通则]测定，应符合规定。通常采用测量溶液的冰点下降来间接测定其渗透压摩尔浓度。

（5）最低装量：标示装量为 50ml 以上的注射液及注射用浓溶液，照《中国药典》（2020 年版）最低装量检查法（通则 0942）检查，应符合规定。

（6）其他：如 pH、含量测定及特定的检查项目，按各品种项下规定进行检查。

7. 输液剂生产中易发生的问题及解决办法

（1）染菌：由于输液剂生产过程中严重污染、灭菌不彻底、瓶塞松动、漏气等原因，致使输液剂出现浑浊、霉团、云雾状、产气等染菌现象，也有一些外观并无太大变化。如果使用这种输液剂，会引起脓毒症、败血病、热原反应，甚至死亡。

（2）热原反应：使用过程中的污染引起的热原反应，所占比例不容忽视，如调配、输液器等的污染，因此尽量使用全套或一次性输液器，包括插管、导管、调速、加药、末端滤过、排除气泡装置及针头等，并在输液器出厂前进行灭菌。

（3）澄明度问题：①原料与附加剂质量对澄明度影响较显著，不仅影响输液剂的可见异物和不溶性微粒检查指标，还影响药液的稳定性。因此，原辅料的质量必须严格控制。②胶塞与输液容器质量不好，在储存中有杂质脱落而污染药液。

解决办法：①按照输液剂用原辅料质量标准，严格控制原辅料的质量。②提高丁基胶塞及输液容器质量。③尽量减少制备生产过程中的污染，严格灭菌条件，严密包装。④合理安排工序，加强工艺过程管理，采取单向层流净化空气，及时除去制备过程中新产生的污染微粒，采用微孔滤膜滤过和生产联动化等措施，以提高输液剂的澄明度。⑤在输液器中安置终端过滤器（0.8μm孔径的薄膜），可解决使用过程中微粒污染。

考点： 输液定义与种类，输液包装材料处理，输液的生产工艺

第4节 注射用无菌粉末生产技术

一、注射用无菌粉末概述

注射用无菌粉末简称粉针剂，指药物制成的临用前用适宜的无菌溶液配制成澄清溶液或均匀混悬液的无菌粉末或无菌块状物。可用适宜的注射用溶剂配制后注射，也可用静脉输液剂配制后静脉滴注。注射用无菌粉末在标签中应标明配制溶液所用溶剂的种类，必要时还应标注溶剂量。

（一）粉针剂的分类

根据药物的性质与生产工艺不同，一般把粉针剂分为如下两类。

1. 无菌粉末分装粉针剂 将中药原料通过溶剂结晶法、喷雾干燥法或发酵法制成无菌粉末，在无菌条件下将无菌药物粉末按规定要求分装于无菌安瓿或者西林瓶中，密封。

2. 中药冷冻干燥粉针剂 将中药提取物做成无菌水溶液，在无菌条件下进行灌装，经冷冻干燥而成。冷冻干燥法容易控制装量，便于无菌生产，目前生产的中药粉针大多采用该方法，如双黄连粉针、丹参粉针、穿琥宁粉针等。

（二）中药粉针剂的特征

粉针剂与最终可灭菌小容量注射剂相比较，具有以下几方面特征：①具有极好的药物稳定性；②药品的最终状态是固体粉末，可以防止药品在水中降解；③特别适用于在药品的制造过程中，对热处理过程敏感的药物；④具有良好的即溶性。

（三）粉针剂的质量要求

粉针剂的质量要求与溶液型注射剂或混悬型注射剂的质量要求相同。为保证产品质量，对无菌分装的原料，除应符合《中国药典》（2020年版）对注射用原料药物的各项规定外，还应符合下列质量要求：①粉末无异物，配成溶液或混悬液的澄明度检查合格；②粉末的细度或结晶应适宜，便于分装；③无菌、无热原。

二、注射用无菌分装制品生产技术

（一）注射用无菌分装制品生产工艺流程

1. 原材料准备 安瓿或西林小瓶、胶塞均按规定方法处理，均需灭菌。安瓿或玻璃瓶可于180℃干热灭菌1.5小时或于250℃干热灭菌45分钟。胶塞洗净后要用硅油进行硅处理，再用125℃干热灭菌2.5小时或于121℃热压灭菌30分钟。灭菌空瓶的存放柜应有净化空气保护，存放时间不超过24小时。无菌原料可采用无菌结晶法、喷雾干燥法精制或发酵法制备而成，必要时在无菌条件下进行粉碎，过筛等操作。

2. 分装 必须在规定的洁净环境中按照无菌生产工艺操作进行。目前使用分装机械有螺杆式分装机、气流式分装机等，进瓶、分装、压塞或封口在局部A级层流装置下进行；分装后应立即加塞、轧铝盖密封。

3. 灭菌和异物检查 对于能耐热的品种如青霉素，可进行补充灭菌，以确保安全。不耐热的品种，必须以严格高洁净度控制技术工艺操作。异物检查一般在传送带上，用目检视。

4. **印字、贴签与包装**　目前生产上均已实现机械化，印字或贴印有药物名称、规格、批号、用法等的标签，并装盒。

（二）注射用无菌分装制品可能存在的问题

1. **装量差异**　《中国药典》（2020 年版）中对产品的装量差异有明确规定，应加强管理与提高产品工艺水平，确保符合国家标准。一般来说药品装量差异系因受潮而黏性增加，流动性减小，粒度、比容或机械设备性能等因素引起的，应根据具体情况采取相应措施。

2. **澄明度问题**　药物粉末经过一系列处理，增加了污染机会，往往使粉末溶解后出现毛头、小点等，以致澄明度不合要求。因此，应从原辅料的处理开始，严格控制原辅料精制、干燥与内包装生产区域洁净环境，严格防止污染。

3. **无菌问题**　成品无菌检查合格只能代表部分成品无菌，而不能代表全部成品无菌，如局部污染细菌在粉剂中繁殖缓慢，用肉眼又难以发现，有很大的潜在危险性；在实际过程中，可以采用先进的层流净化装置，保证用药安全。

4. **吸潮现象**　主要原因是封口不严，胶塞透气性和铝盖松动都有可能导致产品吸潮变质，故应选择性能好的胶塞，采用铝盖压紧后瓶口烫蜡等方法，确保封口严密。

三、注射用冷冻干燥制品生产技术

注射用冷冻干燥制品简称冻干粉针，一些虽在水中稳定但加热即分解失效的药物，如酶制剂及血浆、蛋白质等生物制品常制成冷冻干燥粉针剂。

（一）冷冻干燥制品的特点

冷冻干燥制品的优点：①保证药品的质量，避免有效成分的热变质、分解，工艺过程对组分的破坏程度最低；②产品为多孔结构，质地疏松，较脆，复水性能好，复溶迅速完全，便于临床使用；③含水量低，一般 1%～3%，便于充填惰性气体，有利于药品储存，防止水解和氧化；④易于控制装量，便于自动化联机生产；⑤较少热分解，特别适用于热敏性药物；⑥药物被制成溶液，定量分装的精度比粉剂或片剂的高；⑦药液经除菌过滤后灌装，产品的杂质微粒少，无污染。

冻干工艺也有一定的缺陷，如设备造价高、工艺过程时间长、能源消耗大、工艺控制的要求高、生产成本高等。

（二）冻干粉针的制备

1. **测定产品低共熔点**　新产品冻干时，先应预测出其低共熔点，然后控制冷冻温度在低共熔点以下，以保证冷冻干燥的顺利进行。低共熔点是在水溶液冷却过程中，冰和溶质同时析出结晶混合物（低共溶混合物）时的温度。

2. **配液、滤过和分装**　冻干前的原辅料、西林小瓶需按适宜的方法处理，然后进行配液、无菌过滤和分装，其制备应在 A/B 级洁净条件下操作。当药物剂量和体积较小时，需加适宜稀释剂（甘露醇、乳糖、山梨醇、右旋糖酐、牛白蛋白、明胶、氯化钠和磷酸钠等）以增加容积。溶液经无菌过滤（0.22μm 微孔滤膜）后分装在灭菌西林瓶内，容器余留空间应较水性注射液大，一般分装容器的液面深度为 1～2cm，最深不超过容器深度的 1/2。

3. **预冻**　预冻是恒压降温过程，随着温度下降药液形成固体，一般应将温度降至低于共熔点以下 10～20℃，以保证冷冻彻底无液体存在。预冻方法包括速冻法和慢冻法。速冻法降温速度快，易形成细微冰晶，制得产品疏松易溶，且对生物活性物质如酶类、活菌、活病毒等破坏小，但可能出现冻结不实现象；慢冻法降温速度慢，冻结较实，但形成的结晶较粗。在实际工作中应按药液性质采用不同的冷冻方法。

4. **升华干燥**　首先将冷冻体系进行恒温减压，至一定真空度后关闭冷冻机，缓缓加热，以供给制品在升华过程中所需的热量，使体系中的水分基本除尽。针对结构较复杂、黏度大及熔点低的制品，如蜂蜜、蜂王浆等，可采用反复预冻升华法。

5. 再干燥　升华完成后使体系温度提高，具体温度根据制品的性质确定，如 0℃或 25℃，保持一定的时间使残留的水分与水蒸气被进一步抽尽。再干燥可保证冻干制品的含水量<1%，并有防止回潮的作用。

6. 加塞、封口　冷冻干燥完毕，从冷冻机中取出分装瓶，立即加胶塞、压铝盖；若为安瓿应立即熔封。现用设备已设计自动加塞装置，西林小瓶从冻干机中取出之前，能自动压塞，避免污染。为此还有专门设计的橡皮塞，在分装液体后，橡皮塞被放置瓶口上，因橡皮塞下部分有一些缺口，可使水分升华逸出。

（三）冷冻干燥工艺中存在的问题与解决办法

1. 产品外形不饱满或萎缩　冻干产品正常的外形是颜色均匀、孔隙致密、保持冻干前的体积、形状基本不变，形成海绵状团块结构。凡出现有硬壳、萎缩、塌陷、空洞、灰散和破碎等现象，均属外形不正常。干燥不彻底，残存小量冰晶可造成产品萎缩；冻结温度过高、时间太短或第一阶段干燥时温度、压力过高，使部分产品熔化可造成产品泡坑、塌陷、空洞；产品配方中所含固体物质太少，可能使药物成分在升华时随水蒸气一起飞散。解决办法主要从冻干工艺和配制处方两方面考虑，以改善结晶状态和制品的通气性。

2. 产品含水量不合要求　产品含水量过低，主要原因是干燥时间过长，或第二阶段干燥温度过高。产品含水量过高，主要原因是第二阶段干燥时间太短或干燥温度太低，使干燥过程中热量供给不足；冷却温度偏高，冷冻结束放入干燥箱的空气潮湿；真空度不够或干燥层和瓶塞的流动阻力太大，水蒸气不易逸出等。可采用旋转冻干机提高冻干效率或用相应措施解决。

3. 喷瓶　在高真空条件下，少量液体从已干燥的固体界面下喷出的现象称为喷瓶。主要是预冻温度过高，制品冻结不实，升华时供热过快，部分制品熔化为液体所造成。可采取控制预冻温度（产品共熔点以下 10～20℃）、加热升华温度（不超过产品共熔点）等措施解决。

考点：注射用无菌粉末定义及分类，注射用无菌粉末生产工艺

第 5 节　滴眼剂生产技术

一、滴眼剂概述

　　眼用制剂系指直接用于眼部发挥治疗作用的无菌制剂。眼用制剂可分为眼用液体制剂（滴眼剂、洗眼剂、眼内注射溶液等），眼用半固体制剂（眼膏剂、眼用乳膏剂、眼用凝胶剂等），眼用固体制剂（眼膜剂、眼丸剂、眼内插入剂等）。眼用液体制剂也可以固态形式包装，另备溶剂，在临用前配成溶液或混悬液。眼内注射溶剂、眼内插入剂、供外科手术用和急救用的眼用制剂，均不得添加抑菌剂或抗氧剂或不适当的附加剂，且应采用一次性包装。

　　滴眼剂系指原料药物与适宜辅料制成的供滴入眼内的无菌液体制剂，可分为溶液、混悬液或乳状液。滴眼剂用于眼黏膜，每次用量 1～2 滴，起到眼部杀菌、消炎、收敛、缩瞳、麻醉等作用。

（一）滴眼剂的质量要求

1. 无菌　正常人泪液中含有溶菌酶，具有杀菌作用，故要求眼用溶液剂没有致病菌，不得含有铜绿假单胞菌和金黄色葡萄球菌。滴眼剂是一种多剂量剂型，为了避免多次使用后染菌，应添加适当的抑菌剂。但对于眼部损伤或眼部术后患者，泪液的保护功能消失，要求必须绝对无菌，并不得添加抑菌剂。

2. pH　正常眼睛可耐受的 pH 范围为 5.0～9.0，pH 过高或过低均会刺激眼部，使泪液分泌增加，从而导致药物迅速流失，甚至损伤角膜。眼对碱性比较敏感，较强酸更能使眼损伤。滴眼剂的 pH 应兼顾药物的溶解度和稳定性的要求，同时也应考虑 pH 对药物吸收及药效的影响。

3. 渗透压　眼球对渗透压有一定的耐受范围，相当于浓度为 0.5%～1.6%的氯化钠溶液，超过 2%时有明显的不适感。

4.**澄明度**　滴眼剂的澄明度可按注射剂的澄明度检查法检查,但有色玻璃或塑料容器包装的滴眼液应在照度 3000~5000lx 下用眼检视。溶液型滴眼剂应澄明,不得含有不溶性异物;混悬液滴眼剂要求药物颗粒小于 50μm,含 15μm 以下的颗粒不得少于 90%,沉降物不应结块或聚集,经振摇应易再分散,并应检查沉降体积比。

5.**黏度**　滴眼剂的黏度适当增大可使药物在眼内停留时间延长,从而增强药物的作用,同时黏度增加后减少刺激作用,也能增加药效。合适的黏度范围为 4.0~5.0mPa·s。

6.**装量**　除另有规定外,每个容器的装量不应超过 10ml。

(二)滴眼剂中药物吸收途径

滴眼剂滴入结膜囊内药物主要经过角膜和结膜两条途径吸收,一般认为,进入眼内的药物有 90% 是经角膜吸收,起局部治疗作用,从结膜吸收的药物可经结膜血管网进入人体血液循环,有些药效较强的药物还有可能引起全身性副作用。

影响滴眼剂吸收的因素有以下几个方面:①药物从眼睑缝隙流失;②药物经外周血管消除;③药物的脂溶性与解离度;④滴眼剂的刺激性;⑤滴眼剂的黏度;⑥滴眼剂的表面张力。

使药物浓度达到有效浓度,达到发挥局部治疗作用或全身治疗作用的目的,是目前努力探索的方向。例如,药液随着泪液分泌及受眨眼动作的压迫,不断被稀释和损失,为了增加药物与作用部位接触的时间,可采取调整滴眼剂的黏度,增加药物在眼内的滞留时间;选择最适宜的药物浓度或调整溶液的 pH,增加角膜透性等方法。滴眼剂取代眼球内注射给药治疗某些球后病变等正在进行实验研究,可望为滴眼剂开发更为广阔的治疗范围。

二、滴眼剂的附加剂

1.**pH 调节剂**　为了避免过强的刺激性,使药物稳定,眼用溶液剂常选用适当的缓冲液作溶剂,使其 pH 控制在 5.0~9.0。常用的缓冲溶液为磷酸盐缓冲液和硼酸盐缓冲液。

2.**渗透压调节剂**　眼球对渗透压有一定的耐受范围,一般相当于 0.5%~1.6%氯化钠浓度,实际工作中常配成相当于 0.8%~1.2%氯化钠浓度的溶液。除另有规定外,低渗溶液应该用合适的药物调成等渗,如氯化钠、葡萄糖、硼酸等,等渗的计算法可按照注射剂调整等渗的计算方法进行计算。

3.**抑菌剂**　滴眼剂是多剂量剂型,必须添加适当的抑菌剂。常用抑菌剂有有机汞类如硝酸苯汞、季铵盐类、醇类、对羟基苯甲酸酯类、酸类等,复合抑菌剂效果更佳。用于眼部创伤或眼部术后患者的眼用溶液剂,不能添加抑菌剂。

4.**抗氧剂**　有些滴眼剂在使用或储存期间,由于氧化作用逐渐发生变色、分解或析出沉淀,或使药效减弱、消失,或使毒性增强,为了避免氧化,可以加入适当的抗氧剂,如焦亚硫酸钠、亚硫酸氢钠、硫代硫酸钠等。

5.**黏度调节剂**　常用的黏度调节剂有甲基纤维素、聚乙烯醇、PVP、聚乙二醇等。

6.**其他附加剂**　根据制剂的不同要求,可酌情添加的附加剂还有增溶剂、助溶剂、抗氧剂等。

三、滴眼剂的制备生产工艺

(一)滴眼剂的包装容器及处理

滴眼剂有玻璃瓶和塑料瓶两种包装形式,洗涤方法不同。目前,除了少数品种因特殊要求(如防氧化等)选用玻璃瓶外,大多数采用塑料瓶包装。塑料瓶用聚烯烃塑料经吹塑制成,当时封口,不易污染。其处理方法是用真空灌装器将滤过的灭菌蒸馏水灌入滴眼瓶中,然后用甩干机将瓶甩干,如此反复三次,气体灭菌后通风备用。医院药房制剂和一些对氧敏感的药物多用玻璃滴眼瓶,其处理方法是先用常水淋洗,置于重铬酸钾硫酸清洁液中浸泡 4~8 小时,再依次用常水、纯化水、注射用水冲洗,最后用干热灭菌后备用。橡皮帽、塞一般先用 1%碳酸钠溶液煮沸 15 分钟,放冷,搓揉,先用常水冲洗,继用 0.3%盐酸煮沸 15 分钟,再用常水冲洗,最后用纯化水洗净后,煮沸灭菌后备用。

（二）配液与过滤

配制溶液型滴眼剂一般采用溶解法，将药物加适量灭菌溶媒溶解后，采用微孔滤膜或垂熔滤球滤过至澄明，并从滤器上添加灭菌溶媒至全量，检验合格后分装。

眼用混悬液的配制，可先将药物微粉化处理后灭菌，另取表面活性剂（如吐温 80）、助悬剂（如甲基纤维素）加适量灭菌蒸馏水配成黏稠液，再与主药用乳匀机搅匀，添加无菌蒸馏水至全量。

制备中药滴眼剂可将中药按注射剂的提取和纯化方法处理制得浓缩液后，再用适当方法配液。

（三）无菌灌装

目前生产上通常采用减压分装设备分装，将已洗净灭菌的滴眼空瓶，瓶口向下，排列在一平底盘中，将盘放入真空箱内，由管道将药液从储液瓶定量地放入盘中，（稍多于实际灌装量），密闭箱门，抽气并调节真空度，即可调节灌装量，瓶中空气从液面下的小口逸出，然后通入滤净的空气，恢复常压，药液即灌入滴眼瓶中，取出盘子，立刻封口即可。

一般滴眼剂，每一容器的装量，除另有规定外，应为 5～8ml，应不超过 10ml。

对于药物不耐热的眼用溶液剂，要求全部制备过程均采用无菌操作，防止灭菌操作对药物的破坏。眼用溶液剂用于眼外伤或眼部手术时，宜制成单剂量包装制剂，灌装后采用适当的灭菌方法进行灭菌处理。

（四）质量检查

质量检查包括可见异物、粒度、沉降体积比、金属性异物、装量、装量差异、渗透压摩尔浓度、无菌。

（五）滴眼剂制备案例

四味珍层冰硼滴眼液

【生产处方】　珍珠层粉水解液 350ml（含总氯 0.1g）；天然冰片 0.50g；硼砂 1.91g；硼酸 11.20g。

【制备流程】　硼酸、硼砂加入适量水中，再加氯化钠适量，加热，搅拌使溶解，趁热加入适量的苯氧乙醇及珍珠层粉水解液 350ml，搅匀，加热至 100℃并保温 30 分钟，冷却；天然冰片加适量乙醇使溶解，在搅拌下缓缓加入上述溶液中，搅匀，加水至 1000ml，混匀，滤过，即得。

【功能与主治】　清热解痉，取翳明目。用于肝阴不足、肝气偏盛所致的不能久视、轻度眼胀、眼痛、青少年远视力下降；青少年假性近视、视力疲劳、轻度青光眼见上述证候者。

考点：滴眼剂定义，质量要求，滴眼剂附加剂，滴眼剂生产工艺

自 测 题

一、选择题

【A型题】

1. 用于过敏性实验或疾病诊断的给药途径为（　　）

    A. 皮内注射　　　B. 皮下注射　　　C. 肌内注射

    D. 静脉推注　　　E. 静脉滴注

2. 热原的主要致热活性中心为（　　）

    A. 脂多糖　　　B. 蛋白质　　　C. 磷脂

    D. 脂肪　　　E. 细菌

3. 葡萄糖包装袋破损制备的葡萄糖注射液中含有热原的污染途径为（　　）

    A. 溶剂　　　B. 原料　　　C. 容器

    D. 器具　　　E. 生产环境

4. 小容量注射剂的生产过程中,洁净度要求最高的工序为（　　）

    A. 配液　　　B. 过滤　　　C. 灌封

    D. 灭菌　　　E. 检漏

5. 常用于小容量注射液末端精滤的滤器为（　　）

    A. 垂熔玻璃滤器　　　B. 砂滤棒

    C. 钛滤器　　　D. 微孔滤膜

    E. 板框式压滤机

6. 安瓿最常采用的灭菌方法为（　　）

    A. 紫外灭菌法　　　B. 辐射灭菌法

    C. 干热灭菌法　　　D. 热压灭菌法

    E. 微波灭菌法

7. 安瓿剂原料药质量优良采用的配液方法（　　）

    A. 浓配法　　　B. 稀配法　　　C. 加液研磨法

D. 等量递加法　　E. 化学反应法

8. 超声波洗涤安瓿的原理是（　　）

A. 微波震动　　B. 空化作用　　C. 水分子作用

D. 气化作用　　E. 扩散作用

9. 干燥灭菌后的安瓿在洁净环境中的存放时间不应该超过（　　）

A. 6 小时　　B. 12 小时　　C. 24 小时

D. 36 小时　　E. 48 小时

10. 小容量注射剂从配液开始到灭菌不超过（　　）

A. 6 小时　　B. 12 小时　　C. 24 小时

D. 36 小时　　E. 48 小时

11. 氨基酸输液属于（　　）

A. 电解质输液　　B. 营养输液　　C. 胶体输液

D. 含药输液　　E. 低渗输液

12. 输液剂从配液开始到灭菌不超过（　　）

A. 4 小时　　B. 6 小时　　C. 8 小时

D. 12 小时　　E. 24 小时

【X 型题】

13. 下列属于注射剂的是（　　）

A. 注射液　　　　　　B. 注射混悬液

C. 无菌注射用粉末　　D. 注射用浓溶液

E. 注射用乳剂

14. 安瓿常用的洗涤方法包括（　　）

A. 甩水洗涤法　　　　B. 汽水喷射洗涤法

C. 超声波洗涤法　　　D. 干洗

E. 微波清洗

15. 注射用活性炭的作用（　　）

A. 吸附杂质　　B. 吸附热原　　C. 脱色

D. 助滤　　　　E. 过滤作用

16. 常用作粗滤的滤器为（　　）

A. 垂熔玻璃滤器　　　　B. 砂滤棒

C. 板框式压滤机　　　　D. 微孔滤膜

E. 钛滤器

17. 小容量注射剂灭菌柜的作用（　　）

A. 高温灭菌　　B. 色水检漏

C. 冲洗色迹　　D. 可见异物检测

E. 微粒检测

二、维生素 C 注射液处方分析

【生产处方】

维生素 C 104g；碳酸氢钠 49g；亚硫酸氢钠 2g；依地酸二钠 0.05g；注射用水加至 1000ml。

请回答下列问题：

1. 该处方中添加附加剂碳酸氢钠、亚硫酸氢钠、依地酸二钠的目的是什么？

2. 维生素 C 注射液生产工艺中强调配液必须在溶液中通入 CO_2，灌封必须在 CO_2 或氮气流下操作，其目的是什么？

3. 维生素 C 注射液的稳定性与空气中的氧有关，请问灌封时应采取何种工艺措施？

三、简答题

1. 简述小容量注射剂的生产工艺流程。

2. 简述冷冻干燥制剂生产过程。

四、计算题

1. 配制 150ml 2%盐酸普鲁卡因溶液，需要加多少氯化钠，使成等渗溶液？试用冰点降低数据法计算。（已知：1%盐酸普鲁卡因溶液的冰点降低值为 0.12，1%氯化钠溶液的冰点降低值为 0.58）

2. 配制 0.25%硫酸锌水溶液 250ml，应加多少氯化钠才能配成等渗溶液？（硫酸锌的氯化钠等渗当量为 0.15）

（崔娟娟）

第 10 章

丸剂制剂技术

第 1 节　丸剂生产的基础知识

一、丸剂的定义

丸剂俗称丸药,系指药材细粉或药材提取物加适宜的黏合剂或其他辅料制成的球形或类球形制型,主要供内服,分为蜜丸、水蜜丸、水丸、糊丸、蜡丸和微丸等类型。

在《伤寒杂病论》《金匮要略》中已提出采用蜂蜜、糖、淀粉糊及动物汁作丸剂的黏合剂。东晋葛洪继承了汉代的经验,创造了利用某些药物本身的黏合力制丸的方法,如鸡冠血、牛胆汁、鸡子白等,既是药物又是黏合剂。金元时代创造了丸剂包衣,明代有"朱砂为衣"的新包衣工艺,到清代郭佩兰发明了以川蜡为衣料的肠溶衣丸剂。

二、丸剂的特点

丸剂服用后在胃肠道中溶散缓慢,逐渐释放药物,作用持久,故多用于慢性病的治疗和调理气血,如石斛夜光丸、八珍丸等,亦有用于急救的,如安宫牛黄丸、苏冰滴丸等;对毒性、刺激性药物,通过制成丸剂,可延缓其吸收,减弱毒性和不良反应,如醒消丸、控涎丸等;丸剂在制备中不仅能容纳固体、半固体药物,还可以较多地容纳黏稠性和液体药物;丸剂还可掩盖药物的不良气味。

丸剂在生产与临床应用中还存在一定的缺点,如服用量较大,小儿服用困难,制作技术不当时其溶散时限难以控制。丸剂生产流程长,易受微生物污染等。

三、丸剂的分类

(一)按赋形剂不同分类

丸剂按赋形剂不同可分为水丸、蜜丸、水蜜丸、浓缩丸、糊丸及蜡丸等。糊丸系指药材细粉、药材提取物以米糊或面糊等为黏合剂制成的丸剂;蜡丸系指药材细粉、药材提取物以蜂蜡为黏合剂制成的丸剂。

(二)按制法不同分类

丸剂按制法不同可分为泛制丸、塑制丸、滴制丸等。

四、丸剂的制法

(一)泛制法

泛制法系指在转动的适宜的容器或机械中将药材细粉、药材提取物与赋形剂交替润湿、撒布,使丸剂不断翻滚,逐渐增大的一种制丸方法。以泛制法制备的丸剂又称泛制丸,泛制法常用于水丸、水蜜丸、糊丸、浓缩丸、微丸等制备。

(二)塑制法

塑制法系指药材细粉、药材提取物加入适量黏合剂,混合均匀,制成软硬适宜、可塑性较大的丸块,再依次制丸条、分粒、搓圆而成丸粒的一种制丸方法。以塑制法制备的丸剂又称塑制丸,塑制法常用于蜜丸、糊丸、浓缩丸、蜡丸等制备。

(三)滴制法

滴制法系指药材或药材中提取的有效成分或化学物质与水溶性基质、脂肪性基质制成溶液或混悬液，滴入一种不相混合的液体冷却剂中，冷凝而成丸粒的一种制丸方法。以滴制法制备的丸剂又称滴制丸，滴制法用于滴丸、软胶囊剂（胶丸）等制备。

考点：丸剂定义，丸剂特点，丸剂的分类，丸剂的制法

第 2 节　丸剂生产技术

一、水　丸

（一）定义

水丸又称为水泛丸，系指药材细粉、药材提取物与适宜辅料用水或按处方规定的酒、醋、稀药汁、糖液等为赋形剂黏合泛制而成的丸剂。

（二）特点

1. 水丸因其赋形剂为水或水性液体，服用后较易溶散、吸收，显效较快，且水丸一般不含其他附加剂，实际含药量高。

2. 制备水丸时，根据药材细粉性质、气味等可将药粉分层泛入丸内，掩盖不良气味，防止芳香成分的挥发损失，也可将速效部分泛于外层，缓释部分泛于内层，达到长效目的。

3. 水丸粒小，表面致密光滑，既便于吞服，又不易吸潮，有利于保管储存。

（三）规格

水丸的规格可用实物比拟，如芥子大、梧桐子大、赤豆大等，现在统一用重量为标准。

（四）赋形剂的种类与应用

水丸常用的赋形剂有以下几种。

1. **水**　一般采用纯化水，成丸后经过干燥即可除去水分，既不增加处方成分和制剂体积，又易于溶散。

2. **酒**　常用黄酒与白酒两种。酒窜透力强，有活血通络、引药上行及降低药物寒性作用，故舒筋活血之类的处方常以酒作赋形剂泛丸。酒也是一种良好的有机溶剂，有助于药粉中生物碱、挥发油等溶出，以提高药效，如香附丸。酒具有防腐作用，使药物在泛丸过程中不易霉败。它易于挥发，成丸后容易干燥。

3. **醋**　常用米醋。醋能散瘀血、消肿痛，入肝经消瘀止痛的处方制丸常以醋作赋形剂。醋是一种润湿剂，既能润湿药粉使黏合成丸，又有使药材中生物碱变成盐类的可能，从而增加药材中碱性成分的溶解度，提高疗效，如香连丸。

4. **药汁**　处方中某些药材不易制粉，可制成药汁，作赋形剂泛丸，既有利于保存药性、提高疗效，也便于泛丸。

（五）水丸对药粉的要求

用于制备传统的各类丸剂的药粉，一般应采用细粉，即能通过六号筛或五号筛的药粉。用于水丸起模、盖面包衣的药粉，更应按处方内药物性质选择，采用过六号筛的细粉。

（六）水丸的制法

水丸以泛制法制备，大量生产多用泛丸锅，小量制备可用涂桐油或漆的光滑不漏水的圆竹匾手工泛制。

泛制法的工艺流程为原料的准备、起模、成型、盖面、干燥、选丸等。

1. **原料的准备**　按要求将药物粉碎成细粉，过六号或五号筛；若处方中需用药汁等，则按规定制备。

2. **起模**　系指利用水的润湿作用诱导出药粉的黏性，使药粉之间相互黏着成细小的颗粒，并在此基础上层层增大而成丸模。起模的方法有粉末直接起模法和湿法制粒起模法。

模子的形状直接影响着成品的圆整度，模子的粒度差和数目也影响成型过程中筛选的次数、丸粒规格及药物含量均匀度。因此，起模应选用处方中黏性适中的药物细粉。若黏性过大的药粉，如半夏、

天麻、黄柏、熟地等，当加入润湿剂后产生黏性太大，易黏合成团；无黏性的药粉，如磁石、朱砂、雄黄、各种炭药等，不易成模，两类均不宜选为起模药粉。

（1）粉末直接起模法：即传统起模法，在泛丸锅或泛丸匾中，喷刷少量水后，使泛丸匾润湿，撒布少量药粉，转动泛丸锅或泛丸匾，并刷下附着的粉末小点；再喷水、撒粉，配合揉、撞、翻等的泛丸动作，反复多次，颗粒逐渐增大，至泛成直径 0.5～1.0mm 较均匀的圆球形小颗粒，筛去过大的和过小的粉粒，即得丸模。该法丸模较结实，但很费工时。

（2）湿法制粒起模法：将药粉与水混匀，制成软材，挤压过二号筛即成小颗粒，再将小颗粒放入泛丸锅或泛丸匾中旋转摩擦，撞去棱角，即成圆形，取出过筛分等即成。该法丸模成型率较高，丸模较均匀，但模子较松。

起模用粉量必须控制，以保证一批药料泛完后丸粒大小规格能符合要求。少量手工泛制丸模用粉量控制在 1%～5%，根据药粉性质和丸粒的规格决定。用泛丸锅大量生产时，起模用粉量从生产实践的经验得出下列计算式：

$$C : 0.6250 = D : X$$

式中，C 为成品水丸 100 粒干重（g）；D 为药粉总量（kg）；X 为一般起模用粉量（kg）；0.6250 为标准丸模 100 粒的湿重（g）。

3. 成型　系指将已经筛选均匀的球形模子，逐渐加大至接近成品的操作。加大的方法和起模一样，即在丸模上反复加水润湿、上粉滚圆和筛选，水和粉的量应逐步增加。起模和加大过程中产生的歪粒、粉块、过大过小的丸粒等应随时用水调成糊状（俗称浆头）泛在丸粒上。处方中若含有芳香挥发性或特殊气味或刺激性极大的药材，最好分别粉碎后，泛于丸粒中层，可避免挥发或掩盖不良气味。

4. 盖面　系指将已经加大、合格、筛选均匀的丸粒，再用适当材料继续操作至成品大小，并将药粉全部用完，使丸粒表面致密、光洁、色泽一致的操作。常用的盖面方法有以下几种。

（1）干粉盖面：在加大前先用六号筛从药粉中筛取最细粉供盖面用，或根据处方规定选用处方中特定的药材细粉盖面。其操作先将丸粒充分润湿撞紧，然后一次或分数次将药粉撒布于丸上，快速翻、揉，使均匀分布，滚动一定时间，至丸粒光、圆、紧密即可取出，俗称"收盘"。干粉盖面的丸粒干燥后，丸粒表面色泽均匀、美观。

（2）清水盖面：方法与干粉盖面完全相同，只是最后不加干粉而加适量水让丸粒充分润湿，滚动一定时间，迅速取出，立即干燥，否则成品干燥后色泽不一。清水盖面的丸粒表面色泽仅次于干粉盖面。

（3）清浆盖面：方法与清水盖面相同。用特意留下的细粉或废丸粒，加水制成清（稀）浆盖面。应特别注意分布均匀，收盘后立即取出，否则丸粒表面呈深浅不同的色斑。

5. 干燥　泛制丸因含水量大，易发霉，盖面后丸粒应及时干燥，水丸含水量应控制在 9% 以内，一般干燥温度为 80℃左右。若丸药含有芳香挥发性成分，或遇热易破坏成分，干燥温度均不应超过 60℃。

6. 选丸　泛丸过程中常出现丸粒大小不匀和畸形的丸粒，除在泛制过程中及时过筛分等，再分别加大达到大小一致外，在丸粒干燥后必须进一步选丸，以保证丸粒圆整大小均匀，剂量准确。

选丸主要用过筛法，或利用丸粒圆整度不同滚动有差异来分离。选丸的工具有手摇筛、振动筛、滚筒筛、检丸器及立式检丸器等。

（七）水丸制备工艺案例

戊己丸的制备

【生产处方】　黄连 300g；吴茱萸（制）50g；白芍（炒）300g。

【制备流程】　以上三味，粉碎成细粉，过筛，混匀，用水泛丸，细粉盖面，60℃低温干燥，每 100 丸重约 1g，即得。

【性状】　为棕黄色的水丸，味苦，稍有麻辣感。

【功能与主治】　泻肝火，和脾胃。用于肝胃不和，口苦嘈杂，呕吐吞酸，腹痛泻痢。

【用法与用量】　口服，一次 3～6g，一日 2 次。

【注意】

1. 本品制丸过程中应采用细粉盖面，忌用水盖面，若以水盖面则成品变成暗棕色。

2. 本品泛至成品丸后的湿丸，取出，晾 2～4 小时后再低温干燥。若湿丸立即干燥，可导致成品变色或爆裂。高温干燥可导致本品溶散时间延长，同时吴茱萸中的挥发油、白芍及黄连中成分易挥发、被破坏，故应控制在 60℃低温干燥。

二、蜜　　丸

（一）定义

蜜丸系指药材细粉以炼制过的蜂蜜为黏合剂制成的丸剂，一般适用于治疗慢性病方药和滋补剂制丸。

（二）特点

1. 蜜丸溶散缓慢，延缓药物的吸收，故可用于慢性病，同时能减弱毒性成分或刺激性成分的不良反应。

2. 炼蜜黏合力强，与药粉混合后丸块表面不易硬化，有较大的可塑性，制成的丸粒光洁、滋润。

3. 蜜丸用蜜量较大，制备技术不当，易吸潮发霉变质。

（三）规格

蜜丸的规格分为大蜜丸、小蜜丸、水蜜丸，其中每丸重量在 0.5g 以上的为大蜜丸，每丸重量在 0.5g 以下的称小蜜丸。大蜜丸一般每丸重 3～9g（如小活络丹、乌鸡白凤丸等），亦有每丸重 1.5g（如牛黄抱龙丸、小儿至宝丸等），或超过 9g 的大蜜丸（如定坤丹等），大蜜丸均按粒数服用。小蜜丸与水蜜丸均为小粒丸（如六味地黄丸、八珍益母丸等），多按重量计算服用，也有按丸数服用。

（四）蜂蜜的炼制

蜂蜜应用前须加以炼制，其目的是除去杂质，破坏酶类，杀死微生物，降低水分含量，增加黏合力。炼蜜由于炼制程度不同分成三种规格，即嫩蜜、中蜜、老蜜，可根据处方中药性质选用。

（1）嫩蜜：蜂蜜加热至 105～115℃，含水量在 17%～20%，密度为 1.35 左右，色泽无明显变化，稍有黏性。嫩蜜适合于含较多油脂、黏液质、胶质、糖、淀粉、动物组织等黏性较强药材制丸。

（2）中蜜：嫩蜜继续加热，温度达到 116～118℃，含水量在 14%～16%，密度为 1.37 左右，出现浅黄色有光泽的翻腾的均匀细气泡，用手捻有黏性，当两手指分开时无白丝出现。中蜜适合于黏性中等的药材制丸，大部分蜜丸采用中蜜制丸。

（3）老蜜：中蜜继续加热，温度达到 119～122℃，含水量在 10%以下，密度为 1.40 左右，出现红棕色光泽较大气泡，手捻之甚黏，当两手指分开出现长白丝，滴入水中成珠状。老蜜黏合力很强，适合于黏性差的矿物质或纤维质药材制丸。

炼蜜程度除由制丸药材性质而定外，与药粉含水量、制丸季节气温亦有关系，在其他条件相同情况下一般冬季用稍嫩蜜，夏季用稍老蜜。

（五）蜜丸的制备工艺

蜜丸一般用塑制法制备，水蜜丸可用泛制法制备。

1. **物料的准备**　药材可粉碎成细粉或以流浸膏、干浸膏入药。蜂蜜按处方中药材性质，炼制成适宜程度的炼蜜。

2. **制丸块**　制丸块又称和药。将已混匀的物料加入适量的炼蜜，充分混匀，使成软硬适宜，可塑性较大的丸块。

大量生产采用捏合机，如图 10-1 所示，捏合机系由金属槽和两组强力的 S 形桨叶构成，金属槽多用夹套式，槽底呈半圆形，两组桨叶系以不同的转速和不同的方向旋转。由于桨叶的分割揉捏及桨叶与槽壁间的研磨等作用而使药料混合均匀。操作时将规定量的药粉与炼蜜置捏合机中混合，直至成为均一的容易从桨叶及槽壁剥落的丸块，取出丸块须立即制条搓丸。制丸块是塑制法的关键工序，丸块的软硬程度及黏稠度直接影响丸粒成形或在储存中是否变形。优良的丸块应能随意塑形而不开裂，手搓捏而不黏手，不黏附器壁为宜。影响丸块质量的因素包括炼蜜程度、和药蜜温、用蜜量等。

3. **制丸条、分粒与搓圆**　生产多采用机器制丸。全自动速控中药制丸机可在一台机器上完成制条、分粒及搓圆，其结构如图 10-2 所示。此机工作时将采用捏合机制好的坨块物料放入料盘中，然后喂入锥形料斗内，在推料螺旋的挤压下物料从安装在锥斗下部的模板孔中被挤出形成一根等径圆柱条，圆柱条在自控导轮的控制下经自控轮、条架、引导轮和导向架同步进入制丸刀槽，制丸刀同时做圆周运动和直线运动，将圆柱条均匀切节并搓成大小相等的球形丸。

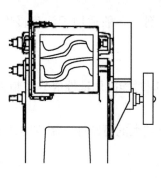 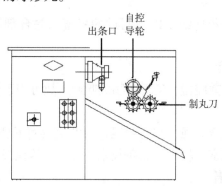

图 10-1　捏合机结构　　　　图 10-2　全自动速控中药制丸机

4. **干燥**　蜜丸除另有规定外，水分含量不得超过 15.0%，目前常采用微波加热和远红外辐射干燥法。

三、水　蜜　丸

（一）定义

水蜜丸系指药材细粉用炼蜜和适量开水为黏合剂泛制而成的小球形丸剂。

（二）特点

水蜜丸丸粒小，光滑圆整，易于吞服。以炼蜜和开水（蜜水）为黏合剂，可节省蜂蜜，降低成本，有利储存。一般适用于补益剂制丸。

（三）水蜜丸的制备工艺

药粉的性质与蜜水的比例、用量密切相关。泛丸的蜜水浓度与药粉性质应相适应，才能泛制出合格的水蜜丸。一般药材细粉黏性中等，每 100g 细粉用炼蜜 40g 左右，其加水量按炼蜜∶水=1∶（2.5～3.0），将炼蜜加水，搅匀，煮沸，滤过即可。含糖、淀粉、黏液质、胶质多的药材细粉，需用低浓度的蜜水为黏合剂，即每 100g 药粉用炼蜜 10～15g，加适量水，搅匀，煮沸，滤过。含纤维质和矿物质较多的药材细粉，则每 100g 细粉须用炼蜜 50g 左右，加适量水，搅匀，煮沸，滤过为黏合剂。

水蜜丸用泛制法制备，与水丸相同。但起模时须用水，以免黏结。泛成型时先用浓度低的蜜水加大丸粒，因这时颗粒小，蜜水浓度高，易黏结，待逐步成形时用浓度稍高的蜜水，已成形后，再改用浓度低的蜜水撞光。其一般规律是蜜水浓度低→高→低，这样交替应用使泛制的水蜜丸丸粒光滑圆整。

成丸后应及时干燥，因水蜜丸含水量高，必须立即干燥，使含水量不超过 12%，否则易发霉变质。

四、浓　缩　丸

（一）定义

浓缩丸系指药材或部分药材提取的清膏或浸膏，与适宜的辅料或药物细粉，以水、蜂蜜或蜜水为黏合剂制成的丸剂。浓缩丸根据黏合剂的不同，可分浓缩水丸、浓缩蜜丸和浓缩水蜜丸。

（二）特点

浓缩丸是丸剂中较好的一种剂型。其特点是减少了体积，增强了疗效，服用、携带及储存均较方便。但若制备过程中对药材处理不当，就会破坏部分药材的有效成分，从而降低疗效。

（三）药料处理原则

一般来说，处方中含淀粉质较多的药材，贵重细料药，量少或作用强烈的药材，质地一般而易碎的药材，宜粉碎成细粉，留作起模或作为浸膏的吸收剂。质坚硬，黏性大，体积大，纤维质多的药材，宜制膏。

（四）浓缩丸的制备工艺

制备浓缩丸可用泛制法也可用塑制法，其操作皆同水丸和蜜丸。

1. 泛制法 取处方中部分药材煎出液或提取液浓缩成膏，作黏合剂，与另一些药材细粉，泛制成丸。或将稠膏与药材细粉均匀混合成块状物，干燥，粉碎成细粉，再用水或不同浓度的乙醇为润湿剂泛制成丸。一般说来，处方中膏少粉多时宜用前法，膏多粉少时宜用后法。

2. 塑制法 取处方中部分药材煎出液或提取液浓缩成膏作黏合剂，蜜丸须另加炼蜜，与另一部分药材细粉混合均匀，制成丸块，制丸条，分粒，搓圆。

五、丸剂的包衣技术

在丸剂的表面上包裹一层物质，使之与外界隔绝的操作称为包衣或上衣，包衣后的丸剂称为包衣丸剂。

（一）丸剂的包衣目的

1. 防止主药氧化变质或挥发。

2. 掩盖恶臭、异味，使丸面平滑美观，便于吞服。

3. 防止吸湿及虫蛀。

4. 根据医疗的需要，将处方中一部分药物作为包衣材料包于丸剂的表面，在服用后首先起作用。

5. 包肠溶衣后，可使丸剂安全通过胃，至肠内再溶散。

（二）丸剂包衣的种类

丸剂包衣的种类甚多，主要归纳为以下几类。

1. 药物衣 包衣材料是丸剂处方的组成部分，有明显的药理作用，用以包衣既可首先发挥药效，又可保护丸粒、增加美观。①朱砂衣，如痧药、七珍丸、梅花点舌丸等；②甘草衣，如羊胆丸等；③黄柏衣，如四妙丸等；④雄黄衣，如痢气丹、化虫丸等；⑤青黛衣，如当归龙荟丸、千金止带丸等；⑥百草霜衣，如六神丸、麝香保心丸等；⑦滑石衣，如分清五苓丸、防风通圣丸、茵陈五苓丸等；⑧其他，如礞石滚痰丸（礞石衣）、烂积丸（红曲衣）、海马保肾丸（牡蛎衣）、局方至宝丹（金箔衣）等。

2. 保护衣 选取处方以外，不具明显药理作用，且性质稳定的物质作为包衣材料，使主药与外界隔绝而起保护作用。①糖衣，如安神补心丸、安神丸等；②薄膜衣，如以无毒的医用高分子材料丙烯酸甲酯和甲基丙烯酸甲酯等为原料，在沸腾床内将大蜜丸包薄膜衣，又如以干酪素为原料将蜜丸包薄膜衣等。

3. 肠溶衣 选用适宜的材料将丸剂包衣后使之在胃液中不溶散而在肠液中溶散。丸剂肠溶衣主要材料如虫胶、苯二甲酸醋酸纤维素（CAP）等。

（三）丸剂包衣的方法

1. 包衣原材料的准备

（1）包衣材料：包衣前制成极细粉（过 120～140 目筛），才能容易黏着和使丸面光滑。

（2）"素丸"要求：待包衣的丸粒俗称"素丸"。丸粒包衣过程中需长时间撞动摩擦，故"素丸"中除蜜丸外应充分干燥，使之有一定的硬度，以免包衣时碎裂变形，或在包衣后干燥时衣层发生皱缩或脱壳。蜜丸当其表面呈润湿状态时具有一定的黏性，撒布包衣药粉经撞动滚转即能黏着于丸粒表面。其他"素丸"包衣时尚需用适宜的黏合剂，使丸粒表面均匀润湿后方能黏着衣粉。常用的黏合剂如10%～20%的阿拉伯胶浆或桃胶浆、10%～12%的糯米粉糊、单糖浆及混合浆等。

2. 包衣方法

（1）药物衣：以朱砂衣为例简述如下。

1）蜜丸包朱砂衣，将蜜丸置于适宜的容器中，用力使容器往复摇动，逐步加入朱砂极细粉，使均匀撒布于丸剂表面，利用蜜丸表面的滋润性将朱砂极细粉黏着而成衣。朱砂的用量一般为干丸重量的5%～17%，视丸粒的大小而不同，小蜜丸因其总表面积较大而用量比较多，但也不宜过多，以免不易全部黏着在丸面上，而且容易脱落。若朱砂在处方中的含量超过包衣用量时，应将多余部分与其他组分掺合在丸块中。

2）水丸包朱砂衣者为最多。包衣时将干燥丸剂置包衣锅中，加黏合剂适量进行转动、摇摆、撞击等操作，当丸粒表面均匀润湿后，缓缓撒入朱砂极细粉。如此反复操作5～6次，至将全部丸粒包严，规定量的朱砂包完。取出丸剂低温干燥（一般风干即可），再放入包衣锅或溜袋（约长3m，宽30～40cm的布袋）内，并加入适量虫蜡粉，转动包衣锅或牵拉溜袋，让丸粒互相撞击摩擦，使丸粒表面光亮，即可取出分装。朱砂极细粉的用量一般为干丸重量的10%左右。

（2）糖衣、薄膜衣、肠溶衣：其包衣方法与片剂相同，详见片剂的包衣。

考点：水丸、蜜丸、水蜜丸、浓缩丸的定义，水丸、蜜丸、水蜜丸、浓缩丸的制备

第3节　滴丸剂生产技术

一、概　　述

（一）定义

滴丸系指固体或液体药物与基质加热熔化混匀后，滴入不相混溶的冷凝液中，收缩冷凝而制成的制剂。

这种滴法制丸的过程，实际上是将固体分散体制成滴丸的形式。滴丸主要供口服，亦可供外用（如度米芬滴丸）和局部使用（如耳鼻、直肠、阴道的滴丸），还有眼用圆片状滴丸。

（二）特点

滴丸是在中药丸剂基础上发展起来的滴制丸剂，具有传统丸剂没有的多种优点，目前发展非常迅速。滴丸的主要特点是如下所示。

1. 疗效迅速，生物利用度高，副作用小，可成为高效、速效的制剂。例如，螺内酯及灰黄霉素滴丸的剂量只需要微粉片剂的一半。

2. 液体药物可制成固体滴丸，便于服用和运输，如满山红油滴丸及芸香油滴丸等。

3. 因为主药分散度大且被大量基质所包围，挥发性药物或易氧化等不稳定药物制成滴丸，能增加药物稳定性。

4. 滴丸也可包衣，制成肠溶性或缓释性制剂。

5. 某些液体药物也可以制成固体滴丸，方便服用、运输和储存。

6. 滴丸的工序少，生产周期短，自动化程度高，生产设备简单，操作方便。

7. 滴丸亦可利用不同基质制成缓释或控释作用的滴丸。但是目前可供使用的基质品种少，且一般仅适宜于剂量小的药物，尚难滴制大丸（一般丸重不超过100mg），因而使滴丸发展速度受到限制。

二、滴丸的制备

滴制法是20世纪50年代兴起的制剂新技术，与传统制丸相比，具有许多优点：生产车间无粉尘，有利于劳动保护；设备简单，操作方便；工序少，生产周期短；可以连续化、自动化生产，效率高、

成本低；产品外观好，丸重差异小，剂量准确；产品质量易控制。目前滴制法不仅能制成球形丸剂，而且能制成椭圆形、橄榄形、圆片形等异形丸剂。

（一）基质和冷凝液的选择原则

1. 基质　滴丸中除主药以外的赋形剂均称为基质。

（1）滴丸基质的要求：尽可能选择与主药性质相似的物质作基质，但要求与主药不发生化学反应，不影响主药的疗效和检测，对人体无害，并要求熔点较低，在 60～100℃条件下能熔化成液体，遇冷又能立即凝成固体（在室温下仍保持固体状态）。

（2）滴丸基质的种类：基质分为水溶性及非水溶性两大类。①水溶性基质：常用的水溶性基质有聚乙二醇类、硬脂酸钠、聚氧乙烯单硬脂酸酯（S-40）、甘油明胶等。聚乙二醇无生理活性，易溶于水，对药物有助溶作用，同时还能吸附部分液体，是目前较为理想的一类水溶性基质。②非水溶性基质：非水溶性的基质有硬脂酸、单硬脂酸甘油酯、虫蜡、氢化植物油等。

2. 冷凝液　根据主药和基质的性质选用冷凝液。

（1）滴丸冷凝液的要求：冷凝液必须安全无害；既不与主药相混溶，也不与基质、药物发生作用，不破坏疗效；要有适当的密度，即与液滴密度相近，以利于液滴逐渐下沉或缓缓上升，充分凝固，丸形才圆整；有适当的黏度，使液滴与冷却剂间的黏附力小于液滴的内聚力而能收缩凝固成丸。

（2）滴丸冷凝液的种类：冷凝液分两类，一是水性冷凝液，常用的有水或不同浓度的乙醇等，适用于非水溶性基质的滴丸；二是油性冷凝液，常用的有液状石蜡、二甲硅油、植物油、汽油或它们的混合物等，适用于水溶性基质的滴丸。

（二）制备滴丸的设备和方法

工业生产滴丸的设备主要是用滴丸机。滴丸机主要部件有滴管系统（滴头和定量控制器）、保温设备（带加热恒温装置的储液槽）、控制冷凝液温度的设备（冷凝柱）及滴丸收集器等。型号规格多样，有单滴头、双滴头和多至 20 个滴头的，可根据情况选用。设备如图 10-3 所示。

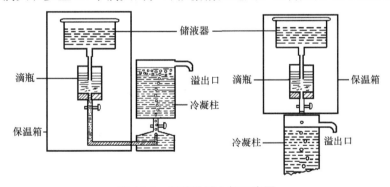

图 10-3　单滴头滴丸机示意图

滴丸的滴制方法有两种：一是上滴法（从下向上滴）；二是下滴法（从上向下滴）。以单滴头滴丸机为例，滴制流程如下所示。

（1）将主药溶解、混悬或乳化在适宜的基质内制成药液。

（2）将药液移入加料漏斗，80～90℃保温。将主药溶解、混悬或乳化在适宜的基质内制成药液。

（3）选择合适的冷凝液，加入滴丸机的冷凝柱中。

（4）将保温箱调至适宜温度（80～90℃，依据药液性状和丸重大小而定），开启吹气管及吸气管；关闭出口，药液滤入储液瓶内；待药液滤完后，关闭吸气管，由吹气管吹气，使药液虹吸进入滴瓶中，至液面淹没到虹吸管的出口时即停止吹气，关闭吹气管，由吸气管吸气以提高虹吸管内药液的高度。当滴瓶内液面升至一定高度时，调节滴管口的玻璃旋塞，使滴出速度为每分钟 92～95 滴，滴入（或上浮至）已预先冷却的冷凝液中冷凝，收集，即得滴丸。如交替使用两个储液瓶时，滴制过程就可连续进行。

（5）取出丸粒，清除附着的冷凝液，剔除废次品。

（6）干燥、包装即得。根据药物的性质与使用、储藏的要求，在滴制成丸后亦可包糖衣或薄膜衣。

三、滴丸质量控制要点

（一）丸重

制作滴丸时药液自滴管口自然滴出，液滴的重量即是丸重。丸重与滴管的口径和药液的表面张力有关。在药液的温度和滴速不变的情况下，滴管口的半径是决定丸重的主要因素。理论丸重=$2\pi r\sigma$，其中 r 是滴管口半径、σ 是药液的表面张力。滴制的实际丸重，仅为理论丸重的 60%，尚有约 40% 的量未滴下，这未滴下的存留量与滴速有关，滴速快，存留量小，丸重大，反之丸重小。

影响丸重的因素很多，如滴管口的半径应大小适宜；操作时药液应保持恒温（表面张力与温度有关，假如温度高，σ 小，丸重也减小）；滴管口与冷凝液面的距离宜控制在 5cm 以下，使液滴在滴下与液面接触时不易跌散而产生细粒。有的滴丸改为滴管口浸入冷凝液中滴制，可增加丸重，如芸香油滴丸。

（二）圆整度

滴丸的圆整度受下列因素的影响。

1. 液滴在冷凝液中移动的速度　移动越快，受重力（或浮力）的影响越大，越容易成扁形。液滴与冷凝液的相对密度相差大或冷凝液的黏度小都能增加移动速度，影响圆整度。

2. 冷凝液上部的温度　液滴经空气到达冷凝液的液面时被碰成扁形，并带着空气进入冷凝液，在下降时逐渐收缩成圆形，并逸出所带的空气。如冷凝液上部温度太低，液滴未收缩成圆形前就凝固了，致不圆整；气泡未逸出则产生空洞；或气泡虽已逸出却带出少量药液未能收缩致使滴丸带有"尾巴"。冷凝液上部的温度宜在 40℃ 左右。

3. 液滴的大小　液滴大小不同，比表面积不同，小丸比面积大，成形力大，因此小丸的成形圆整度比大丸好，小丸在 70mg 左右圆整度优于大丸。

（三）滴丸制备案例

芸香油滴丸的制备

【处方】　芸香油 835g；硬脂酸钠 100g；虫蜡 25g；水 40g。

【制法】　将以上三种药物放入烧瓶中，摇匀，加水后再摇匀，装上回流冷凝器，振摇下 100℃ 加热，全部熔化后冷至 77℃，移入储液罐内；药液保持 65℃ 由滴管滴出，滴入含 1% 硫酸的冷却水溶液中，滴丸成形后取出，放入冷水浸洗，再倒入垫有吸水纸的盘内，吸去水迹，即得。

【注意事项】　本例有两个特殊之处，一是药液的比重轻于冷凝液，所以应用上滴法滴制设备和方法；二是冷凝液中含有硫酸，能与液滴和丸粒表面的硬脂酸钠反应生成硬脂酸，于是在滴丸表层形成一层硬脂酸（掺有虫蜡）的薄壳，制成肠溶性滴丸。因而避免了芸香油对胃的刺激作用，减少了它的恶心、呕吐等不良反应。

考点： 滴丸的定义、特点，滴丸的制备

第 4 节　丸剂的质量评价、包装、储存技术

一、丸剂的质量评价

为了确保丸剂的质量和临床疗效，并使其在储存、运输过程中不变质，在丸剂制成后必须进行质量检查并评价。其检查项目如下所示。

（一）外观检查

丸剂外观应圆整均匀，色泽一致，大蜜丸和小蜜丸应细腻滋润，软硬适中。

（二）水分

取供试品按照《中国药典》（2020 年版）水分测定法（通则 0832）测定，除另有规定外，大蜜丸、小蜜丸、浓缩蜜丸中所含水分不得超过 15.0%，水蜜丸、浓缩水蜜丸不得超过 12.0%，水丸、糊丸或浓缩水丸不得超过 9.0%，微丸按其所属类型的规定判断。蜡丸不检查水分。

（三）重量差异

1. 除另有规定外，滴丸照下述方法检查，应符合表 10-1 规定。检查法取供试品 20 丸，精密称定总重量，求得平均丸重后，再分别精密称定每丸的重量。每丸重量与标示丸重相比较（无标示丸重的，与平均丸重比较），按表 10-1 中的规定，超出重量差异限度的不得多于 2 丸，并不得有 1 丸超出限度 1 倍。

2. 除另有规定外，糖丸照下述方法检查，应符合规定。检查法取供试品 20 丸，精密称定总重量，求得平均丸重后，再分别精密称定每丸的重量。每丸重量与标示丸重相比较(无标示丸重的，与平均丸重比较)，按表 10-2 中的规定，超出重量差异限度的不得多于 2 丸，并不得有 1 丸超出限度 1 倍。

表 10-1　滴丸重量差异限度

标示丸重或平均丸重	重量差异限度
0.03g 或 0.03g 以下	±15%
0.03g 以上至 0.1g	±12%
0.1g 以上至 0.3g	±10%
0.3g 以上	±7.5%

表 10-2　糖丸剂重量差异限度

标示丸重或平均丸重	重量差异限度
0.03g 或 0.03g 以下	±15%
0.03g 以上至 0.3g	±10%
0.3g 以上	±7.5%

3. 除另有规定外，其他丸剂照下述方法检查，应符合规定。检查法以 10 丸为 1 份(丸重 1.5g 及 1.5g 以上的以 1 丸为 1 份)，取供试品 10 份，分别称定重量，再与每份标示重量（每丸标示量×称取丸数）相比较（无标示重量的丸剂，与平均重量比较），按表 10-3 规定，超出重量差异限度的不得多于 2 份，并不得有 1 份超出限度 1 倍。

表 10-3　除滴丸和糖丸以外的丸剂重量差异限度

标示总量	重量差异限度
0.05g 或 0.05g 以下	±12%
0.05g 以上至 0.1g	±11%
0.1g 以上至 0.3g	±10%
0.3g 以上至 1.5g	±9%
1.5g 以上至 3g	±8%
3g 以上至 6g	±7%
6g 以上至 9g	±6%
9g 以上	±5%

（四）溶散时限

除另有规定外，取供试品 6 丸，照《中国药典》（2020 年版）丸剂通则项下检查，应符合规定。蜡丸照崩解时限检查法（通则 0921）片剂项下的肠溶衣片检查法检查，应符合规定。

注：包糖衣丸剂应检查丸芯的重量差异并符合规定，包糖衣后不再检查重量差异，其他包衣丸剂应在包衣后检查重量差异并符合规定；凡进行装量差异检查的单剂量包装丸剂及进行含量均匀度检查的丸剂，一般不再进行重量差异检查。

（五）装量差异

表 10-4　单剂量分装丸剂的装量差异限度

标示装量	装量差异限度
0.5g 或 0.5g 以下	±12%
0.5g 以上至 1g	±11%
1g 以上至 2g	±10%
2g 以上至 3g	±8%
3g 以上至 6g	±6%
6g 以上至 9g	±5%
9g 以上	±4%

除糖丸外，单剂量包装的丸剂，照下述方法检查应符合规定。检查法取供试品 10 袋（瓶），分别称定每袋（瓶）内容物的重量，每袋（瓶）装量与标示装量相比较，按表 10-4 规定，超出装量差异限度的不得多于 2 袋(瓶)，并不得有 1 袋(瓶)超出限度 1 倍。

二、丸剂的包装

适宜的包装是保证丸剂质量的重要措施，丸剂包装的原则是密封、防潮、遮光，毒剧药品应有相应安全包装措施。

丸剂按包装剂量分类有多剂量和单剂量两种形式。

（一）多剂量包装

多剂量包装系指将几十粒药丸包装在一个容器中，多用于水丸、浓缩丸等丸剂包装。常见生产中使用的多剂量包装容器有玻璃瓶、塑料瓶（盒）。

（二）单剂量包装

单剂量包装主要分为泡罩式（亦称水泡眼）包装和独立包装两种形式，均指将丸剂单个包装，使每个药丸均处于密封状态，提高了对产品的保护作用，也可杜绝交叉污染。另外，亦使患者用起来更为方便。

1. 泡罩式包装　其底层材料（背衬材料）为无毒铝箔与聚氯乙烯的复合薄膜，形成水泡眼的材料为硬质聚氯乙烯，硬质聚氯乙烯经红外加热器加热后在成型滚筒上形成水泡眼，药丸进入水泡眼后，即可热封成泡罩式的包装。

2. 独立包装　以塑壳及蜡为材料，热熔封包，是手工制作的单丸包装，如安宫牛黄丸的特征性包装。与泡罩式包装比较，成本较高、费工费时。

三、丸剂的储存及养护

丸剂的品质变异多见于受环境因素的影响，出现质变，如虫蛀、霉变、跑味、风化、潮解溶化等，须根据中药的品种、存量、季节及设备等条件，因地制宜地运用现代科学的方法研究中药储存与养护，确保药品质量。

自测题

一、名词解释

1. 丸剂　　2. 浓缩丸

二、选择题

【A型题】

1. 下列有关丸剂特点叙述错误的是（　　）
   A. 溶散、释放药物快
   B. 适用于慢性病
   C. 为重要的传统中药剂型
   D. 操作不当易影响溶散、崩解
   E. 成品难符合药品卫生标准

2. 下列不适宜作为水丸赋形剂的是（　　）
   A. 纯化水　　B. 黄酒　　C. 淀粉浆
   D. 米醋　　E. 药汁

3. 对水丸特点叙述不当的是（　　）
   A. 表面致密不易吸潮
   B. 可掩盖不良气味
   C. 药物的均匀性及溶散时间不易控制
   D. 生产设备简单，操作烦琐
   E. 溶散、显效慢

4. 正确的水丸制备工艺流程是（　　）
   A. 起模→泛制成型→盖面→干燥→选丸→包衣→打光→质检→包装
   B. 起模→泛制成型→干燥→盖面→选丸→包衣→打光→质检→包装
   C. 泛制成型→干燥→选丸→盖面→包衣→打光→质检→包装
   D. 起膜→泛制成型→盖面→选丸→包衣→打光→质检→包装
   E. 泛制成型→盖面→干燥→选丸→包衣→打光→质检→包装

5. 下列除哪个外均可用作水丸的赋形剂（　　）
   A. 冷开水　　B. 黄酒　　C. 米醋
   D. 液状石蜡　　E. 猪胆汁

6. 水丸起模的操作过程是（　　）
   A. 将药粉加入逐渐泛制成成品
   B. 加润湿剂逐渐泛制的过程
   C. 将药粉制成直径 0.5～1.0mm 大小丸粒的过程
   D. 使表面光洁的过程
   E. 将成形的药丸进行筛选，除去大小不规则的丸粒的过程

7. 水丸盖面操作的目的是（　　）
   A. 使丸粒增大
   B. 使丸粒表面光洁、致密、色泽均匀
   C. 使丸粒崩解时限延长
   D. 使丸粒崩解时限缩短
   E. 使丸粒含菌量降低

【X型题】

8. 水丸成形操作中应注意的是（　　）
   A. 加水量以丸粒表面润湿而不粘连为度
   B. 加粉量以能被润湿的丸粒完全吸附为宜
   C. 起模加大过程中产生的歪粒、粉块应筛去
   D. 处方中若含芳香挥发性或刺激性较大的药粉，最好泛于丸粒中层
   E. 含朱砂、硫黄等药物的丸剂不能用铜制锅

9. 制备蜜丸时炼蜜的目的为（　　）
   A. 除去杂质　　B. 破坏酶类　　C. 杀死微生物
   D. 适当减少水分　　E. 增加黏合力

10. 含毒剧药或刺激性药物宜制成（　　）
    A. 水丸　　B. 浓缩丸　　C. 糊丸
    D. 蜡丸　　E. 滴丸

（石丽莉）

第11章

外用膏剂制剂技术

第1节 外用膏剂生产基础知识

一、外用膏剂的含义、特点与分类

（一）含义

外用膏剂指采用适宜的方法将基质与原料药物制成主要供外用的半固体或近似固体的一类制剂。外用膏剂广泛应用于皮肤科与外科，涂布或粘贴于皮肤、黏膜或创面上，起保护创面、消炎止痒、润滑皮肤和局部治疗作用，有的还可以透过皮肤或黏膜起全身治疗作用。

（二）特点

外用膏剂的给药方法和作用方式，使其具有以下特点：①可免受消化液、pH、胃肠道消化酶、食物等诸多因素的影响，避免胃肠道的破坏和肝脏的首过效应，减少用药的个体差异，提高了药物的生物利用度；②可直接作用于皮肤，发挥局部治疗作用；③药物可持续扩散入血液循环，发挥较长的作用时间，延长给药间隔，减少用药次数，提高患者用药的依从性；④可根据需要控制药物进入体内速率，维持恒定的有效血药浓度，避免其他给药方式引起的血药浓度峰谷现象；⑤操作简单，使用方便，患者可以自主用药，也可随时终止用药，减少药物不良反应，特别适合婴幼儿、老人或不宜口服的患者。

（三）分类

外用膏剂按基质、形态不同，分为如下两类。

1. **软膏剂** 软膏剂指原料药物与适宜基质混匀制成的均匀的半固体外用制剂。这类半固体制剂对皮肤有保护、润滑及局部治疗作用。根据基质组成不同，可分为油脂性基质、乳剂型基质和水溶性基质软膏。根据分散系统可分为溶液型、混悬型和乳剂型软膏。类似软膏的还有糊剂、凝胶剂与涂膜剂等。

2. **硬膏剂** 硬膏剂指原料药物溶解或混匀于黏性基质制成的近似固体的片状制剂，起局部治疗或全身治疗作用。按基质组成可分为以下几种。

（1）膏药：以高级脂肪酸铅盐为基质的外用膏剂，如黑膏药、白膏药等。

（2）贴膏剂：指适宜的基质和基材制成的供皮肤贴敷的片状外用制剂。①橡胶硬膏（以橡胶为主要基质）；②巴布膏剂（以亲水性高分子材料为基质）；③透皮贴剂（以高分子材料为基质）。

二、外用膏剂的经皮吸收机制与影响因素

（一）外用膏剂的经皮吸收机制

外用膏剂的经皮吸收指药物通过皮肤进入血液循环的过程，包括药物的释放、穿透及吸收进入血液循环三个阶段。释放系指药物从基质中脱离出来并扩散到皮肤或黏膜表面；穿透指药物通过表皮进入真皮、皮下组织，对局部组织起治疗作用；吸收指药物通过皮肤微循环或与黏膜接触后通过血管或淋巴管进入体循环而产生全身治疗作用。

（二）影响经皮吸收的因素

药物的经皮吸收是一个复杂的过程，受药物、基质、皮肤等多种因素影响。

1. 皮肤条件　皮肤生理条件不同，各部位皮肤角质层的厚度、毛孔的多少、皮肤附属器密度不同，药物的穿透吸收也不同，如皮肤湿度越大，越有利于角质层水合作用，提高药物在皮肤中的透过率。

2. 药物性质　脂溶性药物比水溶性药物更易穿透皮肤，分子型药物比离子型药物透皮性能好，小分子量药物容易扩散吸收，分子量大于600的药物较难透过角质层，因此外用膏剂宜选用分子量小、药理作用强的小剂量药物。

3. 基质性质　基质的组成如与皮脂分泌物极性相似，有利于药物吸收，基质的pH影响酸性和碱性药物的穿透与吸收。

4. 渗透促进剂　渗透促进剂指能促进药物穿透皮肤、降低药物通过皮肤阻力，又不损伤任何人体活性细胞的一类物质。常用的渗透促进剂有六类：①二甲亚砜及其类似物；②月桂氮䓬酮及其同系物；③醇类化合物；④表面活性剂；⑤中药挥发油；⑥其他类。

5. 物理方法促进渗透　本法特别适用于渗透促进剂效果不佳的药物，如多肽类和离子型药物。物理方法包括离子导入法、超声波导入法、电致孔导入法、微针法。

6. 其他因素　药物浓度、用药面积、应用次数及时间等一般与药物的吸收量成正比。其他如温度、相对湿度、局部摩擦、脱脂等均有助于药物的透皮吸收。

考点： 外用膏剂定义及分类，外用膏剂的经皮吸收机制与影响因素

第2节　软膏剂与乳膏剂、眼膏剂、凝胶剂生产技术

一、软膏剂与乳膏剂

（一）概述

1. 类型　依据原料药物在基质中分散状态不同，软膏剂分为溶液型软膏剂和混悬型软膏剂。溶液型软膏剂为原料药物溶解（或共熔）于基质或基质组分中制成的软膏剂；混悬型软膏剂为原料药物细粉均匀分散于基质中制成的软膏剂。

乳剂型软膏剂又称乳膏剂，系指原料药物溶解或分散于乳剂型基质中形成的均匀半固体制剂。乳膏剂由于基质不同，可分为O/W型乳膏剂和W/O型乳膏剂。

软膏剂与乳膏剂主要起保护创面、润滑皮肤和局部治疗作用，主要用于慢性皮肤病，禁用于急性皮肤病。某些药物透皮吸收后，亦产生全身治疗作用，混悬型软膏剂主要起局部保护作用。

2. 质量要求　软膏剂、乳膏剂在生产与储藏期间其质量应符合下列有关规定。

（1）软膏剂、乳膏剂基质应均匀、细腻，涂于皮肤或黏膜上应无刺激性。软膏剂中不溶性原料药物，应预先用适宜的方法制成细粉，确保粒度符合规定。

（2）软膏剂、乳膏剂应具有适当的黏稠度，应易涂布于皮肤或黏膜上，不融化，黏稠度随季节变化应很小。

（3）软膏剂、乳膏剂应无酸败、异臭、变色、变硬等变质现象。乳膏剂不得有油水分离及胀气现象。

（4）用于创面的软膏应无菌。

（5）有良好的安全性，对皮肤无刺激性、无过敏性及其他不良反应。

（二）软膏剂的基质

软膏剂由药物、基质、附加剂组成。基质作为软膏剂的赋形剂和药物的载体，对软膏剂的质量、理化性质，以及药物的释放、吸收和疗效有重要影响。

理想的软膏剂基质应具备下列要求：①黏度适宜，润滑易涂布，无刺激性；②性质稳定，能与多种药物配伍，与主药和附加剂均无配伍禁忌；③不妨碍皮肤的正常功能，有利于药物的释放吸收；④有吸水性，能吸收伤口分泌物；⑤易清洗，不污染衣物。目前软膏剂常用的基质主要有油脂性基质

和水溶性基质。

1. 油脂性基质　油脂性基质又称油膏基质，是一类强疏水性物质，包括动植物油脂、类脂、烃类及硅酮类等。此类基质的共同特点是润滑、无刺激性，涂于皮肤上能形成封闭性油膜，促进皮肤水合作用，对表皮增厚、角化、皲裂有软化保护作用，不易长菌，但油脂性基质释药性差，油腻及疏水性大，不易与水性液体混合，也不易用水洗除，故适用于慢性皮肤破损和某些感染性皮肤病的早期，不适用于有渗出液的创面，主要用于遇水不稳定的药物。

（1）烃类：烃类基质以凡士林为常用，固体石蜡与液状石蜡用以调节稠度。

1）凡士林：又称软石蜡，是液体烃类和固体烃类的半固体混合物，有较长的熔点距，熔程为 38～60℃。凡士林有黄、白两种。凡士林性质稳定，不酸败，无臭，无刺激性，特别适用于遇水不稳定的抗生素类药物。凡士林具有适宜黏稠性与涂展性，可单独用作软膏基质。凡士林油腻性大，涂在皮肤上形成封闭性油膜，可以保护皮肤和裂损伤面，并能减少皮肤水分的蒸发，促进皮肤水合作用。但这种封闭性油脂也妨碍水性分泌物的排出和热的发散，加之凡士林吸水性差，仅约能吸收其重量 5% 的水，故不适用于有大量渗出液的患处，不能配伍水性溶液。为改善其吸水性差，可加入适量羊毛脂、胆固醇或某些高级醇类。

2）石蜡与液状石蜡：石蜡为固体饱和烃混合物，无臭无味，熔程为 50～65℃，易溶于氯仿、乙醚、挥发油、矿物油、多数脂肪油等，微溶于无水乙醇。液状石蜡为液体饱和烃的混合物，无色透明，能与多数脂肪油或挥发油混合，主要用于调节软膏稠度或用以研磨药物粉末以利于与基质混合。

（2）类脂类：类脂可调节基质的稠度，以羊毛脂与蜂蜡应用较多，羊毛脂可增加基质的吸水性及稳定性。

1）羊毛脂：一般是指无水羊毛脂，为淡棕黄色、黏稠、微具特殊臭味的半固体脂肪性物质混合物。羊毛脂具有良好的吸水性，但羊毛脂过于黏稠，常将羊毛脂吸收 30% 水分以改善黏稠度，称为含水羊毛脂。羊毛脂可吸收 2 倍的水而形成 W/O 型乳膏剂基质。本品由于黏性太大而很少单独使用，常与凡士林合用，以改善凡士林的吸水性和增加药物的渗透性。

2）蜂蜡与鲸蜡：蜂蜡有黄、白之分，其熔程为 62～67℃。鲸蜡熔程为 42～50℃。蜂蜡与鲸蜡均含少量的游离高级脂肪醇而具一定的表面活性作用，均不易酸败，为较弱的 W/O 型乳剂，在 O/W 型乳剂型基质中起稳定作用，常用于取代乳剂型基质中部分脂肪性物质以调节稠度、增加基质稳定性。

（3）硅油或硅酮：是不同分子量的聚二甲基硅氧烷的总称，黏度随分子量增大而增加，常用二甲硅油，为无色澄清的透明油状液体。其优良的疏水性和较小的表面张力使之具有很好的润滑作用且易涂布，不妨碍皮肤正常功能，常用于乳膏中作润滑剂，最大用量可达 10%～30%，也常与其他油脂性基质合用制成防护性软膏。硅酮对药物的释放与穿透皮肤性能较凡士林及羊毛脂快，对眼睛有刺激性，故不宜用作眼膏基质。

（4）油脂类：系从动物或植物中得到的高级脂肪酸甘油酯及其混合物。这类基质都具有不稳定的双键结构，储存中易受温度、光线和空气中的氧等因素的影响而易氧化酸败，需加抗氧剂和防腐剂，动物来源的油脂类已很少使用。不单独作软膏基质，有时将植物油与固体油脂基质合用，用以调节成适宜稠度的半固体，或将植物油氢化成半固体或固体的氢化植物油用作基质。中药油膏常用麻油与蜂蜡熔合作基质。植物油常用麻油、花生油、大豆油、橄榄油、菜籽油等。

2. 水溶性基质　水溶性基质包括天然的胶类、半合成的水溶性高分子物质和合成的水溶性高分子物质。本类基质无脂性，溶解后形成水凝胶，故又称凝胶类基质。水溶性基质能与水性体液混合，吸收组织渗出液，一般释药速度快，无油腻性，易涂展和洗除，对皮肤和黏膜无刺激性，可用于糜烂的创面和腔道黏膜。水溶性基质的缺点是润滑作用差，易失水干涸，常需加保湿剂与防腐剂。

（1）聚乙二醇：固体聚乙二醇与液体聚乙二醇适当比例配合可制得稠度适宜的软膏基质，可根据季节调节稠度。此类基质对人体无毒性和刺激性，化学性质稳定，耐热、不易酸败和发霉；聚乙二醇易溶于水，能与渗出液混合且易洗。但由于其较强的吸水性，用于皮肤常有刺激感和干燥感，长期应用可引起皮肤脱水干燥，不宜用于遇水不稳定的药物，与季铵盐类、羟苯酯类、山梨糖醇类、苯酚类有配伍变化。

（2）甘油明胶：是由明胶溶液与甘油混合制成，明胶 1%～3%，甘油 10%～20%，水占 70%～80%。本品遇热后易涂布，涂后形成一层保护膜。

（三）乳膏剂基质

乳膏剂基质为乳剂型基质，所形成基质的类型及原理与乳剂相似。常用的油相多数为半固体或固体，如石蜡、蜂蜡、高级醇（如十六醇、十八醇）、硬脂酸等，有时为调节基质稠度而加入液状石蜡、凡士林或植物油等。常用乳化剂有肥皂类、十二烷基硫酸钠、多元醇的脂肪酸酯（如单硬脂酸甘油酯）、吐温、壬烷基酚、乳化剂 OP 等。

W/O 型乳剂型基质能吸收部分水分，能缓慢蒸发，对皮肤有缓和的凉爽感，故有"冷霜"之称，该基质不易从皮肤上被水清洗；O/W 型乳剂型基质能与大量水混合，基质含水量较高，色白如雪，故有"雪花膏"之称，但是，O/W 型乳剂型基质外相含大量的水分，在储存过程中可能霉变，常需加入防腐剂，同时水分也易蒸发失散而使软膏变硬，故常需加入甘油、丙二醇、山梨醇等保湿剂，一般用量为 5%～20%。值得注意的是，O/W 型乳剂型基质制成的软膏剂在用于分泌物较多的病灶如湿疹时，其所吸收的分泌物可重新透入皮肤（反向吸收）而使炎症恶化，故需正确选择适应证。通常乳剂型基质可用于亚急性、慢性、无渗出的皮肤破损和皮肤瘙痒症，忌用于糜烂、溃疡、水疱及化脓性创面。

（四）软膏剂与乳膏剂的生产工艺及设备

溶液型或混悬型软膏剂采用研合法和熔和法加入药物，乳膏剂常在形成乳剂型基质过程中或形成乳剂型基质后加入药物，称为乳化法。

1. 基质的净化与灭菌　一般情况下，软膏剂中的基质需净化与灭菌。凡士林、液状石蜡等油脂性基质若纯净可以直接使用，但若混有异物或在大生产时都需先加热熔融后，用数层细布（绒布或绸布）或 120 目铜丝筛网趁热滤除去杂质；需灭菌的基质可再分别加热至 150℃灭菌 1 小时以上，并除去水分。

2. 软膏剂与乳膏剂中药物加入的方法　制备过程中药物通常按以下几种方法来处理。

（1）药物不溶于基质或需直接加入，应先制成细粉，并通过 100～120 目筛，然后将药粉先与少量基质或液体组分如液状石蜡、植物油、甘油等研匀成糊状，再与剩余基质混匀；或在不断地搅拌下，将药物细粉加至熔融的基质中，继续搅拌至冷凝即可。

（2）药物如溶于基质，油溶性药物溶于液体油脂性基质中，再与余下的油脂性基质混匀；水溶性药物用少量纯化水溶解，然后与水溶性基质混匀；也可以溶于少量水后，用吸水性较强的油脂性基质羊毛脂吸收，再加入油脂性基质混匀。

（3）处方中含有樟脑、薄荷脑、麝香草酚等共熔性成分时，可先研磨至共熔后再与基质混匀；单独使用时可用少量适宜溶剂溶解，再加入基质中混匀。

（4）某些在处方中含量较小的药物如皮质激素类、生物碱盐类等，可用少量适宜的溶剂溶解后，再加至基质中混匀。

（5）将易氧化、对热敏感和挥发性药物加入基质时，基质温度不宜过高，避免药物被破坏和损失。

（6）中药水煎液、流浸膏应适当浓缩后再与其他基质混匀。固体浸膏可加少量水或稀醇软化，研成糊状后与基质混匀。

3. 制备方法及设备

（1）研合法：指将药物细粉用少量基质研匀或用适宜液体研磨成细糊状，再用等量递加法加入其余基质研匀的方法。基质为油脂性的半固体时，可直接采用研合法。此法适用于小量制备，且药物为不溶于基质者。可用软膏刀在陶瓷或玻璃的软膏板上调制，也可在乳钵中研磨制得。

（2）熔和法：指油脂性基质先加热熔化，再将其他成分分次加入，边加边搅拌，直至冷凝的制备方法。油脂性基质大量制备时，常用熔和法，特别适用于固体成分的基质和药物的熔点不同，在常温下不能均匀混合的软膏。通常先将高熔点基质加热熔化，再按熔点高低顺序依次加入其他组分，熔合成均匀基质，最后加入药物，搅拌混匀。药物不溶于基质者，必须先研成细粉筛入熔化的基质中，搅拌混合均匀，若不够细腻，需要通过研磨机进一步研匀，使无颗粒感。生产中常用三滚筒软膏研磨机，其主要构造由三个平行的滚筒和传动装置组成，第一与第二两个滚筒上装有加料斗，滚筒间的距离可调节。操作时滚筒如图 11-1 所示方向，以不同的速度转动，转动较慢的滚筒 1 上的

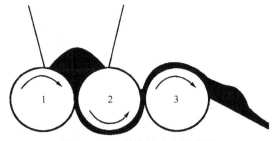

图 11-1　滚筒旋转方向示意图

软膏能被速度较快的中间滚筒 2 带动，并被另一个速度更快的滚筒 3 卷过来，经过刮板而进入接收器中，软膏受到挤压和研磨，固体药物被研细且与基质混匀。油脂性基质的软膏主要采用研合法和熔和法。

（3）乳化法：将处方中的油脂性和油溶性成分（如凡士林、羊毛脂、硬脂酸、高级脂肪醇、单硬脂酸甘油酯等）加热至 80℃ 左右熔化，用细布滤过，制成油相；另将水溶性成分（如硼砂、氢氧化钠、三乙醇胺、月桂醇硫酸钠、保湿剂及防腐剂等）溶于水，热至较油相温度略高（防止两相混合时油相中的组分过早析出或凝结），制成水相；将水相逐渐加入油相中，边加边搅拌至冷凝，不溶于水相和油相的成分最后加入，搅拌均匀。

乳化法中水、油两相的混合方法有如下三种。①分散相加到连续相中，适用于含小体积分散相的乳剂系统。②连续相加到分散相中，适用于多数乳剂系统。如制备 O/W 型乳剂型基质时，水相在搅拌下缓缓加入油相内，开始时水相的浓度低于油相，形成 W/O 型乳剂，当更多水加入时，乳剂黏度继续增加，直到 W/O 型乳剂的体积扩大到最大限度，超过此限，乳剂黏度降低，发生转型而转成 O/W 型乳剂，使内相（油相）更细腻地分散。大量生产时由于油相温度不易控制均匀冷却，或两相混合时搅拌不均匀而使形成的基质不够细腻，因此在温度降低至 30℃ 时再通过胶体磨或软膏研磨机使更细腻均匀。③两相同时混合，适用于连续的或大批量的操作，需要一定设备如输送泵、连续混合装置。

图 11-2 为乳剂型软膏基质生产设备流程示意图，操作时将通蒸汽的蛇形管放入凡士林桶中，待凡士林完全熔化后，通过泵将其抽入夹层锅中，夹层通蒸汽 150℃ 灭菌 1 小时，然后通过布袋过滤，再用泵抽入保温储油槽中；配制前，先将油通过滤网接头滤入磅秤上的桶中，称重后再通过另一滤网接头滤入配料锅中，在搅拌下加入药物，并通过齿轮泵将物料不断循环，如此回流约 1 小时后将软膏

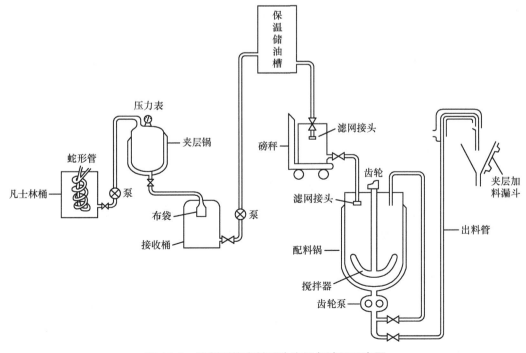

图 11-2　乳剂型软膏基质生产设备流程示意图

通过出料管输入自动软膏锡管填充机的夹层加料漏斗中进行填充。此装置中的各段输送管道应考虑其加热和保温，以防冬季生产时管道被凝冻的凡士林阻塞。

（五）软膏剂制备案例

乳剂型基质软膏

康 妇 软 膏

【生产处方】 白芷 145g；蛇床子 145g；花椒 145g；青木香 30g；冰片 30g；硬脂酸 170g；液体石蜡 250g；羊毛脂 20g；三乙醇胺 20g；甘油 50ml；尼泊金甲酯 1g；纯化水适量加至 1000g。

【制备流程】 除冰片外，其余四味药用水蒸气蒸馏，收集芳香水和水煎液，芳香水重蒸馏，得精馏液；水煎液滤过，滤液浓缩至相对密度约为 1.20（25℃），加乙醇至含醇量 70%，静置，取上清液用 10%氢氧化钠溶液调 pH 至 8.0，静置过夜，回收乙醇，流通蒸汽灭菌 30 分钟，与精馏液合并，搅匀；冰片研碎成细粉，过筛。另将油相硬脂酸、羊毛脂、液状石蜡与水相三乙醇胺、甘油、纯化水分别加热至约 70℃，边搅拌边将水相加入油相，冷却至 40℃，加入适量防腐剂，搅匀，制成基质。取上述药液，加热至 55℃，加入基质搅匀，加冰片细粉搅匀，使色泽一致，制成软膏 1000g，分装，即得。

【功能与主治】 祛风燥湿，止痒杀虫，防腐生肌。用于外阴炎、外阴溃疡或阴道炎等引起的外阴或阴道充血、肿胀、灼热、疼痛，分泌物增多或局部溃疡、糜烂、瘙痒等。

（五）软膏剂的质量评价

根据《中国药典》（2020 年版）和产品注册标准，软膏剂应做主药含量、性状、粒度、装量、微生物限度和无菌等项目检查。此外，软膏剂的质量评价还包括软膏剂的物理性质、刺激性、稳定性等方面检查。

1. **粒度** 除另有规定外，混悬型软膏剂、含饮片细粉的软膏剂照下述方法检查，应符合规定：取供试品适量，置于载玻片上涂成薄层，薄层面积相当于盖玻片面积，共涂 3 片，照《中国药典》（2020 年版）粒度和粒度分布测定法（通则 0982 第一法）测定，均不得检出大于 50μm 的粒子。

2. **装量** 照《中国药典》（2020 年版）最低装量检查法（通则 0942）检查，应符合规定。

3. **无菌** 用于烧伤[除程度较轻的烧伤（Ⅰ° 或浅Ⅱ° 外）]或严重创伤或临床必须无菌的软膏剂与乳膏剂，照《中国药典》（2020 年版）无菌检查法（通则 1101）检查，应符合规定。

4. **微生物限度** 除另有规定外，依据《中国药典》（2020 年版）微生物限度检查法检查，应符合规定。

5. **主药含量** 一般软膏剂应按《中国药典》（2020 年版）产品注册标准要求测定主药含量，测定时多采用适宜的溶剂将药物溶解提出，再进行含量测定。

6. **物理外观** 软膏外观要求色泽均匀一致，质地细腻，无粗糙感，无污物，无酸败、变色、变硬、熔化、油水分离等变质现象。

（六）软膏剂的包装与储存

1. **包装材料与方法** 常用的包装容器有锡管、塑料盒、金属盒等。药厂大量生产多采用软膏管（锡管、铝管或塑料管等）包装，使用方便，密封性好，不易污染。塑料管质地轻，性质稳定，弹性大而不易破裂，但对气体及水分有一定通透性，且不耐热，易老化。软膏剂包装用容器不能与药物发生理化作用，若锡管与软膏成分起作用时可在锡管内涂一层蜂蜡与凡士林（6∶4）的熔合物隔离，铝管内可涂环氧酚醛型树脂保护层以避免药物与铝管发生作用。

2. **软膏的储存** 除另有规定外，软膏剂应避光密封储存。乳膏剂应避光密封置 25℃以下储存，不得冷冻。

二、眼 膏 剂

（一）眼膏剂的概述

眼膏剂系指由原料药物与适宜基质均匀混合，制成溶液型或混悬型膏状的无菌眼用半固体制剂。

眼膏剂应均匀、细腻，易涂布于眼部，便于药物分散和吸收，对眼部无刺激性，无细菌污染，不得检出金黄色葡萄球菌和铜绿假单胞菌。眼膏剂基质在配制前应过滤灭菌。药物制成眼膏剂，较一般滴眼剂的疗效持久且能减轻对眼球的摩擦。

（二）眼膏剂的基质

理想的眼膏剂基质应满足如下条件：①具有适宜的稠度、黏度和涂展性，有利于药物的释放和吸收；②能与药物溶液均匀混合；③与药物不发生配伍禁忌，久储稳定；④所用基质必须纯净且极细腻，无刺激性，无微生物污染；⑤应无视物模糊感和其他不良反应。眼膏剂常用的基质为凡士林 8 份、液状石蜡 1 份、羊毛脂 1 份混合而成，液状石蜡的量可根据气温适当增减。羊毛脂具有较强的吸水性和黏附性，使眼膏与药液及泪液容易混合，并易附着在眼黏膜上，在眼部作用时间持久，促进药物向眼黏膜渗透。根据需要眼膏剂中可加防腐剂等附加剂。剂量较小且性质不稳定的药物宜用此类基质制成眼膏剂。

（三）眼膏剂的制备

眼膏剂制备与一般软膏剂基本相同，因眼膏剂为无菌制剂，应在无菌条件下制备，一般在无菌操作室或无菌操作台上进行，灌装于灭菌容器，制备所用容器和包装材料均应灭菌，防止微生物污染。所用基质、药物、配制器械及包装容器等应灭菌。基质加热熔合后用细布保温滤过，150℃干热灭菌 1～2 小时。配制眼膏所用的器具以 70%乙醇溶液擦洗，或洗净后再以 150℃干热灭菌 1 小时。软膏管刷净后用 70%乙醇溶液或 1%～2%苯酚溶液浸泡，用时以灭菌纯化水冲洗，干燥。此外，也可用紫外线照射灭菌。

对药物的处理应注意如下问题。

1. 在水、液状石蜡或其他溶剂中溶解并稳定的药物，可先将药物溶于最少量溶剂中，再逐渐加入其余基质混匀。

2. 不溶性药物应先粉碎成极细粉，并通过九号筛，将药粉与少量液状石蜡或眼膏基质研成糊状，再分次加入其余基质研匀。

（四）眼膏剂的质量评价

根据《中国药典》（2020 年版）通则规定，眼膏剂质量评价包括粒度、金属性异物、装量差异、无菌等。

三、凝　胶　剂

（一）凝胶剂的概述

凝胶剂系指原料药物与能形成凝胶的辅料制成的具凝胶特性的稠厚液体或半固体制剂，除另有规定外，凝胶剂限局部用于皮肤及体腔，如鼻腔、阴道和直肠。乳剂型凝胶剂又称为乳胶剂；由高分子基质如西黄蓍胶制成的凝胶剂也可称为胶浆剂；小分子无机原料药物如氢氧化铝凝胶剂是由分散的药物小粒子以网状结构存在于液体中，属两相分散系统，也称混悬型凝胶剂，混悬型凝胶剂可有触变性，静止时形成半固体而搅拌或振摇时成为液体。

按基质不同凝胶可分为水性凝胶和油性凝胶，水性凝胶的特点是制备简单、使用方便、与用药部位亲和力强、滞留时间长、无油腻感、易涂布、易洗脱、不污染衣物、不妨碍皮肤正常功能、能吸收组织渗出液、不良反应小等。

（二）凝胶剂的基质

水性凝胶剂基质一般在水、甘油或丙二醇中加入纤维素衍生物、卡波姆、海藻酸钠、西黄蓍胶、明胶、淀粉、聚羧乙烯等制成；油性凝胶剂基质由液状石蜡与聚氧乙烯或脂肪油与胶体硅或铝皂、锌皂组成。水性凝胶剂基质黏度小，有利于药物尤其是水溶性药物的释放，缺点是润滑作用较差，易失水、霉变，须添加保湿剂和防腐剂，且用量较大，此外，还有添加抗氧剂、透皮吸收促进剂等附加剂。

1. 卡波姆　商品名为卡波普，按分子量不同有 Cb930、Cb934、Cb940 等规格，按黏度不同有 934、940、941、980、981、934P、974P 等规格。

卡波姆是白色疏松、酸性、引湿性强的粉末，可溶于水、稀乙醇和甘油，1%的水溶液 pH 为 2.5～3.0，黏性较低。卡波姆随着大分子物质逐渐溶解，黏度也逐渐上升，在低浓度时呈澄明溶液，在浓度较大时呈有一定强度和弹性的透明状凝胶，卡波姆在 pH 6～11 时黏度最大。本品制成的基质无油腻感，涂用润滑舒适，特别适用于脂溢性皮肤病。盐类电解质可使卡波姆凝胶的黏性下降，碱土金属离子及阳离子聚合物等可与之结合成不溶性盐，强酸也可使卡波姆失去黏性，须避免配伍使用。

2. 纤维素衍生物　纤维素衍生物在水中可溶胀或溶解形成具有一定黏度的凝胶基质。凝胶剂基质常用的纤维素行生物有甲基纤维素（MC）、羧甲基纤维素钠和羟丙基纤维素，常用的浓度为 2%～6%。甲基纤维素在冷水中溶胀呈澄明或乳白色的黏稠胶体溶液，不溶于热水及有机溶剂，温度上升，黏度下降，再加热胶化，冷却后再溶解。因此在配制甲基纤维素溶液时，将甲基纤维素加入 70℃左右的热水中，分散均匀，再加冷水混匀，即得澄明溶液。甲基纤维素 pH 范围为 2～12，对酸碱稳定，易霉变，需热压灭菌，与常用防腐剂有配伍变化。羟甲基纤维素钠在任何温度下均溶于水，1%的水溶液 pH 为 6～8。在 pH 低于 5 或高于 10 时黏度显著降低。此类基质涂布于皮肤时有较强黏附性，使皮肤失水干燥有不适感，常需加 10%～15%的甘油作保湿剂。羟甲基纤维素钠基质中常用 0.2%～0.5%尼泊金乙酯为防腐剂，不宜加硝（乙）酸苯汞及其他重金属盐作防腐剂，也不宜与阳离子型药物配伍，否则会与羟甲基纤维素钠形成不溶性沉淀物，影响防腐效果或药效。

3. 其他水性凝胶基质　其他水性凝胶基质还有甘油明胶、淀粉甘油、海藻酸钠、壳聚糖等。甘油明胶由 1%～3%明胶、10%～30%甘油与 70%～80%水加热而成，本品遇热后易涂布，能形成一层保护膜。淀粉甘油由 10%淀粉、2%苯甲酸钠、70%甘油及水加热制成。海藻酸钠浓度通常为 2%～10%，可加少量钙盐调节稠度。壳聚糖浓度通常为 3%～10%，因其价格相对较高，可将壳聚糖与海藻酸钠配伍使用。

（三）凝胶剂的制备

通常将基质材料在溶剂中溶胀，制成凝胶基质，再加入药物溶液及其他附加剂。水溶性药物可以先溶于部分水或甘油，必要时加热，水不溶性药物粉末与水或甘油研磨后，再与凝胶基质混合，搅匀即可。对有无菌度要求的凝胶剂，应注意无菌操作或采用适宜方法灭菌。制备时应考虑基质溶胀、溶解条件，加入药物、附加剂对基质凝胶的影响，当使用卡波姆为基质时，应考虑 pH 对基质稠度的影响等，同时也应注意基质与其他成分的配伍禁忌。

（四）凝胶剂制备案例

尼美舒利凝胶剂

【生产处方】　尼美舒利 10g；乙醇 50g；尼泊金乙酯 1g；丙二醇 100g；三乙醇胺 6.75g；卡波姆 10g；纯化水 1000g。

【制备流程】　将卡波姆与 500ml 纯化水混合溶胀制成半透明溶液，边搅拌边滴加三乙醇胺，加入尼美舒利溶于乙醇后的溶液并搅匀，再加入尼泊金乙酯溶于丙二醇后的溶液并搅匀，加入剩余量的纯化水，搅匀，即得。

（四）凝胶剂的质量评价

1. 要求　凝胶剂在生产与储存期间应符合如下要求。

（1）凝胶剂应细腻均匀，常温时保持胶状，不干涸、不液化。

（2）凝胶剂通常应检查 pH。

（3）除另有规定外，凝胶剂确定处方时，其处方的抑菌效力应符合《中国药典》（2020 年版）抑菌效力检查法的规定。

（4）除另有规定外，凝胶剂应避光密闭保存，且应防冻。

2. 装量　照《中国药典》（2020 年版）最低装量检查法检查，应符合规定。

3. 无菌　用于除程度较轻的 I°或浅 II°烧伤外的严重创伤的凝胶剂，符合《中国药典》（2020 年版）无菌检查法规定。

4. 微生物限度　除另有规定外，非无菌产品微生物限度检查应符合《中国药典》（2020 年版）微生物计数法、控制菌检查法及非无菌药品微生物限度标准。

考点： 软膏剂、乳膏剂、眼膏剂、凝胶剂定义，软膏剂、乳膏剂基质，软膏剂、乳膏剂、眼膏剂、凝胶剂制备工艺

第 3 节　贴膏剂生产技术

一、贴膏剂概述

（一）贴膏剂的含义

贴膏剂系指将原料药物与适宜的基质制成膏状物，涂布于背衬材料上供皮肤贴敷，可产生全身性或局部作用的一种薄片状制剂，贴膏剂包括凝胶贴膏（原巴布膏剂或凝胶膏剂）和橡胶贴膏（原橡胶膏剂）。

（二）贴膏剂的特点

贴膏剂在某些慢性病、长期疾病的预防、治疗和局部镇痛、消炎等方面提供了简单、方便、有效的给药方式，具有以下特点。

1. 药物经皮肤吸收产生疗效，能避免肝脏首过效应，避免药物在胃肠道被破坏，提高药物生物利用度。

2. 使用方便，可根据病情需要，可随时粘贴或撕除，提高患者依从性。

3. 部分发挥全身作用的透皮贴剂，药物可较长时间恒速释放，减少给药次数。

4. 作用强、剂量小的药物是制备贴膏剂的理想选择，但不适用于对皮肤有强烈刺激性、致敏性的药物。

二、橡 胶 贴 膏

（一）概述

橡胶贴膏指药材提取物、药物与橡胶等基质混匀后，涂布于背衬材料上制成的贴膏剂，含有药物的橡皮贴膏如伤湿止痛膏、神经性皮炎膏等。不含药物的橡皮贴膏，又称胶布膏。橡胶贴膏用于皮肤，可起固定敷料、保护创伤的作用。全身治疗橡皮贴膏主要起通络止痛、祛风散寒作用，多用于治疗跌打损伤、风湿痹痛等；局部治疗橡皮贴膏主要用于神经性皮炎、慢性湿疹、结节性痒疹、局限性银屑病和角化性皮肤病等。

（二）组成

橡胶贴膏由以下三部分组成。

1. 背衬材料　一般采用漂白细布，也有采用聚氯乙烯薄膜、人造纤维布、无纺布和薄纸等。

2. 膏料层　是主要组成部分，由基质、药物及其他辅助成分组成。基质主要包括以下成分。

（1）生橡胶：是基质主要原料，不透气，不透水，具有良好的黏性和弹性。

（2）增黏剂：常用松香，选择软化点 70～75℃（最高不超过 77℃）、酸价 170～175 者，因松香中含有的松香酸可加速橡胶贴膏的老化。国外多用具有抗氧化、耐光、耐老化、抗过敏作用的甘油松香酯、氢化松香、β-蒎烯等新材料代替天然松香。

（3）软化剂：使生胶软化，增强可塑性，增加成品柔软性、耐寒性及黏性。常用凡士林、羊毛脂、液状石蜡、植物油等。

（4）填充剂：常用氧化锌。具有缓和收敛作用，能增加膏料层与背衬材料间的黏着力。氧化锌与松香酸生成松香酸锌盐，可降低松香酸对皮肤的刺激性。锌钡白（俗称立德粉）具有遮盖力强，胶料

硬度大的特点，常用于热压法制备橡胶膏剂。

3. **膏面覆盖物**　有硬质纱布、玻璃纸或塑料薄膜等，用以防止硬膏相互黏着及挥发性药物的挥散。

（三）制备

目前橡胶贴膏的制备方法有溶剂涂展法和热压涂展法两种。溶剂涂展法的制备流程包括：提取药料→制备胶浆→涂布膏料→回收溶剂→加衬、切割、包装。

1. **提取药料**　按处方规定的药材一般用 90% 以上乙醇溶液浸渍、渗漉或回流提取，提取液减压浓缩成浸膏（约为药材量的 1/8）或流浸膏；化学药物则应粉碎成细粉或溶于适宜溶剂中，然后在基质制成后期加入；能溶于橡胶基质中的药物直接加到基质中，如薄荷脑、樟脑、冰片等。

2. **制备胶浆**　胶浆包括基质与药料，通常制法如下。

（1）压胶：生橡胶洗净后在 50～60℃ 加热干燥或晾干，切成大小适宜的条块，在炼胶机中压成网状胶片，摊于铁丝网上去静电。

（2）浸胶：将网状胶片浸在适量汽油中，浸泡 18～24 小时（冬季浸泡时间应比夏季长），至完全溶胀成凝胶状得胶浆。浸泡需密闭，防止汽油挥发引起火灾。

（3）打膏：胶浆移入打膏机搅匀，依次加入凡士林、羊毛脂、液状石蜡、松香、氧化锌等制成基质，再加入药物浸膏等，继续搅拌成均匀含药胶浆，在滤胶机上压过筛网，制得膏料。

3. **涂布膏料**　将膏料装在已装好细白布的涂料机上，利用上下滚筒将膏料均匀涂布于缓慢移动的布上，可通过调节两滚筒间的距离控制涂膏量。

4. **回收溶剂**　使涂布膏料的胶布以一定速率进入封闭的溶剂回收装置，经蒸汽加热，汽油蒸发后由鼓风机送入冷凝系统，回收。

5. **加衬、切割、包装**　干燥的橡胶膏于切割机上切成规定的宽度，再在纱布卷筒装置上使膏面覆上脱脂硬纱布或塑料薄膜等避免粘连，最后用切割机切成一定大小规格后包装，即得。

橡胶贴膏也可用热压涂展法制备，方法是将胶片用处方中的油脂性药物等浸泡溶胀后再加入其他药物、立德粉或氧化锌、松香等，涂膏盖衬。此法不用汽油，无须回收装置，但成品欠光滑。

（四）质量检查

1. **外观**　膏面光洁，厚薄均匀，色泽一致，无脱膏、失黏等现象。布面应平整、洁净、无漏膏现象，盖衬两端应大于胶布。

2. **含膏量检查**　符合《中国药典》（2020 年版）贴膏剂项下含膏量检查要求。

3. **耐热性试验**　符合《中国药典》（2020 年版）贴膏剂项下耐热性检查要求。

4. **有机溶剂残留量检查**　涂布中若使用有机溶剂的，必要时应检查有机溶剂残留量。

5. **橡胶贴膏黏附力试验**　照《中国药典》（2020 年版）黏附力测定法（通则 0952）第二法测定，应符合规定。

6. **微生物限度**　除加有规定外，照《中国药典》（2020 年版）非无菌产品微生物限度检查：微生物计数法（通则 1105）控制菌检查法（通则 1106）及非无菌药品微生物限度标准（通则 1107）检查应符合规定，每 10cm^2 不得检出金黄色葡萄球菌和铜绿假单胞菌。

三、巴布贴膏

（一）概述

巴布贴膏也称巴布膏剂，简称巴布剂，指药材提取物、药物与适宜的亲水性基质混匀后，涂布于背衬材料上制得的外用制剂。巴布贴膏与橡胶贴膏相似，具有如下特点：①载药量大，尤其适合中药用量大的特点；②保湿性强，与皮肤生物相容性好，透气、耐汗，无致敏性、无刺激性；③药物释放性能好，能提高皮肤水化作用，有利于药物透皮吸收；④使用方便，不污染衣物，反复贴敷仍能保持原有黏性。因此，巴布贴膏是一种具有广阔发展前景的外用制剂。

巴布贴膏可分为泥状凝胶贴膏和定型凝胶贴膏两类。

泥状凝胶贴膏指将有效成分与甘油、明胶、水或其他液体物质混匀，涂布于脱脂棉，达 3～5mm 厚，贴于患处，用绷带固定，主要有保湿和防止污染衣物的作用，属于软膏剂类型。用后易除去，每日可换 1～2 次，再次应用时可以减少涂布量。

定型凝胶贴膏指药物与明胶、甲基纤维素、聚丙烯酸钠等水溶性良好高分子物质为主的基质混匀，涂布于无纺布的背衬材料上，表面覆盖一层聚乙烯或聚丙烯塑料薄膜，按要求裁成不同大小规格，用塑料袋或纸袋包装而成。

（二）组成

巴布贴膏主要包括底材或裱背、膏体、防粘膜等。

1. 底材或裱背　亦称支持体、背衬层等，是基质的载体，起承载膏体作用，常用材料有无纺布、弹力布、法兰绒、人造棉等。

2. 膏体　膏体是中药巴布贴膏的核心，包括基质和主药，是巴布贴膏的药库。膏体应有适当的黏性，能与皮肤紧密接触发挥治疗作用。基质的性能决定了凝胶贴膏的黏着性、舒适性、物理稳定性等特征。基质主要包括黏性剂、骨架材料及增稠剂、填充剂、保湿剂、渗透促进剂等。

（1）黏性剂：包括天然、半合成或合成的高分子材料，如海酸钠钠、西黄蓍胶、明胶，甲（乙）基纤维素，羧甲基纤维素及其钠盐、聚丙烯酸及其钠盐、聚乙烯醇、PVP、马来酸酐-乙烯基甲醚共聚物的交联产物等。其中，常用的聚丙烯酸及其钠盐，具有较大黏性，且具有高强度保水性能，能吸收相当自身 500～700 倍的水。

（2）骨架材料及增稠剂：巴布贴膏的骨架材料有合成的高分子聚合物、半合成的高分子聚合物及纤维素类，如卡波姆、聚乙烯醇类（PVA）、明胶、羧甲基纤维素钠等。

（3）填充剂：填充剂决定巴布贴膏的成型性，常用微粉硅胶、二氧化钛、碳酸钙、高岭土和氧化锌等。

（4）保湿剂：保湿剂可延缓巴布贴膏失水，使黏性的维持时间延长，常用的保湿剂为多元醇，如甘油、山梨醇、丙二醇、甘油、聚乙二醇及它们的混合物。

（5）渗透促透剂：常用氮酮、二甲亚砜、尿素等。氮酮与丙二醇合用能提高氮酮的促渗透作用。芳香挥发性物质如薄荷脑、冰片、桉叶油等也有促渗透作用。

此外，根据药物性质，还可用表面活性剂等其他附加剂。

3. 防粘膜　防粘膜是膏体表面的隔离膜，起到保护膏体、防止膏体粘连的作用，通常选用聚丙烯及聚乙烯薄膜、聚酯、玻璃纸或防粘纸等。

（三）制备

巴布贴膏的制备工艺根据主药性质、基质类型的不同而不同。不同基质类型及规格、基质与药物的比例、配制程序等都影响其成形和质量。因此，应根据基质与药物的性质，选择合理的制备工艺。

巴布贴膏的制备工艺与贴剂类似，按基质配方先配制基质，然后将有效成分溶解或均匀分散在配制好的基质中，采用压延机涂布法、热熔涂布法、溶液涂布法等将膏体涂布于载体后，再用层压的方法将膏体与防粘膜复合。如果是固体药物，应预先粉碎成细粉或溶于适宜的溶剂中，药材提取物应按规定的方法提取。为了保证药物的稳定性和与基质混合的均匀性，必要时可添加稳定剂、表面活性剂、渗透促进剂、保湿剂、防腐剂、抗过敏剂或抗氧剂等。一般制备流程如下。

$$\frac{药物}{基质}\rightarrow 搅匀 \rightarrow 膏体 \rightarrow 涂布 \rightarrow 压合防粘膜 \rightarrow 巴布贴膏$$

（四）质量检查

1. 外观　膏面应涂布均匀，光洁、色泽一致，无脱膏、失黏现象；背衬面应平整、洁净、无漏膏现象。盖衬的长度和宽度应与背衬一致。

2. 含膏量　照《中国药典》（2020 年版）贴膏剂项下含膏量第二法测定，应符合要求。

3. 黏附性　照《中国药典》（2020 年版）黏附力测定法（通则 0952）第一法测定，应符合规定。

4. 含量均匀度 除另有规定或来源于动、植物多组分且难以建立测定方法的，照《中国药典》（2020 年版）含量均匀度检查法（通则 0941）检查，应符合规定。

5. 微生物限度 除加有规定外，照《中国药典》（2020 年版）非无菌产品微生物限度检查：微生物计数法（通则 1105）和控制菌检查法（通则 1106）及非无菌药品微生物限度标准（通则 1107）检查，应符合规定。

第 4 节　膏药制剂生产技术

一、概　　述

膏药指中药饮片、食用植物油与红丹（铅丹，主要成分为 Pb_3O_4）或宫粉（铅粉，主要成分为碱式碳酸铅）经高温熬炼而成炼制成膏料，摊涂于背衬材料上制成的供皮肤贴敷的外用制剂。前者呈黑褐色坚韧固体，称为黑膏药，后者称为白膏药，最常用的为黑膏药。

膏药的膏体应油润细腻、光亮、老嫩适度、摊涂均匀、无红斑，无飞边缺口，加温后能粘贴在皮肤上不易移动。黑膏药应乌黑、无红斑；白膏药应无白点。膏药使用前须烘热，软化后贴于皮肤上。

二、黑　膏　药

（一）辅料

黑膏药的基质主要是植物油和红丹。

（1）植物油：应选用质地纯净、沸点低、熬炼时泡沫较少、制成品软化点及黏着力适当的植物油。以麻油较好，其熬炼时泡沫少，利于操作，制成品外观油润、漆黑光亮，黏性及软硬适宜，且药性清凉，具有消炎功效；其他如棉籽油、花生油、豆油、菜油等也可选用，但炼制时易产生泡沫。

（2）红丹：又称铅丹、樟丹、黄丹、陶丹，为橘红色非晶状粉末，质重，主要成分为 Pb_3O_4，含量在 95% 以上，并应为干燥细粉。红丹易吸潮聚成颗粒，下丹时易沉入锅底，不易与油充分反应。为保证干燥，故使用前应炒去水分，并过 80～100 目筛使成细粉。

膏药中的药料使用前应按规定加工，按不同性质处理。一般中药多为不具挥发性的动、植物性药材，可切成小段或片，用油加热提取有效成分；细料药、矿物类、树脂类或挥发性药物如乳香、没药、肉桂、朱砂、雄黄、冰片、樟脑等可先研成细粉，涂布前与膏药料混匀；贵重药如麝香等研成细粉，撒于膏药表面。

（二）制备

黑膏药制备的一般工艺流程如下：

$$\begin{array}{c}动植物药材 \\ 植物油\end{array} \xrightarrow{(200～220℃)} 提取（炸料）\rightarrow 过滤 \xrightarrow{(270～300℃)} 炼油 \xrightarrow{红丹} 下丹$$

$$\xrightarrow{（水浸）} 去火毒 \rightarrow 膏药块 \xrightarrow{（水浴）} 熔化 \xrightarrow{药粉} \xrightarrow{70℃以下} 摊涂 \rightarrow 膏药$$

（1）提取药料：药料可分为一般药料和细料药。一般药料系指不具挥发性的动、植物药材，如根、茎、皮、叶、花类及动物骨、皮、爪、角等。细料药系指芳香挥发性药物、贵重药物等，如乳香、没药、朱砂、雄黄、冰片、樟脑等。提取一般药料前可将药料适当切碎，用植物油浸泡一定时间。提取时将植物油置容器内，加入药材加热提取，炸料温度控制在 200～220℃，直至药材炸至外部深褐而内部焦黄为止，捞去药渣，即得药油；不耐油炸药材如植物的花、叶、果等，可待其他药材炸至枯黄后加入；细料药或挥发性药物如冰片等在摊涂前与膏料混匀；贵重药如麝香等应撒于膏药表面。药料与油经高温处理，有效成分可能破坏较多。可选用适宜的溶剂和方法提取有效成分，如将部分药材用乙醇提取，浓缩制成浸膏后再加入膏药中，可以减少分解损失。

（2）熬炼药油：熬炼药油是使油脂在高温下氧化、聚合、增稠以适合制膏要求。将上述去渣后的药油继续加热熬炼，温度控制在 270～300℃，熬炼至"滴水成珠"为度（取药油少许滴于冷水中能聚结成珠而不散）。炼油是制备膏药的关键，因此，炼油程度应老嫩适宜，过嫩则膏药质软，黏着力强，贴于皮肤易移动，贴后不易剥离；过老则膏药脆硬，黏着力小，容易脱落。

（3）下丹成膏：在炼成的油达到约 300℃，在不断搅拌下，缓缓加入红丹，油、红丹充分反应生成脂肪酸铅盐，同时铅盐又促使油脂进一步氧化、聚合、增稠，直至成为具有光泽的黑褐色稠厚状液体。用丹量要适宜，如用量过多则膏药变老，脆性大；过少则嫩，膏药流动性大。一般 500g 药油用红丹 150～210g。为检查熬炼程度，可取反应物少许滴入水中数秒后取出，如膏粘手，拉之有丝则过嫩，应继续熬炼；如拉之有脆感则过老。膏不粘手，稠度适中，则表示合格。膏液可用软化点测定仪测定其老嫩程度。

炼油及下丹成膏过程有大量刺激性浓烟产生，应注意通风、防火。生产中产生的刺激性气体需通过废气排出管进入洗水池，经水洗后排出。

（4）去"火毒"：油丹化合制成的膏药若直接应用于皮肤，常对局部产生刺激性，出现红斑、瘙痒甚至发疱溃疡，这种刺激因素俗称"火毒"。目前认为"火毒"为油脂在高温时氧化分解产生的醛、酮、低级脂肪酸等刺激性低分子物质。去"火毒"的方法通常采用水浸法，即将炼成的膏药以细流倒入冷水中，不断强烈搅拌，使成带状，反复搓揉，挤出内部水分制成团块，并将团块置冷水中，每日换水1 次，水浸至少 1 天以上，直至"火毒"除尽。亦有用喷水法及喷水浸渍法去"火毒"。

（5）摊涂药膏：将去"火毒"的膏药团块在水浴上微温熔化（不超过 70℃），加入细料药粉并混合均匀，在保温下按规定量涂于背衬材料上，背衬材料常为皮革、布或多层韧皮纸。膏面可衬纸或折合，放入纸盒或袋中，应密闭置阴凉处储存。

（三）质量检查

1. 黑膏药应乌黑光亮，油润细腻，老嫩适宜，摊涂均匀，无红斑，无飞边缺口；白膏药应无白点。
2. 对皮肤无刺激性，加温后能粘贴于皮肤，不脱落且不移动。
3. 其他，软化点、重量差异等项检查均应符合《中国药典》（2020 年版）规定。

（四）黑膏药制备案例

狗 皮 膏 药

【生产处方】　生川乌 80g；生草乌 40g；羌活 20g；独活 20g；青风藤 30g；香加皮 30g；防风 30g；威灵仙 30g；苍术 20g；蛇床子 20g；麻黄 30g；高良姜 9g；小茴香 20g；官桂 10g；当归 20g；赤芍 30g；木瓜 30g；苏木 30g；大黄 30g；油松节 30g；续断 40g；川芎 30g；白芷 30g；乳香 34g；没药 34g；冰片 17g；樟脑 34g；肉桂 11g；丁香 15g；食用植物油 3495g；红丹适量；兽皮或布。

【制备流程】　乳香、没药、丁香、肉桂分别粉碎成粉末，与樟脑、冰片粉末配研，过筛，混匀；其余生川乌等 23 味药，粉碎，与食用植物油 3495g 同置锅内炸枯，去渣，滤过，炼至滴水成珠。另取红丹 1040～1140g，加入油内，搅匀，收膏，将膏浸泡于水中。取膏，用文火熔化，加上述粉末，搅匀，分摊于兽皮或布上，即得。

【功能与主治】　祛风散寒，活血止痛。用于风寒湿邪，气滞血瘀引起的四肢麻木，腰腿疼痛，筋脉拘挛，跌打损伤，闪腰岔气，脘腹冷痛，行经腹痛，湿寒带下，积聚痞块。

自 测 题

一、名词解释

1. 软膏剂　2. 巴布膏剂

二、选择题

【A 型题】

1. 关于外用膏剂叙述错误的是（　　）
   A. 软膏剂多用于慢性皮肤病，对皮肤起保护、润滑作用
   B. 软膏药中的药物通过透皮吸收，也可产生全身治疗作用
   C. 黑膏药可起保护、封闭和拔毒生肌作用
   D. 黑膏药只能起局部治疗作用
   E. 橡胶膏剂不经预热可直接贴于皮肤，但药效维持时间短

2. 具有较强吸水作用的油脂性基质为（　　）
   A. 凡士林　　　B. 液状石蜡　　　C. 固体石蜡
   D. 聚乙二醇　　E. 羊毛脂

3. 聚乙二醇做软膏基质的特点不包括哪一项（　　　）
   A. 不同分子量相互配合，可制成稠度适宜的基质
   B. 吸湿性好，易洗除尽
   C. 药物释放渗透较快
   D. 长期使用有保护皮肤作用
   E. 化学性质稳定可与多种药物配伍
4. 软膏中常用凡士林，主要是因为（　　　）
   A. 不与主药发生作用
   B. 适宜于有多量渗出液的患处
   C. 吸水性高
   D. 对药物的释放较好
   E. 具有适宜的稠度和涂展性

【B 型题】
（5～8 题共用选项）
   A. 硬膏剂　　　B. 涂膜剂　　　C. 软膏剂
   D. 橡胶膏剂　　E. 黑膏药
5. 指药物、药材提取物与适宜基质制成的具有适当稠度的膏状外用制剂（　　　）
6. 是将药物和高分子材料溶解于有机溶剂中制成的外用制剂（　　　）
7. 指药材、食用植物油与红丹炼制而成的外用制剂（　　　）
8. 药物与橡胶等基质混合涂布于背衬材料上的外用制剂（　　　）

【X 型题】
9. 下列叙述正确的是（　　　）

A. 外用膏剂系指药物与基质制成的一类外用制剂
B. 外用膏剂具有保护、润滑、局部治疗作用
C. 外用膏剂也可以透过皮肤和黏膜起全身治疗作用
D. 外用膏剂系指药物与适宜的基质制成专供外用的半固体或近固体的一类制剂
E. 外用膏剂的透皮吸收包括释放、穿透及吸收三个阶段

10. 软膏剂制备过程中应注意的事项是（　　　）
    A. 油脂性基质应先加热熔融去杂质并灭菌
    B. 不溶性固体药物应先按工艺要求粉碎
    C. 水溶性药物与水溶性基质混合时，可直接将药物水溶液加入基质中
    D. 油溶性药物可直接溶解在熔化的油脂性基质中
    E. 共熔性成分可先研磨使共熔后，再与冷至 40℃的基质混匀

11. 软膏剂的基质应具备的条件为（　　　）
    A. 能与药物的水溶液或油溶液互相混合
    B. 具有适宜的稠度、黏着性和涂展性
    C. 妨碍皮肤的正常功能与伤口愈合，无刺激性
    D. 性质稳定，应与药物结合牢固
    E. 易洗除不污染衣物

12. 具有吸水作用的软膏基质有（　　　）
    A. 羊毛脂　　　　　　　　B. 豚脂
    C. 加入类脂类的凡士林　　D. 凡士林
    E. 液状石蜡

（谢　燕）

第 12 章

其他制剂生产技术

第 1 节　栓剂生产技术

一、栓剂生产基础知识

（一）栓剂的含义与特点

栓剂系指原料药物与适宜基质制成供腔道给药的固体制剂，又称"塞药"或"坐药"。栓剂在常温下为固体，塞入人体腔道后在体温下能迅速软化熔融或溶解于分泌液，渐渐释放药物而产生局部或全身作用。

栓剂作为直肠给药的古老的剂型之一，在现代技术条件下，经研究和开发，又有口腔（牙栓）及鼻腔给药的栓剂出现，与此同时又开发出以速释为目的的中空栓和泡腾栓、以缓释为目的的渗透泵栓剂、微囊栓剂和凝胶栓剂，既有速释又有缓释的双层栓剂，或加入渗透促进剂或阻滞剂的栓剂。

栓剂作为直肠和阴道用药的剂型，药物经直肠吸收主要有两条途径：一是通过门肝系统，即通过直肠上静脉经门静脉进入肝脏进行代谢后（首过效应）再转运至全身；第二途径是不通过门肝系统，即通过直肠中静脉和直肠下静脉及肛管静脉进入下腔静脉，绕过肝脏直接进入血液体循环，因此栓剂在应用时塞入距肛门口约 2cm 为宜。此外，直肠淋巴系统对药物吸收几乎与血液处于相同地位，也是药物吸收的途径。

栓剂与口服制剂相比有如下特点：①可发挥局部或全身作用，适用于不能或者不愿口服给药的患者，尤其是有呕吐症状的患者或婴幼儿患者；②一定条件下，可避免或减少首过效应；③可避免药物受胃肠道 pH 或酶的破坏而失去活性，适用于不能口服的药物；④可减少对胃黏膜有刺激性的药物的刺激性。

栓剂给药的主要缺点是使用不如口服方便；栓剂生产成本比片剂、胶囊剂高；生产效率低。

（二）栓剂的分类

1. **根据栓剂使用部位不同分类**　由于使用的腔道不同，栓剂的重量、形状与大小也各异，见图 12-1。

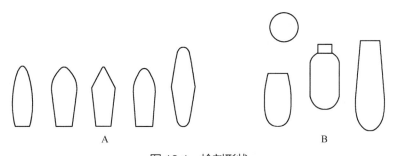

图 12-1　栓剂形状

A. 肛门栓外形；B.阴道栓外形

（1）肛门栓：肛门栓的形状有圆锥形、圆柱形、鱼雷形等，其中以鱼雷形较好，此形状的栓剂塞入肛门后，由于括约肌的收缩易于压入直肠内，栓重约 2g，儿童用栓重约 1g。

（2）阴道栓：阴道栓重 3～5g，直径 1.5～2.5cm，常呈球形、卵形、鸭嘴形等，其中以鸭嘴形较好，因相同重量的栓剂，鸭嘴形表面积较大。

（3）尿道栓：此种栓剂目前在临床已基本不再使用。

2. 根据栓剂的作用分类　①在腔道中起局部作用的栓剂，一般用于抗菌消炎、止痛、止痒等。②主要由腔道吸收起全身作用的栓剂，如起镇痛、镇静、兴奋、扩张支气管和血管、抗菌等作用。

（三）栓剂的质量要求

栓剂在生产与储藏期间应符合《中国药典》（2020 年版）四部有关规定：①制备栓剂用的固体原料药物，除另有规定外，应预先用适宜方法制成细粉或最细粉，可根据施用腔道和使用需要，制成各种适宜的形状；②原料药物与基质应混合均匀，其外形应完整光滑，放入腔道后应无刺激性，应能融化、软化或溶化，并与分泌液混合，逐渐释放出药物，产生局部或全身作用；并应有适宜的硬度，以免在包装或储存时变形；③栓剂所用内包装材料应无毒性，并不得与原料药物或基质发生理化作用。④除另有规定外，应在 30℃以下密闭储存和运输，防止因受热、受潮而变形、发霉、变质。生物制品原液、半成品和成品的生产及质量控制应符合相关品种要求。

二、栓剂生产技术

（一）栓剂的基质

栓剂基质的作用是负载药物和给药物以赋形，其对药物的释放速度和药物的作用，以及栓剂的性质均有重要影响，优良的基质应具备下列要求：①在室温时应具有适宜的硬度和韧性，当塞入腔道时不变形和不碎裂；②在体温下易软化、融化、溶化，能与体液混合或溶于体液；③具有润湿或乳化的能力，能混合较多的水，水值较高；④不因晶型的转化而影响栓剂的成形；⑤基质的熔点与凝固点的间距不宜过大，油脂性基质的酸价应在 0.2 以下，皂化价应在 200～245 范围内，碘价低于 7，适用于冷压法及热熔法制备栓剂，且易于脱模；⑥与药物混合后不起作用，亦不妨碍主药的作用与含量测定；⑦性质稳定，不妨碍主药药理作用，其释药速度能符合医疗要求，对黏膜无刺激性、无毒性、无过敏性等。

常用的栓剂基质分为油脂性基质和水溶性或亲水性两大类。

1. 油脂性基质

（1）可可豆脂：在常温下为黄白色固体，性质稳定，可塑性好，无刺激性，熔点为 31～34℃，当其加热至 25℃时开始软化，在体温下能迅速熔化。在 10～20℃时易粉碎成粉末。本品细末能与多种药物混合制成可塑性团块，如果加入 10%以下羊毛脂时能增加其可塑性。可可豆脂具有同质多晶型的性质，有 α、β、β′及 γ 四种结晶，其中最稳定的是 β 型（熔点为 34℃），各种晶型可因温度不同而转变，但最后仍转变为 β 型。因而通常应缓缓升温加热待熔化至 2/3 时，停止加热，利用余热使其全部熔化，以避免晶体转型。可可豆脂虽是优良栓剂基质，但需进口，代用品有乌桕脂、香果脂等天然油脂，还有半合成或全合成的脂肪酸酯代用品。

（2）半合成或全合成脂肪酸甘油酯：是由游离脂肪酸与甘油酯化所得的甘油三酯、二酯、一酯的混合物，采用的油脂要求大部分为十二碳脂肪酸。这类油脂称半合成脂肪酸酯。这类基质含不饱和碳链少，不易酸败，有适宜熔点，目前认为是取代天然油脂的较理想的栓剂基质。

1）半合成椰油酯：本品为乳白色块状物，熔点为 33.7～34.7℃，有油脂臭，吸水能力小于 20%，其刺激性小，抗热能力较强。

2）混合脂肪酸酯：本品为白色或类白色蜡状固体，系由月桂酸和硬脂酸和甘油经酯化而得的酯，三种单酯混合比例不同、成品熔点也不同，规格有：34 型（33～35℃）、36 型（35～37℃）、38 型（37～39℃）、40 型（39～41℃）等。其中以 38 型为最常用。

3）半合成棕榈油脂：系以棕榈仁油经碱处理而得皂化物，再经酸化得棕榈油酸，加入不同比例硬脂酸、甘油经酯化而得到的酯。本品为乳白色固体，对腔道黏膜的刺激性小，抗热能力强，酸价和碘价低，化学性质稳定。

4）硬脂酸丙二醇酯：系由硬脂酸与 1，2-丙二醇经酯化而成，是硬脂酸丙二醇单脂与双酯的混合物，为乳白色或微黄色蜡状固体，略有脂肪臭，水中不溶，遇热水可膨胀。熔点为 36～38℃，对腔道黏膜无明显刺激性，安全无毒。

2. 水溶性或亲水性基质

（1）甘油明胶：系采用明胶、甘油、水组成，三者按一定比例（甘油：明胶：水=70：20：10）在水浴上加热融合，蒸去大部分水分而成，放冷后凝固。本品有弹性，不易折断，且在体温下不融化，但塞入腔道后能软化并缓缓地溶于分泌液中，延长药物的疗效。其溶解速度与明胶、甘油及水三者比例量有关，甘油与水含量越高越易溶解，且甘油也能防止栓剂干燥。

本品多用作阴道栓剂基质，中药的浓缩液或细粉也常以本品为基质制成中药栓剂。明胶为蛋白质，凡与蛋白质有配伍禁忌的药物如鞣酸、重金属盐等不能以甘油明胶为基质。本品易有微生物生长，所以常加抑菌剂如羟苯酯类。以本品为基质的栓剂储存时应注意在干燥环境中的失水性。

（2）聚乙二醇：本类基质随乙二醇的聚合度、分子量不同，物理性状也不同。其平均分子量为200、400、600 者多为无色透明液体；1000 者为软蜡状固状；3000 以上均为固体。若以不同分子量的聚乙二醇，按一定比例加热融合，可制成适当硬度的栓剂基质，如表 12-1，遇体温不融化，但能缓缓溶于体液中而释放药物。本品吸湿性强，对黏膜有一定刺激性，加入 10%水，则可减轻刺激性。

聚乙二醇因其吸湿性强，受潮吸湿后易变形，因此在包装、储藏过程中应注意防潮。本基质不能与银盐、鞣酸、奎宁、水杨酸、阿司匹林、磺胺类等配伍，如高浓度的水杨酸能使聚乙二醇软化为软膏状，阿司匹林能与聚乙二醇生成复合物。

表 12-1 聚乙二醇类基质

基质的配方	适用范围
96% PEG1000、4% PEG4000	熔点低，夏天要冷藏，适用于需要迅速溶解的场合
75% PEG1000、25% PEG4000	比前者稳定，抗热，适用于要求主药释放较慢的场合
70% PEG1540、30% PEG6000	用于能降低聚乙二醇熔点的药物
50% PEG6000、30% PEG1540、20%水	用于水溶性药物

（3）聚氧乙烯（40）单硬脂酸酯类：商品代号"S-40"，系聚乙二醇的单硬脂酸酯和二硬脂酸酯的混合物，并含有游离乙二醇，为白色或淡黄色蜡状固体，熔点为 39～45℃，可用作肛门栓、阴道栓基质。缺点是有吸湿性。S-40 还可以与聚乙二醇混合应用，可制得性质较稳定、药物释放较好的栓剂。

（二）栓剂的附加剂

栓剂中除药物和基质外，根据药物性质及医疗需要往往添加一些附加剂，常用的附加剂种类有如下几种。

1. 表面活性剂 在基质中加入适量的表面活性剂，往往能增加药物的亲水性，尤其对覆盖在直肠黏膜壁上连续的水性黏液层有胶溶、洗涤作用并使表面产生孔隙，因而增加药物的穿透性。例如，在氨基比林栓剂中，加司盘或司盘与吐温的混合物，可以加速药物的释放，但也有降低者，这与表面活性剂的 HLB 值有关。一般在油脂性基质中加表面活性剂，如果加的量少，可促进药物的释放而增加药物的吸收；反之加的量大，则由于表面活性剂本身的抑制作用可使吸收降低。

2. 抗氧剂 当主药对氧化作用特别敏感时，应采用抗氧剂，如叔丁基对甲酚、没食子酸酯等，延缓主药的氧化速度。

3. 防腐剂 当栓剂中含有植物浸膏或水溶液时，可加入防腐剂及抗菌剂以防霉变。

4. 硬化剂　若制得的栓剂在储藏或使用时过软，可加入适量的硬化剂，如白蜡、鲸蜡醇、硬脂酸等调节。

5. 乳化剂　当栓剂处方中含有与基质不相混合的液相，特别是此相含量较高时（大于 5%）可加适量乳化剂。羟基价高的基质能吸收较大量的水或水溶性药物，由甘油酯或聚氧乙烯脂肪酸酯组成的基质，有时比甘油单油酸、羊毛脂、胆固醇等的活性大。通常应尽量避免在脂肪性基质中加水或水性药物，以防止脂肪的酯化和水解。

6. 着色剂　可选用脂溶性着色剂，也可选用水溶性着色剂，但加入水溶性着色剂时，必须注意加水后对 pH 和乳化剂乳化效率的影响。

7. 增稠剂　当药物与基质混合时，因机械搅拌情况不良，或因生理上需要时，栓剂制品中可酌情加入增稠剂，常采用的增稠剂有硬脂酸铝等。

8. 吸收促进剂　起全身治疗作用的栓剂，为了增加全身吸收作用，可加入吸收促进剂来促进药物被直肠黏膜吸收。常用的促进剂有表面活性剂、氨基酸乙胺衍生物、乙酰乙酸酯类、芳香族酸性化合物、脂肪族酸性化合物。

（三）栓剂的制备方法

在制备栓剂时，需选用适合的方法，将药物与基质进行混合，混合时应根据药物的性质、数量、基质的特性等来确定。①油溶性药物如苯酚、水合氯醛、樟脑等，可直接混入基质中使之溶解。但如加入的量较大时能降低基质的熔点或使栓剂软化，须加入适量石蜡或蜂蜡调节。②不溶于油脂而溶于水的药物如生物碱、浸膏或与水、甘油容易混合的液体，应置于容器中先加入少量的纯化水或甘油研匀后，再加所制成栓剂重量一半的甘油研匀，然后再加入等量已熔化的水溶性基质中。或加少量纯化水制成浓溶液再用适量羊毛脂吸收后再与基质混合。③不溶于油脂、水或甘油的药物，需要先研磨成细粉并全部通过六号筛，再与基质混合均匀。

制备栓剂时，其栓孔内所用的润滑剂通常有如下几种：①水溶性或亲水性基质的栓剂应采用油类润滑剂，如液状石蜡、植物油等油性滑润剂；②脂肪性基质的栓剂常采用软肥皂、甘油各 1 份与 95% 乙醇溶液 5 份所制成的乙醇溶液。有的基质如可可豆脂或聚乙二醇类不粘模，可不用润滑剂。

栓剂可用挤压成形法（冷压法、搓捏法）和模制成形法（热熔法）制备。脂肪性基质可采用三种方法中的任何一种，而水溶性基质多采用模制成形法。

1. 热熔法　此法应用最多，将计算量的基质在水浴上加热熔化（勿使温度过高），然后按药物性质以不同方法加入药物。混合均匀，倾入涂有润滑剂的栓模，至稍有溢出模口为度，冷却，待完全凝固后，用刀削去溢出部分。开启模具，将栓剂推出，包装即得。为避免过热，一般在基质熔达 2/3 时即应停止加热，适当搅拌。熔融的混合物在注模时应迅速，并一次注完，以免发生液层凝固。一般小量生产主要采用手工注模的方法，栓剂模型如图 12-2。

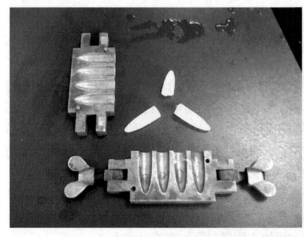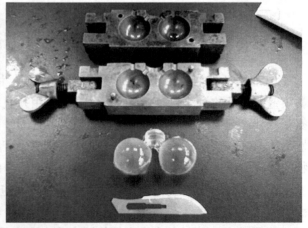

图 12-2　栓剂模型

　　栓剂大生产主要是采用热熔法并用自动化、机械化设备，从灌注、冷却、取出均用机器连续自动化操作来完成。例如，自动旋转式制栓机工作原理如图 12-3 所示，操作时先将栓剂软材注入加料斗，斗中保持恒温和持续搅拌，栓模通过涂刷和喷雾使沾上润滑剂，然后灌注软材且稍过量，软材凝固后削去多余部分，凝固的栓剂转至抛出位置时，栓模打开，栓剂被一钢质推杆推出，栓模又闭合转至润滑处开始新的周期。

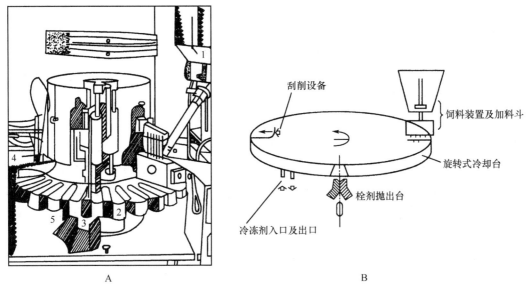

图 12-3　自动旋转式制栓机

A. 外形示意图；B. 操作主要部分

1. 加料斗；2. 旋转式冷却台；3. 栓剂抛出台；4. 刮削设备；5. 冷冻剂入口及出口

　　2. 冷压法　冷压法主要用于脂肪性基质制备栓剂。其方法是先将基质磨碎或锉末，再与主药混合均匀装入压栓机中，在配有栓剂模型的圆筒内，通过水压机或手动螺旋活塞挤压成一定形状的栓剂。冷压法避免了加热对主药或基质稳定性的影响，不溶性药物也不会在基质中沉降，但生产效率不高，成品往往夹带空气，对基质或主药起氧化作用。

　　通常栓剂模型的容量是固定的，但由于基质或药物的密度不同，可容纳不同的重量。而一般栓模上所标示的容纳重量是指以可可豆脂为代表的基质重量。当加入不同密度药物而占有一定体积时，为了保持栓剂原有体积大小，引入置换价（DV）的概念，即药物的重量与同体积基质重量的比值，称为该药物对基质的置换价。置换价对栓剂处方的设计具有一定意义。可以用如下方法和公式求得某药物对某基质的置换价：

$$DV = \frac{W}{G - (M - W)}$$

　　式中，G 为纯基质平均栓重；M 为含药栓的平均重量；W 为每个栓剂的平均含药重量。

（四）栓剂制备案例

熊胆痔灵栓

　　【生产处方】　熊胆粉 1.05g；冰片 40g；煅炉甘石 202g；珍珠母 202g；胆糖膏 202g；蛋黄油 202g；半合成脂肪酸酯适量。

　　【制备流程】　将煅炉甘石、珍珠母、冰片分别粉碎成细粉，混合，过 120 目筛；熊胆粉用配研法加入胆糖膏中；将半合成脂肪酸酯加热至 50~60℃，加入煅炉甘石等细粉及蛋黄油、胆糖膏等，搅拌，混匀，注模，冷却，制成 1000 粒，即得。

　　【性状】　本品为棕黄色至棕色的栓剂。

　　【功能与主治】　清热解毒，消肿止痛，敛疮生肌，止血。用于痔疮肿痛出血，痔漏，肠风下血，肛窦炎及内痔手术出血。

（四）栓剂的包装与储存

1. 栓剂的包装　栓剂的包装的形式很多，通常是内外两层包装。原则上是要求每个栓剂都要包裹，不外露，栓剂之间有间隔，不接触，目的是防止在运输和储存过程中因撞击而碎破，或因受热而黏着、熔化造成变形等。

目前使用较多的包装材料是用无毒的塑料壳，将栓剂装好并封入小塑料袋中即得。国内已有自动制栓包装的生产线，使制栓与包装联动在一起，更好地保证了栓剂的质量。

2. 栓剂的储存　一般栓剂应于30℃以下密闭储存，油脂性基质的栓剂最好在冰箱中（−2～2℃）保存。甘油明胶类水溶性基质的栓剂，既要防止受潮软化、变形或发霉、变质，又要避免干燥失水、变硬或收缩，所以应密闭，低温储存。

三、栓剂的质量评价

1. 外观　要求完整光滑，有适宜的硬度、无裂缝，不变形、不起霜、不变色。

2. 重量差异　取供试品10粒，精密称定总重量，求得平均粒重后，再分别精密称定每粒的重量。每粒重量与平均粒重相比较（有标示粒重的中药栓剂，每粒重量应与标示粒重比较），按表 12-2 中的规定，超出重量差异限度的不得多于 1 粒，并不得超出限度 1 倍。

表 12-2　栓剂的重量差异限度

平均粒重或标示粒重	重量差异限度
1.0g 及 1.0g 以下	±10%
1.0g 以上至 3.0g	±7.5%
3.0 g 以上	±5%

凡规定检查含量均匀度的栓剂，一般不再进行重量差异检查。

3. 融变时限　融变时限是检查栓剂在规定条件下的融化或软化的情况，其仪器装置由透明的套筒与金属架组成。透明套筒为玻璃或适宜的塑料材料制成，高为 60mm，内径为 52mm 及适当的壁厚。金属架由 2 片不锈钢的金属圆板及 3 个金属挂钩焊接而成。每个圆板直径为 50mm，具 39 个孔径为 4mm 的圆孔，两板相距 30mm，通过 3 个等距的挂钩焊接在一起。测定时，取供试品 3 粒，在室温放置 1 小时后，分别放在 3 个金属架的下层圆板上，装入各自的套筒内，并用挂钩固定。除另有规定外，将上述装置分别垂直浸入盛有不少于 4L 的 37.0℃±0.5℃水的容器中，其上端位置应在水面下 90mm 处。容器中装一转动器，每隔 10 分钟在溶液中翻转该装置一次。除另有规定外，脂肪性基质的栓剂 3 粒均应在 30 分钟内全部融化、软化或触压时无硬心；水溶性基质的栓剂 3 粒均应在 60 分钟内全部溶解。如有 1 粒不符合规定，应另取 3 粒复试，均应符合规定。

4. 微生物限度　根据《中国药典》（2020 年版）四部，除另有规定外，照非无菌产品微生物限度检查：微生物计数法（通则 1105）和控制菌检查法（通则 1106）及非无菌药品微生物限度标准（通则 1107）检查，应符合规定。

> **考点：** 栓剂定义与特点，栓剂分类，栓剂基质，栓剂制备与质量检查

第 2 节　膜剂生产技术

一、膜剂生产基础知识

（一）膜剂的含义与特点

1. 含义　膜剂系指原料药物与适宜的成膜材料经加工制成的膜状制剂。膜剂供口服或黏膜用，也可供口含、舌下、眼结膜囊、阴道、体内植入、皮肤创伤、烧伤或炎症表面等途径和方法给药，可用于口腔科、眼科、耳鼻喉科、外科（创伤和烧伤）、皮肤科及妇科等。

2. 特点　膜剂在生产、使用、储藏等方面与其他剂型相比较，具有以下一些主要特点。①药物含量准确，稳定性好，吸收快，疗效快。②应用方便，可以适合多种给药途径。③体积小，重量轻，便于携带、运输与储存。它可密封在塑料薄膜或涂塑铝箔包装中，再用纸盒作外包装，质量可保持稳定，

不易发霉变质，不怕碰撞；同时可节约大量的包装材料。④生产中无粉尘飞扬，有利于劳动保护，适宜于有毒药物的生产。⑤多层复方膜剂便于解决药物之间的配伍禁忌问题及分析上的干扰问题。⑥采用不同的成膜材料及辅料可制成不同释药速度的膜剂，亦可制成缓释、控释剂型。⑦工艺简单，易于实现生产自动化和无菌操作。⑧成膜材料用量少，如将一些小剂量药片改成膜剂，可节约大量淀粉、蔗糖、糊精等辅料。

膜剂最主要的缺点是载药量少，只适用于小剂量的药物膜剂，在品种的选择上受限制。

（二）膜剂的分类

1. 按结构类型分类

（1）单层膜剂：将饮片提取物或饮片细粉溶解或分散在成膜材料的浆液中所形成的普通药膜。分为可溶性膜剂和水不溶性膜剂两类。通常厚度不超过1mm，膜的面积可根据药量来调整，一般用于口服的膜剂为$1cm^2$以下。

（2）多层膜剂：又称复合膜，为复方膜剂，系由多层药膜叠合而成，可解决药物配伍禁忌问题，另外也可制备成缓释和控释膜剂。

（3）夹心膜剂：即在两层不溶性的高分子膜中间，夹着含有药物的药膜，以零级速度释放药物。这种膜剂实际属于控释膜剂。眼用膜、牙用膜、阴道避孕膜等均可制成夹心膜。

2. 按给药途径分类

（1）口服膜剂：通过口服经胃肠道吸收，可代替口服片剂等，如治疗冠心病的丹参膜剂。

（2）口腔用膜剂：包括口含、舌下和口腔贴膜等。舌下膜剂如治疗心绞痛的硝酸甘油膜。口腔贴膜常用于口腔溃疡和牙周疾病，如复方青黛膜、口腔溃疡双层膜剂、甲硝唑牙用膜剂、乙酰螺旋霉素牙用膜剂（用于牙周脓肿等症）、克霉唑口腔膜等。

（3）植入膜剂：指埋植于皮下产生持久药效的膜剂，如环磷酰胺植入膜。

（4）眼用膜剂：用于眼结膜囊内。能克服滴眼液及眼药膏作用时间短及影响视力的缺点，以较少的药物达到局部高浓度，可维持较长的作用时间，如治疗青光眼的毛果芸香碱眼用膜剂。

（5）鼻用膜剂：如治疗干性鼻炎出血的白及、麻黄药膜。

（6）阴道用膜剂：包括局部治疗用和避孕的药膜，如治疗宫颈糜烂的复方黄连膜、避孕膜剂（壬苯基聚乙二醇醚膜剂）等。

（7）皮肤外用膜剂：用于皮肤创伤、烧伤及炎症表面覆盖与治疗，有利于创面愈合，如中西药复方制剂灼创贴、止血消炎药膜、冻疮药膜等。

（三）膜剂的质量要求

膜剂在生产与储藏期间应符合《中国药典》（2020年版）四部有关规定。

1. 成膜材料及辅料应无毒、无刺激性、性质稳定，与原料药物兼容性良好。

2. 原料药物如为水溶性，应与成膜材料制成具有一定黏度的溶液；如为不溶性原料药物，应粉碎成极细粉，并与成膜材料等混合均匀。

3. 膜剂外观应完整光洁、厚度一致、色泽均匀、无明显气泡。多剂量的膜剂，分格压痕应均匀清晰，并能按压痕撕开。

4. 膜剂所用的包装材料应无毒性、能够防止污染、方便使用，并不能与原料药物或成膜材料发生理化作用。

二、膜剂生产技术

（一）膜剂的成膜材料

1. 对成膜材料的要求
成膜材料性能和质量对膜剂的成形工艺、成品的质量及药效的发挥有重要影响。理想的成膜材料应具备如下条件：①无毒、无刺激性、无生理活性，无不良臭味，外用不妨碍组织愈合，不致敏，长期使用无致畸、致癌作用；②性质稳定，不影响主药的作用，不干扰对药物的含量测定；③成膜、脱膜性能好，制成的膜有足够的强度和柔韧性；④用于口服、腔道、眼用膜剂的成膜材料应具有良好的水溶性，能逐渐降解、吸收或排泄；用于皮肤、黏膜等的外用膜剂应能迅速、完全地释放药物；⑤来源广、价格低廉。

2. 常用成膜材料　常用的成膜材料可分为两类：①天然高分子物质，如明胶、玉米朊、淀粉、糊精、琼脂、阿拉伯胶、纤维素、海藻酸等，其中多数可降解或溶解，但成膜、脱膜性能较差，常与其他成膜材料合用；②合成高分子物质，如聚乙烯醇、乙烯-乙酸乙烯共聚物、丙烯酸类共聚物、纤维素衍生物等。这类成膜材料成膜性能优良，成膜后强度与柔韧性均较好。

（1）聚乙烯醇：为白色或淡黄色粉末或颗粒，由乙酸乙烯在醇溶剂中进行聚合反应生成聚乙酸乙烯，再经醇解而得，目前常用规格为 PVA05-88 和 PVA17-88，这两种聚乙烯醇均能溶于水，但 PVA05-88 聚合度小、水溶性大、柔韧性差；PVA17-88 聚合度大、水溶性小、柔韧性好。常将二者以适当比例混合使用。

聚乙烯醇对眼黏膜及皮肤无毒性和刺激性，是一种安全的成膜材料；口服后在消化道吸收很少，80%的聚乙烯醇在 48 小时内由直肠排出体外，不易被微生物破坏，也不易滋生霉菌，是应用最广泛的成膜材料。

（2）乙烯-乙酸乙烯共聚物（EVA）：为无色粉末或颗粒，是乙烯和乙酸乙烯在过氧化物或偶氮异丁腈引发下共聚而成的水不溶性高分子聚合物，可用于制备非溶蚀型膜剂或制备眼、阴道等控释膜剂的外膜。其性能与分子量与乙酸乙烯含量关系很大，随乙酸乙烯含量增加，溶解性、柔韧性、弹性和透明性也越好。EVA 无毒性和刺激性，对人体组织有良好的适应性；不溶于水，溶于有机溶剂，熔点较低，成膜性能良好，成膜后较聚乙烯醇有更好的柔韧性。

（3）PVP：为白色或淡黄色粉末，在水、乙醇、丙二醇、甘油中均易溶解；常温下稳定，水溶液黏度随分子量增加而增大，可与其他成膜材料配合使用；加热至 150℃时变色；无毒性和刺激性；易长霉，应用时需加入防腐剂。

（4）羟丙甲基纤维素（HPMC）：为白色粉末，是应用最广泛的纤维素类成膜材料。本品在纯的乙醇、氯仿中几乎不溶，能溶于乙醇-二氯甲烷（1∶1）或乙醇-氯仿（1∶1）的混合液中。本品在 60℃以下的水中膨胀溶解，超过 60%时则不溶于水，其成膜性能良好，坚韧而透明，是抗热抗湿的优良材料。

（5）其他：除以上的成膜材料外，聚乳酸、海藻酸及胶原等也常用做成膜材料。胶原是一种生理性高分子物质，近年来被作为人工脏器新材料引起广泛的重视，胶原可从动物皮肤中大量制得。由于胶原有可被生物降解的特性，一则可释放药物达到延长药效的作用；二则不留残渣，使用方便，因而胶原将是一种有发展前途的成膜材料。

（二）膜剂的处方组成

膜剂一般由主药、成膜材料和附加剂三部分组成。膜剂成形的关键之一是成膜材料，常用附加剂有增塑剂、着色剂、表面活性剂、脱膜剂等辅助材料。

（三）膜剂的制备方法

1. 匀浆流延制膜法　又称涂膜法、流涎法，是目前国内制备膜剂最常用的方法，常以聚乙烯醇为成膜材料，其生产工艺流程见图 12-4。

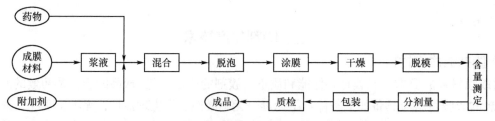

图 12-4　匀浆流延制膜法生产工艺流程图

小量制备时，将成膜材料溶于适当溶剂中，与药物溶液（或细粉）及附加剂充分混合成均匀的药浆，静置，除去气泡；将药浆倾于洁净的平板玻璃上，然后用推杆涂成一定厚度的均匀的薄层，烘干后，根据剂量切割，包装即得。大量生产时主要采用匀浆涂膜机（图 12-5），将已配好的药浆置涂膜机料斗中，经流涎嘴以所需的厚度均匀地涂布于下包装纸上；经过干燥箱干燥成膜，覆以上包装纸，经热压滚轮烫边、封口、打格、切割、包装即得。

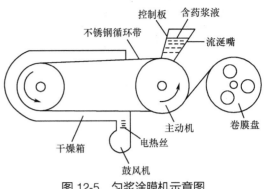

图 12-5　匀浆涂膜机示意图

膜剂的干燥温度不宜过高，以免起泡，开始干燥的温度应在溶剂的沸点以下，而且应由低到高，以免引起药浆外干内湿的现象。另外，药膜也不能过于干燥，以防剥离困难。为避免药膜干燥后从玻璃、钢带或涂塑包装纸上难以剥离，可酌加适宜的脱膜剂。常用的脱膜剂有液状石蜡、滑石粉等，但脱膜剂通常会影响成品的外观等，应尽量避免使用。

2. 压-融成膜法　压-融成膜法又称热塑制膜法，系将具有热塑性的成膜材料（如 EVA）和药物细粉混合，用橡皮滚筒混炼，热压成膜，冷却，脱膜即得；或将热融的成膜材料（如聚乳酸）在热融状态下，加入药物细粉，使均匀混合，在冷却过程中成膜。此法可不用或少用溶剂，故生产效率较涂膜法高。

3. 复合制膜法　以不溶性的热塑性成膜材料（如 EVA）为外膜，分别制成具有凹穴的底外膜带和上外膜带。另用水溶性成膜材料（如聚乙烯醇）用匀浆制膜法制成含药的内膜带，剪切后置于底外膜带凹穴中；也可用易挥发性溶剂制成含药匀浆，以间隙定量注入的方法注入底外膜带凹穴中，经吹风干燥后，盖上上外膜带，热封即得。此法一般用于缓释膜剂的制备，采用机械化生产。

（四）膜剂制备案例

养阴生肌膜

【生产处方】　养阴生肌散 40g；PVA 17-88 200g；甘油 20ml；吐温 80 100 滴；纯化水 1000ml。

【制备流程】　称取 PVA17-88 置于容器中，加纯化水 1000ml，水浴上加热，使 PVA17-88 熔化成胶液备用。称取养阴生肌散研细，加入甘油、吐温 80 研匀，逐渐加入 PVA17-88 胶液研匀。取玻璃板（5cm×20cm）5 块，洗净干燥，用 75%乙醇溶液消毒，并以液状石蜡涂擦。将上述胶液倒于玻璃板上（15ml/块）摊匀，水平晾至半干，置于烘箱中 60℃干燥后，小心将药膜揭下，封装于塑料袋中即可。

【性状】　本品呈薄膜状。表面完整光洁、厚度一致、色泽均匀、无明显气泡。

【功能与主治】　清热解毒，用于湿热性口腔溃疡、复发性口腔溃疡及疱疹性口腔炎。

【用法与用量】　贴敷。

【储藏】　密闭。

【注解】

（1）养阴生肌散由雄黄 20g，青黛 20g，甘草 20g，冰片 2g，牛黄 10g，黄柏 10g，龙胆草 10g，粉碎，过七号筛，混匀而成。

（2）为了便于脱模，一般需在玻璃板或其他支撑体表面均匀涂抹润滑剂，润滑剂应与制膜浆液极性相反，用量不可过多。

三、膜剂的质量评价

1. 外观　膜剂应完整，光洁，厚度一致，色泽均匀，无明显气泡。多剂量的膜剂，分格压痕应均匀清晰，并能按压痕撕开。

2. 重量差异　根据《中国药典》（2020 年版）四部，除另有规定外，取供试品 20 片，精密称定总重量，求得平均重量，再分别精密称定各片的重量。每片重量与平均重量相比较，按表 12-3 的规定，

表 12-3 膜剂重量差异限度标准

平均重量	重量差异限度
0.02g 及 0.02g 以下	±15%
0.02g 以上至 0.20g	±10%
0.20g 以上	±7.5%

超出重量差异限度的不得多于 2 片，并不得有 1 片超出限度的 1 倍。

凡进行含量均匀度检查的膜剂，一般不再进行重量差异检查。

3. 微生物限度 根据《中国药典》（2020 年版）四部，除另有规定外，照非无菌产品微生物限度检查：微生物计数法（通则 1105）和控制菌检查法（通则 1106）及非无菌药品微生物限度标准（通则 1107）检查，应符合规定。

4. 其他 膜剂的定性检查、含量测定及含量均匀度均应符合《中国药典》（2020 年版）的规定。

考点：膜剂定义及分类，膜剂成膜材料，膜剂制备方法

第 3 节 气雾剂生产技术

一、气雾剂生产基础知识

（一）气雾剂的含义与特点

1. 含义 气雾剂系药物和附加剂与适宜的抛射剂共同装封于具有特制阀门系统的耐压容器中，使用时借助抛射剂的压力将内容物呈雾状物喷出，用于肺部吸入或直接喷至腔道黏膜、皮肤的制剂。内容物喷出后呈泡沫状或半固体状，则称为泡沫剂或凝胶剂/乳膏剂。喷出的雾滴一般小于 50μm。中药气雾剂可起到局部或全身治疗作用。

2. 特点 ①具有速效和定位作用，气雾剂可直接到达作用部位或吸收部位，药物分布均匀，起效快，可减少剂量，降低副作用；②提高药物稳定性，药物密闭于不透明容器内，不易受微生物、空气中的氧或水分影响；③无局部用药的机械刺激性；④避免肝脏首过效应和胃肠道的破坏作用，生物利用度高；⑤使用方便；⑥可以用定量阀门控制剂量，剂量准确。由于需要耐压容器、阀门系统和特殊的生产设备，所以成本高。气雾剂有一定的内压，受热或遭撞击可能发生爆炸，故包装容器须坚固、耐压。有时可因抛射剂的渗漏而失效。吸入气雾剂因肺部吸收的干扰因素较多，吸收不完全且变异性较大。

（二）气雾剂的分类

1. 按给药定量与否分类 可分为定量气雾剂和非定量气雾剂，其中定量气雾剂主要用于肺部、口腔和鼻腔。

2. 按用药途径分类

（1）吸入气雾剂：系指经口吸入沉积于肺部的制剂，通常也被称为压力定量吸入剂。揿压阀门可定量释放活性物质。

（2）非吸入气雾剂：系指用于皮肤和鼻腔、口腔、阴道等黏膜的气雾剂。其中鼻用气雾剂经鼻吸入沉积于鼻腔，可用于蛋白质多肽类药物的全身给药。皮肤用气雾剂多用于创面保护、清洁消毒、局麻止血等。

3. 按处方组成分类

（1）二相气雾剂：即溶液型气雾剂，容器分为二层，其中上层气相为抛射剂产生的蒸汽，下层液相为药物溶解在抛射剂中所形成的均相液体。

（2）三相气雾剂：包括乳剂型气雾剂和混悬型气雾剂，分别由液-液或液-固二相与抛射剂部分挥发所形成的气相组成。乳剂型的气雾剂又可分为 W/O 型与 O/W 型。

4. 按分散系统分类 可分为溶液型、混悬型和乳剂型气雾剂。

二、气雾剂生产技术

（一）气雾剂的组成

气雾剂是由药物与附加剂、抛射剂、耐压容器和阀门系统组成。

1. 药物与附加剂

（1）药物：液体、半固体、固体药物均可制成气雾剂，用于制备气雾剂的中药应进行提取精制等处理，最好采用中药有效成分或有效部位作为中药气雾剂的原料。

（2）附加剂：为了制备质量稳定的气雾剂，有时需加入附加剂，如潜溶剂、润湿剂、乳化剂、稳定剂，必要时还添加矫味剂、防腐剂等。所加附加剂应对呼吸道黏膜和纤毛无刺激性、无毒性，非吸入气雾剂中所加附加剂应对皮肤或黏膜无刺激性。

2. 抛射剂

抛射剂是药物喷射的动力，有时兼有溶剂作用。抛射剂多为液化气体，在常压下沸点低于室温，需装入耐压容器内，由阀门系统控制。当阀门开启时，压力骤然下降，抛射剂急剧气化，可将耐压容器内的药液分散成微粒，并通过阀门系统以雾状喷射到用药部位。

理想的抛射剂具备以下条件：①在常温下的蒸汽压大于大气压；②无毒、无致敏反应和刺激性；③惰性，不与药物等发生反应；④不易燃不易爆；⑤无色、无臭、无味；⑥价廉易得。但一个抛射剂不可能同时满足以上所有要求，应根据用药目的适当选择。

氟氯烷烃类俗称氟利昂，是以前最常用的抛射剂，具有沸点低、易控制、性质稳定、不易燃烧等优点，但由于它能破坏大气臭氧层，我国已于 2013 年禁止使用氟氯烷烃类生产药用非吸入气雾剂。

目前，氢氟烷烃类（HFA）被认为是最适合的氟氯烷烃类的替代品。它不含氯，因此不会破坏大气臭氧层；也不具有可燃性，在室温和正常大气压下能以任何比例与空气混合而不会产生爆炸性混合物，目前，常用四氟烷烃（HFA-134a）和七氟烷烃（HFA-227）替代氟氯烷烃类作为气雾剂的抛射剂使用。

此外，作为抛射剂使用的还有：①碳氢化合物类，如丙烷、正丁烷和异丁烷等，虽然蒸汽压适宜，可用于气雾剂，但毒性大，易燃易爆，工艺要求高；②压缩惰性气体如二氧化碳、氮气和一氧化二氮等，无毒、价廉，在低温下可液化，压力大，容器耐压性要求高，多用于喷雾剂。

抛射剂喷射能力的大小直接受抛射剂种类和用量的影响，同时也要根据气雾剂的用药目的和要求加以合理的选择。一般而言，其蒸汽压力越高，用量越多，喷射能力越强，喷出的微粒越小，反之则弱。吸入型气雾剂要求雾滴较小，则需选用喷射能力强的抛射剂；局部用气雾剂对雾滴大小要求不严，可选用喷射能力较弱的抛射剂。

3. 耐压容器

气雾剂的容器是储存药物、抛射剂和附加剂的部件，要求性质稳定，不得与内容物发生理化作用，应安全地承受气雾剂所需的压力、价廉、轻便，其尺寸精度与溶胀性必须符合要求。耐压容器包括金属容器、玻璃容器和塑料容器，玻璃容器化学性质稳定，较常用，但易碎，耐压和抗撞击能力差，往往采用外包塑料的玻璃瓶。金属容器包括铝、马口铁和不锈钢等容器，耐压性强，但对药液不稳定，需要内涂环氧树脂或乙烯基树脂等，以提高其耐腐蚀能力。塑料容器质地轻、牢固耐压，具有良好的抗撞击和抗腐蚀性。

4. 阀门系统

阀门是气雾剂的重要组成部分，气雾剂的阀门系统除一般阀门外，还有供吸入用的定量阀门，供腔道或皮肤等外用的泡沫阀门系统。阀门系统坚固、耐用和结构稳定，因其直接影响到制剂的质量。阀门材料必须对内容物为惰性，其加工应精密。目前使用最多的定量型的吸入气雾剂阀门系统的结构与组成，如图 12-6 所示。

（1）封帽：封帽通常为铝制品，将阀门固封在容器上，必要时涂上环氧树脂等薄膜。

（2）阀杆：阀门杆常由尼龙或不锈钢制成。顶端与推动钮相接，其上端有内孔和膨胀室，其下端还有引液槽供药液进入定量室。①内孔（出药孔）：内孔位于阀杆之旁，是阀门沟通容器内外的极细小孔，其大小关系到气雾剂的喷射雾滴的粗细。②膨胀室：膨胀室在阀门杆内，位于内孔之上，药液进入此室时，部分抛射剂因气化而骤然膨胀，使药液雾化、喷出，进一步形成细雾滴。

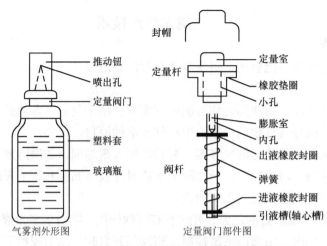

图 12-6　气雾剂的定量阀门系统装置外形及部件

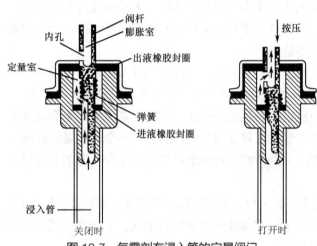

图 12-7　气雾剂有浸入管的定量阀门

系统的定量室。

（3）橡胶封圈：通常由丁腈橡胶制成，分进液橡胶封圈和出液橡胶封圈两种。

（4）弹簧：不锈钢弹簧套于阀杆，位于定量杯内，提供推动钮上升的弹力。

（5）定量室：定量室由塑料或金属制成，其容量一般为 0.05～0.20ml，由上、下封圈控制药液不外逸，使喷出准确的剂量。

（6）浸入管：浸入管为塑料制成，如图 12-7 所示，其作用是将容器内药液向上输送到阀门系统，向上的动力是容器的内压。国产药用吸入气雾剂不用浸入管，故使用时需将容器倒置，如图 12-8 所示，使药液通过阀杆的引液槽进入阀门

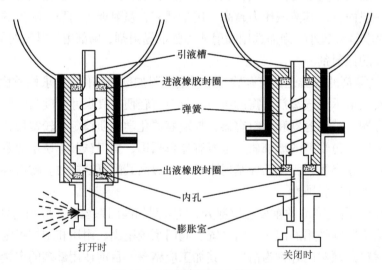

图 12-8　气雾剂无浸入管阀门

（7）推动钮：推动钮常用塑料制成，装在阀门杆的顶端，推动阀门杆以开启和关闭气雾剂阀门，上有喷嘴，控制药液喷出的方向。

（二）气雾剂的制备工艺

气雾剂生产过程中的各种用具、容器等须用适宜的方法清洁、消毒，在整个操作过程中应注意防

止微生物的污染。其制备过程可分为容器、阀门系统的处理与装配，药物配制与分装和抛射剂充填（图 12-9）。

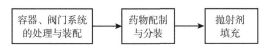

图 12-9　气雾剂制备工艺流程

1. 容器、阀门系统的处理与装配　玻璃容器通常需外裹一层高分子树脂搪塑防护层，以提高耐压性和耐撞击性。过程是将玻璃容器洗净烘干，预热至 120～130℃，趁热浸入塑料黏浆中，使玻璃容器黏附一层塑料浆液，倒置，在 150～170℃烘干 15 分钟，放冷备用。

阀门系统的各种零件需分别处理：橡胶制品在 75%乙醇溶液中浸泡 24 小时除色、消毒后，干燥备用；塑料、尼龙零件洗净后，在 95%乙醇溶液中浸泡备用；不锈钢弹簧可在 1%～3%碱液中煮沸10～30 分钟，清洗直至无油腻，在 95%乙醇溶液中浸泡备用。生产时按照阀门结构将已处理好零件装配使用。

2. 药物配制与分装　按处方组成及气雾剂的类型进行配制。溶液型气雾剂应制成澄明溶液；混悬型气雾剂应将微粉化药物和附加剂均匀混合，并严格控制药物微粉的含水量；乳剂型气雾剂应先将药物、抛射剂与乳化剂等制成稳定的乳剂。抽样检查符合要求后，定量分装在容器内，安装阀门，轧紧封帽。

3. 抛射剂填充

（1）压装法：将安装好阀门并轧紧封帽的含药容器，通过压力灌装机压入定量的抛射剂。压装法设备简单，不需低温操作，抛射剂损失少，是国内主要采用的方法。但生产速度慢，且容器内空气无法排除，故成品压力稍高，使用时压力变化较大。

（2）冷装法：低温下将冷却的药液灌入容器内，随后加入已冷却的抛射剂，立即装上阀门并轧紧，以减少抛射剂的损失。冷装法生产速度快，且容器内的空气易于排出，成品压力较为稳定。但需制冷设备和低温操作，抛射剂耗损也较多，因是在抛射剂沸点以下进行，故含水制品不宜采用。

（三）气雾剂制备案例

复方丹参气雾剂

【生产处方】　丹参 464g；三七 145.4g；冰片 8.25g；丙二醇 325ml；香蕉香精 6.25ml；乙醇适量。

【制备流程】　丹参加乙醇溶液回流提取 1.5 小时，滤过，滤液回收乙醇并浓缩至适量，备用；药渣加 50%乙醇溶液回流提取 1.5 小时，滤过，滤液回收乙醇并浓缩至适量，备用；药渣加水煎煮 2 小时，煎液滤过，滤液合并，浓缩至适量，与上述各浓缩液合并，减压干燥，粉碎成细粉，备用。三七用 70%乙醇溶液回流提取 3 次，每次 1.5 小时，滤过，滤液合并，回收乙醇，减压干燥，粉碎成细粉，与丹参提取物细粉合并，用乙醇 625ml 分 3 次回流提取，每次 1.5 小时，提取液放冷后滤过，合并滤液，加入冰片使溶解，加乙醇至 650ml，加丙二醇 325ml、香蕉香精 6.25ml，加乙醇调整总量至 1000ml，混匀，放置，滤过，分装，即得。

【性状】　本品为红橙色至红褐色的澄明液体；气芳香，味苦而后甜。

【功能与主治】　活血化瘀，理气止痛。用于气滞血瘀所致的胸痹症见胸闷、心前区刺痛；冠心病心绞痛见上述证候者。

【用法与用量】　口腔喷射，吸入。一次喷 1～2 下，一日 3 次；或遵医嘱。

三、气雾剂的质量评价

《中国药典》（2020 年版）四部规定，气雾剂应进行耐压和泄漏检查，并置凉暗处储存，避免暴晒、受热、敲打、撞击等情况的发生，确保使用安全。除另有规定外，气雾剂应照《中国药典》（2020 年版）四部进行以下相应检查。

1. **每罐总揿次**　定量气雾剂的每罐总揿次的检查方法：取供试品 1 罐，揿压阀门，释放内容物到废弃池中，每次揿压间隔不少于 5 秒。每罐总揿次应不少于标示总揿次。

2. **递送剂量均一性**　定量气雾剂按照吸入制剂（通则 0111）相关项下方法检查，递送剂量均一性应符合规定。

3. **每揿主药含量**　定量气雾剂的每揿主药含量应为每揿主药含量标示量的 80%～120%。

4. **喷射速率**　非定量气雾剂的喷射速率按照通则 0113 的规定进行，每瓶的平均喷射速率（g/s），均应符合各品种项下的规定。

5. **喷出总量**　非定量气雾剂的喷出总量按照通则 0113 的规定进行，每瓶喷出量均不得少于标示装量的 85%。

6. **每揿喷量**　定量气雾剂的每揿喷量按照通则 0113 的规定进行，除另有规定外，应为标示喷量的 80%～120%。凡进行每揿递送剂量均一性检查的气雾剂，不再进行每揿喷量检查。

7. **粒度**　除另有规定外，中药吸入用混悬型气雾剂若不进行微细粒子剂量测定，应做粒度检查，按照通则 0113 的规定进行，平均原料药物粒径应在 5μm 以下，粒径大于 10μm 的粒子不得过 10 粒。

8. **装量**　非定量气雾剂照最低装量检查法（通则 0942）检查，应符合规定。

9. **无菌**　除另有规定外，用于烧伤［除程度较轻的烧伤（Ⅰ°或浅Ⅱ°外）］、严重创伤或临床必需无菌的气雾剂，按照无菌检查法（通则 1101）检查，应符合规定。

10. **微生物限度**　除另有规定外，按照非无菌产品微生物限度检查：微生物计数法（通则 1105）和控制菌检查法（通则 1106）及非无菌药品微生物限度标准（通则 1107）检查，应符合规定。

考点：气雾剂定义，气雾剂组成，气雾剂生产工艺

自 测 题

一、名词解释
1. 栓剂　2. 置换价　3. 膜剂　4. 气雾剂　5. 抛射剂

二、填空题
1. 膜剂常用成膜材料是_____，简称_____。
2. 膜剂的处方主要由_____、_____和_____组成。
3. _____是气雾剂喷射药物的动力。
4. 气雾剂是由_____、_____、_____、_____四部分组成。

三、选择题
【A 型题】
1. 关于栓剂的叙述中错误的是（　　　）
　A. 栓剂基质主要分为油脂性基质和水溶性基质
　B. 栓剂基质在室温时应有适宜的硬度，在体温下易软化、融化
　C. 栓剂插入肛门越深，越有利于药物的吸收
　D. 可可豆脂是常用的油脂性栓剂基质
　E. 可避免药物对胃肠黏膜的刺激

2. 下列属于栓剂油脂性基质的是（　　　）
　A. 甘油明胶　　　B. 聚乙二醇　　　C. 吐温 61
　D. 可可豆脂　　　E. 泊洛沙姆

3. 有关膜剂的叙述，错误的是（　　　）
　A. 膜剂系药物与成膜材料经加工制成的薄膜状制剂
　B. 外观应完整光洁，无明显气泡
　C. 生产工艺简单，易于掌握
　D. 给药途径广泛
　E. 适于剂量较大的药物

4. 膜剂中除药物、成膜材料外，常加甘油或山梨醇作（　　　）
　A. 避光剂　　　B. 抗氧剂　　　C. 增塑剂
　D. 着色剂　　　E. 脱膜剂

5. 气雾剂喷射药物的动力是（　　　）
　A. 推动钮　　　B. 内孔　　　C. 定量阀门
　D. 抛射剂　　　E. 阀门系统

6. 有关吸入用气雾剂的叙述，错误的是（　　　）

A. 吸收往往不完全　　　B. 为速效剂型

C. 可避免胃肠道副作用　D. 配有定量阀门

E. 肺部吸收，干扰因素少

C. 气雾剂用药剂量难以控制

D. 气雾剂只能吸入给药

E. 抛射剂的用量可影响喷雾粒子的大小

7. 用于开放或关闭气雾剂阀门的是（　　）

A. 膨胀室　　　B. 浸入管　　　C. 推动钮

D. 抛射剂　　　E. 引液槽

9. 关于聚乙烯醇作为膜剂的成膜材料特点的叙述，正确的是（　　）

A. 毒性，刺激性小　　　B. 不易被微生物破坏

C. 对眼组织无刺激性　　D. 成膜、脱膜性能好

E. 口服后在消化道吸收好

【 X 型题 】

8. 有关气雾剂的叙述正确的是（　　）

A. 气雾剂由药物与附加剂、抛射剂、耐压容器和阀门系统组成

B. 气雾剂按分散系统分为溶液型、混悬型及乳剂型

四、简答题

1. 简述热熔法制备栓剂的生产工艺流程和操作要点。

2. 简述匀浆流延制膜法制备膜剂的生产工艺流程。

（恽　菲）

第 13 章

中药制剂稳定性

第 1 节　中药制剂稳定性基础知识

一、研究中药制剂稳定性的意义

药物制剂的基本要求是安全、有效、稳定，稳定性是保证有效性和安全性的重要基础。药物制剂稳定性是指药物制剂从生产到患者使用期内保持其生物有效性、稳定性及体内安全性的能力。

药物制剂从生产制备到应用于人体前的整个过程环节多、周期长，受温度、水分、光线、微生物、氧气等因素的影响，易发生变质。这不仅降低疗效，甚至产生有毒的分解产物，施用于人体易引起中毒，损害健康甚至危及生命。因此揭示稳定性变化的实质，探讨其影响因素，并采取相关措施避免或延缓制剂的变化，确定有效期，是药物制剂稳定性研究的基本任务。

二、中药制剂稳定性的研究范围

中药制剂稳定性的研究范围通常包括化学、物理、生物三个方面。

（一）化学稳定性

化学稳定性是指由于温度、湿度、光线、pH 等的影响，药剂产生水解、氧化等降解反应，使药物含量、效价、色泽等发生变化，从而影响制剂外观、引起制剂变质等。

（二）物理稳定性

物理稳定性是指由于温度、湿度的影响，药物制剂的物理性能发生变化，如挥发油的逸散、混悬液中的颗粒结块、结晶生长、片剂崩解时限的延长等。制剂物理性能的变化，不仅使原有质量下降，而且还可以引起化学变化和生物学变化。

（三）生物稳定性

中药制剂的生物学变化，可由内部和外部两方面的因素引起。内在因素主要指某些活性酶的作用，酶可使某些成分酶解。外部因素一般系指制剂受到微生物污染，引起发霉、腐败和分解。

三、药物稳定性的化学动力学基础

中药制剂稳定性加速试验方法的理论依据是化学动力学，化学动力学研究的内容是化学反应在一定条件下的速度规律、影响速度的因素及化学反应的机制等。通过化学动力学可预测药物的有效期和了解影响反应的因素，从而可采取有效措施，防止或减缓药物的降解，对制备安全、有效、稳定的药物制剂具有重要作用。

（一）反应速度与速度常数

1. 反应速度　反应速度系指单位时间、单位体积中反应物下降的量。研究药物制剂降解的速度时，首先遇到的问题是药物浓度对反应速度的影响。对于一个简单化学反应，浓度与速度在反应中的关系遵循质量作用定律，即在恒温下反应速度与各反应物瞬间浓度的乘积成正比。故药物制剂降解的化学动力学方程，可用以下通式表示：

$$-\frac{\mathrm{d}C}{\mathrm{d}t} = kC^n$$

式中，k 为反应速度常数（h^{-1}）；C 为反应物浓度（mol/L）；n 为反应级数；t 为反应时间。

2. 速度常数　反应速度常数 k 表示在反应中各反应物为单位浓度时的速度。k 值与反应物的浓度无关，而与反应物的性质、温度、溶剂及时间有关。不同的化学反应具有不同的反应速度常数，并且同一反应也因温度不同而有不同的反应速度常数，其数值随温度的升高而增大。反应速度常数指示在给定温度下反应物之间作用的难易，或反应物的活泼程度。即 k 值越大，其反应速度也越快。

（二）反应级数

反应级数表示各反应物所有浓度项的幂次之和，反应级数 n 是用来阐明反应物浓度与反应速度之间的关系，当 $n=1$ 时为一级反应，$n=2$ 时为二级反应，$n=0$ 时为零级反应。反应级数除零级、一级、二级外，尚有伪一级与分数级反应。在中药制剂的各类降解反应中，有些药物的降解反应机制非常复杂，多数药物制剂可按零级、一级、伪一级反应处理。零级反应的反应速度与反应物的浓度无关。例如，有色糖衣片的褪色过程，其反应速度仅与光的强度有关，而与反应物的浓度无关。一级反应的反应速度与反应物浓度的一次方成正比。

在药物的降解反应中，常用降解 10% 所需的时间（即 $t_{0.9}$）作为化学降解的有效期来衡量降解速度的快慢；药物降解 50% 所需的时间（即半衰期，$t_{1/2}$）也是衡量降解反应快慢的常用参数之一。

1. 零级反应的特征

（1）零级反应的半衰期（$t_{1/2}$）为

$$t_{1/2} = \frac{C_0}{2k}$$

（2）零级反应中药物降解 10% 所需的时间（$t_{0.9}$）为

$$t_{0.9} = \frac{0.1C_0}{k}$$

2. 一级反应的特征

（1）一级反应中药物降解 10% 所需的时间（$t_{0.9}$）为

$$t_{0.9} = \frac{0.1054}{k}$$

（2）一级反应的半衰期（$t_{1/2}$）为

$$t_{1/2} = \frac{0.693}{k}$$

由上式可知，一级反应的有效期和半衰期与制剂中药物的初浓度无关，而与反应速率常数 k 成反比。

实际生产中并不能简单根据主药的标示量限度确定药物的有效期，还需考虑其他影响质量的相关因素。储存过程中制剂吸湿、结块、溶出度下降、霉变、产生降解物质或相关物质都应是确定有效期的重要参考因素。

四、中药制剂的化学降解途径

药物由于化学结构不同，外界环境不同，其降解反应也有差别，水解和氧化是药物发生降解的两个主要途径，其他如异构化、聚合、脱羧等反应，在某些药物中也有发生。有时一种药物可能同时发生两种或两种以上的降解反应。

1. 水解反应　水解是药物降解的主要途径之一，属于这类降解的药物主要有酯类（包括内酯）、酰胺类（包括内酰胺）等。

（1）酯类药物的水解：酯类药物在水溶液中较易水解，特别是在酸性或碱性水环境中，更易发生水解反应。酯水解生成醇和羧酸。酯类药物的水解受 H^+、OH^- 或广义酸碱催化，反应速度加快。一般来说，低分子量脂肪族酯类药物在水中的水解速度较快。在酸碱催化下酯类药物的水解常可用一级或伪一级反应处理。

（2）酰胺类药物的水解：一般来说酰胺类比酯类药物难水解，因为氮原子上取代基的给电子效应使羰基的活性降低。但在酸碱条件下仍然可发生水解，水解生成酸和胺。有内酰胺结构的药物，水解后易开环失效。

2. 氧化反应　氧化反应也是药物降解最常见的反应之一。许多化合物易发生氧化反应，如酚类、烯醇类、芳胺类、吡唑酮类、噻嗪类等。氧化反应往往使颜色加深或变色，或形成沉淀，或产生不良气味。光线、氧、金属离子等对氧化反应往往有催化作用。

（1）酚类药物的氧化：这类药物分子中具有酚羟基，如肾上腺素、左旋多巴、吗啡、阿扑吗啡、水杨酸钠等。例如，肾上腺素先氧化生成肾上腺素红，最后变成棕红色聚合物或黑色素。氧化后酚羟基变成醌式结构，因而呈黄至棕色。

（2）烯醇类药物的氧化：维生素 C 是这类药物的代表，其分子中有烯醇基，极易氧化生成双酮化合物，产生变色，进一步氧化后则生成一系列有色的无效物质。

（3）其他：乳剂、注射剂等液体制剂中常使用一些油及油脂，大多为一些长链烷烃类，由于空气中的氧进入具有活泼氢的各种分子而使其发生氧化，称为老化现象。对易氧化的化合物，可以采用加入抗氧剂、协同抗氧剂、金属离子络合剂及填充惰性气体包装、密闭包装等多种制剂技术来加以控制。

3. 其他反应　药物的降解途径是多种多样的，还有其他的一些降解途径，如聚合、脱羧和异构化。

（1）聚合：聚合是指两个或多个分子结合形成复杂的分子。例如，高浓度氨苄西林水溶液在储存中可发生聚合作用，一个分子的 β-内酰胺环裂开，与另一个分子反应形成二聚物，继而形成高聚物，这类聚合物能诱发氨苄西林产生过敏反应。

（2）脱羧：即一些含羧基的化合物，在光、热、酸、碱等一定的条件下，失去羧基而放出二氧化碳的反应。例如，碳酸氢钠注射液加热灭菌时产生二氧化碳而使注射液 pH 升高。又如，对氨基水杨酸钠脱羧形成间氨基酚，并进一步生成有色氧化产物。

（3）异构化：异构化分光学异构化和几何异构化。几何异构化是指化合物的顺反式之间发生了转变，从而使药物的纯度及生理活性发生了变化。光学异构化可分为外消旋化和差向异构化。如果一个药物的光学异构体或几何异构体间生理活性不同，在考虑稳定性时要注意是否有异构化反应发生。例如，毛果芸香碱在碱性条件下，α-碳原子发生异构化生成异毛果芸香碱；左旋莨菪碱易发生外消旋化而毒性增大。

考点： 中药制剂稳定性的研究范围、反应速度与速度常数、反应级数、中药制剂的化学降解途径

第 2 节　影响中药制剂稳定性的因素及稳定性方法

一、影响中药制剂稳定性的因素

影响中药制剂稳定性的因素主要包括处方因素与非处方因素两个方面。

（一）处方因素

中药制剂的处方组成是制剂是否稳定的关键。处方的 pH、缓冲剂的浓度、溶剂、离子强度、表面活性剂等都会对药物的稳定性产生影响。

1. pH　pH 对制剂稳定性的影响主要表现为对药物水解的影响和对氧化的影响。

（1）pH 对药物水解的影响：酯类、酰胺类药物易受 H^+ 或 OH^- 催化水解，此类药物的水解速度，主要由 pH 决定，这类降解反应称为特殊酸碱催化。pH 对降解速度常数 k 的影响可用下式表示：

$$k = k_0 + k_{H^+}[H^+] + k_{OH^-}[OH^-]$$

式中，k_0 表示参与反应的水分子的催化速度常数，k_{H^+} 和 k_{OH^-} 分别表示 H^+ 或 OH^- 的催化速度常数。在降解过程中，pH 较低时，表现为专属酸催化，则上式可简化为：

$$\lg k = \lg k_{H^+} - pH$$

以 $\lg k$ 对 pH 作图得一直线，斜率为 -1（图 13-1 中曲线 a）。pH 较高时，主要为专属碱催化，得

$$\lg k = \lg k_{OH^-} + \lg k_W + pH$$

以 $\lg k$ 对 pH 作图得一直线，斜率为 $+1$（图 13-1 中曲线 b）。

根据上述动力学方程绘制的图称 pH-降解速率图。曲线有 V 形、S 形等。图中，曲线最低点所对应的横坐标为最稳定 pH，以 pH_m 表示。

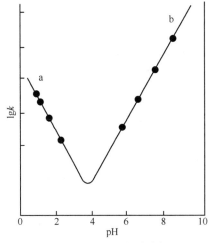

图 13-1　pH-降解速率图

pH_m 是药物所要求的最稳定 pH，可以通过实验求得。方法如下：保持处方中其他成分不变，配制一系列不同 pH 的溶液，在较高温度（恒温，如 60℃）下进行加速实验。求出各种 pH 溶液的速度常数（k），然后以 $\lg k$ 对 pH 作图，就可求出 pH_m。

除了 $[H^+]$、$[OH^-]$ 会催化一些药物的水解反应外，一些广义酸碱也会催化药物的水解反应。能给出质子的物质叫广义酸，能接受质子的物质叫广义碱。凡受广义酸、碱催化的药物反应称为广义酸碱催化。广义酸碱催化的 pH-速度图与专属酸碱催化相比，其直线斜率小于 1。

（2）pH 对药物氧化的影响：H^+ 或 OH^- 除对药物的水解有催化作用外，对药物的氧化作用也有极大影响。这是由于一些反应的氧化-还原电位依赖于 pH。一般还原型药物在 pH 低时（如 pH 为 3~4）比较稳定。例如，吗啡在 pH 低于 4 时稳定，在 5.5~7.0 时速度氧化，肾上腺素的氧化变色速度随 pH 的增大而显著增加。

2. 溶剂的影响　溶剂作为化学反应的介质，对药物的水解有较大影响，对制剂稳定性的影响比较复杂。在药物的降解反应中，许多属于离子反应，因而溶剂的介电常数对其有显著的影响。溶剂介电常数对离子间反应速度的影响可用下列关系式表示：

$$\lg k = \lg k_\infty - \frac{k' Z_A Z_B}{\varepsilon}$$

式中，k 为速度常数，ε 为介电常数，k_∞ 为溶剂 $\varepsilon = \infty$ 时的速度常数，Z_A、Z_B 是离子或药物所带的电荷，k' 为常数。

介电常数对离子间反应的影响可分两种情况：①Z_A、Z_B 为相同电荷时，溶剂的介电常数增大，速度常数也增大，如果用介电常数低的溶剂取代介电常数高的溶剂，可使速度常数相应减小；②Z_A、Z_B 为相反电荷时，此时应选用极性溶剂。

3. 离子强度的影响　药物制剂处方中离子强度的影响主要来源于用于调节 pH、调节等渗、防止氧化等附加剂，因而存在离子强度对降解速度的影响，这种影响可用下式说明：

$$\lg k = \lg k_0 + 1.02 Z_A Z_B \sqrt{\mu}$$

式中，k 是降解速度常数，k_0 是溶液无限稀（$\mu=0$）时的速度常数，μ 为离子强度，Z_A、Z_B 是溶液中离子或药物所带的电荷。以 $\lg k$ 对 $\sqrt{\mu}$ 作图可得一直线，其斜率为 $1.02 Z_A Z_B$，外推至 $\mu=0$ 可求得 k_0。

根据上述方程，带有相同电荷的离子反应时（$Z_A Z_B =$ 正值），直线斜率为正，则降解速度随离子强度增加而增加。如果是带有相反电荷的离子反应时（$Z_A Z_B =$ 负值），直线斜率为负，则离子强度增加，可使降解速度降低。如果药物是中性分子（$Z_A Z_B = 0$），直线的斜率为零，此时，离子强度与降解速度无关。

4. 辅料的影响　为增加药物的溶出速率，提高吸收率或使药物制剂成型，在制剂中常加入一些辅料或附加剂，如片剂的赋形剂，栓剂、软膏剂的基质，表面活性剂，抗氧剂，等渗调节剂等。对一些容易水解的药物，加入表面活性剂可使其稳定性增加。表面活性剂有时反而会使某些药物分解速度加快，因此在处方设计时，对具体药物制剂应通过实验来正确选用辅料。

（二）非处方因素

非处方因素又称外界因素，主要包括温度、光线、空气、湿度、金属离子等。在对产品确立工艺条件、储存方法乃至包装设计时，都要考察其稳定性受外界因素如温度、光线、空气、湿度等影响的情况。

1. **温度**　温度是外界环境中影响制剂稳定性的重要因素之一。在生产中药制剂时，饮片通常要经过浸提、浓缩、干燥等前处理过程。温度对药物水解、氧化等降解反应影响较大，根据范托夫（van't Hoff）定律，温度每升高10℃，反应速率增加2~4倍。一些工艺需升高温度，如灭菌、加热溶解、干燥等，应注意制剂稳定性的变化，特别是生物制品对热非常敏感。

2. **光线**　具有酚类结构或具有不饱和双键的化合物等在光照的影响下较易氧化分解，如牛黄中胆红素的颜色变化、莪术油静脉注射液浓度的降低等。中药制剂在储存过程中，必须考虑光线的影响。

3. **湿度和水分**　水是化学反应的媒介，固体药物吸湿后，水分可在固体表面形成膜，分解反应在此发生。微量的水能加速许多药物成分的水解、氧化等降解反应。对于一些化学稳定性差的药物、易水解的药物，应该在处方中避免使用吸湿性辅料，在加工中尽量不使用水，必要时还应该对加工环境中的相对湿度进行控制。包装可选用铝塑包装等密封性好的材料，以提高药物制剂的稳定性。

4. **氧**　空气中的氧是引起中药制剂氧化的重要因素，氧化过程一般都比较复杂，有时在药物的氧化过程中，光化分解、水解等可同时发生。药物氧化的结果，不仅使含量降低，而且可能改变颜色或出现沉淀，甚至产生有害物质，严重影响制剂的质量。氧气是需氧菌与霉菌生长必要的生活条件，如果限制包装中的含氧量，必然减少药品的微生物污染的可能性。

5. **金属离子**　微量金属离子对自动氧化反应有显著的催化作用。制剂在加工过程中通过容器、溶剂及加工工具等可能会带入一些微量金属离子，这些金属离子对药物的稳定性产生不良作用。例如0.0002mol/L的铜离子能使维生素C氧化速度增加10 000倍，主要机制为缩短氧化的诱导期，增加游离基生成速度。

二、提高中药制剂稳定性的方法

（一）延缓水解

1. **调节pH**　通过实验或查阅资料确定最稳定pH，用酸（碱）或适当的缓冲溶液进行调节。调节pH时，要兼顾制剂的稳定性、药物溶解度和药效三个方面。

2. **降低温度**　温度降低，药物降解速率减慢。在提取、浓缩、干燥、灭菌储存等过程中，可以通过降低温度、缩短物料受热时间以减少水解的发生。尤其对注射剂，在保证完全灭菌的前提下，应适当降低灭菌温度或缩短灭菌时间，避免不必要的长时间高温。对热敏感的药物，要合理地设计处方，生产中采用特殊工艺，如冷冻干燥、低温储存等，以确保制剂质量。

3. **改变溶剂**　对于易水解的药物，有时采用非水溶剂，如乙醇、丙二醇、甘油等而使其溶液稳定。

4. **制成干燥固体**　对于极易水解的药物，可制成固体剂型。例如，可将注射用溶液制成注射用无菌粉末，将口服液制成可溶颗粒剂等。

5. **改进制剂工艺**　在制备颗粒剂、片剂等剂型时，可选择干法制粒、粉末直接压片等工艺，减少物料与水分的接触。中药片剂、丸剂等固体制剂也可通过包衣来降低吸湿性，改善制剂的稳定性。

（二）防止氧化

1. **降低温度**　在生产和储存过程中，应适当降低温度，可减慢药物的氧化。

2. **避光**　光能激发氧化反应，加速药物的氧化分解。在制备过程中，应严格避免日光的照射。可采用的主要方法有处方中加入抗氧剂，包衣材料中加入遮光剂，包装上采用避光技术，如棕色玻璃包装，棕色泡罩式包装等。

3. **驱逐氧气**　对于易氧化的药物，除去氧气是防止氧化的根本措施。生产上一般采用真空包装、通入二氧化碳和氮气、使用非水溶剂、加入协同抗氧剂等来提高化合物对氧的稳定性。

4. 添加抗氧剂　药物的氧化降解常为自动氧化降解，因此，在驱逐氧气的同时，还应加入抗氧剂。

5. 控制微量金属离子　要避免金属离子的影响，在操作过程中应尽可能避免药物与金属器械接触，并可加入金属离子螯合剂，如依地酸盐，有时络合剂与亚硫酸盐类抗氧剂联合应用，效果更佳。依地酸二钠常用量为 0.005%～0.050%。

6. 调节 pH　对于易氧化分解的药物可以用酸（碱）或适当的缓冲剂调节，使药液保持在最稳定的 pH 范围。处方中常使用一些缓冲对如乙酸盐、磷酸盐、柠檬酸盐、硼酸盐等；尽量用与药物同离子的酸、碱。

7. 制成微囊或包合物　某些药物制成微囊或环糊精包合物后，可减少外界环境如氧气、湿气、光线等对药物的影响，提高其稳定性。

除以上方法外，在不影响药物有效性与安全性的基础上，也可将不稳定成分制成稳定性较好的衍生物或前体药物。

> **考点**：影响中药制剂稳定性的因素，提高中药制剂稳定性的方法

第 3 节　中药制剂稳定性试验方法

稳定性实验的目的是考察原料药物或制剂在温度、湿度、光线等影响下随时间变化的规律，为药品的生产、包装、储存、运输条件提供科学依据，同时通过试验建立药品的有效期。

一、稳定性试验的基本要求

1. 稳定性试验包括影响因素试验、加速试验与长期试验。影响因素试验用 1 批供试品进行。加速试验与长期试验要求用 3 批供试品进行。

2. 中药制剂供试品应是放大试验的产品，其处方与工艺应与大生产一致。中药制剂如片剂、胶囊剂，每批放大试验的规模，片剂至少应为 10 000 片，胶囊剂至少应为 10 000 粒。大体积包装的制剂如静脉输液等，每批放大规模的数量至少应为各项试验所需总量的 10 倍。特殊品种、特殊剂型所需数量，根据情况另定。

3. 供试品的质量标准应与临床前研究及临床试验和规模生产所使用的供试品质量标准一致。

4. 加速试验与长期试验所用供试品的包装应与上市产品一致。

5. 研究药物稳定性，要采用专属性强、准确、精密、灵敏的药物分析方法与有关物质（含降解产物及其他变化所生成的产物）的检查方法，并对方法进行验证，以保证药物稳定性试验结果的可靠性。在稳定性试验中，应重视降解产物的检查。

6. 由于放大试验比规模生产的数量要小，故在产品获得批准后，从放大试验转入规模生产时，对最初通过生产验证的 3 批规模生产的产品仍需进行加速试验与长期稳定性试验。

二、稳定性的测定方法

中药制剂稳定性研究，首先应查阅处方组成药物活性成分稳定性有关资料，特别了解温度、湿度、光线对药物活性成分稳定性的影响，并在处方筛选与工艺设计过程中，根据药物活性成分与辅料性质，进行影响因素试验、加速试验与长期试验。

（一）影响因素试验

影响因素试验是在比加速试验更激烈的条件下进行，其目的是考察制剂处方的合理性与生产工艺及包装条件，供试品用 1 批进行，将供试品如片剂、胶囊剂、注射剂（注射用无菌粉末如为西林瓶装，不能打开瓶盖，以保持严封的完整性），除去外包装，置适宜的开口容器中，进行高温试验、高湿度试验与强光照射试验，试验条件、方法、取样时间与原料药相同，重点考察项目见表 13-1。

表 13-1　常用原料药物及制剂稳定性重点考察项目表

剂型	稳定性重点考察项目
原料药	性状、熔点、含量、有关物质、吸湿性及根据品种性质选定的考察项目
片剂	性状、含量、有关物质、崩解时限或溶出度或释放度
胶囊剂	性状、含量、有关物质、崩解时限或溶出度或释放度、水分，软胶囊要检查内容物有无沉淀
注射液	性状、含量、pH、可见异物、不溶性微粒、有关物质，应考察无菌
栓剂	性状、含量、融变时限、有关物质
软膏剂	性状、均匀性、含量、粒度、有关物质
乳膏剂	性状、均匀性、含量、粒度、有关物质、分层现象
糊剂	性状、均匀性、含量、粒度、有关物质
凝胶剂	性状、均匀性、含量、有关物质、粒度，乳胶剂应检查分层现象
眼用制剂	如为溶液，应考察性状、可见异物、含量、pH、有关物质；如为混悬液，还应考察粒度、再分散性；洗眼剂还应考察无菌；眼用丸剂应考察粒度与无菌
丸剂	性状、含量、有关物质、溶散时限
糖浆剂	性状、含量、澄清度、相对密度、有关物质、pH
口服溶液剂	性状、含量、澄清度、有关物质
口服乳剂	性状、含量、分层现象、有关物质
口服混悬剂	性状、含量、沉降体积比、有关物质、再分散性
散剂	性状、含量、粒度、有关物质、外观均匀度
气雾剂	有关物质、泄漏率、每瓶主药含量、雾滴分布
吸入制剂	递送剂量均一性、微细粒子剂量
喷雾剂	每瓶总吸次、每喷喷量、每喷主药含量、有关物质、雾滴分布
颗粒剂	性状、含量、粒度、有关物质、溶化性或溶出度或释放度
贴剂（透皮贴剂）	性状、含量、有关物质、释放度、黏附力
冲洗剂、洗剂、灌肠剂	性状、含量、有关物质、分层现象（乳状型）、分散性（混悬型），冲洗剂应考察无菌
搽剂、涂剂、涂膜剂	性状、含量、有关物质、分层现象（乳状型）、分散性（混悬型），涂膜剂还应考察成膜性
耳用制剂	性状、含量、有关物质、耳用散剂、喷雾剂与半固体制剂分别按相关剂型要求检查
鼻用制剂	性状、pH、含量、有关物质，鼻用散剂、喷雾剂与半固体制剂分别按相关剂型要求检查

注：有关物质（含降解产物及其他变化所生成的产物）应说明其生成产物的数目及量的变化，如有可能应说明有关物质中何者为原料中的中间体，何者为降解产物，稳定性试验重点考察降解产物。

1. **高温试验**　供试品开口置适宜的洁净容器中，60℃温度下放置 10 天，于第 5 天和第 10 天取样，按稳定性重点考察项目进行检测。若供试品含量低于规定限度则在 40℃条件下同法进行试验。若 60℃无明显变化，不再进行 40℃试验。

2. **高湿试验**　供试品开口置恒湿密闭容器中，在 25℃分别于相对湿度 90%±5%条件下放置 10天，于第 5 天和第 10 天取样，按稳定性重点考察项目要求检测，同时准确称量试验前后供试品的重量，以考察供试品的吸湿潮解性能。若吸湿增重 5%以上，则在相对湿度 75%±5%条件下，同法进行试验；若吸湿增重 5%以下，其他考察项目符合要求，则不再进行此项试验。恒湿条件可在密闭容器如干燥器下部放置饱和盐溶液，根据不同相对湿度的要求，可以选择 NaCl 饱和溶液（相对湿度 75%±1%，15.5～60.0℃），KNO$_3$饱和溶液（相对湿度 92.5%，25℃）。

3. **强光照射试验**　供试品开口放在装有日光灯的光照箱或其他适宜的光照装置内，于照度为 4500lx±500lx 的条件下放置 10 天，于第 5 天和第 10 天取样，按稳定性重点考察项目进行检测，特别要注意供试品的外观变化。

（二）加速试验

1. 法定加速试验法　此项试验是在加速条件下进行，其目的是通过加速药物制剂的化学或物理变化，探讨药物制剂的稳定性，为处方设计、工艺改进、质量研究、包装改进、运输、储存提供必要的资料。供试品要求 3 批，按市售包装，在温度 40℃±2℃、相对湿度 75%±5% 的条件下放置 6 个月。所用设备应能控制温度±2℃、相对湿度±5%，并能对真实温度与湿度进行监测。在试验期间第 1 个月、2 个月、3 个月、6 个月末分别取样一次，按稳定性重点考察项目检测。在上述条件下，如 6 个月内供试品经检测不符合制订的质量标准，则应在中间条件下即在温度 30℃±2℃、相对湿度 65%±5% 的情况下进行加速试验，时间仍为 6 个月。溶液剂、混悬剂、乳剂、注射液等含有水性介质的制剂可不要求相对湿度。试验所用设备与原料药物相同。

对温度特别敏感的药物制剂，预计只能在冰箱（5℃±3℃）内保存使用，此类药物制剂的加速试验，可在温度 25℃±2℃，相对湿度 60%±10% 的条件下进行，时间为 6 个月。乳剂、混悬剂、软膏剂、乳膏剂、糊剂、凝胶剂、眼膏剂、栓剂、气雾剂、泡腾片及泡腾颗粒宜直接采用温度 30℃±2℃、相对湿度 65%±5% 的条件进行试验，其他要求与上述相同。

对于包装在半透性容器中的中药制剂，如低密度聚乙烯制备的输液袋、塑料安瓿、眼用制剂容器等，则应在温度 40℃±2℃、相对湿度 25%±5% 的条件（可用 $CH_3COOK \cdot 1.5 H_2O$ 饱和溶液）进行试验。

2. 经典恒温法　此方法的理论依据是阿伦尼乌斯（Arrhenius）方程，Arrhenius 提出了温度对反应速度影响的定量关系式：

$$k = Ae^{-E/RT}$$

或
$$\lg k = \frac{-E}{2.303R} \cdot \frac{1}{T} + \lg A$$

式中，k 为降解速度常数；A 为频率因子；E 为活化能（kJ/mol）；R 为气体常数（1.987cal/℃·mol）；T 为绝对温度。

实验方法：①将样品置于不同温度的恒温器（如恒温水浴、烘箱等）中，温度点一般不少于 4 个。②定时取样测定其浓度（或含量），取样时间间隔根据药品的稳定性情况和温度而定，越稳定的药物，取样时间间隔越长；温度越低，取样间隔时间越长。通常每个温度可取样 4～7 个，求出各温度下不同时间药物的浓度变化。③以药物浓度或浓度的对数对时间作图，以判断反应级数。然后求出不同温度下的反应速度常数，以反应速度常数的对数对反应温度的倒数作图，由图中直线斜率可求出活化能 E。若将直线外推至室温，就可求出室温时的反应速度常数（$k_{25℃}$）。由 $k_{25℃}$ 可计算出降解 10% 所需的时间（$t_{0.9}$），即药物制剂的有效期。

> **链接**
>
> 采用以 Arrhenius 方程为基础的加速实验法，须注意以下几个问题：
>
> （1）适用于热分解反应，且活化能须在 41.8～125.4kJ/mol。
>
> （2）应用于均相系统一般得出较满意的结果，对于非均相系统（如混悬液、乳浊液等）通常误差较大。
>
> （3）Arrhenius 方程是假设活化能不随温度变化提出的，只考虑温度对反应速度的影响。因此，在加速实验中，其他条件（如溶液的 pH）应保持恒定。

3. 其他方法　此外，预测药物室温下稳定性的试验方法还有活化能估算法、初均速法、Q10 法及线性变温法等简化方法。

（三）长期试验

长期试验是在接近药品的实际储存条件下进行，其目的是为制订药品的有效期提供依据。供试品 3 批，市售包装，在温度 25℃±2℃、相对湿度 60%±10% 的条件下放置 12 个月，或在温度 30℃±2℃、相对湿度 65%±5% 的条件下放置 12 个月，这是从我国南方与北方气候的差异考虑的，至于上述两种条件选择哪一种由研究者确定。每 3 个月取样一次，分别于 0 个月、3 个月、6 个月、9 个月、12 个月取样，按稳定性重点考察项目进行检测。12 个月以后，仍需继续考察，分别于 18 个月、24 个月、36 个月取样进行检测。将结果与 0 个月比较以确定药品的有效期。由于实测数据的分散性，一般应按95%可信限进行统计分析，得出合理的有效期。如 3 批统计分析结果差别较小，则取其平均值为有效期限。若差别较大，则取其最短的为有效期。数据表明很稳定的药品，不做统计分析。

对温度特别敏感的药品，长期试验可在温度 5℃±3℃ 的条件下放置 12 个月，按上述时间要求进行检测，12 个月以后，仍需按规定继续考察，制订在低温储存条件下的有效期。对于包装在半透性容器中的中药制剂，则应在温度 25℃±2℃、相对湿度 40%±5%，或 30℃±2℃、相对湿度 35%±5% 的条件进行试验，至于上述两种条件选择哪一种由研究者确定。此外，有些中药制剂还应考察临用时配制和使用过程中的稳定性。

原料药物及主要剂型的稳定性重点考察项目见表 13-1，表中未列入的考察项目及剂型，可根据剂型及品种的特点制订。

考点：稳定性试验的基本要求，稳定性测定方法

自 测 题

一、填空题
稳定性试验包括＿＿＿＿、＿＿＿＿与＿＿＿＿。

二、选择题
【A 型题】
1. 药物的有效期是指药物含量降低（　　）
   A. 10%所需时间　　　　　B. 50%所需时间
   C. 63.2%所需时间　　　　D. 5%所需时间
   E. 90%所需时间

2. 对药物化学一级反应描述错误的是（　　）
   A. 以 $\lg C$ 对 t 作图为一条直线
   B. 有效期与药物的初始浓度无关
   C. 半衰期与速度常数 k 成正比
   D. 可以通过加速试验来观察
   E. 温度升高反应速度加快

3. 某药物按一级反应分解，反应速度常数为 $k=5.27×10^{-5}h^{-1}$ 则 $t_{1/2}$ 为（　　）
   A. 2000 小时　　　　　B. 100 小时
   C. 200 小时　　　　　D. 100 小时
   E. 20 小时

4. 某药物按一级反应分解，反应速度常数 $k=0.0095$（天$^{-1}$），问该药物的 $t_{1/2}$ 约为（　　）
   A. 73 天　　　B. 37 天　　　C. 40 天
   D. 55 天　　　E. 80 天

5. 影响药物制剂稳定性的因素中是化学变化的是（　　）
   A. 散剂吸湿　　B. 乳剂破裂　　C. 产生气体
   D. 发霉、腐败　　E. 浸出制剂出现沉淀

6. 根据 van't Hoff 定律，温度每升高 10℃，反应速度大约增加（　　）
   A. 1～3 倍　　　B. 2～4 倍　　　C. 3～5 倍
   D. 4～6 倍　　　E. 5～7 倍

7. 采用加速试验法进行药物稳定性考察时，储存样品温度多为（　　）
   A. 25℃±2℃　　B. 40℃±2℃　　C. 30℃±2℃
   D. 25℃±2℃　　E. 65℃±2℃

【X 型题】
8. 下列能防止药物氧化的方法为（　　）
   A. 降低温度　　　　　B. 驱逐氧气
   C. 添加抗氧剂　　　　D. 用普通玻璃容器包装药物
   E. 添加抑菌剂

9. 有关药物稳定性叙述正确的是（　　）
   A. 制剂稳定性的影响因素有化学物理学生物学三方面
   B. 液体制剂一般在某一特定 pH 范围内稳定
   C. 同种药物不同剂型稳定性差异较小
   D. 光敏感药物采用棕色玻璃瓶包装
   E. 可在制剂中加入一定的辅料增加稳定性

10. 下列关于延缓药物水解的方法哪些是可行的（　　）
    A. 控制微量金属离子　　B. 适当降低温度
    C. 改变溶剂　　　　　D. 制成干燥固体
    E. 改变 pH

三、简答题
1. 影响中药制剂稳定性的因素有哪些？
2. 提高中药制剂稳定性的方法有哪些？

（恽　菲）

第14章

中药制剂新技术

第1节 固体分散技术

一、固体分散体概述

固体分散体是指药物以分子、胶态、微晶或无定形状态，分散在一种载体物质中所形成的药物-载体的固体分散体系，药物粒径通常为纳米级；将药物制成固体分散体所用的制剂技术称为固体分散技术。可根据药物性质及临床治疗需要，利用制剂技术将固体分散体进一步制成胶囊剂、片剂、软膏剂、栓剂及注射剂等。

固体分散体利用不同性质的载体使药物处于高度分散状态，达到不同要求的用药目的：①利用强亲水性载体，可增加难溶性药物的溶解度和溶出速率，从而提高药物的生物利用度；②利用难溶性载体，可延缓或控制药物释放；③利用肠溶性载体，可控制药物于小肠释放；④利用载体的包蔽作用，可延缓药物的水解和氧化，掩盖药物的不良气味和刺激性；⑤使液体药物固体化等。但固体分散体也存在一定缺点，主要表现在药物分散状态的稳定性不高，久储易老化等方面。

二、固体分散体的常用载体

（一）固体分散体载体的基本要求

载体的性质和制备工艺在很大程度上决定了固体分散体的溶出速率。优良的固体分散体载体应价廉、易得，具有物理、化学和热稳定性，对药物有较强的分散能力，不与药物发生反应，不影响药物的稳定性，无不利的生理活性及不良反应。增溶型载体应既溶于水，又溶于有机溶剂。

（二）常用固体分散体载体

固体分散体按载体材料可分为水溶性载体、难溶性载体、肠溶性载体三大类，使用时可根据制备目的选择单一载体或混合载体。

1. **水溶性载体** 水溶性载体主要用来制备增溶型固体分散体，难溶性药物在其中以超微粒子、分子或过饱和状态存在，由于载体的迅速润湿或溶解，加速了药物的溶出。该类载体多为水溶性高分子化合物、有机酸类和糖类等。

（1）聚乙二醇类（PEG）：是最常用的水溶性载体之一。其中适用于固体分散体的分子量为1500～20 000，最常用的是PEG4000和PEG6000，熔点较低（55～65℃），毒性小，在胃肠道内易于吸收，化学性质稳定（但180℃以上分解），能与多种药物配伍。由于聚乙二醇类熔点低，特别适于融熔法制备固体分散体。药物为油类时，宜选用分子量更高的聚乙二醇类作载体。

（2）PVP：对热的化学稳定性好，但加热到150℃变色，熔点较高，易溶于水和多种有机溶剂，因而宜用溶剂法制备固体分散物，不宜采用熔融法。

（3）泊洛沙姆（普朗尼克）：泊洛沙姆易溶于水，能与许多药物形成空隙固溶体。应用泊洛沙姆作载体，并采用熔融法或溶剂法制备固体分散体，可大大提高溶出速率和生物利用度。

（4）有机酸类：柠檬酸、琥珀酸、胆酸、去氧胆酸等作载体，多形成低共熔物。这类载体材料的分子量较小，易溶于水而不溶于有机溶剂。

（5）糖类与醇类：糖类常用有右旋糖、半乳糖和蔗糖等；醇类有甘露醇、山梨醇、木糖醇等。它们的特点是水溶性强，毒性小，因分子中有多个羟基，可与药物以氢键结合生成固体分散体，适用于剂量小、熔点高的药物，尤以甘露醇为最佳。

（6）尿素：尿素极易溶解于水，在多数有机溶剂中溶解。稳定性高。主要用于利尿药或增加排尿量的难溶性药物的载体。

2. 难溶性载体

（1）纤维素类：纤维素类常用的是乙基纤维素（EC），无毒、无药理活性，广泛应用于缓释固体分散体。乙基纤维素能溶于乙醇、苯、丙酮等多数有机溶剂。制备固体分散体多采用乙醇为溶剂，采用溶剂法制备。

（2）聚丙烯酸树脂类：聚丙烯酸树脂类载体材料在胃液中可溶胀，在肠液中不溶，广泛用于制备缓释固体分散体。

（3）脂质类：胆固醇、棕榈酸甘油酯、巴西棕榈蜡等脂质类固体分散体常采用熔融法制备。脂质类载体降低了药物溶出速率，延缓了药物释放。

3. 肠溶性载体　常用的肠溶性固体分散体载体材料有纤维素类如醋酸纤维素酞酸酯（CAP）、羟丙甲基纤维素酞酸酯（HPMCP）及羧甲基乙基纤维素（CMEC）等，均能溶于肠液中。可用于制备在胃中不稳定的药物需在肠道释放和吸收的固体分散体。

三、固体分散体的类型

按照固体分散体中药物的分散状态进行分类，可分为如下几种。

（一）简单低共溶混合物

简单低共溶混合物由两种化合物组成，这两种化合物在液体状态时可完全混溶，但在固体状态时仅部分混溶。

（二）固体溶液

药物以分子状态在载体材料中均匀分散，成为一相，此类分散体具有类似于溶液的分散性质，称为固体溶液。固体溶液可按两种方法进行分类，第一种方法按药物与载体材料的互溶情况，分为连续性固体溶液和非连续性固体溶液；第二种方法按溶质分子在溶剂中的分布方式，分为置换型固体溶液与填充型固体溶液。固体溶液中药物以分子状态存在，分散程度高，表面积大，在增溶方面具有较低共溶混合物更好的效果。

（三）玻璃溶液或玻璃混悬液

药物溶于熔融的透明状的无定形载体中，经骤然冷却，得到透明玻璃状的固体溶液，称玻璃溶液。常用多羟基化合物作载体。常用的多羟基化合物有柠檬酸、PVP、蔗糖、葡萄糖、木糖醇等。

（四）共沉淀物

共沉淀物（也称共蒸发物）是由药物与载体材料以恰当比例形成的非结晶性无定形物。

药物在载体中的分散状态类型，在一般情况下并不单独存在，一种固体分散体往往是多种类型的混合物。因此，要得到某种类型为主的分散体，必须从药物和载体的种类、性质、比例及固体分散体制法几方面考虑。

四、固体分散技术

制备固体分散体常用的方法有熔融法、溶剂法、溶剂-熔融法、喷雾干燥法等，其他还有研磨法及药物溶于有机溶剂分散吸附于惰性材料形成粉状溶液等方法。

（一）熔融法

熔融法是将药物与载体分别粉碎过筛，按一定比例充分混匀，用水浴或油浴加热并不断搅拌至完全熔融，也可将载体加热熔融后，再加入药物搅溶，然后将熔融物在剧烈搅拌下，迅速冷却成固体。为了防止某些药物析出结晶，熔融法宜迅速冷却固化，以达到较高的过饱和状态，使多个胶态晶核迅速形成，然后将产品置于干燥器中，室温干燥。经一至数日即可使变脆而容易粉碎。放置的温度视不同品种而定。

熔融法制得的固体分散体药物在载体中有较高度的分散状态,操作简便,可以得到药物的过饱和状态。缺点是熔融过程中药物或载体可能发生分解或蒸发,对于不耐热的药物和载体不宜用此法,以免分解、氧化。对受热易分解、升华及多晶型转换的药物,可采用减压方法熔融或熔融时充惰性气体的方法。

熔融法制备的固体分散体制备最合适的剂型是直接制成滴丸,将熔融物滴入冷凝液中使之迅速收缩、凝固成丸,提高药物的生物利用度。

(二)溶剂法

溶剂法又称为共沉淀法或共蒸发法。将药物和载体同时溶于有机溶剂中或分别溶于有机溶剂中后混匀,除去溶剂而得固体分散体。蒸发溶剂时,宜先用较高温度蒸发至黏稠时,突然冷冻固化。所用的载体既能溶于水,又能溶于有机溶剂,如甲基纤维素(MC)、PVP、半乳糖、甘露糖等。

溶剂法适用于熔点较高、对热不稳定或易挥发的药物。所得固体分散体中药物分散性较好。但由于使用有机溶剂成本高,且有时难以除尽。当固体分散体内含有少量溶剂时,容易引起药物重结晶而降低药物的分散度。采用的有机溶剂不同,所得固体分散体中药物的分散度也不同。在制备固体分散体时选择的载体一般为水溶性很强的物质,而药物多为难溶性,因此选择合适的共溶剂是较为困难。

(三)溶剂-熔融法

先用少量有机溶剂溶解药物,然后将该溶液与熔化了的载体混合均匀,蒸去有机溶剂,按熔融法冷却固化即得。少量溶剂(5%~10%)不影响载体的固体性质,制备过程中除去溶剂的受热时间短,产物稳定,质量好。但注意应选用毒性小的溶剂,与载体材料应容易混合。本法适用于某些液体药物,如鱼肝油、维生素 A、维生素 D、维生素 E 等,也可用于受热稳定性差的固体药物。

(四)研磨法

将药物与载体材料混合后,强力持久地研磨一定时间,借助机械力降低药物的粒度,或使药物与载体以氢键结合,形成固体分散体。本法可用于工业化生产,但劳动强度大,费时费力,仅适用于小剂量的药物。常用的载体材料有微晶纤维素、乳糖、PVP 类、聚乙二醇类等。

五、固体分散体的质量评价

固体分散体中药物分散状态的鉴别是质量检查的首要项目。同时由于固体分散体在储存过程中存在老化等问题,因而稳定性的检查及与药物分散状态密切相关的溶出度或溶出速率的体外试验,以及体内的生物利用度试验均是评定固体分散体的必要项目。

考点: 固体分散体定义,固体分散体的常用载体,固体分散体的类型,固体分散体的制备技术

第 2 节　包 合 技 术

一、包合技术概述

(一)含义

包合技术是指使一种分子进入另一种分子空穴结构内,形成包合物的技术。包合物是一种分子被包藏在另一种分子空穴结构内具有独特形式的复合物,亦称包藏物、加合物、包含物,是一种非键复合物,是由主分子和客分子组成分子囊。有包合作用的外层分子称为主分子,被包合到主分子空间中的小分子物质,称为客分子。主分子为包合材料,具有较大的空穴结构,足以将客分子(药物)容纳在内,形成分子囊。包合物中主分子与客分子的比例是非化学计量,主分子所提供的空穴数是关键。

环糊精包合技术是指药物分子被包含或嵌入环糊精的筒状结构内形成超微粒分散物的技术,环糊精包合物又称为分子胶囊。

(二)包合材料

常用的包合材料有环糊精和环糊精衍生物。环糊精(CYD)系由淀粉酶解和环化后得到的由 6~

12 个葡萄糖分子连接而成的环状低聚糖化合物，是一类良好的包合材料。环糊精的最大特征是能在分子空穴内包合大小和形状与其空穴相适应的有机、无机乃至气体分子，形成单分子包合物。客分子可以是整个被包合，也可以是分子的一部分或某些官能团被包合。

环糊精常见的有 α、β、γ 三种，用于包合的环糊精多采用 β-环糊精，β-环糊精是含有 7 个葡萄糖分子的低聚糖，为白色结晶型粉末，熔点 300～305℃，纯度 99%。β-环糊精结构如图 14-1、图 14-2 所示。它具有空穴大小适中及在水中的溶解度随温度变化较大的特点，所以其包合物容易制备。β-环糊精口服毒性小，在结肠吸收，多以原形从粪便中排出，血中浓度很低。胃肠以外给药有一定的毒性，如肌肉给药可产生溃疡，静脉给药对肾脏有毒，并有溶血作用。

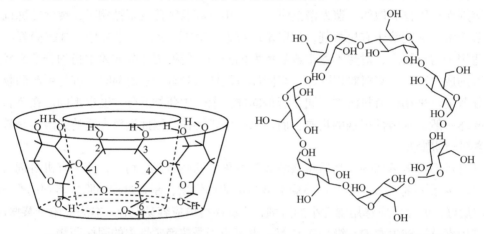

图 14-1   β-环糊精的立体结构   图 14-2   β-环糊精中葡萄糖连接方式

二、环糊精包合物的制备方法

制备包合物前应考虑：①客分子药物的性质，如分子结构和大小、溶解性、稳定性等，要明确被包合的目的，分析包合物形成的可能性；②环糊精的选择，要考虑环糊精的性质（溶解性、空洞大小等）和来源；③包合方法的选择，包合方法对包合物的形成、包合物的收率和药物的包合率有重要的影响。

（一）饱和水溶液法

饱和水溶液法先将环糊精配成饱和溶液，再加入药物充分混合，经搅拌或超声使药物与环糊精起包合作用而形成包合物。难溶性固体药物可用少量丙酮或异丙醇等有机溶剂溶解后加入。若药物为难溶性的液体（如中药挥发油），可直接加入环糊精的饱和水溶液中。所得到的包合物若为固体，经过滤、水洗，再用少量适当的溶媒洗去残留药物，干燥即得成品。若药物在水中溶解度较大，其包合物仍可部分溶解于溶液中，此时可加入某些有机溶剂或减压浓缩，以促使包合物析出。

（二）溶液-搅拌法

在环糊精的未饱和溶液中，加入客分子药物，不断搅拌，使产生微晶，过滤、干燥，即得。本法应用的环糊精主要是水中溶解度较大的 γ-环糊精、DM-β-环糊精、HP-β-环糊精等。其原理是包入客分子后，溶解度下降使晶体析出。

（三）研磨法

将环糊精与 2～5 倍量水研匀，加入客分子化合物（水难溶性者，先溶于少量有机溶剂中），研磨成糊状，低温干燥后，再用有机溶剂洗净，干燥即得。

研磨方法采用普通研磨法，即在乳钵中进行研磨；另一种是机械研磨法，即采用胶体磨研磨至糊状。

（四）超声波法

饱和水溶液加入客分子药物溶解后，立即用超声波破碎仪选择合适强度，超声适当时间，以代替搅拌力，使客分子被包合，然后过滤、洗涤、干燥即可。此法简便、快捷。

（五）包合物常用的干燥方法

1. 喷雾干燥法　所制得包合物如果具有易溶于水，遇热性质又较稳定的特点，可选用喷雾干燥法干燥。其特点是干燥温度高，受热时间短，所得包合物产率高。减少了生产步骤，节省资源，适用于工业生产。

2. 冷冻干燥法　所制得包合物在冷冻过程中使其从溶液中析出，同时也利用低温冷冻的外界条件使其干燥，直接得到干包合物。冷冻干燥法适用于制成包合物后易溶于水，且在干燥过程中易分解、变色的药物。所得成品疏松，溶解性能好，可制成粉针剂。

3. 真空减压干燥法　适用于加热条件下易分解、变色、变性的包合物。

三、包合物在中药制剂中的作用

1. 提高药物稳定性　包合物主、客分子以范德瓦耳斯力及氢键缔合后，药物嵌入其疏水性的空穴内，由于药物的反应活性部位被包藏在环糊精之中，相对减少了与外界环境（光、热、湿度等）的接触机会，从而使药物保持稳定。

2. 增加药物的溶解度与溶出度　由于 β-环糊精空洞内是由碳-氢键和醚键构成的疏水区，使疏水性客分子易被包合，而 β-环糊精外部具亲水性，有一定的水溶性，因此难溶性药物被 β-环糊精包合后，能增加药物在水中的溶解度和制剂的溶出速率。一般认为药物分子的溶解度越小，β-环糊精包合物的增溶作用越大。

增加药物溶解度有利于药物制剂的制备，提高制剂的生物利用度，减少服药剂量，改善药物在体内的吸收。

3. 保留挥发性成分　中药的活性成分很多是挥发油，挥发油的化学成分主要是萜类及它们的含氧衍生物，不仅易挥发，而且在光、氧的作用下极易氧化变质，降低疗效，甚至产生不良反应。制成包合物后，在一定程度上可切断药物分子与周围环境的接触，避免受光、氧及水解条件的影响，从而提高药物的稳定性，并能减少挥发，延长药效和保存期。

4. 掩盖药物的不良气味和降低刺激性　药物中有的具有不良臭味、苦味、涩味，有的具有较强的刺激性，影响该制剂的应用，特别是影响儿童和老人的应用。药物包合后可掩盖不良臭味，降低刺激性。

5. 调节释药速度　中药挥发油等与 β-环糊精包合后，包合物内的药物释放是可控制的。

6. 提高药物的生物利用度　药物进入到 β-环糊精的筒状空隙中，由于环糊精含有多个亲水醇羟基，故能增加药物的溶解度和溶解速度；并由于包合物呈分子状态，使药物分子易通过生物细胞膜和血脑屏障，从而提高药物的生物利用度。

7. 使液态药物粉末化，便于制剂制备　β-环糊精包合中药挥发油，不仅能防止挥发油因挥发而降低疗效，而且能使其成为粉末化固体，便于加工成其他剂型，如片剂、胶囊、散剂、栓剂等。

8. 促进药物经皮吸收作用，改善临床症状　环糊精具有一定促透性，因而可促进药物经皮吸收作用，改善临床症状。

9. 减少不良反应　作为缓控释制剂和靶向制剂的载体，可降低中药制剂的刺激性和减少不良反应的发生。

考点：包合技术定义，包合常用材料，环糊精包合物的制备方法，包合物在中药制剂中的作用

自 测 题

一、名词解释

1. 固体分散技术　2. 环糊精包合技术

二、选择题

【A 型题】

1. 组成 β-环糊精的葡萄糖分子数是（　　）

　　A. 5 个　　B. 6 个　　C. 7 个　　D. 8 个　　E. 9 个

2. 以下应用固体分散技术的剂型是（　　）

A. 散剂　　　　B. 胶囊剂　　　　C. 微丸

D. 滴丸　　　　E. 贴片

3. 下列有关环糊精叙述中，错误的是（　　）

A. 环糊精是由环糊精葡萄糖转位酶作用于淀粉后形成的产物

B. 水溶性、还原性白色结晶性粉末

C. 由 6～10 个葡萄糖分子结合而成的环状低聚糖化合物

D. 结构为中空圆筒形

E. 其中以 β-环糊精溶解度最小

4. 用 β-环糊精包藏挥发油后制成的固体粉末为（　　）

　　A. 固体分散体　　B. 包合物　　　C. 脂质体

　　D. 微球　　　　　E. 物理混合物

5. 下列哪种材料制备的固体分散体具有缓释作用（　　）

　　A. 聚乙二醇　　　B. PVP　　　　C. 乙基纤维素

　　D. 胆酸　　　　　E. 泊洛沙姆 188

6. 固体分散体存在的主要问题是（　　）

　　A. 久储不够稳定

　　B. 药物高度分散

　　C. 药物的难溶性得不到改善

　　D. 不能提高药物的生物利用度

　　E. 刺激性增大

7. 制备固体分散体，若药物溶解于熔融的载体中呈分子状态分散者则为（　　）

　　A. 低共熔混合物　　　　B. 固态溶液

　　C. 玻璃溶液　　　　　　D. 共沉淀物

　　E. 无定形物

8. 下列关于包合物的叙述，错误的是（　　）

　　A. 一种分子被包嵌于另一种分子的空穴中形成包合物

　　B. 包合过程属于化学过程

　　C. 客分子必须与主分子的空穴形状和大小相适应

　　D. 主分子具有较大的空穴结构

　　E. 包合物为客分子被包嵌于主分子的空穴中形成的分子囊

9. 以下关于固体分散体的叙述中，错误的是（　　）

　　A. 药物与乙基纤维素为载体形成固体分散体可使药物的溶出加快

　　B. 乙基纤维素作为载体，可使水溶性药物的溶出减慢

　　C. 有些载体具有抑晶性，药物在其中以无定形状态分散，形成共沉淀物

　　D. 使用疏水性载体制备固体分散体可使药物具有缓释作用

E. 聚乙二醇类可作为固体分散体的载体

【X 型题】

10. 固体分散体制备时，常用的水溶性载体有（　　）

　　A. 表面活性剂　　　　　B. 乙基纤维素

　　C. PVP　　　　　　　　D. 胆固醇

　　E. 聚乙二醇类

11. 下列可增加药物溶出速率的是（　　）

　　A. 固体分散体　　　　　B. 脂质体

　　C. 胃内漂浮制剂　　　　D. 渗透泵片

　　E. β-环糊精包合物

12. 在药剂中，环糊精包合物常用于（　　）

　　A. 提高药物溶解度

　　B. 避免药物的首过效应

　　C. 提高药物稳定性

　　D. 制备靶向制剂

　　E. 液体药物粉末化

13. 以下属于水溶性固体分散体载体的是（　　）

　　A. 聚乙二醇类　　　　　B. PVP

　　C. 乙基纤维素　　　　　D. 表面活性剂类

　　E. 胆固醇

14. 制备包合物的方法有（　　）

　　A. 饱和水溶液法　　　　B. 喷雾干燥法

　　C. 冷冻干燥法　　　　　D. 研磨法

　　E. 凝聚法

15. 环糊精包合物在药剂学上的应用有（　　）

　　A. 可增加药物的稳定性

　　B. 液体药物固体化

　　C. 可增加药物的溶解度

　　D. 可遮盖药物的苦臭味

　　E. 促进挥发性药物的挥发

三、简答题

简述固体分散体的制备方法。

（李　香）

第 15 章

中药制剂新剂型

第 1 节　缓释与控释制剂

一、缓释与控释制剂概述

（一）缓释与控释制剂的定义

缓释系统在有些场合亦称长效制剂或延效制剂，是指用药后能在较长时间内缓慢非恒速地释放药物，以达到在体内延长药物作用、减少服药次数目的的制剂，其药物释放主要是一级速率过程，如硝苯地平缓释片。

控释制剂是指药物在预定的时间内自动以恒速或接近恒速释放，使血药浓度长时间恒定维持在有效浓度范围内的制剂，其药物以零级或接近零级速率释放或者被控制在作用器官等特定部位释放，如维拉帕米渗透泵片。

其中缓释、控释制剂与普通制剂血药浓度-时间变化曲线如图 15-1 所示。

（二）缓释与控释制剂的特点

1. 减少给药次数，提高患者顺应性。对半衰期短或需要频繁给药的药物，制成缓释、控释制剂可以减少服药次数，提高患者服药的顺应性，使用方便。特别适用于需要长期服药的慢性疾病患者，如心绞痛、高血压、哮喘患者等。

2. 使血药浓度平稳，避免峰谷现象，有利于降低药物的不良反应。缓释、控释制剂可以使血药浓度保持在比较平稳持久的有效范围内，减少了峰谷现象，有利于减少药物的不良反应。特别对于治疗指数较窄、消除半衰期短的药物，制成缓释、控释制剂可避免频繁用药而引起中毒的危险。

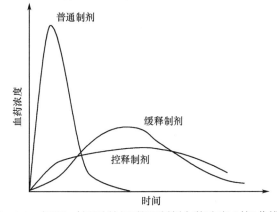

图 15-1　缓释、控释制剂和普通制剂血药浓度-时间曲线图

3. 可减少用药的总剂量，因此可用最小剂量达到最大药效。由于缓释、控释制剂合并每日剂量，减少了给药次数，因此，可降低每日总剂量。

尽管缓释、控释制剂具有上述诸多优点，但它也存在一些不足，如其生产工艺较普通制剂复杂；单剂量价格通常高于普通制剂；需较大剂量以实现长效作用，因此应特别谨慎药物突然释放导致中毒；具有特定吸收部位的药物，如维生素 B_2，制成口服缓释制剂的效果不佳。对于溶解度极差的药物制成缓释制剂也不一定有利。同时，药物如果剂量很大（＞1g）、半衰期很短（＜1 小时）、半衰期很长（＞24 小时）、不能在大部分肠道有效吸收的药物，一般情况下，均不适于制成口服缓释、控释制剂。

二、缓释与控释制剂的分类及释药原理

缓释、控释制剂有多种不同的分类标准，按照释药机制将缓释、控释制剂分类如下。

（一）骨架型缓释、控释制剂

该类缓释、控释制剂的释药原理为溶蚀与扩散、溶出相结合。

1. 亲水凝胶骨架型　这类制剂的常用骨架材料有羟丙甲基纤维素。骨架遇水膨胀形成凝胶，水溶性药物的释放速度取决于药物通过凝胶层的扩散速度，而在水中溶解度小的药物释放速度由凝胶层的溶蚀速度决定，不管其释放机制是扩散还是溶蚀，凝胶最后完全溶解，药物全部释放，故生物利用度高（图 15-2）。

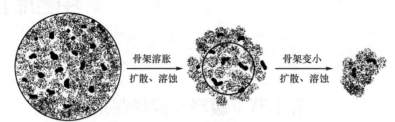

图 15-2　亲水凝胶骨架片释药原理

2. 蜡质类骨架型　这类制剂由水不溶但可溶蚀的蜡质材料制成，如巴西棕榈蜡、硬脂醇、硬脂酸、聚乙二醇、氢化蓖麻油、聚乙二醇单硬酸酯等，这类骨架片是通过孔道扩散与溶蚀控制释放。部分药物被不穿透水的蜡质包裹，可加入表面活性剂以加速其释放。通常将巴西棕榈蜡与硬脂醇或硬脂酸结合使用（图 15-3）。

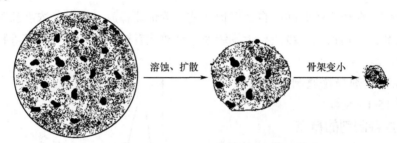

图 15-3　蜡质类骨架片释药原理

3. 不溶性骨架型　这类制剂由既不溶解也不溶蚀的材料制成，液体穿透骨架后，将药物溶解，从骨架的沟槽中扩散出来，骨架在胃肠中不崩解，药物释放后整体从粪便排出，不溶性骨架制剂的材料有聚乙烯、聚氯乙烯、甲基丙烯酸-丙烯酸甲酯共聚物、乙基纤维素等（图 15-4）。

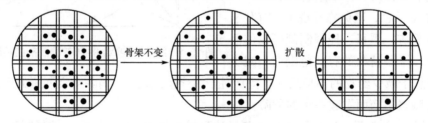

图 15-4　不溶性骨架片释药原理

骨架型结构中药物的释放特点是不呈零级释放，药物首先接触介质，溶解，然后从骨架中扩散出来，显然，骨架中药物的溶出速度必须大于药物的扩散速度。这一类制剂的优点是制备容易，可用于释放大分子量的药物。

（二）膜控型缓释、控释制剂

膜控型缓释、控释制剂的释药原理为扩散释药，其释药速度可通过不同性质的聚合物膜加以控制。其缺点是储库型制剂中含药量比常规制剂大得多，因此，任何制备过程的差错或损伤都可使药物储库破裂而导致不良反应。现代制剂工艺采用了新型的微丸型多储库释药方法，由于将较大的药物储库分配到了各个小的微丸单元中，有效规避了上述缺点，但制备过程稍显复杂。

1. 水不溶性包衣膜　水分透过包衣膜进入片芯，药物溶解成溶液后再从制剂中扩散出来进入体液，其释药快慢受扩散速度的控制。通常大孔膜孔径在 0.05～1.00μm，绝大多数药物分子，包括生物大分子均能自由通过，这类制剂一般不需添加致孔剂。微孔膜的孔径为 0.01～0.05μm，中药分子大多能自由通过，此类制剂通常是以在胃肠道中不溶解的聚合物作为衣膜材料，在其中加入少量致孔剂的物质调节药物的释放速度，如醋酸纤维素、EVA、聚丙烯酸树脂等（图 15-5）。

2. 含水性孔道的包衣膜　微孔膜包衣片与胃肠液接触时，膜上存在的致孔剂遇水部分溶解或脱落，在包衣膜上形成无数肉眼不可见的微孔或弯曲小道，使衣膜具有通透性。胃肠道中的液体通过这些微孔渗入膜内，溶解片芯内的药物到一定程度，透过孔道向外释放（图 15-6）。

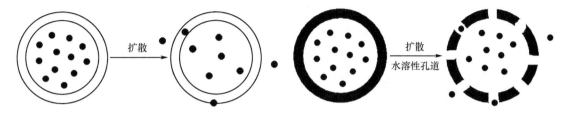

图 15-5　水不溶性包衣膜释药原理　　　　图 15-6　含水溶性孔道包衣膜释药原理

（三）渗透泵型控释制剂

渗透泵型控释制剂利用渗透压原理制成的控释制剂，能均匀恒速地释放药物，比骨架型缓释制剂更为优越。渗透泵型片剂是由药物、半透膜材料、渗透压活性物质和助推剂等组成。片芯由水溶性药物和水溶性聚合物或其他辅料制成，外面用水不溶性的聚合物，如醋酸纤维素、乙基纤维素或 EVA 等包衣，成为半渗透膜壳，水可渗进此膜，但药物不能。膜壳用激光等适当方法打一小细孔。与胃肠液接触后，水渗入片芯将膜内渗透压活性物质溶解，使膜内外存在着恒定的渗透压差，由于容积限制，膜的张力使药液通过膜上的释药小孔将药液释出膜外，实现零级释药。该类型控释制剂的优点是胃肠液中的离子不会渗透进入半透膜，故渗透泵型片剂的释药速率与 pH 无关，在胃中与在肠中的释药速率相等。这也是使渗透泵型片剂恒速释药的重要保证（图 15-7）。

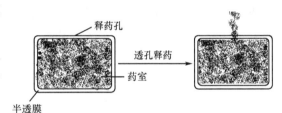

图 15-7　渗透泵型控释制剂释药原理

三、缓释、控释制剂的处方设计

（一）缓释、控释制剂的设计要求

1. 药物的选择　缓释、控释制剂一般适用于半衰期短的药物（$t_{1/2}$ 为 2～8h），半衰期小于 1 小时或大于 12 小时的药物一般不宜制成缓释、控释制剂。其他如剂量很大、药效很剧烈及溶解吸收很差的药物，剂量需要精密调节的药物，一般也不宜制成缓释或控释制剂。抗生素类药物，由于其抗菌效果依赖于峰浓度，故一般不宜制成普通缓释、控释制剂。

2. 设计要求

（1）生物利用度：缓释、控释制剂的相对生物利用度一般应在普通制剂 80%～120%的范围内。若药物吸收部位主要在胃与小肠，宜设计每 12 小时服一次，若药物在结肠也有一定的吸收，则可考虑每 24 小时服一次。为了保证缓释、控释制剂的生物利用度，除了根据药物在胃肠道中的吸收速度控制适宜的制剂释放速度外，主要在处方设计时选用合适的材料以达到较好的生物利用度。

（2）峰浓度与谷浓度之比：缓释、控释制剂稳态时峰浓度与谷浓度之比应小于普通制剂，也可用波动百分数表示。根据此项要求，一般半衰期短、治疗指数窄的药物，可设计每 12 小时服一次，而半衰期长的或治疗指数宽的药物则可 24 小时服一次。若设计零级释放剂型，如渗透泵，其峰谷浓度比显著低于普通制剂，此类制剂血药浓度平稳。

（二）缓释、控释制剂的辅料

按照阻滞方式可将缓释、控释制剂辅料划分为骨架型阻滞材料和包衣膜型阻滞材料。

1. 骨架型阻滞材料

（1）亲水凝胶骨架材料：亲水凝胶骨架材料是目前应用最多的一种缓释材料类型，有以下种类。①纤维素衍生物：甲基纤维素、羟纤维素（HMC）、羟乙基纤维素（HEC）、羟丙基纤维素、羟丙甲基纤维素和羧甲基纤维素钠等。②非纤维素多糖：壳多糖、脱乙酰壳多糖和半乳糖等。③天然胶：果胶、海藻酸钠、海藻酸钾、琼脂、瓜耳树胶和西黄蓍胶等。该类聚合物的水化速度和水化层黏度决定了药物的缓释效果。缓释片接触到水后，如果水化速度快，在几分钟内迅速形成凝胶层，从而阻滞药物的释放，避免了突释效应；此外，药物在凝胶层中的扩散速度随着聚合物黏度的增大而降低，因此，聚合物黏度越大，药物从缓释片中的释放速度就越慢。

（2）溶蚀性骨架材料：指以惰性脂肪或蜡类等物质为骨架材料。常用的溶蚀性骨架材料有蜂蜡、氢化植物油、合成蜡、硬脂酸、巴西棕榈蜡、甘油硬脂酸酯和十八烷醇等。这类骨架片是通过孔道扩散与蚀解控制释放。部分药物被不穿透水的蜡质包裹，可加入致孔剂以促进其释放。常用的骨架致孔剂有 PVP、微晶纤维素、聚乙二醇（PEG1500、PEG1400、PEG600）和水溶性表面活性剂。

（3）不溶性骨架材料：指不溶于水或水溶性极小的高分子聚合物、无毒塑料等。有乙基纤维素、聚甲基丙烯酸酯、无毒聚氯乙烯、聚乙烯、EVA、硅橡胶、丙烯酸树脂等。为了调节释药速率可在处方中加入电解质（如氧化钠、氧化钾或硫酸钠等）、糖类（如乳糖、果糖、蔗糖或甘露糖醇等）和亲水凝胶如羟丙甲基纤维素、羧甲基纤维素钠或西黄蓍胶等。

2. 包衣膜型阻滞材料

（1）不溶性高分子材料：生产中多将水不溶性的包衣材料用水制成混悬液、乳状液或胶液，统称为水分散体，进行包衣。水分散体具有固体含量高、黏度低、成膜快、包衣时间短、易操作等特点。目前市场上有两种类型缓释包衣水分散体，一类是乙基纤维素水分散体；另一类是聚丙烯酸树脂水分散体。

（2）肠溶性高分子：如醋酸纤维素酞酸酯、L、S 型丙烯酸树脂、羟丙甲基纤维素酞酸酯和乙酸羟丙甲纤维素琥珀酸酯（HPMCAS）等。用该材料包衣制成的肠溶膜控释片是在药物片芯外包肠溶衣，再包上含药的糖衣层而得。含药糖衣层在胃液中释药，当肠溶衣片芯进入肠道后，衣膜溶解，片芯中的药物释出，因而延长了释药时间。肠溶衣材料除单独使用外，也可与不溶于胃肠液的膜材料如乙基纤维素混合包衣制成在肠道中释药的微孔膜包衣片，在肠道中肠溶衣溶解，在包衣膜上形成微孔，微孔膜控制片芯内药物的释放。

四、缓释、控释制剂的体内、体外评价

体内外相关性是由制剂产生的生物学性质或由生物学性质衍生的参数（如 t_{max}、C_{max} 或 AUC）与同一制剂的物理化学性质（如体外释放行为）之间建立的合理定量关系。缓释、控释制剂的质量评价主要涉及药物的体外释放、体内动力学及临床试验等内容。

（一）体外评价

缓释、控释制剂的体外释放度试验是在模拟体内消化道条件下（如温度、介质的 pH、搅拌速率等），对制剂进行药物释放速度和程度试验。但是，由于体内情况极为复杂，体外模拟也只能是相对的。所以体外释放获得的数据尚需进行体内外相关性考察后才具有可靠性的参考价值。缓释、控释制剂体外释放度照《中国药典》（2020 年版）四部通则 0931 中的第一法（篮法）、第二法（桨法）和第三法（小杯法）进行测定。

（二）体内评价

缓释、控释制剂制成后，在体外评价的基础上尚需进一步进行体内评价，以验证其是否在体内达到预想的血药浓度水平，并维持恰当的时间。常用的评价方法有生物利用度和生物等效性试验。

1. 生物利用度　生物利用度系指制剂中的主药被吸收进入血循环的速度和程度。测定和评价制剂生物利用度的方法有药动法及药效法。

2. 生物等效性　生物等效性是指两种或两种以上释药系统具有相同的生物利用度。生物等效性研究方法与测定释药系统的生物利用度类似，它实际上是一种生物利用度的比较研究，主要用于不同类型释药系统或相同类型释药系统体内行为的比较。目前国内进行生物等效性研究多数是针对缓释、控释制剂，因此缓释、控释制剂的生物等效性评价问题日益受到重视。除了比较两制剂 C_{max}、t_{max}、AUC 等药动学参数外，还应比较 C-t 曲线的形状、平均体内药物驻留时间 MRT 及治疗窗内的时间，以获得客观评价结果。

（三）体内外相关性研究

缓释、控释制剂要求进行体内外相关性试验，以反映整个体外释药曲线与血药浓度之间的关系。只有体内外具有相关性，才能通过体外预测体内吸收情况。

体内外相关性的评价有模型依赖方法和统计矩分析法。

《中国药典》（2020 年版）的指导原则中缓释、控释制剂的体内外相关性指体内吸收相的吸收曲线与体外释放曲线之间对应的各个时间点回归，得到直线回归的相关系数符合要求，即可认为具有相关性。

五、口服定速、定位和定时释药系统

定速释放可大大减少血药浓度波动情况，增加服药的顺从性；定位释放可增加局部治疗作用或增加特定吸收部位对药物的吸收；定时释放可根据生物时间节律特点释放需要量药物，使药物发挥最佳治疗效果。

（一）定速释放

在定速释药系统中，渗透泵型控释制剂是最典型的一类控释制剂。其以渗透压作为释药动力，具有明显的零级释药特征，能避免其他制剂应用造成的血药浓度波动现象，减少胃肠道及全身的副作用，受胃肠道可变因素的影响小，可提高药物应用的安全性和有效性，因此渗透泵型控释制剂已成为目前国内外研究开发的热点。

按照结构特点，可以将口服渗透泵型控释制剂分为两类：单室渗透泵和多室渗透泵。单室渗透泵一般用于易溶性药物，由片芯和包衣膜两部分组成，片芯由药物和具有高渗透性物质组成，包衣膜多是由醋酸纤维素或乙基纤维素等高分子材料形成的刚性半透膜，半透膜上通常用激光或其他机械力打一个小孔作为药物的输出通道。使用时片芯中的高渗性物质吸水后产生高渗透压，从而使药物的混悬液或溶液释放。多室渗透泵至少由两层组成：药室和动力室。药室是由药物和可溶性辅料或药物的混悬液组成，动力室是由一些可溶胀的高分子材料组成。使用时，水分由半透膜进入到动力室，使得高分子材料吸水膨胀，从而挤压药室使药物由释药小孔释放。渗透泵型控释制剂要维持持久恒定的渗透压需要大量的渗透压促进剂，如果超过了正常的片重范围，在片芯的微环境内难以形成较高的浓度和渗透压来维持有效的释药速度时，就需要动力室。所以多室渗透泵适用于难溶性药物，使药物与含药层高分子以混悬液形式被助推层高分子推出释药孔，达到恒速释药的目的。

（二）定位释放

定位释放是指利用制剂的理化性质及胃肠道局部 pH、胃肠道酶、制剂在胃肠道的转运机制等生理学特性，使药物在胃肠道的特定部位释放，即在目标部位增强药物的生物活性，而在其他部位则降低活性。

1. 胃内滞留型给药系统　胃内滞留型给药系统可延长药物在胃内滞留时间，有胃内漂浮、胃内膨胀、生物黏附给药等方式。在胃部吸收的药物、在胃中发挥作用的药物、在小肠或结肠中不稳定的药物、不被胃酸破坏的药物可制成胃内滞留型制剂。

（1）胃内漂浮型制剂：胃内漂浮型制剂根据流体动力学平衡（HBS）原理设计，服用后在胃内环境的作用下体积膨胀，导致其表观密度小于胃内容物密度而在胃液中呈漂浮状态，从而延长了其胃内停留时间。胃内漂浮型制剂成败的关键在于能否在胃内产生预期的漂浮效果，若不能漂浮，则仅相当于一个普通的缓释制剂。胃内漂浮型制剂一般要用亲水凝胶聚合物和蜡质材料，如羟丙甲基纤维素和硬脂酸、蜂蜡等。

（2）胃内膨胀型制剂：胃内膨胀型制剂是一种可在胃内迅速膨胀至无法通过幽门进入肠道的程度，从而滞留在胃中释药的给药系统。膨胀剂的选择是此给药系统设计的关键。

（3）胃壁黏附型制剂：胃壁黏附型制剂是指利用制剂中的膜黏附性聚合物与胃黏膜之间的静电或氢键作用，达到延长胃内滞留时间目的的制剂。

2. 结肠定位释药系统　口服结肠定位释药系统（oral colon-specific drug delivery system，OCDDS）是指口服给药后，药物在上消化道不释放，只有被运送到人体回盲部后开始崩解或蚀解释药，从而在人体结肠发挥局部或全身治疗作用的给药剂型。由于其可避免药物对上消化道的损害和消化酶对药物的破坏，尤其适用于在胃肠道上段易降解的蛋白质和肽类药物的口服给药，同时根据药物作用和疾病治疗的需要具有特定的靶向性。

（1）时间依赖型制剂：药物口服后依次经胃、小肠到达结肠的时间约为6小时，即所谓的时滞。如利用控释技术使药物在胃、小肠不释放，而到达结肠开始释放，可以达到结肠定位释药目的。采用肠溶性材料做外层包衣，防止药在胃中释放，再选用适当材料做内层包衣以延迟药物释放，使时滞与小肠运转时间（3小时±1小时）相符，则可以将药物传递到结肠，达到结肠的定位给药。

（2）pH依赖型制剂：胃肠道各部位的pH不同，由胃到结肠逐渐升高，一般胃的pH为0.9～1.5，小肠的pH为6.0～6.8，在结肠为6.5～7.5。因此可以选用在pH>7时溶解的pH依赖型材料包裹片芯，可以保护片芯通过胃及小肠，使之在回肠远端或升结肠释放药物，达到结肠的定位给药。

（3）结肠酶依赖型制剂：结肠细菌能产生许多独特的酶系，许多高分子材料在这些酶作用下降解，而这些高分子材料作为药物载体在胃、小肠不释放，如壳聚糖、果胶、瓜耳胶、偶氮类聚合物和环糊精均可作为结肠给药制剂的载体材料。它们在大肠菌丛酶如糖苷酶、果胶溶酶、偶氮还原酶的作用下裂解。利用结肠酶系设计的结肠定位给药制剂具有自调式优点，但是所用载体材料在结肠降解速度一般较慢，使药物生物利用度较低。

（三）定时释放

定时释放是指根据生物时间节律特点释放需要量的药物，是在一个预定的时间后释放药物，用于治疗那些依赖生物节律的病症。它按人体生理治疗需要定时单次或多次释放药物，能避免某些药物因持续高浓度造成的受体敏感性降低和细菌耐药性的产生，从而提高患者治疗的顺应性。目前定时释药剂型主要有脉冲片、脉冲微丸、脉冲胶囊三种类型。

脉冲片片芯是由药物和崩解剂组成，外壳是由水渗透性小的复合材料或溶蚀、溶胀性材料组成，通过调节包衣材料黏度级别和外包衣层的厚度调整释药时滞。

脉冲微丸由丸心和药物层、膨胀层和带有致孔剂水溶性包衣材料的外层控释膜组成。水分通过外层控释膜向系统内部渗透，当膨胀层的膨胀力超过了控释膜的抗张强度时，膜破裂，药物释出，通过改变控释膜厚度来控制释药时间。

脉冲胶囊是由水溶性胶囊和亲水性凝胶胶塞组成，口服后胶塞与体液接触、溶胀，最终脱离胶囊，从而释放出药物，通过改变胶塞插入胶壳的深度和胶塞的尺寸大小来调节释药时间。

考点： *缓控释制剂的定义、特点，缓控释制剂的常用辅料，缓控释制剂的常见类型*

第2节　经皮给药系统

经皮给药是药物通过皮肤吸收的一种给药方法，药物应用于皮肤上后，穿过角质层，扩散通过皮肤，由毛细血管吸收进入体循环的过程。经皮给药系统一般是指经皮给药的新制剂，即透皮贴剂，而广义的经皮给药系统可以包括软膏、硬膏，还可以是涂剂和气雾剂等。

一、经皮给药的发展与特点

皮肤用药过去主要用于治疗皮肤局部疾病，20 世纪 60 年代通过对皮肤的生理因素和药物性质对经皮吸收的影响研究，开拓了药剂学中经皮给药研究的新领域。1981 年第一个经皮给药系统——东莨菪碱经皮给药系统上市，目前商业化的经皮给药系统所涉及的治疗领域已包括激素替代治疗、男性性腺功能减退、局部麻醉、戒烟、缓解疼痛和心血管疾病方面。

由于经皮给药具有如下独特的优点，经皮给药系统得以迅速发展。

1. 经皮给药可避免肝脏的首过效应和药物在胃肠道的降解，使药物的吸收不受胃肠道因素影响，减少用药的个体差异。

2. 一次给药可以长时间使药物以恒定速率进入体内，减少给药次数，延长给药间隔。

3. 可按需要的速率将药物输入体内，维持恒定的有效血药浓度，避免其他给药方法引起的血药浓度峰谷现象，降低了不良反应。

4. 使用方便，可以随时中断给药，去掉给药系统后，血药浓度下降，患者易于接受，特别适合于老人或不宜口服的患者。

二、经皮给药系统的类型

经皮给药系统基本上可分成两大类，即膜控释型与骨架扩散型。膜控释型经皮给药系统是药物或经皮吸收促进剂被控释膜或其他控释材料包裹成储库，由控释膜或控释材料的性质控制药物的释放速率。骨架扩散型经皮给药系统是药物溶解或均匀分散在聚合物骨架中，由骨架的组成成分控制药物的释放。这两类经皮给药系统又可按其结构特点分成若干类型。

三、促进药物经皮吸收的方法

经皮给药系统的给药剂量常与给药系统的有效释药面积有关，增加面积可以增加给药剂量。一般经皮给药系统的面积不大于 $60cm^2$，因此要求药物有一定的透皮速率。除了少数剂量小和具适宜溶解特性的小分子药物，大部分药物的透皮速率都满足不了治疗要求，因此提高药物的透皮速率是开发经皮给药系统的关键，促进药物经皮吸收的方法研究得最多的是使用经皮吸收促进剂。

（一）经皮吸收促进剂

经皮吸收促进剂是指能够促进透皮、降低药物通过皮肤阻力的材料。它们应能可逆地降低皮肤的屏障性能，而又不损害皮肤的其他功能。

1. 经皮吸收促进剂应具备的条件　①对皮肤及机体无药理作用、无毒、无刺激性及无过敏反应。②应用后立即起作用，去除后皮肤能恢复正常的屏障功能。③不造成体内营养物质和水分通过皮肤损失。④不与药物及其他附加剂产生物理化学作用。⑤无色、无臭。

2. 常用的经皮吸收促进剂　常用的经皮吸收促进剂可分如下几类。

（1）有机溶剂类：乙醇、丙二醇、乙酸乙酯，二甲亚砜、二甲基甲酰胺。

（2）有机酸、脂肪醇：油酸、亚油酸、月桂醇、月桂酸。

（3）月桂氮䓬酮及其同系物。

（4）表面活性剂：阳离子型表面活性剂、阴离子型表面活性剂、非离子型表面活性剂、磷脂。

（5）角质保湿与软化剂：尿素、水杨酸、吡咯酮类。

（6）中药挥发油：薄荷醇、樟脑、柠檬烯、桉树脑。

（7）环糊精类：矿环糊精、羟丙基环糊精、二甲基环糊精等。

（二）微粒载体

近年发展起来的药剂学促透技术还包括将药物制成微粒，改变药物的物理特性，促进药物透过皮肤。目前研究较多的有脂质体、传递体、醇脂体、非离子型表面活性剂泡囊、微乳等。

（三）促进药物经皮渗透的物理学方法

1. 离子导入　离子导入是在电场作用下，离子型药物通过皮肤的过程。离子导入系统有三个基本组成部分,它们是电源、药物储库系统和回流储库系统。当两个电极与皮肤接触,电源的电子流到达药物储库系统转变成离子流,离子流通过皮肤,在皮肤下面转向回流系统,回到皮肤进入回流系统,再转变成电子流。

2. 透皮电穿孔　透皮电穿孔是在皮肤上加一个瞬时的电脉冲,在角质层脂质双分子层产生一个短暂的水性通道,药物通过形成的通道,穿过皮肤而被吸收。

3. 超声波经皮给药　超声波经皮给药是药物分子在超声波作用下,通过皮肤被机体吸收。一般所用的频率为 20kHz,强度为 $0\sim4W/cm^2$。

四、经皮给药系统的开发

(一)经皮给药系统的药物选择

经皮给药系统开发之前,首先考虑所选择的药物是否适合于经皮给药。药物在胃肠道的降解、通过胃肠道黏膜与肝脏的首过效应,生物半衰期小和需长期给药等都是应考虑的主要因素。经皮给药系统可减少药物使用次数,使药物的血浓度平稳地保持在最佳治疗范围内,亦是经皮给药系统的一个选择条件。

(二)经皮给药系统的组成

1. 复合膜型经皮给药系统　复合膜型经皮给药系统由背衬膜、药物储库膜、控释膜、胶黏层和保护膜组成,其药物储库膜是药物分散在压敏胶或聚合物膜中,控释膜是微孔膜或均质膜。这类给药系统的组成材料:背衬膜常为铝塑膜;药物储库膜是药物分散在聚异丁烯等压敏胶中,加入液状石蜡作为增黏剂;控释膜常为聚丙烯微孔膜,膜的厚度、微孔大小、孔率等及充填微孔的介质可以控制药物的释放速率;胶黏层亦可用聚异丁烯压敏胶,加入药物作为负荷剂量,使药物能较快达到治疗的血药水平;保护膜常用复合膜,如硅化聚氯乙烯/聚丙烯/聚对苯二甲酸乙酯等。

2. 充填封闭型经皮给药系统　充填封闭型经皮给药系统虽然亦有背衬膜、药物储库、控释膜、胶黏层及保护膜五层结构,但药物储库是液体或软膏和凝胶等半固体充填封闭于背衬膜与控释膜之间,控释膜是 EVA 膜等均质膜。该类系统中药物从储库中分配进入控释膜,改变膜的组分可控制系统的药物释放速率,如 EVA 膜中 VA 的含量不同渗透性不一样,储库中的材料亦可影响药物的释放。该类系统所用的压敏胶常是聚硅氧烷压敏胶和聚丙烯酸酯压敏胶。

3. 聚合物骨架型经皮给药系统　聚合物骨架型经皮给药系统常用亲水性聚合物材料作骨架,如天然的多糖与合成的聚乙烯醇、PVP、聚丙烯酸酯和聚丙烯酰胺等,骨架中还含有一些湿润剂如水、丙二醇、乙二醇和聚乙二醇等。含药的骨架黏贴在背衬材料上,在骨架周围涂上压敏胶,加保护膜即成。亲水性聚合物骨架能与皮肤紧密贴合,通过湿润皮肤促进药物吸收。这类系统的药物释放速率受聚合物骨架组成与药物浓度影响。

4. 胶黏剂分散型经皮给药系统　胶黏剂分散型经皮给药系统是将药物分散在胶黏剂中,铺于背衬膜上,加保护膜而成。这类系统的特点是剂型薄、生产方便,与皮肤接触的表面都可输出药物。常用的胶黏剂有聚丙烯酸酯类、聚硅氧烷类和聚异丁烯类压敏胶。

(三)经皮给药系统的高分子材料

经皮给药系统中除了主药、经皮吸收促进剂和溶剂外,还需要控制药物释放速率的高分子材料(控释膜或骨架材料)及使给药系统固定在皮肤上的压敏胶,另外还有背衬材料与保护膜。

1. 骨架材料　聚合物骨架给药系统是用高分子材料作骨架负载药物,这些高分子骨架材料对药物的扩散阻力不能太大,要使药物有适当的释放速率;骨架稳定,能稳定地保留药物,在高温高湿条件下,保持结构与形态的完整;对皮肤没有刺激性,最好能黏附于皮肤上。一些天然与合成的高分子材料都可作聚合物骨架材料,如疏水性的聚硅氧烷与亲水性聚乙烯醇。

2. 控释膜材料　经皮给药系统的控释膜分均质膜与微孔膜,用作均质膜的高分子材料有 EVA 和聚硅氧烷等,控释膜中的微孔膜常用的是聚丙烯拉伸微孔膜。

3. 压敏胶　压敏胶在经皮给药系统中的作用是使给药系统与皮肤紧密贴合，有时又作为药物的储库或载体材料，可调节药物的释放速率。它应该具有好的生物相容性，对皮肤无刺激性，不引起过敏反应，具有够强的黏附力和内聚强度，化学性质稳定，对温度与湿气稳定，且有能黏接不同类型皮肤的适应性，能容纳一定量的药物与经皮吸收促进剂而不影响化学稳定性与黏附力。在具限速膜的经皮给药系统中，它们应不影响药物的释放速率，而在胶黏剂骨架型给药系统中，它们应控制药物的释放速率，经皮给药系统常用的压敏胶有聚异丁烯、聚丙烯酸酯和聚硅氧烷三类，它们与药物的配合性能不一样。

4. 背衬材料与保护膜

（1）背衬材料：经皮给药系统的背衬材料除了要有一定强度能支撑给药系统外，还应有一定的柔软性，使应用后皮肤感觉较为舒适。背衬材料还应不与药物发生作用，耐水、耐有机溶剂，药物在其中不扩散。在充填封闭型经皮给药系统中，背衬材料应能与控释膜热合。背衬材料有聚氯乙烯、聚乙烯、铝箔、聚丙烯、聚酯和聚对苯二甲酸二乙酯等，常用它们的复合膜，厚 $20\sim50\mu m$。铝箔是最常用的一种背衬材料，常用其复合材料，即铝箔、聚乙烯\聚丙烯等薄膜材料黏合成双层或多层复合膜。

（2）保护膜：保护膜的作用是防止胶黏层的黏连，因此需用防黏材料，如聚乙烯、聚苯乙烯、聚丙烯等。

5. 高分子材料需满足　①聚合物的分子量、玻璃化转变温度、化学性能必须允许特定的药物能适当地扩散和释放；②聚合物不应与药物发生化学反应；③聚合物及其分解产物必须是无毒或与人体有相容性；④经皮给药系统在储藏或使用期间，聚合物不应降解；⑤聚合物应容易加工制成所需要的产品，在不过分降低其机械性能的前提下，允许加入大量的活性药物；⑥聚合物应廉价，使经皮给药系统有商业竞争优势。

第 3 节　靶 向 制 剂

一、靶向制剂的概述

近年来，随着分子生物学、细胞生物学和材料科学等方面的飞速发展，靶向给药系统（TDDS）的研究向前迈进了一大步。

（一）靶向给药系统的定义

靶向给药系统指供助载体、配体或抗体将药物通过局部给药，胃肠道或全身血液循环而选择性地浓集定位于靶组织、靶器官、靶细胞或细胞内结构的给药系统。它能将药物运送并高度浓集于靶部位，而在非靶区药物浓度很低或几乎没有，从而保证最有效地发挥药物治疗作用，减少全身性的不良反应。

（二）靶向给药系统的特点

1. 靶向性　增加药物在靶组织的滞留性和渗透性，使药物在靶组织中维持较高的浓度，从而提高药物的疗效。

2. 安全性　使药物选择性的杀伤靶细胞或抑制靶细胞的繁殖，从而降低对机体正常组织的伤害，降低不良反应，提高治疗安全性。

3. 降低给药剂量　由于药物浓集于靶区，可获得较高的治疗浓度，其他组织分布较少，从而降低了给药剂量。

4. 改善药物生物学特性　改善药物体内转运过程，吸收、分布、代谢和排泄过程，并增加药物的理化稳定性。

（三）靶向给药系统的分类

目前，药物的靶向从到达的部位讲可以分为三级，第一级指到达特定的靶组织或靶器官，第二级指到达特定的靶细胞，第三级指到达靶细胞内的特定部位。

由于靶向制剂近年来的迅速发展，靶向给药系统分类目前也有几种不同角度。①按载体的形态和类型可分为微球剂、毫微球剂、脂质体、包合物、单克隆抗体偶联物等。②按给药途径的不同可分为口腔给药系统、直肠给药系统、结肠给药系统、鼻腔给药系统、皮肤给药系统及眼用给药系统等。③按靶向部位的不同可分为肝靶向制剂、肺靶向制剂、脑靶向制剂、骨髓靶向制剂等。④按靶向机制可以分为生物物理靶向制剂，生物化学靶向制剂，生物免疫靶向制剂和双重、多重靶向制剂等。⑤按靶向方法不同可以分为被动靶向制剂（靶向制剂被动地选择摄取到靶区）、主动靶向制剂（靶向制剂主动寻找靶区）、物理化学靶向制剂等（pH敏感、磁性靶向、温度敏感等）。被动靶向制剂是目前研究较多也是最主要的一类靶向制剂。

1. 被动靶向制剂　广义地说，是利用载体的组成、粒径、电荷等特征，通过生物体内各组织细胞的内吞、融合、吸附和材料交换，载药微粒被单核-巨噬细胞系统的巨噬细胞（尤其是肝的库普弗细胞）摄取，通过正常生理过程运送至肝、脾等器官。被动靶向制剂的微粒经静脉注射后，在体内的分布首先取决于微粒的粒径大小。通常粒径在2.5～10.0μm时，大部分浓集于巨噬细胞。大于7μm的微粒通常被肺的最小毛细血管床以机械滤过方式截留，被单核细胞摄取进入肺组织或肺气泡。小于7μm时一般被肝、脾中的巨噬细胞摄取，200～400nm的纳米粒集中于肝后迅速被肝清除，小于10nm的纳米粒则缓慢浓集于骨髓。

2. 主动靶向制剂　主动靶向制剂是用修饰的药物载体作为"导弹"，将药物定向地运送到靶区浓集发挥药效。例如，载药微粒经表面修饰后，不被巨噬细胞识别，或因连接有特定的配体可与靶细胞的受体结合，或连接单克隆抗体成为免疫微粒等，能避免被巨噬细胞摄取，防止在肝内浓集，改变微粒在体内的自然分布而到达特定的靶部位；亦可将药物修饰成前体药物，即能在活性部位被激活的药理惰性物，使其在特定靶区被激活发挥作用。如果微粒要通过主动靶向到达靶部位而不被毛细血管（直径4～7μm）截留，通常粒径不应大于4μm。

3. 物理化学靶向制剂　物理化学靶向制剂应用某些物理化学方法可使靶向制剂在特定部位发挥药效。例如，应用磁性材料与药物制成磁导向制剂，在足够强的体外磁场引导下，通过血管到达并定位于特定靶区；或使用对温度敏感的载体制成热敏感制剂，在热疗的局部作用下，使热敏感制剂在靶区释药；也可利用对pH敏感的载体制备pH敏感制剂，使药物在特定的pH靶区内释药。用栓塞制剂阻断靶区的血供和营养，起到栓塞和靶向化疗的双重作用，也属于物理化学靶向。

二、靶向给药新剂型

近年来，新的工艺、设备、优秀的载体物质、辅料的诞生及应用，使靶向制剂得以迅速发展。

（一）脂质体

脂质体是指将药物包封于类脂双分子层内的一种微型囊泡，其作为药物载体，属于靶向给药系统的一种新剂型。它可以将药物包埋在具有类似于细胞膜双分子层结构的纳米级微粒中，在人体内主要被网状内皮系统所吞噬，从而改变药物的体内分布状态，使药物浓集于肝、脾、肺等组织器官中，从而提高药效，减少药物剂量和降低药物毒性。

1. 脂质体的组成与结构　构成脂质体双分子层的主要是磷脂及胆固醇。磷脂不仅本身具有极为重要的生理功能，还是形成脂质体双分子层的膜材，它主要包括卵磷脂、大豆磷脂、脑磷脂、磷脂酰乙醇胺（PE），合成磷脂酰丝氨酸（PS）等。其中胆固醇可以调节双分子层的流动性、通透性等，又称为"流动性缓冲剂"。当低于相变温度时，胆固醇由于可增加膜的有序排列而减少流动性；高于相变温度时，可使膜减少有序排列，而增加流动性；此外，十八胺、磷脂酸可以改变脂质体表面电荷性质。

脂质体的脂质双分子层结构如图15-8所示。

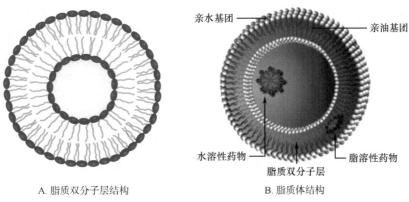

A. 脂质双分子层结构　　　　　　B. 脂质体结构

图 15-8　脂质体结构示意图

2. 脂质体的分类　脂质体根据其结构所包含的双层磷脂膜层数可分为单室脂质体和多室脂质体。含有单层双分子磷脂膜的囊泡称为单室脂质体，粒径小于 200nm 的称小单室脂质体（SUVS），粒径为 200～1000nm 的称为大单室脂质体（LUVS）。含有多层双分子磷脂膜的囊泡称为多室脂质体（MLVS），粒径为 1～5μm。其结构简图的比较见图 15-9。按给药途径脂质体又可分为静脉滴注脂质体、口服给药脂质体、眼部给药脂质体、黏膜给药脂质体、外用脂质体、局部注射脂质体、免疫诊断用脂质体等。

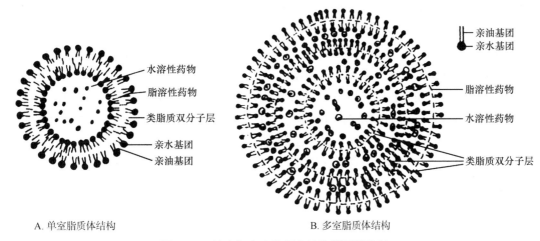

A. 单室脂质体结构　　　　　　　　B. 多室脂质体结构

图 15-9　单室与多室脂质体结构简图的比较

3. 脂质体在药物制剂上的应用

（1）抗肿瘤药物的载体：脂质体可以提高化疗药物的靶向性和对癌细胞的亲和性，可使药物选择性地杀灭癌细胞或抑制癌细胞的繁殖，故可提高疗效，减少剂量，降低毒性，如多柔比星脂质体、柔红霉素脂质体等。

（2）抗菌药物的载体：利用脂质体与生物膜亲和力强的特性，将抗菌药物包裹在脂质体内可提高抗菌效果，并为抗菌药物引入细胞内提供有效手段。

（3）抗寄生虫药物的载体：由于脂质体的天然靶向性，可定向地将治疗药物运送到网状内皮患病细胞中释放。

（4）激素类药物的载体：类固醇激素包入脂质体后具有很大的优点，首先浓集于炎症部位便于细胞吞噬；其次避免游离药物与血浆蛋白作用，一旦到达炎症部位，就可以内吞、融合后释药，在较低剂量下便能发挥疗效，故能减少类固醇激素的不良反应。

（5）酶的载体：脂质体的天然靶向性使包封酶的脂质体主要被肝摄取，脂质体是治疗酶原疾病的最好载体。

（6）解毒剂的载体：某些重金属如铅、铬等过量进入体内能引起中毒，某些螯合剂如乙二胺四乙酸可络合金属，但这些螯合剂不能通过细胞膜而影响它们的体内效果，脂质体作为螯合物转运载体，可有效除去细胞积累的重金属。

4. 脂质体的制备方法　脂质体常用的制备方法有注入法、薄膜分散法、超声波分散法、逆相蒸发法、冷冻干燥法等。

（1）注入法：将磷脂与胆固醇等类脂质及脂溶性药物共溶于有机溶剂中（一般多采用乙醚），然后将此药液经注射器缓缓注入搅拌下的 50℃磷酸盐缓冲液（可含有水溶性药物）中，加完后，不断搅拌至乙醚除尽为止，即制得大多室脂质体。

（2）薄膜分散法：将磷脂、胆固醇等类脂质及脂溶性药物溶于氯仿（或其他有机溶剂）中，然后将氯仿溶液在烧瓶中旋转蒸发，使其在内壁上形成薄膜；将水溶性药物溶于磷酸盐缓冲液中，加入烧瓶中不断搅拌，即得脂质体，如氟尿嘧啶脂质体。该法主要用于制备多室或大单室脂质体，超声后以单室脂质体为主。

（3）超声波分散法：将水溶性药物溶于磷酸盐缓冲液，加至磷脂、胆固醇与脂溶性药物共溶于有机溶剂中制成的溶液中，搅拌蒸发除去有机溶剂，残液经超声波处理，然后分离出脂质体，再混悬于磷酸盐缓冲液中，即得，如肝素脂质体的制备。该法主要用于制备单室脂质体。

（4）逆相蒸发法：将磷脂溶于有机溶剂，加入含药物的缓冲液，超声使成稳定 W/O 型乳剂，减压除去有机溶剂得胶态物，加入缓冲液制得水性混悬液，通过凝胶色谱法或超速离心法，除去未包入的药物，即得大单室脂质体。

（5）冷冻干燥法：系将磷脂分散于缓冲盐溶液中，经超声波处理与冷冻干燥，再将干燥物分散到含药物的水性介质中，即得。该法适合于热敏感的药物。

5. 脂质体的质量评价　脂质体是发展中的新载体，其质量评定标准尚在逐步完善之中，根据脂质体制剂的特点其质量应在以下几个方面进行控制。

（1）形态、粒径及粒径分布：脂质体的形态为封闭的多层囊状或多层圆球。其粒径大小可用光学显微镜或电镜测定（小于 $2\mu m$ 时须用扫描电镜或透射电镜），也可用电感应法（如库尔特计数器）、光感应法（如粒度分布光度测定仪）及激光散射法测定。

（2）主药含量测定：脂质体中主药的含量可采用适当的方法经提取、分离测定，如以柱层析分离结合分光光度法测定含量，也有用表面活性剂或乙醇、异丙醇等有机溶剂破坏脂质体双分子层，使药物释放。

（3）包封率：测定脂质体中的总药量后，经色谱柱或离心分离，测定介质中未包入的药量，可得计算公式如下。

$$包封率(\%) = \frac{药物总量 - 介质中游离药量}{药物总量} \times 100\%$$

（4）渗漏率：表示脂质体在储存期间包封率的变化情况，是脂质体不稳定性的主要指标，在膜材中加一定量胆固醇以加固脂质双层膜，减少膜流动，可降低渗漏率，计算公式如下。

$$渗漏率(\%) = \frac{储存后渗漏到介质中的药量}{储存前包封的药量} \times 100\%$$

（5）体外释放度的测定：脂质体的释放度是脂质体制剂的一项重要指标。脂质体中药物释放速度与脂质体的通透性有关，体外释药速率的测定可初步了解通透性的大小，以便调整适宜的释药速率。目前采用透析管法和试管振荡法。

（二）纳米粒

纳米粒是纳米尺度范围大小的固态胶体微粒，包括纳米囊和纳米球等。纳米粒具有缓释性、稳定性、安全及靶向性好的优点，尤其在靶向给药应用中，具有独特的优势和潜在的应用价值。用于运载药物的纳米粒，通常是一些高分子化合物，能与药物交联吸附并携带其通过各种细胞膜。

1. 纳米粒的常用辅料　作为靶向给药系统的纳米粒，其制备材料可以是天然或人工合成的高分子材料。天然高分子材料分为蛋白质类（白蛋白、明胶和植物蛋白）和多糖类（纤维素和淀粉及其衍生物、海藻酸盐、壳多糖和脱乙酰壳多糖等），如按来源则可分为动物来源和植物来源的高分子。蛋白质类高分子载体材料主要包括动物源蛋白如牛血清白蛋白、明胶等，是最早用于靶向给药系统载体材料的蛋白质。蛋白质类高分子均易于代谢，并能以相对非专一的形式包埋药物。因此，可用于生物降解纳米颗粒的制备。此外，蛋白质分子中的大量功能团（氨基和羧基等）有利于将药物分子专属性地连接到纳米颗粒表面，并且适于制备缀合物，通过表面修饰连接适当配体以达到受体介导的主动靶向目的。

用于制备纳米粒的人工合成高分子材料包括生物可降解的聚酯类如聚乳酸（PLA），聚乳酸-羟基乙酸共聚物（PLGA），主要作为控释骨架，具有骨架和缓释的双重作用。

2. 修饰纳米粒的类型　纳米粒表面经修饰后或将疏水表面由亲水表面代替，或增加空间位阻，就可以减少或避免单核-巨噬细胞系统的吞噬作用，有利于靶向肝脾以外的缺少单核-巨噬细胞系统的组织。此外，物理化学靶向的纳米粒如磁性纳米粒、温度敏感性纳米粒也可以依靠载体的特殊性质实现定位释药，提高药物的靶向性。

（1）长循环纳米粒：所谓长循环纳米粒就是静脉注射给药后，能够躲避单核-巨噬细胞系统的摄取而在血液循环系统中长时间滞留的纳米粒。实现纳米粒长循环的途径主要是对其进行表面性修饰，通过提高亲水性、增加空间位阻、调整ζ电位、控制粒径、特异性配体的缺乏等手段加以实现。修饰方法主要是采用聚乙二醇、泊洛沙姆等亲水性物质进行包衣。

目前长循环纳米粒主要用于肿瘤、炎症的有效治疗及用于辅助抗体主动靶向。研究表明，长循环纳米粒的长循环性是可行的，但对生物可降解材料的长循环修饰还需要进一步努力。长循环纳米粒的应用前景广阔，应该给予充分研究。

（2）免疫纳米粒：将单克隆抗体吸附或交联到载药纳米粒上，可制成抗体导向的纳米粒即免疫纳米粒。其中的单克隆抗体可与靶细胞表面受体发生特异性的结合而使药物到达预定部位。

（3）固体脂质纳米粒（SLN）：固体脂质纳米粒是近年来兴起的新型给药系统，被认为是脂质体的下一代载药技术。固体脂质纳米粒系以生物相容的天然或合成的类脂如甘油三酯、磷脂、长饱和脂肪酸等为骨架材料制成的药物分散在骨架材料中的纳米粒（NP）。由于骨架材料在室温下是固体的，故称固体脂质纳米粒。固体脂质纳米粒主要被制成胶体溶液或冻干粉针剂后静脉注射给药，达到缓释、延长药物在循环系统或靶部位停留时间的目的。

（4）磁性纳米粒：磁性纳米粒是将药物与适当的磁活性成分配制形成的药物稳定系统，其于足够强的外磁场作用下可逐渐地向靶位聚集，使其中所含药物得以定位释放，集中在病变部位发挥作用，同时降低药物全身分布所造成的不良反应，从而大幅度地提高药物的生物利用度。它是一种高效、速效、低毒的新型制剂，主要由磁性材料、高分子骨架材料和药物三部分组成。

（5）免疫磁性纳米粒：磁靶向和生物特异靶向是目前常用的靶向方式。免疫磁性纳米粒是为了加强药物的靶向功能，将磁靶向和单抗的生物特异性靶向结合起来制备出的一种具有双靶向功能的载药纳米微球。

（6）温度敏感纳米粒：对温度敏感纳米粒载体的研究是近年来新型高分子材料迅速发展的结果。

靶向纳米粒药物载体是一类极具开发潜力且有广阔应用前景的新型药物载体，虽然这一载体系统还有许多问题待解决，但是由于其在肿瘤治疗中所具有的特殊优势，可以相信，随着相关交叉学科的互相渗透，纳米制剂技术的不断发展，有关该方面的研究及应用一定会快速发展。

（三）微球

微球是近年来发展起来的药物新剂型。药物制成微球后主要特点是缓释长效和靶向作用。靶向微球的材料已有20余种，包括生物可降解和生物不可降解两大类。除动脉栓塞等特殊用途外，多数是生物降解材料，如蛋白质类（明胶、白蛋白等）、糖类（琼脂糖、淀粉、葡聚糖、壳聚糖等）、合成聚脂类（如聚乳酸、丙交脂乙交脂共聚物等）。生物不可降解的微球材料包括乙基纤维素、聚丙乙烯等。

1. 微球的分类　目前有关微球技术应用的文献报道非常多，但根据包裹的核心药物的不同，总体可以分为以下几类。

（1）肿瘤动脉栓塞微球：对肿瘤细胞的杀伤作用机制是使含药微球聚集于肿瘤附近动脉血管，在一定程度上阻断靶组织供血，从而在肿瘤局部持续、有效地诱发癌细胞的凋亡，最终导致癌细胞缺血、

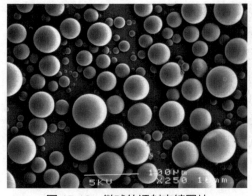

图 15-10　微球的透射电镜图片

缺氧坏死。动脉栓塞白蛋白微球的粒径必须与病灶部位微动脉管径相符，一般为 50～250μm。微球的形态见图 15-10。

（2）肝、肺等器官靶向微球：微球在体内的分布主要取决于微球的粒径。在肝脏中存在大量的网状内皮细胞，这些细胞能对血液循环中 0.1～2μm 的颗粒产生内吞和融合作用，所以在此粒径范围内的微球就能大部分浓集在肝脏，释放荷载药物而起效。同样，7～15μm 的微球通常被肺部的毛细血管床以机械滤过方式截留在肺部。但是，在粒径差别较小的前提下，微球表面所带电荷及表面亲和力也影响微球的分布。

（3）抗肿瘤磁性微球：如果在辅料中加入了适量磁性超微粒子 $(Fe_3O_4)_n \cdot (Fe_2O_3)_m$，所得的微球可以在一定的外加磁场作用下，经过血管系统到达滋养肿瘤的组织并定位于靶区，然后随着辅料的降解，荷载药物得以缓慢释放，从而对正常组织影响较小。这种磁性微球较普通微球可进一步提高其靶向定位效果。

（4）免疫微球：用聚合物将抗原或抗体吸附或交联形成的微球，称为免疫微球，除可用于抗癌药的靶向治疗外，还可用于标记和分离细胞作诊断和治疗。亦可使免疫微球带上磁性提高靶向性和专一性，或用免疫球蛋白处理红细胞得免疫红细胞，它是在体内免疫反应很小的、靶向于肝脾的免疫载体。

2. 微球的释药方式　微球中药物的释放机制有解吸、扩散、材料的溶解和材料的降解几种。

（1）表面药物脱吸附释放，该种释药方式报道较多，这里不再赘述。

（2）溶剂经微孔渗透进入微球中，使药物溶解、扩散释放。该方式释药的微球首先局部出现"脱皮"现象，然后药物溶解，在微球表面形成微孔，随着"脱皮"范围的不断扩大，微球表面形成的微孔也越来越多，药物不断通过微孔从微球骨架溶出，达到良好的控释效果。

（3）载体材料降解和溶蚀使药物释放。该种释药方式的脂肪聚酯微球的降解机制是水解过程，也有人猜想降解过程中有酶催化降解发生，但却未能证实。微球体外降解的形态评价证明了小粒径 PLGA 微球的降解为均匀降解。

3. 微球的制备方法　根据载体材料的性质、微球释药性能及临床给药途径可选择不同微球的制备方法。目前微球制剂常用的制备方法主要有如下四种。

（1）乳化-化学交联法：是利用带有氨基的高分子材料易和其他化合物相应的活性基团发生反应的特点，交联制得微球。这些高分子材料包括明胶、淀粉、壳聚糖等。国内报道较多的是用本法制备的明胶微球，因为其成品圆整度好，粒径范围在 7～30μm，在水中分散性好。莪术油明胶微球的制备即用此法。

（2）乳化-加热固化法：是利用蛋白质遇热变性的性质制备微球，将含药白蛋白水溶液缓慢滴入油相中乳化，再将乳浊液滴入已经预热至 120～180℃的油中，搅拌、固化、分离、洗涤，即得微球，如氟尿嘧啶白蛋白微球的制备。

（3）液中干燥法（乳化-溶剂蒸发法）：是将不相混溶的两相通过机械搅拌或超声乳化方式制成乳剂，内相溶剂挥发除去，成球材料析出，固化成微球。常用于聚乳酸（PLA）、PLGA 等微球的制备。

（4）喷雾干燥法：是以白蛋白为材料，将药物分散在材料的溶液中，再用喷雾法将此混合物喷入热气流中使液滴干燥固化得到微球。此法已成功用于白蛋白微球的制备，方法简便快捷，药物几乎全部包裹于微球中，是微球制备工业化最有希望的途径之一。

4. 微球制剂的应用

（1）在抗癌领域中的应用：众所周知，抗癌药在杀灭癌细胞的同时也损害正常细胞，长期以来，人们在不断探索理想的抗癌药和制剂。一般认为，使药物产生最佳作用有两种方法：一是使用载体活性分子指向机体的特定部位；另一种是设计新的生物活性分子，即有效选择特定受体。

微球制剂具有对组织的亲和性和对特殊部位的选择性，能使药物直接指向该部位（靶区），使靶区很快达到所需浓度，从而减少药物用量，相对减少了药物对正常机体组织的副作用，特别是降低了对肝、肾、脾等造血和排泄系统损害。因此，以微球制剂作为药物载体抗肿瘤方面的研究日益深入。

抗癌药制成微球制剂，可提高药物对肿瘤细胞的靶向性，使药物主要浓集在癌症部位长时间滞留缓慢释放，延长药效同时减少全身不良反应；还可利用现代新技术如介入疗法，将药物微球栓塞在肿瘤动脉末梢血管处，一方面切断癌细胞的血液供应；另一方面可使药物缓慢释放，提高局部浓度，从而杀死癌细胞，以达到治疗目的。

（2）作为口服疫苗的载体：如果将激素、蛋白质和多肽类药物制成微球后，不仅可以提高药物的稳定性、缓慢释放药物以维持药物的血药浓度，还可通过控制微球的粒径使其具有靶向作用。这类药物所用的辅料多为聚乳酸及类似物。例如，将抗原制成微球后，经口服给药，不但能避免胃肠道内酸性环境对抗原生物学活性的影响，还可以在胃肠黏膜的特殊结构派尔集合淋巴结（Peyer patches）中聚积，并以完整的结构被淋巴结内上皮细胞（M 细胞）吞噬，再被传递给抗原递呈细胞（APC），最终导致机体产生免疫应答，生成大量分泌型免疫球蛋白 A（sIgA）。

（四）微乳

近年来，药物制剂理论的发展和科研制剂技术的不断改进促进了药物剂型、药效及制药技术的研究与发展。微乳作为一种药物剂型和载体，具有淋巴亲和性，可提高水难溶性药物和脂溶性药物的溶解度，促进大分子药物在体内的吸收，提高生物利度，并具有缓释和靶向性，其研究与应用日益受到医药界的瞩目。

1. 微乳的特点　微乳与传统的乳状液有许多相似之处，但随着对微乳性质的进一步了解，逐渐认识到微乳与乳剂是完全不同的两种状态，存在着本质上的差异。

（1）在外观上：微乳不同于一般乳白色、不透明乳状液，呈透明或略带乳光的半透明状，黏度一般较接近于水而远远小于相应水油比例的乳状液。

（2）在结构上：区别在于粒径的大小，微乳的质点粒径均匀，一般在 10～100nm，而普通乳状液的粒径一般大于 100nm，且分布不均匀。

（3）在制备上：微乳所需的表面活性剂含量明显高于普通乳状液。有时需要辅助乳化剂的存在才能形成微乳，而乳状液中乳化剂用量较少。

（4）稳定性上：微乳为热力学稳定体系，始终保持均匀透明的液体状态，离心也不能使其分层。而乳状液是热力学不稳定体系，久置后会分层。

微乳是一种很理想的药物释放体系。它具有吸收迅速、完全，能增强疗效，减少不良反应等优点，制成口服剂型，具有很大的发展前景，制成其他剂型，如局部透皮制剂、针剂等，也有很大的应用潜力。其作为一种新型药物释放体系，越来越为人们重视。

2. 微乳在药剂学中的应用　微乳稳定性高，生物利用度好，可经皮肤、口服或注射给药。

（1）微乳注射给药系统：微乳注射剂具有一般注射剂的优点，如可热压灭菌、通过微孔滤膜滤过。微乳还有两个特点，一是在体内具有淋巴导向性，可根据需要实现靶向给药目的；二是微乳注射剂进入血液后，药物需经过一个从微乳内部向介质转移的再分配过程，从而延长了药物的释放，达到了缓释的目的。此外，微乳注射液的刺激性小，可减轻注射时的疼痛。目前应用的乳剂给药的途径有两种。一种为静脉乳剂，如康莱特静脉注射乳剂具有"靶向作用"，直接有效抑制癌细胞，同时能整体提高机体免疫功能，并有良好的镇痛功能，而且无不良反应。又如鸦胆子油乳、五味子乳等使药物定向分布，增强药效，减少副作用。另一种为非静脉乳剂，如消痔灵制成乳剂，通过皮下或肿瘤周围组织局部注射给药，针对肿瘤血管进行治疗，抗癌效果比较好。

（2）微乳经皮给药系统：微乳作为经皮给药制剂的载体，具有增加亲脂或亲水性药物的溶解度、提高药物的透皮速率、维持恒定的有效血药浓度等优点，其促渗作用机制：①增溶及提高渗透浓度梯度；②增加角质层脂质双层流动性；③破坏角质层水性通道；④微乳完整结构通过毛囊经皮吸收；⑤药物从微乳中析出后经皮吸收。

（3）微乳口服给药系统：口服给药受两种首过效应的影响，即胃肠道上皮细胞中酶系的降解、代谢及肝中各酶系的生物代谢。很多药物因首过效应而代谢失效，尤其是蛋白质和多肽类药物。将此类药物制成微乳口服制剂，给药后由于药物包裹于微乳内部，可免受胃肠道中各种代谢酶的降解，同时因其表面张力较低而易于通过胃肠壁的水化层，使药物能直接与胃肠上皮细胞接触，促进药物的吸收，同时微乳制剂也可经淋巴管吸收，克服了肝脏的首过效应，从而提高了药物的生物利用度。

3. 微乳的研究现状　微乳是一种理想的靶向缓释药物的载体，将药物制备成微乳制剂，可达到较高的稳定性，具有能使药物免受降解，缓慢释放药物，使药物作用于病变部位，减小药物毒性，提高生物利用度等优点。但到目前微乳还未在药物给药系统中广泛使用，主要原因如下所示。①形成微乳需要有高浓度的表面活性剂，一般为 5%～30%，对给药部位具有一定刺激性。因此应寻找高效低毒的表面活性剂，如泊洛沙姆、磷脂、胆酸盐和胆固醇等。②一般油相均有刺激性，不适宜用作体内给药，且油相的选择对微乳的形成较为重要，为了增加药物的溶解度，增大微乳形成的区域，应选用短链且对人体无毒性的油相，如花生油、大豆油、月桂酸异丙酯和肉豆蔻酸异丙酯等。③目前微乳制剂多用于化学药及中药单一成分研究，然而微乳制剂也适合多组分或复方制剂。随着对微乳制剂中的油相、表面活性剂等的研制发展，对无毒、无刺激性、无不良药物作用及生物相容性好等药用辅料方面的研究，微乳制剂必将凭借其释药稳定、吸收迅速完全、高效低毒等特点在药剂学上有着更广泛的应用前景。

考点：靶向制剂的定义、特点及分类，脂质体、微球、纳米粒及乳剂的特点、类型、制备工艺

自测题

选择题

【A型题】

1. 下列有关缓释制剂特点的叙述，不正确的是（　　　）

　A. 避免血药浓度出现峰谷现象

　B. 可保持平稳的血药浓度

　C. 可减少服药次数

　D. 可在较长时间内持续释药

　E. 可减少服药次数

2. 主动靶向制剂在体内主要浓集于（　　　）

　A. 脾　　　　　　B. 肝　　　　C. 骨髓

　D. 肝、脾、骨髓　　　E. 肝、脾、骨髓以外的部位

3. 下列有关脂质体的叙述，不正确的是（　　　）

　A. 可用薄膜分散法制备脂质体

　B. 进入人体内可被巨噬细胞作为异物而吞噬

　C. 水溶性药物在多层脂质体中包封量最大

　D. 结构为类脂质双分子层

　E. 可分为单室脂质体和多室脂质体

4. 属于物理机械法制备微囊（　　　）

　A. 单凝聚法　　B. 复凝聚法　　C. 溶剂-非溶剂法

　D. 喷雾干燥法　　E. 界面缩聚法

5. 属于化学法制备微囊（　　　）

　A. 单凝聚法　　B. 复凝聚法　　C. 溶剂-非溶剂法

　D. 喷雾干燥法　　E. 界面缩聚法

6. 对透皮吸收制剂特点的叙述，错误的是（　　　）

　A. 避免肝首过效应及胃肠道的破坏

　B. 根据治疗要求可随时中断用药

　C. 透过皮肤吸收起全身治疗作用

　D. 释放药物较持续平稳

　E. 大部分药物均可经皮吸收达到良好疗效

7. 不属于靶向制剂的是（　　　）

　A. 药物-抗体结合物　　　B. 纳米囊

　C. 微球　　　　　　　D. 环糊精包合物

　E. 脂质体

8. 制备脂质体采用（　　　）

　A. 熔融法　　　　B. 重结晶法　　C. 注入法

　D. 复凝聚法　　　E. 乳化聚合法

【X型题】

9. 可增加透皮吸收性的物质是（　　　）

　A. 月桂醇硫酸钠　　B. 尿素　　　C. 山梨醇

　D. 氮酮类　　　　E. 二甲亚砜

10. 脂质体的制备方法包括（　　　）

　A. 超声波分散体　　B. 注入法　　C. 高压乳匀法

　D. 凝聚法　　　　E. 薄膜分散法

11. 下列哪些靶向制剂属于物理化学靶向制剂（　　　）

　A. pH敏感脂质体　　　B. 长循环脂质体

　C. 热敏脂质体　　　　D. 脂质体

　E. 热免免疫脂质体

（郑　姗）

实验一　浸出制剂的制备

一、酒剂、酊剂与流浸膏的制备

（一）实验目的要求

1. 掌握浸渍法、渗漉法等浸出方法的操作方法及操作注意事项。
2. 掌握酊剂与流浸膏的制备方法及操作要点。
3. 学习含醇制剂的含醇量测定方法。

（二）实验材料

1. 设备器皿　磨塞广口瓶、渗漉筒、木槌、接收瓶、铁架台、蒸馏瓶、冷凝管、温度计、水浴锅、烧杯、量筒、量杯、脱脂棉、滤纸、电炉、蒸发器、漏斗、天平等。
2. 药品与材料　橙皮（粗粉）、远志（中粒）、60%乙醇溶液、浓氨溶液等。

（三）实验内容

橙　皮　酊

【处方】　橙皮（粗粉）20g；70%乙醇溶液适量，共制100ml。

【制法】　按浸渍法制备。称取干燥橙皮粗粉，置入磨塞广口瓶中，加70%乙醇溶液100ml，密盖，时加振摇，浸渍3～5日，倾出上层清液，用纱布过滤，压榨残渣，压榨液与滤液合并，静置24小时，滤过，加70%乙醇溶液调整体积至规定量，即得。

【功能与主治】　理气健胃。用于消化不良，胃肠气胀。为芳香或苦味健胃药，亦有祛痰作用，常用于配制橙皮糖浆。

【用法与用量】　口服，一日3次，一次2～5ml。

【注意】

1. 新鲜橙皮与干燥橙皮的挥发油含量相差较大，故本品所用原料以干燥橙皮为宜，如用鲜橙皮为原料，投料量可酌情增加，乙醇浓度可增加至70%，以保证有效成分的浸出。
2. 用60%乙醇足以使其中的挥发油全部浸出，且乙醇浓度不宜过高，以防止橙皮中的苦味质与树脂等杂质过多的混入。
3. 浸渍时，应注意适宜的温度并时加振摇，以利于有效成分的浸出。
4. 本品含乙醇量应为50%～58%。

远志流浸膏

【处方】　远志（中粉）100g；浓氨溶液适量；60%乙醇溶液适量，共制100ml。

【制法】　取远志（中粉）按渗漉法制备。用60%乙醇溶液作溶剂，浸渍24小时后，以每分钟1～3ml的速度缓缓渗漉，收集初漉液85ml，另器保存。继续渗漉，俟有效成分完全漉出，收集续漉液，在60℃以下减压浓缩至稠膏状，加入初漉液，混合后滴加浓氨溶液适量使呈微碱性，并有氨臭，再加60%乙醇溶液稀释使成100ml，静置，俟澄清，滤过，即得。

【功能与主治】　祛痰药，用于咳痰不爽。

【用法与用量】　口服，一次 0.5～2.0ml，一日 1.5～6.0ml。

【注意】

1. 远志内含有酸性皂苷和远志酸，在水溶液中渐渐水解而产生沉淀，因此，加适量氨溶液使成微碱性，以延缓苷的水解，而产生沉淀。

2. 装渗漉筒前，应先用溶剂将药粉湿润。装筒时应注意分次投入，逐层压平，松紧适度，切勿过松、过紧。投料完毕用滤纸或纱布覆盖，加几粒干净碎石以防止药材松动或浮起。加溶剂时宜缓慢并注意使药材间隙不留空气，渗漉速度以 1～3ml/min 为宜。

3. 药材粉碎程度与浸出效率密切相关。对组织疏松的药材，选用其粗粉浸出即可；而质地坚硬的药材，则可选用中等粉或粗粉。粉末过细可能导致较多量的树胶、鞣质、植物蛋白等黏稠物质的浸出，对主药成分的浸出不利，且使浸出液与药渣分离困难，不易滤清使产品浑浊。

4. 收集 85% 初漉液，另器保存。因初漉液有效成分含量较高，可避免加热浓缩而导致成分损失和乙醇浓度改变。

5. 本品为棕色的液体，含乙醇量应为 38%～48%。

（四）思考题

1. 常用的浸出方法有哪些？各有什么特点？

2. 浸渍法与渗漉法的异同点有哪些？操作中各应注意哪些问题？

3. 酒剂与酊剂的异同点有哪些？

4. 渗漉法制备流浸膏为何要收集 85% 初漉液，另器保存？

二、糖浆剂、煎膏剂的制备

（一）实验目的要求

1. 掌握糖浆剂、煎膏剂的制备方法及炼糖方法。

2. 正确判断糖浆剂与煎膏剂的质量。

3. 学习相对密度的测定方法。

（二）实验材料

1. **设备器皿**　烧杯、不锈钢锅、蒸发皿、漏斗、玻璃棒、电炉、酒精灯、天平、脱脂棉或白布、纱布、滤纸、量杯等。

2. **药品与材料**　蔗糖、红糖、金银花、忍冬藤、益母草、酒石酸、纯化水、防腐剂等。

（三）实验内容

单糖浆的制备

【处方】　蔗糖 850g；纯化水加至 1000ml。

【制法】　取纯化水 450ml，煮沸，加入处方量蔗糖，搅拌溶解后，加热至 100℃，沸后趁热用脱脂棉或白布滤过，自滤器添加适量的热纯化水，使成 1000ml，混匀即得。

【功能与主治】　有矫味、助悬作用。常用作配制液体药剂的矫味剂或制备含药糖浆，亦可作片剂、丸剂包衣的黏合剂。

【注意】

1. 本品为蔗糖的近饱和的水溶液，为无色或淡黄白色的黏稠液体，含蔗糖 85%（g/ml）或 64.74%（g/g），25℃时相对密度为 1.313。

2. 本品可用热溶法制备，也可用冷溶法制备，热溶法制得的成品因含转化糖，长期储存后，色泽易变深，所以制备时加热温度不宜过高，时间不宜过长，以防蔗糖焦化与转化，色泽加深，影响产品质量。加热不仅能加速蔗糖溶解，尚可杀灭蔗糖中微生物、凝固蛋白质，使糖浆易于保存。

3. 乘热灌装时，应将密塞瓶倒置放冷后，再恢复直立，以防蒸汽冷凝成水珠存于瓶颈，致使糖浆发酵变质。本品应密封，在 30℃ 以下避光保存。

金银花糖浆

【处方】　金银花 75g；忍冬藤 175g；蔗糖 650g；防腐剂适量；纯化水加至 1000ml。

【制法】　取金银花加水蒸馏，收集蒸馏液约 100ml。药渣和忍冬藤加纯化水煎煮 2 次，每次 1 小时，滤过，合并滤液，浓缩至 650ml，静置，倾取上清液，加蔗糖 650g 与适量防腐剂，煮沸使溶解，滤过，放冷，加入上述蒸馏液，混匀，加纯化水使成 1000ml，分装，即得。

【功能与主治】　清热解毒。用于发热口渴，咽喉肿痛，热疖疮疡，小儿胎毒。

【用法与用量】　口服，一次 15～30ml，一日 2～4 次。

益 母 草 膏

【处方】　益母草 250g；红糖 63g；酒石酸适量；纯化水适量。

【制法】　取益母草洗净切碎，置锅中，加纯化水煎煮 2 次，每次 2 小时，合并煎液，滤过，滤液浓缩成相对密度 1.21～1.25（80℃）的清膏。称取红糖，加糖量 1/2 的纯化水及 0.1% 酒石酸，加热熬炼，不断搅拌，至呈金黄色时，加入上述清膏，继续浓缩至规定的相对密度，即得。

【功能与主治】　活血调经。用于经闭、痛经及产后瘀血腹痛。

【用法与用量】　口服，一次 10g，一日 1～2 次。

【注意】

1. 本品为棕黑色稠厚的半流体；气微，味苦、甜。

2. 本品 10g，加水 20ml 稀释后，相对密度应为 1.10～1.12。

3. 炼糖时加入 0.1% 酒石酸的目的是为促使蔗糖的转化，若蔗糖转化率不适当可导致煎膏出现"返砂"现象。

（四）思考题

1. 糖浆剂产生沉淀的原因及解决的办法是什么？

2. 混合法制备糖浆剂时药物如何加入？

3. 制备煎膏剂为何要炼糖？如何判断收膏的程度？

4. 制备煎膏剂的过程中应注意哪些问题？如何防止煎膏剂出现"返砂"现象？

5. 比较糖浆剂与煎膏剂的异同点。

三、中药合剂与口服液的制备

（一）实验目的要求

1. 掌握煎煮法制备中药合剂的方法及操作注意事项。

2. 正确处理特殊药材。

3. 掌握口服液的制备方法及操作注意事项。

4. 熟悉口服液内包材的处理及灭菌。

（二）实验材料

1. **设备器皿**　煎煮容器、电炉、过滤器具、药瓶、抽滤装置、水浴锅、易拉盖瓶、胶塞、易拉铝盖等。

2. **药品与材料**　大青叶、金银花、陈皮、荆芥、百部、石膏、甘草、尼泊金乙酯、黄芪、防风、白术（炒）、蔗糖、95% 乙醇溶液、纯化水等。

（三）实验内容

小儿上感合剂

【处方】　大青叶 20g；金银花 20g；陈皮 10g；荆芥 10g；百部 15g；石膏 20g；甘草 5g；尼泊金乙酯 0.025g；蔗糖适量；纯化水适量。

【制法】 先将石膏加纯化水煎煮 30 分钟，再将金银花、百部、大青叶、甘草加入一起煎煮 20 分钟，最后加入荆芥、陈皮继续煎煮 15 分钟，过滤。药渣再加纯化水煎煮 30 分钟，过滤，合并滤液。将滤液浓缩至 50ml，加入蔗糖与尼泊金乙酯搅匀即得。

【功能与主治】 清热解毒，止咳化痰。用于治疗小儿上呼吸道感染和急性支气管炎。

【用法与用量】 口服。3 岁以内小儿一次 15ml，一日 3 次。

【注意】

1. 因石膏质地坚硬，有效成分不易煎出，故应打碎先煎 30 分钟。

2. 荆芥、陈皮均含挥发油，为避免挥发油损失，应后下。

3. 中药合剂可根据需要合理选加防腐剂和矫味剂，常用的防腐剂有山梨酸、苯甲酸、尼泊金类等；常用的矫味剂有单糖浆、蜂蜜、甘草甜素和甜叶菊苷等。

4. 应在清洁避菌的环境中配制，及时灌装于无菌洁净干燥的容器中。

玉屏风口服液

【处方】 黄芪 600g；防风 200g；白术（炒）200g；蔗糖 400g；95%乙醇溶液适量；纯化水加至 1000ml。

【制法】 将防风碎断，提取挥发油，蒸馏后的水溶液另器收集；药渣及其余两味，加水煎煮 2 次，第一次 1.5 小时，第二次 1 小时，合并煎液，过滤，滤液浓缩至适量，放冷，加乙醇使沉淀，放置 24 小时，取上清液并减压回收乙醇，加水搅匀，静置，取上清液滤过，滤液浓缩。另取蔗糖 400g 制成糖浆，与上述药液合并，再加入挥发油，加纯化水调整总量至 1000ml，搅匀，滤过，灌装，灭菌，即得。

【功能与主治】 益气，固表，止汗。用于表虚不固，自汗恶风，面色㿠白，或体虚易感风邪者。

【用法与用量】 口服，一次 10ml，一日 3 次。

（四）思考题

1. 口服液与中药合剂有何区别？

2. 制备玉屏风口服液应注意什么？

实验二　液体制剂的制备

一、真溶液型液体制剂的制备

（一）实验目的要求

1. 掌握真溶液型液体制剂的制备方法及操作要点。

2. 熟悉制备液体制剂常用的称量、量取等器具的正确使用方法。

3. 了解增加药物溶解度的方法。

（二）实验材料

1. **设备器皿** 乳钵、天平、玻璃表面皿、具塞锥形瓶、烧杯、量筒、量杯、漏斗、滤纸、玻璃棒等。

2. **药品与材料** 薄荷油、精制滑石粉、碘、碘化钾、硼砂、甘油、碳酸氢钠、液化苯酚、纯化水等。

（三）实验内容

薄 荷 水

【处方】 薄荷油 2ml；精制滑石粉 15g；纯化水加至 1000ml。

【制法】 称取精制滑石粉 15g 置干燥乳钵中，将薄荷油 2ml 加到滑石粉上，充分研匀。量取纯化水 950ml，分次加入乳钵中，先加少量，研匀后再逐渐加入其余部分的纯化水，每次都要研匀，最后留下少量纯化水。将上述混合液移至具塞锥形瓶中，余下的纯化水将研钵中的精制滑石粉冲洗入锥形瓶，加塞用力振摇 10 分钟，用湿润过的滤纸反复滤过，直至滤液澄明。再从滤器上添加纯化水至

1000ml，摇匀，即得。

【功能与主治】　祛风，矫味。用于胃肠胀气和作矫味剂，或作溶剂。

【用法与用量】　口服，一次 10～15ml，一日 3 次。

【注意】

1. 因挥发油和挥发性物质在水中的溶解度均很少（约 0.05%），为了增加其溶解度，必须尽可能增加溶质与水的接触面积。因此一般多采用振摇法和加分散剂法制备芳香水剂。

2. 常用的固体分散剂有滑石粉、滤纸浆等；液体分散剂有乙醇和吐温 80 等。制备时加固体分散剂不仅可增加溶质与水的接触面积，且可在滤器上形成滤床，起助滤作用，吸附多余的挥发油及杂质，使溶液澄明。

3. 本品亦可用增溶法制备，即薄荷油 2ml，吐温 80 12g，纯化水加至 1000ml。还可用增溶-复溶剂法制备，即取薄荷油 2ml，加吐温 80 20g，90%乙醇 600ml，纯化水加至 1000ml。

4. 加精制滑石粉作分散剂时，研磨时间不宜过长，以免滑石粉过细，而使溶液浑浊，需反复滤过才能澄明。

复方碘溶液

【处方】　碘 5g；碘化钾 10g；纯化水加至 100ml。

【制法】　取碘化钾置烧杯中，加纯化水约 5ml，搅拌使溶解，加入碘，随加随搅拌，使溶解后，再加纯化水至全量，混匀，即得。

【功能与主治】　调节甲状腺功能。用于因缺碘所引起的疾病，如甲状腺功能亢进等辅助治疗，亦可作为甲状腺术前给药。

【用法与用量】　口服。一次 0.1～0.5ml，一日 0.3～0.8ml；极量：一次 1ml，一日 3ml。饭后服。

【注意】

1. 碘具有强氧化性、腐蚀性和挥发性，称取时可用玻璃器皿或蜡纸，不宜用纸衬垫，不应直接置于天平托盘上称量，以防腐蚀天平；称取后不宜长时间露置空气中；切勿接触皮肤与黏膜。

2. 碘难溶于水（1∶2950），故加碘化钾作助溶剂，以增加其溶解度。制备时，为使碘能迅速溶解，应先将碘化钾加适量纯化水制成浓溶液，然后加入碘溶解。碘化钾与碘生成易溶于水及醇的络合物。其结合形式如下：

$$I_2 + KI \longrightarrow KI_3$$

3. 碘溶液具氧化性，应储存于密闭玻璃塞瓶内，不得直接与木塞、橡胶塞及金属塞接触。为避免被腐蚀，可加一层玻璃纸衬垫。

4. 本品为深棕色澄明溶液，有碘特臭。内服时用水稀释 5～10 倍，以减少刺激性。

复方硼砂溶液

【处方】　硼砂 2g；甘油 3.5ml；碳酸氢钠 1.5g；液化苯酚 0.3ml；纯化水加至 100ml。

【制法】　取硼砂加入约 50ml 热纯化水中，溶解，放冷，加入碳酸氢钠溶解。另取液化苯酚加甘油搅匀，缓缓加入上述溶液中，随加随搅拌，待气泡消失后，加纯化水至 100ml，必要时过滤，即得。

【功能与主治】　杀菌防腐。为含漱剂，用于口腔炎，咽喉炎及扁桃体炎等。

【用法与用量】　加 5 倍温水稀释后漱口，慎勿咽下，一日数次。

【注意】

1. 硼砂在水中溶解度为 1∶20，在沸水中为 1∶1，在甘油中易溶。故制备时，宜用热水加速硼砂溶解。溶解后必须放冷，再溶解碳酸氢钠，否则碳酸氢钠遇热未参加化学反应就被分解。

2. 本品制备过程中会产生二氧化碳气体，配制时，须待不发生气泡后，再进行过滤。因有气泡产生，说明化学反应尚未完全。

3. 本品系采用化学反应法制备。硼砂遇甘油后，生成一部分甘油硼酸，呈酸性，遇碳酸氢钠反应生成甘油硼酸钠、二氧化碳和水。其化学反应如下：

$$Na_2B_4O_7 \cdot 10H_2O + 4C_3H_5(OH) \longrightarrow 2C_3H_5(OH)NaBO_3 + 2C_3H_5(OH)HBO_3 + 13H_2O$$

$$2C_3H_5(OH)HBO_3 + 2NaHCO_3 \longrightarrow 2C_3H_5(OH)NaBO_3 + 2CO_2\uparrow + H_2O$$

4. 本品反应生成物甘油硼酸钠具有杀菌防腐作用。因甘油硼酸钠呈碱性，有除去酸性分泌物作用。苯酚有轻微局部麻醉作用和抑菌作用。

5. 本品为粉红色澄明液体，具苯酚特臭。

（四）思考题

1. 制备薄荷水时为何加入精制滑石粉？有哪些制备方法？

2. 碘化钾在复方碘溶液中有何作用？制备时应注意哪些问题？

3. 制备复方硼砂溶液时应注意什么问题？

二、胶体溶液型液体制剂的制备

（一）实验目的要求

1. 掌握胶体溶液的制备方法及操作要点。

2. 了解胶体溶液的性质及影响稳定性的因素。

（二）实验材料

1. 设备器皿　天平、水浴锅、烧杯、量筒、量杯、玻璃棒等。

2. 药品与材料　胃蛋白酶（1∶3000）、稀盐酸、单糖浆、橙皮酊、羟苯乙酯醇溶液（50g/L）、羧甲基纤维素钠、甘油、甲紫、95%乙醇溶液、纯化水等。

（三）实验内容

胃蛋白酶合剂

【处方】　胃蛋白酶（1∶3000）1.5g；稀盐酸 1ml；单糖浆 5ml；橙皮酊 1ml；羟苯乙酯醇溶液（50g/L）0.5ml；纯化水加至 50ml。

【制法】　取约 40ml 纯化水加稀盐酸、单糖浆，搅匀，缓缓加入橙皮酊、羟苯乙酯醇溶液，随加随搅拌，然后将胃蛋白酶（1∶3000）撒布在液面上，待其自然膨胀溶解后，再加纯化水使成 50ml，轻轻搅拌混匀，分装，即得。

【功能与主治】　本品为助消化药。用于缺乏胃蛋白酶或病后消化功能减退引起的消化不良症。

【用法与用量】　饭前口服，一次 10ml，一日 3 次。

【注意】

1. 胃蛋白酶吸湿性强，称取时操作要迅速。处方中胃蛋白酶消化力为 1∶3000，若用其他规格的胃蛋白酶时则应折算。

2. 胃蛋白酶在 pH 1.5～2.5 时活性最大，故处方中加稀盐酸调节 pH。但胃蛋白酶不得与稀盐酸直接混合，须将稀盐酸加适量纯化水稀释后配制，因含盐酸量超过 0.5%时，胃蛋白酶活性被破坏。

3. 本品不宜用热水配制，不宜剧烈搅拌，以免影响活力，应将其胃蛋白酶撒布在液面上，待其自然吸水膨胀而溶解，再轻轻搅拌混匀即得。宜新鲜配制。

4. 本品亦可加 10%～20%甘油以增加胃蛋白酶的稳定性和调味的作用；加橙皮酊作矫味剂，但酊剂的含醇量不宜超过 10%；单糖浆具矫味和保护作用，但以 10%～15%为宜，20%以上对蛋白质消化力有影响。

5. 本品不宜过滤，如必须过滤时，滤材需先用相同浓度的稀盐酸润湿，以饱和滤材表面电荷，消除对胃蛋白酶活力的影响，然后过滤。最好采用不带电荷的滤器，以防凝聚。

羧甲基纤维素钠胶浆

【处方】　羧甲基纤维素钠 2.5g；甘油 30ml；羟苯乙酯乙醇液（50g/L）2ml；纯化水加至 100ml。

【制法】　取羧甲基纤维素钠撒布于盛有适量纯化水的烧杯中，使其自然溶胀，然后稍加热使其完全溶解，将羟苯乙酯醇溶液、甘油加入到烧杯中，最后补加纯化水至全量，搅拌均匀，即得。

【功能与主治】　本品为润滑剂，在腔道、器械检查或查肛时起润滑作用。

【用法与用量】　取本品适量涂于器械表面或顶端。

【注意】

1. 羧甲基纤维素钠为白色纤维状粉末或颗粒，无臭，在冷、热水中均能溶解，但在冷水中溶解缓慢。配制时，可先将羧甲基纤维素钠撒在水面上，切忌立即搅拌，待吸水膨胀后，加热即溶解。否则因搅拌而形成团块，使水分子难以进入导致溶解困难。如先用少量乙醇湿润羧甲基纤维素钠，再按上述溶解则效果更佳；或先用甘油研磨分散开后再加水，则很快溶解，不易结成团块。

2. 羧甲基纤维素钠遇阳离子型药物及碱土金属、重金属盐能发生沉淀，故不能采用季铵盐类和汞类防腐剂。

3. 羧甲基纤维素钠在 pH 为 5～7 时黏度最高。

4. 甘油起保湿、增稠和润滑作用。

甲　紫　溶　液

【处方】　甲紫 1g；95%乙醇溶液 10ml；纯化水加至 100ml。

【制法】　取甲紫加入 95%乙醇溶液搅拌溶解，取纯化水缓缓加入甲紫的乙醇溶液中，边加边搅拌，添加纯化水至全量，即得。

【功能与主治】　外用消毒防腐。用于防治皮肤、黏膜化脓性感染及治疗口腔、阴道霉菌感染。

【用法】　外用。适量涂于患处。

【注意】

1. 甲紫的分子并不大，但在水中能形成缔合分子，大小达到胶粒范围，属于胶体溶液。

2. 甲紫在水中的溶解度为 1：30～1：40，不但溶解缓慢，且易结块，而在乙醇中的溶解度为 1：10，故制备时，可先用乙醇润湿或溶解。

3. 配制时不宜剧烈搅拌，否则会结块而长时间不易溶解。

（四）思考题

1. 制备胃蛋白酶合剂时为何加稀盐酸？

2. 制备羧甲基纤维素钠胶浆时应注意什么问题？

3. 制备胶体溶液的关键何在？

三、混悬型液体制剂的制备

（一）实验目的要求

1. 掌握混悬剂的制备方法。

2. 熟悉助悬剂、润湿剂、絮凝剂及反絮凝剂等的选择与应用。

（二）实验材料

1. **设备器皿**　天平、研钵、烧杯、量筒、量杯等。

2. **药品与材料**　炉甘石、氧化锌、甘油、羧甲基纤维素钠、硫酸锌、沉降硫、樟脑醑、纯化水等。

（三）实验内容

炉甘石洗剂

【处方】　炉甘石 150g；氧化锌 50g；甘油 50ml；羧甲基纤维素钠 2.5g；纯化水加至 1000ml。

【制法】　取炉甘石、氧化锌研细过 100 目筛，加甘油研磨成糊状后，另取羧甲基纤维素钠加纯化水溶解后，分次加入上述糊状液中，随加随搅拌，再加纯化水至全量，搅匀，即得。

【功能与主治】　保护皮肤、收敛、消炎。用于皮肤炎症，如丘疹、亚急性皮炎、湿疹、荨麻疹。

【用法与用量】　用前摇匀，外用，局部涂抹。

【注意】

1. 处方中氧化锌以选用轻质者为好；炉甘石主含碳酸锌，其中混有 0.5%～1.0% 的氧化铁（Fe_2O_3），呈粉红色。

2. 炉甘石与氧化锌为典型的亲水性药物，可被水润湿，故先加入适量水和甘油研成细腻的糊状，使粉末被水分散，以阻止颗粒的凝聚，振摇时易悬浮。加水的量以成糊状为宜。

3. 若本品配制不当或助悬剂使用不当，不易保持良好的悬浮状态，且涂用时有沙砾感，久储颗粒易聚结，虽振摇也不易再分散。为此，应注意选择适宜的稳定剂以提高混悬剂的稳定性，如应用纤维素衍生物等高分子物质作助悬剂；应用三氯化铝作絮凝剂；应用吐温 80 在混悬颗粒周围形成电性保护膜；应用柠檬酸钠作反絮凝剂等。

复方硫黄洗剂

【处方】　硫酸锌 30g；沉降硫 30g；樟脑醑 250ml；甘油 100ml；羧甲基纤维素钠 5g；纯化水适量；共制 1000ml。

【制法】　取羧甲基纤维素钠，加适量纯化水，使成胶浆状；另取沉降硫分次加入甘油研磨细腻后，与前者混合。再取硫酸锌溶于 200ml 纯化水中，滤过，将滤液缓缓加入上述混合液中，然后再缓缓加入樟脑醑，随加随研，最后加纯化水至 1000ml，搅匀，即得。

【注意】

1. 硫黄有升华硫、精制硫和沉降硫三种，以沉降硫的颗粒最细，易制得细腻制品，故复方硫洗剂最好选用沉降硫。

2. 硫黄为典型的疏水性药物，不被水润湿，但能被甘油润湿，故应先加入甘油使之充分分散，便于与其他药物混悬均匀。

3. 加入樟脑醑时，应以细流缓缓加入水中并不断搅拌，以防止析出樟脑结晶。

4. 硫黄颗粒表面易吸附空气而形成气膜，聚集浮于液面上。加入羧甲基纤维素钠可增加分散介质的黏度，并能吸附在微粒周围形成保护膜，从而使本品稳定。

（四）思考题

1. 制备复方硫黄洗剂时，樟脑醑加入水中，注意观察发生现象，如何减少微粒的半径？

2. 简述混悬剂的稳定性与哪些因素有关。

3. 分析炉甘石处方中各添加剂的作用。

四、乳浊液型液体制剂的制备

（一）实验目的要求

1. 掌握乳剂的制备方法及操作注意事项。

2. 熟悉乳剂类型的鉴别方法。

（二）实验材料

1. **设备器皿**　天平、乳钵、烧杯、量筒、量杯、试管、显微镜、载玻片、滴管等。

2. **药品与材料**　鱼肝油、阿拉伯胶（细粉）、西黄蓍胶（细粉）、挥发杏仁油、糖精钠、三氯甲烷、液状石蜡、纯化水等。

（三）实验内容

鱼 肝 油 乳

【处方】　鱼肝油 50ml；阿拉伯胶（细粉）12.5g；西黄蓍胶（细粉）0.4g；挥发杏仁油 0.1ml；糖精钠 0.01g；三氯甲烷 0.2ml；纯化水加至 100ml。

【制法】

1. **干胶法**　取鱼肝油和阿拉伯胶（细粉）于干燥乳钵中，研匀，一次加入纯化水 25ml，迅速向同一方向研磨，直至形成稠厚的初乳（油、水、胶的比例为 4：2：1），再加糖精钠水溶液、挥发杏仁油、三氯甲烷、西黄蓍胶（细粉）与适量纯化水使成 100ml，搅匀即得。

2. **湿胶法**　先将阿拉伯胶（细粉）与水混合成胶浆，再将鱼肝油小量分次加入，在乳钵中研磨乳化使成初乳（油、水、胶的比例亦为 4：2：1），再添加其余成分至足量。

【功能与主治】　本品为营养药。主要用于维生素 A、维生素 D 缺乏症。

【用法与用量】　口服，一次 10～30ml。

【注意】

1. 阿拉伯胶为乳化剂，西黄蓍胶为辅助乳化剂，可增加分散介质的黏度，提高乳剂的稳定性；挥发杏仁油、糖精钠为矫味剂；三氯甲烷为防腐剂。

2. 制备时容器应洁净、干燥，油、水、胶的比例应准确，研磨时向同一方向。

3. 干胶法应将比例量的水一次性加入并迅速研磨至成初乳；湿胶法应将油相分次小量加入，边加边研磨至成初乳。

液状石蜡乳

【处方】　液状石蜡 120ml；阿拉伯胶细粉 40g；纯化水加至 300ml。

【制法】

1. **干胶法**　将阿拉伯胶细粉 40g 置于干燥乳钵中，加入液状石蜡 120ml，稍加研磨，使胶粉分散后，加纯化水 80ml，不断研磨至产生噼啪声，形成稠厚的乳状液，即成初乳，再加纯化水适量研匀，即得。

2. **湿胶法**　取纯化水约 80ml 置于乳钵中，加入 40g 阿拉伯胶细粉研匀成胶浆后，分次加入 120ml 液状石蜡，迅速向同一方向研磨制成稠厚的初乳。然后加入适量纯化水，使成 300ml，搅匀，即得。

【功能与主治】　本品为轻泻剂，用于治疗便秘，尤其适用于高血压、动脉瘤、痔、疝气及手术后便秘的患者，可以减轻排便的痛苦。

【注意】

1. 制备初乳时，干胶法应选用干燥乳钵，油相与胶粉充分研匀后应严格按液状石蜡、水、胶约为 3：2：1 的比例一次加水（添加的水量不足或加水过慢时，易形成 W/O 型初乳，此时再研磨稀释也难以转变成 O/W 型初乳，形成后也极易破裂。若在初乳中添加水量过多，因外相水液的黏度较低，不能把油很好地分散成油滴，制成的乳剂也不稳定和容易破裂），迅速沿同一方向研磨。研磨时应注意方向一致，由乳钵内部向外，再由外向内。研磨不能改变方向，也不宜间断。

2. 本品以阿拉伯胶为乳化剂，故为 O/W 型乳剂，必须在初乳制成后加水稀释。所制得的乳剂为乳白色，镜检油滴应细小均匀。

3. 液状石蜡系矿物性油，在肠中不吸收、不消化，对肠壁和粪便起润滑作用，并能阻抑肠内水分的吸收，因而可促进排便，为润滑性轻泻剂。

（四）思考题

1. 制备乳剂的关键何在？制备过程中呈现哪些现象？有哪些方法可判断乳剂的类型？

2. 制备鱼肝油乳除用阿拉伯胶作乳化剂外，还可用哪些乳化剂？

3. 若用上述两法制得的乳剂不稳定（分层或破裂），可用何法解决？

4. 乳剂处方中的药物应如何加入？

实验三　丹参注射剂的制备

（一）实验目的

1. 掌握小容量中药注射剂的生产工艺流程及各岗位操作要点。

2. 熟悉中药原料药物的提取工艺；熟悉小容量中药注射剂常规质量要求及质量检查方法。

3. 了解影响小容量中药注射剂质量的因素。

（二）实验材料

1. **仪器与设备**　钢精锅、烧杯、量杯、玻璃棒、不锈钢电热板、水浴锅、蒸发皿、蒸馏瓶、冷凝管、三角烧杯、安瓿、垂熔玻璃滤器、拉丝灌封机、灭菌器、pH 计、澄明度检测仪等。

2. **药品与材料**　丹参饮片、碳酸氢钠、稀盐酸、针剂用活性炭、乙醇、纯化水、注射用水。

（三）实验内容

【处方】　丹参饮片 1500g；乙醇适量；碳酸氢钠适量；稀盐酸适量；针剂用活性炭适量；纯化水与注射用水适量，共制 1000ml。

【制法】

1. **制备丹参浸膏**　称取丹参饮片 1500g，加纯化水浸泡，煎煮两次，第一次溶剂加入量为投料量的 10 倍，煎煮 2 小时，第二次溶剂加入量为投料量的 8 倍，煎煮 1 小时，合并两次煎煮液，滤过，滤液减压浓缩至相对密度为 1.15～1.28（60℃）的清膏。加乙醇使含醇量达 75%，冷藏，滤过，滤液浓缩至相对密度为 1.16～1.26（60℃）的清膏。加乙醇使含醇量达 85%，用碳酸氢钠调节 pH 至 8～9，冷藏，滤过，回收乙醇至无醇味，加注射用水至相对密度为 1.01～1.05（60℃）的清膏。

2. **注射液的制备**

（1）配液：取清膏，用稀盐酸溶液调节 pH 至 2～3，冷藏，滤过，滤液用碳酸氢钠调节 pH 至 6.8，浓缩至相对密度为 1.02～1.06（60℃）的清膏，冷藏，加入适量注射用水，加热煮沸 30 分钟，放冷至 80℃，加入适量针剂活性炭，保温 10 分钟，滤过，滤液用碳酸氢钠调节 pH 至 6.5～7.2，用过滤后的注射用水定容至 1000ml。

（2）灌封：检查拉丝灌封机，试灌装，调节装量至 5ml，调整火焰达到设定状态，灌封，每 3～5 分钟检查一次装量。

（3）灭菌与检漏：检查安瓿灭菌检漏器，进行热压灭菌（105℃，30 分钟），真空加色水（0.05% 伊红溶液）检漏，最后用清水清洗处理，剔除漏气安瓿。

（4）灯检：检查澄明度检测仪，手持待检品瓶颈部于遮光板边缘处，轻轻旋转和翻转安瓿，使药液中可能存在的异物漂浮，在明视距离（通常 25cm）处，分别在黑色和白色背景下，用目视法剔除有白点、色点、纤维、玻璃屑及其他异物的成品安瓿。

（5）印字包装：擦净安瓿，用手工印上品名、规格、批号等，放入衬有瓦楞格纸的空盒内，盒面印上标签。

【功能与主治】　扩张血管，增加冠状动脉血流量。用于心绞痛，亦可用于心肌梗死等。

（四）质量检查

按照《中国药典》（2020 年版）规定，对丹参注射剂进行外观、装量差异、澄明度等检查，应符合规定。

（五）实验结果

实验表-1　丹参注射剂质量检查结果

检查项目	检查结果
外观	
装量差异	
澄明度	
成品量	
结论	

实验四　散剂的制备

（一）实验目的要求

1. 掌握一般散剂、含毒性成分散剂、含共熔成分散剂的制备及操作要点。

2. 掌握粉碎、过筛、混合的基本操作及"等量递增法""打底套色法"的混合方法。

3. 熟悉散剂质量检查和包装方法。

（二）实验材料

1. **设备器皿**　普通天平、乳钵、方盘、药匙、药筛、薄膜封口机、放大镜、烧杯、量杯、玻棒等。

2. **药品与材料**　滑石粉、甘草、冰片、硼砂（煅）、朱砂、玄明粉、薄荷脑、薄荷油、樟脑、麝香草酚、水杨酸、升华硫、氧化锌、硼酸、淀粉、称量纸、包装材料（包药纸、塑料袋等）等。

（三）实验内容

冰　硼　散

【处方】　冰片 5g；硼砂（煅）50g；朱砂 6g；玄明粉 50g。

【制法】　以上四味，朱砂水飞成极细粉，硼砂（煅）粉碎成细粉，将冰片研细，与上述粉末及玄明粉配研，过 100 目筛，混匀，即得。

【功能与主治】　清热解毒，消肿止痛。用于热毒蕴结所致的咽痛、牙龈肿痛、口舌生疮。

【用法与用量】　吹敷患处，每次少量，一日数次。

【储藏】　密封。

【注意】

1. 硼砂炒后失去结晶水后称煅月石。

2. 玄明粉为芒硝经精制后，风化失去结晶水而得。用途同芒硝，外用治疮肿、丹毒、咽喉口疮。作用较芒硝缓和。

3. 冰片即龙脑，外用能消肿止痛。冰片为挥发性药物，故在制备散剂时最后加入，同时密封储藏，以防成分挥发。

4. 混合时取少量玄明粉放于乳钵内先行研磨，以饱和乳钵的表面能。再将朱砂置研钵中，逐渐加入等容积玄明粉研匀，再加入硼砂研匀。

痱　子　粉

【处方】　麝香草酚 6g；薄荷脑 6g；薄荷油 6ml；樟脑 6g；水杨酸 14g；升华硫 40g；硼酸 85g；氧化锌 60g；淀粉 100g；滑石粉加至 1000g。

【制法】　取麝香草酚、薄荷脑、樟脑研磨形成低共熔物，与薄荷油混匀。另将水杨酸、硼酸、氧化锌、升华硫及淀粉分别研细混合，用混合细粉吸收共熔物，最后按等量递增法加入滑石粉研匀，使成为 1000g，过七号筛（120 目）即得。

【功能与主治】　对皮肤有吸湿、止痒、消炎作用。用于痱子、汗疹等。

【用法与用量】　外用，撒布患处。一日 1～2 次。

【注意】

1. 滑石粉、氧化锌等用前以 150℃ 干热灭菌 1 小时。淀粉以 105℃ 烘干备用。

2. 处方中麝香草酚、薄荷脑、樟脑为共熔组分，研磨混合时产生液化现象，需先以少量滑石粉吸收后，再与其他组分混匀。

3. 处方中樟脑、薄荷脑具有清凉止痒作用；氧化锌有收敛作用，硼酸具有轻微消毒防腐作用；水杨酸、升华硫、麝香草酚增强止痒、消毒作用；滑石粉可吸收皮肤表面的水分及油脂，故用于治疗痱子、汗疹等。

4. 本品应为白色极细粉，具有清凉嗅味。

（四）散剂的质量检查

照《中国药典》（2020年版）四部（通则0115），应符合散剂项下有关的各项规定。

1. **外观检查**　散剂应干燥、疏松、混合均匀、色泽一致。

2. **均匀度检查**　取供试品适量置光滑纸上，平铺约 5cm²，将其表面压平，在明亮处观察，应色泽均匀，无花纹、色斑。

3. **粒度检查**　取供试品10g，精密称定，照《中国药典》（2020年版）四部粒度和粒度分布测定法（通则0982单筛分法）测定。化学药散剂通过七号筛（中药通过六号筛）的粉末重量，不得少于95%。

4. **水分**　采用《中国药典》规定的水分测定法测定，除另有规定外，水分不得超过9.0%。

5. **装量差异**　单剂量包装的散剂，取散剂10包（瓶），分别精密称定每包（瓶）的重量后，将每包（瓶）内容物重量与标示量比较，超出装量差异限度散剂应不得多于2包（瓶），并不得有1包（瓶）超出装量差异限度1倍。

多剂量分装的散剂照最低装量检查法检查，应符合规定。

6. **微生物限度**　照微生物限度检查法检查，应符合规定。内服散剂不得检出大肠杆菌、活螨或螨卵；外用散剂不得检出金黄色葡萄球菌和铜绿假单胞菌；用于外伤的散剂不得检出破伤风杆菌。

（五）实验结果

1. 将痱子粉或冰硼散质量检查结果填于实验表-2。

实验表-2　散剂质量检查结果

检查项目	检查结果
外观	
均匀度	
粒度	
水分	
鉴别	

2. 将痱子粉或冰硼散单剂量包装散剂装量差异限度检查结果填于实验表-3。

实验表-3　装量差异限度检查结果

散剂名称	标示量	每包实际重量										误差限度	不合格包数	超出装量差异限度1倍包数	结果
		1	2	3	4	5	6	7	8	9	10				

（六）思考题

1. 散剂处方中含有少量挥发性液体及流浸膏时应如何制备？

2. 何谓低共熔？处方中常见的低共熔组分有哪些？如何制备含低共熔组分的散剂？

实验五　颗粒剂的制备

（一）实验目的要求

1. 掌握颗粒剂的制备方法和操作要点。

2. 熟悉颗粒剂的质量检查方法。

（二）实验材料

1. **设备器皿**　普通天平、钢精锅、电炉、蒸发皿、瓷盆、瓷盘、颗粒筛（12～14目）（60目）、酒精计、比重计、薄膜封口机等。

2. **药品与材料**　板蓝根、糊精、蔗糖粉、益母草、柠檬酸、碳酸氢钠、乙醇、塑料袋、橘味香精等。

（三）实验内容

板蓝根颗粒

【处方】　板蓝根280g；蔗糖粉适量；糊精适量；乙醇适量。

【制法】

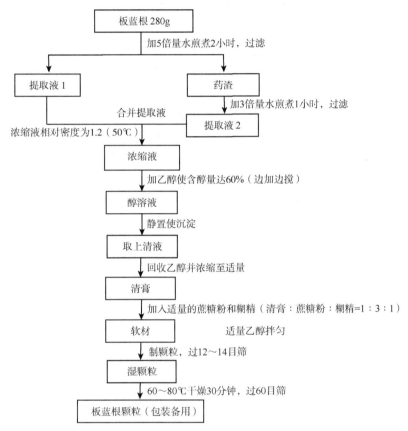

图实-1　板蓝根颗粒制备流程

【功能与主治】　清热解毒，凉血利咽，消肿。用于治疗扁桃体炎、腮腺炎、咽喉肿痛，防治传染性肝炎、小儿麻疹等。

【用法与用量】　开水冲服，一次5～10g（含糖型）或一次3～6g（无糖型），一日3～4次。

【注意】

1. 糊精、蔗糖粉应选用优质干燥品，蔗糖粉碎后应立即使用，对受潮的蔗糖粉、糊精投料前应另行干燥，并过60目筛后使用。

2. 浓缩后的清膏黏稠性大，与辅料混合时应充分搅拌，至色泽均匀为止。

3. 稠膏应具适宜的相对密度，在制软材中必要时可加适当浓度乙醇，调整软材的干湿度，利于制粒与干燥，干燥时注意温度不宜过高，并应及时翻动。

4. 稠膏与蔗糖粉、糊精混合时，稠膏的温度在40℃左右为宜。过高糖粉融化，软材黏性太强，使颗粒坚硬。过低难以混合均匀。

益母草泡腾冲剂

【处方】　益母草500g；蔗糖粉适量；糊精适量；柠檬酸适量；碳酸氢钠适量；橘味香精少许。

【制法】

1. 将益母草加水煎煮两次，第一次加水 10 倍，煎煮 1.5 小时，第二次加水 8 倍。煎煮 1 小时，过滤，药渣压榨，压榨液与滤液合并，浓缩至与原药材量 1∶1 时放冷至室温，加乙醇至含醇量达 40%，冷藏 24 小时，取上清液再次浓缩至 1∶1，放置 24 小时，取上清液浓缩至相对密度 1.40 左右（80℃），备用。

2. 将上述稠浸膏分为甲乙两份，甲份较多些，取甲浸膏与处方中的部分蔗糖粉、糊精及全部的碳酸氢钠制成颗粒，干燥，称甲颗粒；取乙浸膏与处方中的其余蔗糖粉、糊精和全部柠檬酸制成颗粒，干燥，称乙颗粒。

3. 将甲乙两颗粒充分混合均匀，用喷雾器喷入少许橘味香精，密闭放置一定时间后分装，每袋 20g，相当于原生药 25g。

【功能与主治】 调经、活血、祛瘀。用于月经不调，产后瘀血作痛。

【用法与用量】 口服。每次 1 袋，一日 2～3 次，开水冲服。

（四）颗粒剂的质量检查

1. **外观性状** 干燥、颗粒均匀、色泽一致，无吸潮、软化、结块、潮解等现象。

2. **粒度** 取单剂量包装的颗粒剂 5 包（瓶）或多剂量包装的颗粒剂 1 包（瓶），称定重量，置药筛内过筛，过筛时，将药筛保持水平状态，左右往返轻轻筛动 3 分钟。照《中国药典》（2020 年版）四部粒度和粒度分类测定法（通则 0982 第二法双筛分法）检查，不能通过一号筛（2000μm）和能通过五号筛（180μm）的总和不得超过供试量的 15%。

3. **干燥失重** 除另有规定外，化学药品与生物制品颗粒照干燥失重测定法测定，于 105℃干燥（含糖颗粒应在 80℃减压干燥）至恒重，减失质量不得超过 2.0%。

4. **水分** 中药颗粒照水分测定法测定，除另有规定外，不得超过 8.0%。

5. **溶化性** 颗粒剂照下述方法检查，溶化性应符合规定。

（1）可溶颗粒检查法：取供试颗粒 10g（中药单剂量包装取 1 袋），加热水 200ml，搅拌 5 分钟，立即观察，可溶颗粒应完全溶化或轻微浑浊。

（2）泡腾颗粒检查法：取供试品 3 袋，分别将内容物转移至盛有 200ml 水的烧杯中，水温为 15～25℃，应迅速产生气体而成泡腾状，5 分钟内颗粒均应完全分散或溶解在水中。

混悬颗粒及已规定检查溶出或释放度的颗粒剂，可不进行溶化性检查。

6. **装量差异**

（1）单剂量包装的颗粒剂：按下述方法检查，应符合规定。

取供试品 10 袋（瓶），除去包装，分别精密称定每袋（瓶）内容物的重量，求出每袋（瓶）内容物的装量与平均装量。每袋（瓶）装量与平均装量相比较［凡无含量测定的颗粒剂或有标示装量的颗粒剂，每袋（瓶）装量应与标示装量比较］，超出装量差异限度的颗粒剂不得多于 2 袋（瓶），并不得有 1 袋（瓶）超出装量差异限度 1 倍（实验表-4）。

实验表-4 单剂量包装的颗粒剂装量差异限度

平均装量或标示量（g）	装量差异限度（%）	平均装量或标示装量（g）	装量差异限度（%）
1.0 及 1.0 以下	±10.0	1.5 以上至 6.0	±7.0
1.0 以上至 1.5	±8.0	6.0 以上	±5.0

（2）多剂量包装的颗粒剂：照《中国药典》（2020 年版）四部最低装量检查法（通则 0942）检查，应符合规定。

7. **微生物限度** 按《中国药典》（2020 年版）规定，以动物、植物、矿物质来源的非单体成分制成的颗粒剂，生物制品颗粒剂，照非无菌产品微生物限度检查：微生物计数法（通则 1105）和控制菌检查法（通则 1106）及非无菌药品微生物限度标准（通则 1107）检查，应符合规定。规定检查杂菌的生物制品颗粒剂，可不进行微生物限度检查。

（五）实验结果

1. 将板蓝根颗粒剂或益母草泡腾颗粒剂质量检查实验结果填于实验表-5 中。

实验表-5　颗粒剂质量检查实验结果

检查项目	检查结果
外观性状	
粒度	
干燥失重	
水分	
溶化性	

2. 将板蓝根颗粒剂或益母草泡腾颗粒剂装量差异限度检查结果填于实验表-6 中。

实验表-6　装量差异限度检查结果

散剂名称	标示量	每包实际重量										误差限度	不合格包数	超出装量差异限度1倍包数	结果
		1	2	3	4	5	6	7	8	9	10				

（六）思考题

1. 制备颗粒剂时应注意哪些问题？
2. 制软材时为何加乙醇？浓缩液中加乙醇精制的目的何在？
3. 制备颗粒剂所用的蔗糖粉、糊精应达到什么要求？为什么？

实验六　丸剂的制备

一、逍遥丸的制备

（一）实验目的要求

1. 掌握泛制法制备水丸的操作方法、技能和要领。
2. 熟悉水丸药料与赋形剂的处理原则，正确选择起模用粉及丸模筛选的时机。
3. 了解水丸的质量检查方法。

（二）实验材料

1. **设备器皿**　泛丸匾、不锈钢锅、药粉勺、药粉盆、水盆、棕或马兰根刷子、药筛、选丸筛、电炉、手秤、烘箱等。

2. **药品与材料**　柴胡、当归、白芍、白术（炒）、茯苓、炙甘草、薄荷、冷开水或姜汁等。

（三）实验内容

【处方】　柴胡 100g；当归 100g；白芍 100g；白术（炒）100g；茯苓 100g；炙甘草 80g；薄荷 20g；冷开水或姜汁。

【制法】　将上述药炮制合格，称量配齐，粉碎，混合，过 80～100 目筛。将混合后的药粉用冷开水或姜汁泛为小丸，低温干燥，质检，包装即得。

【功能与主治】　疏肝健脾，养血调经。用于肝气不舒，胸胁胀痛，头晕目眩，食欲减退，月经不调。

【用法与用量】　口服，一次 6～9g，一日 1～2 次。

（四）思考题

1. 简述泛制法制备水丸的操作注意事项。

2. 泛制过程中丸粒间粘连、粘匾应如何解决？

3. 起模时，丸模不易长大，且丸模越泛越多，原因为何？如何解决？

二、大山楂丸的制备

（一）实验目的要求

1. 掌握塑制法制备蜜丸的方法和操作要点。

2. 熟悉蜂蜜的选择、炼制与使用。药料的处理原则。

（二）实验材料

1. **设备器皿**　搓丸板、搓条板、瓷盆、方盘、铝锅、烧杯、尼龙筛网、比重计、温度计、电炉、天平等。

2. **药品与材料**　山楂、六神曲（麸炒）、麦芽（炒）、炼蜜、蔗糖、包装纸、塑料袋等。

（三）实验内容

【处方】　山楂 1000g；六神曲（麸炒）150g；麦芽（炒）150g；蔗糖 600g；炼蜜 600g。

【制法】　以上三味，粉碎成细粉，过筛，混匀；另取蔗糖 600g，加水 270ml 与炼蜜 600g，混合，炼至相对密度约为 1.38（70℃）时，滤过，与上述细粉混匀，制丸块，搓丸条，制丸粒，每丸重 9g，即得。

【功能与主治】　开胃消食。用于食积内停所致的食欲不振，消化不良，脘腹胀闷。

【用法与用量】　口服，一次 1～2 丸，一日 1～3 次，小儿酌减。

（四）思考题

1. 如何炼制蜂蜜？为什么要炼蜜？

2. 嫩、中、老蜜的炼制质量要求是什么？各适用什么药粉制丸？

3. 塑制法制备蜜丸其用蜜量、炼蜜程度、合药用蜜温度应怎样掌握？

4. 影响蜜丸质量的主要因素有哪些?应采取哪些措施提高蜜丸的质量。

三、丸剂的质量检查

（一）外观检查

丸剂外观应圆整均匀、色泽一致。蜜丸和水丸应细腻滋润，软硬适中。

（二）重量差异

照《中国药典》（2020 年版）四部制剂通则丸剂项下重量差异（3）检查法检查，应符合规定。

（三）水分检查

除另有规定外，照《中国药典》（2020 年版）四部水分测定法（通则 0832）测定，大山楂丸中所含水分不得超过 15.0%。

（四）溶散时限

照《中国药典》（2020 年版）四部制剂通则丸剂项下溶散时限检查方法检查，应合格。

（五）检查结果

将检查结果记录于实验表-7 中。

实验表-7　丸剂质量检查

丸剂名称	外观	水分	重量差异	溶散时限	合格率（%）
逍遥丸					
大山楂丸					

实验七　穿心莲片的制备

（一）实验目的要求

1. 掌握中药片剂的制备工艺、操作要点、质量要求和质量检查方法。

2. 正确选用片剂的赋形剂。

3. 了解压片机的基本构造、使用与保养方法。

（二）实验材料

1. **设备器皿**　单冲压片机、片剂四用仪，分析天平，普通天平，烘箱，电炉，纱布，药筛（五号筛、六号筛），尼龙筛（一号筛），搪瓷盘，瓷盆，乳钵等。

2. **药品与材料**　穿心莲饮片、穿心莲粉、硬脂酸镁、淀粉、滑石粉、纯化水等。

（三）实验内容

【处方】　穿心莲饮片 40.0g；穿心莲粉 16.0g；滑石粉适量。

【制法】　取穿心莲饮片 40g，加水煎煮两次，每次 30 分钟，用纱布加六号筛滤过，滤液浓缩至稠膏状（约得膏 15g），稍冷加入穿心莲粉（过六号筛）16g，拌匀，制成软材，用一号筛（14 目）挤出制粒，湿颗粒摊于盘内，60～70℃烘干，加 3%滑石粉，混匀，用一号筛（14 目）整粒，压片，每片相当于原药材 1g。

作片重差异、崩解时限、硬度检查，符合规定后，包装。

【功能与主治】　清热解毒，凉血，消肿，用于感冒发热，咽喉肿痛，口舌生疮，顿咳劳嗽，泄泻痢疾，热淋涩痛，痈肿疮疡，毒蛇咬伤。

【用法与用量】　口服，一次 3 片，一日 2 次。

（四）片剂质量检查

1. **外观检查**　应完整光洁、色泽均匀；应有适宜的硬度，以免在包装储运过程中发生碎片。

2. **片重差异**　根据《中国药典》（2020 年版）四部制剂通则片剂项下规定检查。

3. **崩解时限**　照《中国药典》（2020 年版）四部制剂通则项下检查。

4. **硬度试验**

（1）经验法：取药片 1 片，置中指和食指间，以拇指加压。如果轻轻一压药片即分成两半，则为硬度不足。

（2）硬度计法：将药片侧立于硬度计的固定底板和加压的活动弹簧柱头之间，借螺旋的作用加压于片剂，至片剂碎裂时弹簧上所表示的压力即为片剂的硬度。

（3）片剂四用仪法：将药片纵向夹在片剂四用仪上测硬度的卡钳中，轻轻旋转微调头夹住药片，将倒顺开关拨向顺位，电机带动螺杆压缩弹簧，使顶头对药片加压。当压力达到一定程度时，药片破碎，此时微动开关被触动，使电机停转，这时指针的位置即为药片破碎所需的重量（kg）。一般中药压制片的硬度为 2～3kg，化学药物压制片为 2～3kg，大片为 3～10kg。

（五）思考题

1. 在何种情况下选用稀释剂与吸收剂？

2. 制备中药片剂时为何要制颗粒？

3. 如何决定中药半浸膏片中膏料和粉料的用量？应如何制颗粒？

4. 影响中药片剂的硬度、崩解度和重量差异的因素有哪些？

（六）实验结果

将片剂实验结果记录于实验表-8 中。

实验表-8　片剂质量检查结果

检查项目	片剂名称
	穿心莲片
重量差异	
崩解时限	
硬度	

实验八　软膏剂的制备

（一）实验目的要求

1. 掌握不同类型、不同基质软膏剂的制备方法及其操作要点。

2. 掌握软膏剂中药物的加入方法。

3. 了解软膏剂的质量评定方法。

（二）实验材料

1. **设备器皿**　乳钵、水浴锅、软膏板、软膏刀、蒸发皿、烧杯、电炉、温度计、药筛等。

2. **药品与材料**　白蜂蜡、石蜡、硬脂酸、单硬脂酸甘油酯、凡士林、甘油、羊毛脂、液状石蜡、三乙醇胺、硼砂、纯化水、尼泊金甲酯、黄芩素细粉（过六号筛）、冰片、蓖麻油、尼泊金乙酯、包装材料等。

（三）实验内容

W/O 型乳剂基质

【处方】　白蜂蜡 12g；石蜡 12g；液状石蜡 56g；硼砂 0.5g；纯化水适量制成 100g。

【制法】　取白蜂蜡、石蜡与液状石蜡，置烧杯中在水浴上加热熔化后，保持温度在 70℃左右；另取硼砂溶于约 70℃的 20ml 水中，将水相缓缓加入油相中，不断向同一方向搅拌至冷凝，即得。

【功能与主治】　滋润皮肤，也作软膏基质用。

【注意】

1. 处方中蜂蜡含有少量高级脂肪醇，为 W/O 型乳化剂，尚含有少量高级脂肪酸，高级脂肪酸与硼砂水解生成的氢氧化钠反应生成钠皂，为 O/W 型乳化剂。因处方中油相大于水相，故形成的是 W/O 型乳剂基质，如果增加水相比例（大于 50%），则形成 O/W 型乳剂基质。

2. 油、水两相混合时温度应相同，并不断搅拌至冷凝，搅拌是乳化功，乳化功越大，乳膏越均匀细腻。

O/W 型乳剂基质

【处方】　硬脂酸 17g；液状石蜡 25g；羊毛脂 2g；三乙醇胺 2g；甘油 5ml；尼泊金甲酯 0.1g；纯化水加至 100ml。

【制法】　取硬脂酸、液体石蜡、羊毛脂在水浴中加热至熔化，继续加热至 75℃；另将三乙醇胺、尼泊金甲酯及纯化水 25ml，加热至 75℃，慢慢倒入硬脂酸等混合物中，随加随搅拌，加完后添加纯化水调整至 100ml，继续搅拌至 40℃（此时基质乳化后由细变粗，又由粗变细）即得。

【注意】

1. 本品为 O/W 型乳剂基质。处方中硬脂酸、液状石蜡、羊毛脂作油相；甘油、三乙醇胺、纯化水作水相；部分硬脂酸与三乙醇胺形成三乙醇胺皂作乳化剂；甘油为保湿剂；尼泊金甲酯为防腐剂。

2. 羊毛脂为类脂类，基质中加入羊毛脂，增加了对皮肤的亲和性，有利于药物透入真皮中发挥作用。

3. 本品除用尼泊金甲酯作防腐剂外，亦可用尼泊金乙酯及苯甲酸钠等。

黄芩素乳膏

【处方】　黄芩素细粉（过六号筛）4g；冰片 0.2g；硬脂酸 12g；单硬脂酸甘油酯 4g；蓖麻油 2g；甘油 10g；三乙醇胺 1.5ml；尼泊金乙酯 0.1g；纯化水约 67ml，制成 100g

【制法】

1. 将硬脂酸、单硬脂酸甘油酯、蓖麻油、尼泊金乙酯共置干燥烧杯内，水浴加热至 50～60℃使全熔。

2. 将甘油、黄芩素、纯化水置另一烧杯中，加热至 50～60℃，边搅拌边加入三乙醇胺，使黄芩素全溶。

3. 将冰片加入 1. 液中溶解后，立即将 1. 液逐渐加入 2. 液中，边加边搅拌，至室温，即得。

【功能与主治】　清热解毒,燥湿。用于急、慢性湿疹,过敏性药疹,接触性皮炎,毛囊炎,疖肿等。

【用法】　外涂,一日 2 次。必要时用敷料包扎。有渗出液、糜烂、继发性感染的病灶,先用 0.05% 高锰酸钾或 0.025% 苯扎溴铵洗净拭干后,再涂药膏。

(四)软膏剂质量检查

1. **刺激性检查**　采用皮肤测定法,即剃去家兔背上的毛约 2.5cm²,休息 24 小时,取软膏 0.5g 均匀地涂在剃毛部位使形成薄层,24 小时后观察,应无水疱、发疹、发红等现象。每次试验应在 3 个不同部位同时进行,并用空白基质作对照来判定。

2. **pH 测定**　取软膏适量,加水振摇,分取水溶液加酚酞或甲基红指示液均不得变色。

3. **稳定性试验**　将软膏装入密闭容器中添满,编号后分别置保温箱(39℃±1℃)、室温(25℃±1℃)及冰箱(0℃±1℃)中 1 个月,检查其含量、稠度、失水、酸碱度、色泽、均匀性、酸败等现象。在储存期内应符合有关规定。

(五)思考题

1. 软膏剂的制法有哪些? 如何选用?

2. 分析乳剂基质处方,写出制备工艺流程及应注意哪些问题,油、水两相的混合方法有几种,操作关键是什么。

3. 制备软膏剂时处方中的药物应如何加入?

实验九　复方丹参胶囊的制备

(一)实验目的与要求

1. 掌握硬胶囊剂的制备方法及其操作要点。

2. 熟悉硬胶囊剂的质量评定方法。

(二)实验材料

1. **设备器皿**　普通天平、不锈钢锅、电炉、蒸发皿、瓷盘、颗粒筛(80～100 目)、酒精计、比重计、胶囊手工分装板、粉碎机等。

2. **药品与材料**　丹参、冰片、三七、1 号硬胶囊壳、95% 乙醇溶液、50% 乙醇溶液、纯化水。

(三)实验内容

【处方】　丹参 25g;冰片 2.5g;三七 22.5g;95% 乙醇溶液适量;50% 乙醇溶液适量;纯化水适量;1 号硬胶囊壳 100 粒。共制成 100 粒。

【制法】　取丹参粉碎成粗粉,用 95% 乙醇溶液回流 1 小时,滤过;药渣再用 50% 乙醇溶液回流 1.5 小时,滤过,合并滤液,回收乙醇;药渣加纯化水煎煮 2 小时,滤过,煎液与浓缩液合并,浓缩至糖浆状。另取三七洗净,烘干,粉碎,过 80～100 目筛,倒入丹参浸膏中,混匀,烘干,粉碎成细粉。冰片研细,与上述粉末配研,过筛,混匀,装入胶囊,即得。

【功能与主治】　活血化瘀,芳香开窍,理气止痛。用于治疗冠心病的胸闷、心绞痛等。

【用法与用量】　口服,一次 2～3 粒,一日 3 次。

(四)硬胶囊剂质量检查

1. **水分检查**　中药硬胶囊剂应进行水分检查。取供试品内容物,照《中国药典》(2020 年版)水分测定法(通则 0832)测定。除另有规定外,不得超过 9.0%。

2. **装量差异检查**　照《中国药典》(2020 年版)四部制剂通则胶囊剂项下要求进行检查,应符合规定。

3. **崩解时限检查**　照《中国药典》(2020 年版)四部崩解时限检查法(通则 0921)检查,应符合规定。

(五)思考题

1. 进行硬胶囊剂处方设计时,对充填物有何要求?

2. 硬胶囊剂的充填物可以有哪些形式?

实验十　栓剂的制备

（一）实验目的要求

1. 掌握用热熔法制备栓剂的操作方法及注意事项。

2. 熟悉各类栓剂基质的特点及适用范围。

3. 了解置换值在栓剂制备中的应用。

（二）实验材料

1. 设备器皿　栓模（肛门栓模）、蒸发皿、研钵、水浴锅、电炉、分析天平、融变时限检查仪、天平、刀片、烧杯、包装纸等。

2. 药品与材料　甘油、硬脂酸、碳酸钠、纯化水等。

（三）实验内容

甘　油　栓

【处方】　甘油 16.0g；碳酸钠 0.4g；硬脂酸 1.6g；纯化水 2.0g；制成肛门栓 6 枚。

【制法】　取干燥碳酸钠与纯化水置蒸发皿内，搅拌溶解，加甘油混合后置水浴上加热，加热同时缓缓加入硬脂酸细粉并随加随搅拌，待泡沫停止、溶液澄明后，注入已涂有润滑剂（液状石蜡）的栓模中，冷却，削去溢出部分，脱模，即得。

【功能与主治】　本品为缓下药，有缓和的通便作用。用于治疗便秘。

【用法与用量】　每次 1 枚，纳入肛门。

【注意】

1. 本品系以硬脂酸与碳酸钠生成钠肥皂，由于肥皂的刺激性与甘油较高的渗透压而能增加肠蠕动，呈现泻下作用。其化学反应式为

$$2C_{17}H_{35}COOH + Na_2CO_3 \longrightarrow 2C_{17}H_{35}COONa + CO_2\uparrow + H_2O$$

甘油栓中含有大量甘油，甘油与钠肥皂混合使之硬化呈固体凝胶状，二者均具有轻泻作用。

2. 制备甘油栓时，硬脂酸细粉应少量分次加入，与碳酸钠充分反应，直至泡沫停止、溶液澄明、皂化反应完全，才能停止加热。皂化反应产生的二氧化碳必须除尽，否则所制得的栓剂内含有气泡。注入栓模时务必除尽气泡，否则影响栓剂的剂量和外观。本品水分含量不宜过多，因肥皂在水中呈胶体，水分过多会使成品发生浑浊。故可采用硬脂酸钠与甘油，经加热、溶解、混合制成甘油栓，如此既可省去皂化反应步骤又可提高甘油栓的质量，并使甘油栓无水分渗出。

3. 优良的甘油栓应透明而有适宜的硬度，所皂化反应必须完全。否则留有未皂化的硬脂酸而影响成品的透明度和弹性。为使皂化反应完全，一是将皂化温度升高，控制在 115℃ 左右可加速皂化反应的完成；二是处方中碱的用量须比理论值稍高。

4. 注模前应将栓模预热（80℃ 左右），使冷却缓慢进行，如冷却过快，成品的硬度、弹性、透明度均受影响。

（四）栓剂的质量检查

1. 外观　要求完整光滑，有适宜的硬度、无裂缝，不变形、不起霜、不变色。

实验表-9　栓剂的重量差异限度

平均粒重或标示粒重	重量差异限度
1.0g 及 1.0g 以下	±10%
1.0g 以上至 3.0g	±7.5%
3.0g 以上	±5%

2. 重量差异　根据《中国药典》（2020 年版）四部栓剂项下要求，取供试品 10 粒，精密称定总重量，求得平均粒重后，再分别精密称定每粒的重量。每粒重量与平均粒重相比较（有标示粒重的中药栓剂，每粒重量应与标示粒重比较），按实验表-9 中的规定，超出重量差异限度的不得多于 1 粒，

并不得超出限度 1 倍。

凡规定检查含量均匀度的栓剂，一般不再进行重量差异检查。

3. **融变时限** 取栓剂 3 粒，在室温下放置 1 小时后，照《中国药典》（2020 年版）四部（通则 0922）规定的融变时限检查方法检查装置。除另有规定外，脂肪性基质的栓剂 3 粒均应在 30 分钟内全部融化、软化和触压时无硬心；水溶性的基质栓剂 3 粒均应在 60 分钟内全部溶解。如有 1 粒不符合规定，应另取 3 粒复试，均应符合规定。

将实验和质量检查结果记录于实验表-10 中。

实验表-10 栓剂质量检查结果

栓剂名称	实验结果			质量检查结果			
	基质熔融温度（℃）	注模温度（℃）	冷却温度（℃）	外观	重量（g）	重量差异限度	融变时限（分钟）
甘油栓							

（五）思考题

1. 甘油栓的制备原理是什么？操作应注意什么问题？

2. 热熔法制备栓剂应注意什么问题？基质中加入药物的方法有哪些？

3. 如何评价栓剂的质量？

实验十一 口腔溃疡膜剂的制备

（一）实验目的要求

1. 掌握膜剂的制备方法及操作注意事项。

2. 熟悉成膜材料的性质、特点与选用。

3. 会对制备的膜剂进行质量评价。

4. 会对膜剂制备过程出现的问题进行分析和解决。

（二）实验材料

1. **设备器皿** 天平、烧杯、量杯、玻棒、玻璃板、恒温水浴、烘箱、尼龙筛、剪刀、硫酸纸或塑料袋、桑皮纸等。

2. **药品与材料** 公丁香酊、冰片、达克罗宁、维生素 B_2、氢化可的松、羧甲基纤维素钠、淀粉、吐温 80、甘油、纯化水、甜叶菊糖苷。

（三）实验内容

【**处方**】 公丁香酊 1ml；冰片 0.5g；达克罗宁 50mg；维生素 B_2 5mg；氢化可的松 10mg；羧甲基纤维素钠 0.5g；淀粉 0.5g；吐温 80 0.5ml；甘油 0.5g；甜叶菊糖苷适量；纯化水 14ml。

【**制法**】 取羧甲基纤维素钠、淀粉和甘油加适量水研磨成胶浆，加吐温 80 混匀。将维生素 B_2、甜叶菊糖苷溶于适量水中，滤过，与上液合并。另取达克罗宁、氢化可的松、冰片溶解于适量乙醇中，与公丁香酊合并后，缓缓加入上述胶浆液中，搅匀。待气泡完全消失后摊涂于洁净的平板玻璃上，制成膜剂 90cm^2，50℃以下烘干（待完全干燥前用钢尺分格，然后继续进行烘干），用硫酸纸或塑料袋包装，即得。

【**功能与主治**】 消炎止痛。主要用于口腔溃疡、牙龈炎、牙周炎等。

【**用法与用量**】 外用，溃疡处贴一小块，一日 1~2 次。

【**注意**】

1. 处方中羧甲基纤维素钠与淀粉为成膜材料，甘油为增塑剂，吐温 80 为增溶剂。

2. 平板玻璃必须洁净，用 75%乙醇溶液消毒后以液状石蜡涂擦，以便药膜干燥后易于脱下。

（四）膜剂常规质量检查

1. **外观**　膜剂外观应完整光洁，厚度一致，色泽均匀，无明显气泡。多剂量的膜剂分格压痕应均匀清晰，并能按压痕撕开。

实验表-11　膜剂重量差异限度标准

平均重量	重量差异限度
0.02g 及 0.02g 以下	±15%
0.02g 以上至 0.20g	±10%
0.20g 以上	±7.5%

2. **重量差异**　根据《中国药典》（2020 年版）四部膜剂项下要求，除另有规定外，取供试品 20 片，精密称定总重量，求得平均重量，再分别精密称定各片的重量。每片重量与平均重量相比较，按实验表-11 的规定，超出重量差异限度的不得多于 2 片，并不得有 1 片超出限度的 1 倍。

凡进行含量均匀度检查的膜剂，一般不再进行重量差异检查。

3. **微生物限度**　根据《中国药典》（2020 年版）四部，除另有规定外，照非无菌产品微生物限度检查：微生物计数法（通则 1105）和控制菌检查法（通则 1106）及非无菌药品微生物限度标准（通则 1107）检查，应符合规定。

4. **其他**　膜剂的定性检查、含量测定及含量均匀度均应符合《中国药典》（2020 年版）四部的规定。

（五）思考题

1. 处方中甘油、吐温 80、纯化水各有何作用？

2. 膜剂在应用上有何特点？

3. 成膜材料聚乙烯醇在使用前应如何处理？为什么？

一、课 程 任 务

《中药药剂技术》是高等职业院校中药学类、药品制造类等相关专业的一门重要的专业核心课程，主要内容包括中药制药公用工程、中药制剂前处理、各种常规剂型生产工艺及质量控制、药物制剂新技术、新型给药系统、中药制剂的稳定性等内容，是中药制药工程学、制药设备使用与维护、中药化学与 GMP 实施与管理、药品生产过程验证、中药制剂分析、药品生产管理等培养职业能力的应用学科之间的纽带，可供中药学类、药品制造类等相关专业使用，本课程的学习对全面掌握中药学专业知识有承前启后的重要作用。

二、课 程 目 标

（一）知识与技能目标

要求学生系统地掌握中药药剂技术基本理论知识、概念，注意培养学生创新思维的能力和理论联系实际的能力；使学生能将所学知识应用于设计合理的中药剂型及生产工艺流程，掌握评价药物制剂质量技能，能够在中药制剂生产、检验、流通、使用和研究与开发等领域从事中药制剂方面相关工作打好基础。创造条件使学生进行实践操作，在教学中加强观察和实验有利于激发学生学习中药药剂技术的兴趣，培养学生的自学能力。

（二）过程与方法目标

通过课堂理论知识学习，使学生感知中药药剂技术学习目的与任务。按照"剂型的概述、制备工艺、质量控制、剂型案例"等介绍普通剂型，使学生学会运用专业理论阐释生产实例中的技术要求。通过分组讨论、自主查阅文献、分组制备工艺等实践教学，使学生学会资料收集整理、团队合作、运用所学知识，并具备独立思考、讨论分析、总结概括的能力和一定的操作技能。

（三）情感态度与价值观目标

通过中药药剂技术理论和实践教学，强化科学精神，引导学生树立爱岗敬业、科技兴国思想，增强使命感和责任感。通过培养严谨的科学态度和不断创新的精神，培养学生的团队精神和合作交流意识，建立科学的世界观。通过增加实验项目、实习等实践环节，为学生提供探索和发现的实践动手空间，从而调动学生的求知欲望和学习动力，激发学生对专业的热爱和创新精神。

三、教学内容与要求

教学内容	掌握	熟悉	了解	教学活动参考	教学内容	掌握	熟悉	了解	教学活动参考
第1章 中药药剂学基础知识					第2章 中药制剂生产重要支持系统				讲授、多媒体
第1节 概述	√				第1节 制药用水的制备技术	√			
第2节 药物剂型	√				第2节 空气净化系统	√			
第3节 中药药剂学的发展与任务		√		讲授、多媒体	第3章 中药药剂学的基础生产技术				讲授、多媒体
第4节 药品标准		√			第1节 灭菌技术		√		
第5节 药事法规		√			第2节 过滤技术		√		

续表

教学内容	掌握	熟悉	了解	教学活动参考	教学内容	掌握	熟悉	了解	教学活动参考
第3节 粉碎、筛析与混合技术	√			讲授、多媒体	第4节 肠溶胶囊剂制剂技术		√		讲授、多媒体
第4节 物料干燥技术	√				第5节 胶囊剂的质量评价、包装、储存技术		√		
第5节 中药浸出技术	√				第9章 注射剂制剂技术				
第4章 液体制剂技术				讲授、多媒体	第1节 注射剂生产基础知识	√			讲授、多媒体
第1节 液体制剂基础知识	√				第2节 最终可灭菌小容量注射剂生产技术	√			
第2节 表面活性剂		√			第3节 最终可灭菌大容量注射剂生产技术		√		
第3节 液体制剂的溶剂与附加剂	√				第4节 注射用无菌粉末生产		√		
第4节 真溶液型液体制剂	√				第5节 滴眼剂生产技术		√		
第5节 胶体溶液型液体制剂		√			第10章 丸剂制剂技术				讲授、多媒体
第6节 混悬型液体制剂	√				第1节 丸剂生产的基础知识	√			
第7节 乳浊液型液体制剂	√				第2节 丸剂生产技术	√			
第5章 浸出制剂技术				讲授、多媒体	第3节 滴丸剂生产技术		√		
第1节 浸出制剂基础知识	√				第4节 丸剂的质量评价、包装、储存技术		√		
第2节 汤剂制备	√				第11章 外用膏剂制剂技术				讲授、多媒体
第3节 合剂制备		√			第1节 外用膏剂生产基础知识	√			
第4节 糖浆剂制备	√				第2节 软膏剂与乳膏剂、眼膏剂、凝胶剂生产技术	√			
第5节 流浸膏剂与浸膏剂	√				第3节 贴膏剂生产技术		√		
第6节 煎膏剂	√				第4节 膏药制剂生产技术		√		
第7节 酒剂与酊剂		√			第12章 其他制剂生产技术				讲授、多媒体
第6章 散剂与颗粒剂制剂技术				讲授、多媒体	第1节 栓剂生产技术	√			
第1节 粉体			√		第2节 膜剂生产技术		√		
第2节 散剂制备技术	√				第3节 气雾剂生产技术		√		
第3节 颗粒剂制备技术	√				第13章 中药制剂稳定性				讲授、多媒体
第7章 片剂制剂技术				讲授、多媒体	第1节 中药制剂稳定性基础知识	√			
第1节 片剂生产基础知识	√				第2节 影响中药制剂稳定性的因素及稳定性方法		√		
第2节 片剂生产技术	√				第3节 中药制剂稳定性试验方法		√		
第3节 片剂包衣技术	√				第14章 中药制剂新技术				讲授、多媒体
第4节 片剂的质量检查	√				第1节 固体分散技术			√	
第5节 片剂的包装、储存技术		√			第2节 包合技术			√	
第8章 胶囊剂制剂技术				讲授、多媒体	第15章 中药制剂新剂型				讲授、多媒体
第1节 胶囊剂生产基础知识	√				第1节 缓释与控释制剂		√		
第2节 硬胶囊剂生产技术	√				第2节 经皮给药系统		√		
第3节 软胶囊剂生产技术	√				第3节 靶向制剂			√	

四、教学时间分配

教学内容	学时数	
	理论	实验
理论		
第 1 章　中药药剂学基础知识	3	
第 2 章　中药制剂生产重要支持系统	3	
第 3 章　中药药剂学的基础生产技术	13	
第 4 章　液体制剂技术	6	
第 5 章　浸出制剂技术	5	
第 6 章　散剂与颗粒剂制剂技术	4	
第 7 章　片剂制剂技术	7	
第 8 章　胶囊剂制剂技术	4	
第 9 章　注射剂制剂技术	8	
第 10 章　丸剂制剂技术	3	
第 11 章　外用膏剂制剂技术	3	
第 12 章　其他制剂生产技术	4	
第 13 章　中药制剂稳定性	2	
第 14 章　中药制剂新技术	3	
第 15 章　中药制剂新剂型		
实验		
实验一　浸出制剂的制备		7
实验二　液体制剂的制备		6
实验三　丹参注射剂的制备		6
实验四　散剂的制备		4
实验五　颗粒剂的制备		4
实验六　丸剂的制备		4
实验七　穿心莲片的制备		6
实验八　软膏剂的制备		4
实验九　复方丹参胶囊的制备		4
实验十　栓剂的制备		4
实验十一　口腔溃疡膜剂的制备		2
合计	68	51

五、大 纲 说 明

（一）教学要求

1. 本课程对理论部分教学要求分为掌握、熟悉、了解 3 个层次。

掌握：学生对所学的知识和技能熟练应用，能解决中药制剂生产工艺中的问题。

熟悉：学生对所学的知识基本掌握，会应用所学的技能。

了解：能认识和基本了解所学知识点。

2. 本课程充分体现高等职业教育教学的特点，以高素质技能型人才为培养目标，强化学生应用制剂技术知识点，解决药物的前处理、剂型生产技术、在线质量控制、生产过程管理等问题；强化学生的职业技能训练，中药药剂技术实验内容包括中药药剂实验的基本知识、操作技能、常用剂型生产工艺综合实验，要求学生掌握相关操作技能，具备应用中药药剂技术的知识和技能解决实际问题的能力。

（二）适用对象与参考学时

本教学大纲适用于高等职业院校药学类及相关专业教学使用，总学时为 119 学时（理论 68 学时，实验 51 学时）。

各学校可根据专业培养目标、专业知识结构需要、职业技能要求及学校教学实验条件自行调整学时。

（三）教学建议

1. 本大纲力求体现"以就业为导向、以职业能力为本位、以发展技能为核心"的职业教育理念，理论知识以必需、够用为原则，适当删减和引进新的内容，实践教学着重培养学生今后从业职业所需的综合技能。

2. 在教学中采取多种教学模式，以学生为学习主体，充分调动学生学习主观能动性，培养学生的方法能力、职业能力和社会能力，采用讲授、自学、讨论、实验等方式完成教学目标。

3. 课堂教学应积极运用工业化生产品种的案例分析、多媒体课件、三维虚拟仿真系统平台等现代信息化教学手段。

4. 实践教学应注重培养学生实际的基本操作技能，提高学生实际动手的能力和分析问题、解决问题的能力。

自测题（选择题）参考答案

第1章

【A型题】 1. B 2. B 3. E
【B型题】 4. A 5. E 6. B 7. C
【X型题】 8. ABDE

第2章

【A型题】 1. D 2. C 3. A 4. D 5. A 6. A
【B型题】 7. A 8. A 9. D 10. C
【X型题】 11. ABCD 12. ACD 13. ABCD 14. ABCE

第3章

【A型题】 1. B 2. C 3. B 4. C 5. E 6. A 7. A 8. B 9. B 10. B 11. A 12. E 13. A 14. D
15. B 16. A 17. A 18. B 19. B 20. E 21. D 22. B
【X型题】 23. ABCDE 24. ABCDE 25. BCDE 26. ABC 27. ABCD 28. BD 29. ABCE
30. ABCD 31. ABCDE 32. BDE

第4章

【A型题】 1. E 2. C 3. E 4. C 5. C 6. A 7. A 8. C 9. B
【B型题】 10. C 11. A 12. B
【X型题】 13. ABCE

第5章

【A型题】 1. D 2. B 3. D 4. D 5. A 6. B 7. C 8. D 9. C 10. D 11. E 12. B 13. B
【X型题】 14. ACDE 15. ABCE 16. ABE 17. ABCDE 18. ACE 19. ABCE 20. ABDE 21. ABD
22. BCDE 23. ACDE

第6章

【A型题】 1. B 2. A 3. B 4. E 5. A 6. D 7. C 8. D 9. E 10. A 11. C 12. C 13. D 14. A
【B型题】 15. D 16. A 17. E
【X型题】 18. ABCDE 19. ABCDE 20. ABC 21. ABDE 22. ABCDE 23. ABCDE 24. ABCD
25. ABCD

第7章

【A型题】 1. B 2. D 3. D 4. A 5. C 6. C 7. C 8. D 9. C

【B型题】 10. E　11. D　12. B　13. A　14. E　15. C　16. A　17. D　18. C　19. E　20. B　21. D
【X型题】 22. ABE　23. ABC　24. CDE　25. ABC　26. ABCD

第8章

【A型题】 1. C　2. A　3. A　4. A　5. D　6. D　7. B
【X型题】 8. ACDE　9. ABCDE　10. ACDE　11. ABCE　12. ABD

第9章

【A型题】 1. A　2. A　3. B　4. C　5. D　6. C　7. B　8. B　9. C　10. B　11. B　12. A
【X型题】 13. ABCDE　14. ABC　15. ABCD　16. BCE　17. ABC

第10章

【A型题】 1. A　2. C　3. E　4. A　5. D　6. C　7. B
【X型题】 8. ABDE　9. ABCDE　10. CD

第11章

【A型题】 1. D　2. E　3. D　4. A
【B型题】 5. C　6. B　7. E　8. D
【X型题】 9. BCDE　10. ABCDE　11. ABE　12. AC

第12章

【A型题】 1. C　2. D　3. E　4. C　5. D　6. E　7. C
【X型题】 8. ABE　9. ABCD

第13章

【A型题】 1. A　2. C　3. A　4. A　5. C　6. B　7. B
【X型题】 8. ABC　9. ABDE　10. BCDE

第14章

【A型题】 1. C　2. D　3. A　4. B　5. C　6. A　7. B　8. B　9. A
【X型题】 10. ACE　11. AE　12. ACE　13. ABD　14. ABCD　15. ABCD

第15章

【A型题】 1. E　2. E　3. C　4. D　5. E　6. E　7. A　8. E
【X型题】 9. ABDE　10. ABE　11. ACE